高等卫生职业教育新形态教材
供临床、中医、影像、康复、预防医学类等专业使用

人体解剖学

主　编　王丰刚　李占生　刘广红
副主编　邓同兴　郭芙莲　王江栓
编　委　（排名不分先后）
　　　　王丰刚　（漯河医学高等专科学校）
　　　　王江栓　（漯河医学高等专科学校）
　　　　王振全　（漯河医学高等专科学校）
　　　　邓同兴　（漯河医学高等专科学校）
　　　　刘广红　（漯河医学高等专科学校第三附属医院影像科）
　　　　刘沛涛　（漯河市第二人民医院神经外科）
　　　　刘晓东　（漯河医学高等专科学校）
　　　　江　丽　（漯河医学高等专科学校）
　　　　李文明　（漯河医学高等专科学校）
　　　　李占生　（漯河医学高等专科学校）
　　　　李亚光　（漯河医学高等专科学校）
　　　　宋兆华　（漯河医学高等专科学校）
　　　　张　冬　（漯河医学高等专科学校）
　　　　张印坡　（漯河医学高等专科学校）
　　　　陈彦锋　（漯河医学高等专科学校）
　　　　苗国印　（漯河市第三人民医院神经内科）
　　　　林小博　（漯河医学高等专科学校）
　　　　周媛媛　（漯河医学高等专科学校）
　　　　赵克芳　（漯河医学高等专科学校）
　　　　郭芙莲　（漯河医学高等专科学校）
　　　　蔡杰超　（漯河市中医院肛肠科）

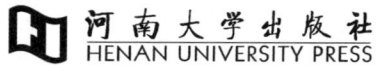

河南大学出版社
HENAN UNIVERSITY PRESS

图书在版编目(CIP)数据

人体解剖学/王丰刚,李占生,刘广红主编.--郑州:河南大学出版社,2023.11
ISBN 978-7-5649-5692-9

Ⅰ.①人… Ⅱ.①王…②李…③刘… Ⅲ.①人体解剖学-教材 Ⅳ.①R322

中国国家版本馆 CIP 数据核字(2023)第 237685 号

策划编辑	阮林要
责任编辑	靳开川
责任校对	聂会佳
封面设计	史林英

出版发行	河南大学出版社
	地址:郑州市郑东新区商务外环中华大厦2401号　邮编:450046
	电话:0371-86059750(高等教育与职业教育分公司)
	0371-86059701(营销部)
	网址:hupress.henu.edu.cn
排　版	郑州宁昌印务有限公司
印　刷	河南华彩实业有限公司
版　次	2023年11月第1版　　印　次　2023年11月第1次印刷
开　本	787 mm×1 092 mm　1/16　印　张　34.75
字　数	803千字　　　　　　　　定　价　89.00元

本书如有印装质量问题,请与本社联系调换。

前　言

本教材的编写为深入贯彻落实《国家职业教育改革实施方案》(国发〔2019〕4号)、省教育厅关于印发《河南省职业院校教材管理实施细则(试行)》(教职成〔2021〕339号)精神，进一步推进优质教材建设，深化教师、教材、教法"三教"改革的需要。编者与临床医院合作，开发建设体现学校育人功能的校院合作双元新型教材，并配套开发信息化资源。

本教材的编写要强化课程素质，引领广大教师落实立德树人根本任务，知识传授与技术技能培养并重，强化学生职业素养养成和专业技术积累，以适应人民群众对高质量预防、医疗及健康的需求。强化行业指导，校院"双元"合作开发。紧跟行业人才需求，及时将行业发展的新技术、新标准、新规范纳入教材内容，反映典型岗位职业能力要求。根据岗位实际、教学内容设置教学模块、项目、任务、案例等内容；系统设计教材、编写教材；配套资源开发、信息技术应用等统筹推进的新形态教材。

本教材在编写过程中，得到了漯河医学高等专科学校医疗系、漯河医学高等专科学校第三附属医院、漯河市中医院、漯河市第二人民医院、漯河市第三人民院医务人员的支持，包括但不限于提供临床图片，审核临床案例等，在此表示诚挚的感谢和敬意。成书过程中，也参考了大量本专业相关教材及临床各科书籍，在此一并向作者表示感谢。

由于编写时间仓促，编写能力有限，书中疏漏和不妥之处在所难免，敬请使用本教材的解剖学同仁、临床医护人员和医学生提出宝贵意见，以便再版时纠正。

编　者

2023年10月

明代裴一中的《裴子言医·序》

原文：学不贯今古，识不通天人，才不近仙，心不近佛者，宁耕田织布取衣食耳，断不可作医以误世！医，故神圣之业，非后世读书未成，生计未就，择术而居之具也。是必慧有夙因，念有专习，穷致天人之理，精思竭虑于古今之书，而后可言医。

译文：如果一个人的学问不贯通古今，见识不通达贯穿天地人间的大道，才华不脱俗出众，心灵不亲近于佛，即不具有慈悲之心。这样的话，宁可种田织布维持生计，也断不可将医生作为职业去贻误生命。医生是一种光明神圣的职业，并非读书未成、生活未有着落而解决就业择业问题的一种渠道。它需要天资聪颖，并刻苦学习，通达贯穿天地人间的大道之理，认真钻研古今之书，而后才可谈得上行医。

学生感悟：

医学生誓言

健康所系,性命相托。

当我步入神圣医学学府的时刻,谨庄严宣誓:

我志愿献身医学,热爱祖国,忠于人民,恪守医德,尊师守纪,刻苦钻研,孜孜不倦,精益求精,全面发展。

我决心竭尽全力除人类之病痛,助健康之完美,维护医术的圣洁和荣誉。救死扶伤,不辞艰辛,执着追求,为祖国医药卫生事业的发展和人类身心健康奋斗终生。

——国家教育委员会高教司〔1991〕106号文附件四

目 录

第一模块　绪　论 ··· 001
　　任务一　人体解剖学的定义、发展史及分科 ······································· 003
　　任务二　解剖学姿势、人体的分部与组成、方位术语 ··························· 006
　　任务三　学习人体解剖学的方法 ·· 008
第二模块　运动系统 ·· 011
　项目一　运动系统概述 ··· 013
　　任务一　骨学总论 ··· 014
　　任务二　骨连结总论 ·· 020
　　任务三　肌学总论 ··· 024
　项目二　躯干骨及其连结 ·· 030
　　任务一　躯干骨 ·· 031
　　任务二　躯干骨的连结 ··· 037
　　任务三　躯干骨骨性标志 ·· 045
　项目三　颅骨及其连结 ··· 049
　　任务一　颅骨 ··· 050
　　任务二　颅的整体观 ·· 056
　　任务三　颅骨的连结 ·· 064
　　任务四　颅骨骨性标志 ··· 065
　项目四　上肢骨及其连结 ·· 068
　　任务一　上肢骨 ·· 068
　　任务二　上肢骨的连结 ··· 073
　　任务三　上肢骨骨性标志 ·· 079
　项目五　下肢骨及其连结 ·· 083
　　任务一　下肢骨 ·· 084
　　任务二　下肢骨连结 ·· 089

任务三　下肢骨骨性标志 …………………………………………………… 098
项目六　头肌、颈肌 ………………………………………………………………… 102
　　任务一　头肌 ………………………………………………………………… 102
　　任务二　颈肌 ………………………………………………………………… 105
　　任务三　头颈部主要肌性标志 ……………………………………………… 109
项目七　躯干肌 ……………………………………………………………………… 112
　　任务一　背肌 ………………………………………………………………… 112
　　任务二　胸肌 ………………………………………………………………… 115
　　任务三　膈 …………………………………………………………………… 117
　　任务四　腹肌 ………………………………………………………………… 118
　　任务五　躯干部的局部结构 ………………………………………………… 119
　　任务六　躯干肌主要肌性标志 ……………………………………………… 121
项目八　上肢肌 ……………………………………………………………………… 125
　　任务一　上肢肌 ……………………………………………………………… 125
　　任务二　上肢的局部结构 …………………………………………………… 132
　　任务三　上肢肌主要肌性标志 ……………………………………………… 133
项目九　下肢肌 ……………………………………………………………………… 137
　　任务一　下肢肌 ……………………………………………………………… 137
　　任务二　下肢的局部结构 …………………………………………………… 145
　　任务三　下肢肌的肌性标志 ………………………………………………… 145

第三模块　内脏学 …………………………………………………………………… 149

项目一　内脏学总论 ………………………………………………………………… 151
　　任务一　内脏概述 …………………………………………………………… 151
　　任务二　胸部标志线和腹部分区 …………………………………………… 152
项目二　消化系统 …………………………………………………………………… 155
　　任务一　消化系统概述 ……………………………………………………… 156
　　任务二　消化管 ……………………………………………………………… 156
　　任务三　消化腺 ……………………………………………………………… 177
项目三　呼吸系统 …………………………………………………………………… 186
　　任务一　呼吸道 ……………………………………………………………… 187
　　任务二　肺 …………………………………………………………………… 198
　　任务三　胸膜 ………………………………………………………………… 201
　　任务四　纵隔 ………………………………………………………………… 204
项目四　泌尿系统 …………………………………………………………………… 209
　　任务一　肾 …………………………………………………………………… 210

任务二　输尿管 ··· 217
　　任务三　膀胱 ··· 219
　　任务四　尿道 ··· 221
项目五　男性生殖系统 ··· 225
　　任务一　男性内生殖器 ······································ 226
　　任务二　男性外生殖器 ······································ 231
项目六　女性生殖系统 ··· 237
　　任务一　女性内生殖器 ······································ 238
　　任务二　女性外生殖器 ······································ 243
　　任务三　乳房 ··· 244
　　任务四　会阴 ··· 246
项目七　腹膜 ··· 249
　　任务一　腹膜概述 ·· 250
　　任务二　腹膜形成的结构 ···································· 252

第四模块　脉管系统　259

项目一　心血管系统总论 ······································· 261
　　任务一　心血管系统的组成 ·································· 261
　　任务二　血液循环 ·· 262
　　任务三　血管的吻合和侧支循环 ······························ 263
项目二　心 ··· 266
　　任务一　心的位置和外形 ···································· 267
　　任务二　心腔的结构 ·· 269
　　任务三　心的构造 ·· 272
　　任务四　心的传导系统 ······································ 274
　　任务五　心的血管 ·· 275
　　任务六　心包 ·· 276
　　任务七　心的体表投影 ······································ 277
项目三　动脉 ··· 280
　　任务一　动脉概述 ·· 281
　　任务二　肺循环的动脉 ······································ 282
　　任务三　体循环的动脉 ······································ 283
项目四　静脉 ··· 302
　　任务一　静脉概述 ·· 303
　　任务二　肺循环的静脉 ······································ 304
　　任务三　体循环的静脉 ······································ 304

项目五　淋巴系统 ……316
任务一　淋巴系统概述 ……317
任务二　全身淋巴结的位置和淋巴引流范围 ……322
任务三　部分器官的淋巴引流 ……331

第五模块　感觉器 ……335

项目一　视　器 ……337
任务一　眼球 ……338
任务二　眼副器 ……342
任务三　眼的血管和神经 ……348

项目二　前庭蜗器 ……353
任务一　外耳 ……354
任务二　中耳 ……355
任务三　内耳 ……359
任务四　声音的传导 ……363

第六模块　神经系统 ……367

项目一　神经系统总论 ……369
任务一　神经系统的区分 ……369
任务二　神经系统的组成 ……370
任务三　神经系统的常用术语 ……375
任务四　神经系统的活动方式 ……376

项目二　脊　髓 ……378
任务一　脊髓的位置和形态 ……379
任务二　脊髓的内部结构 ……380
任务三　脊髓的功能和脊髓反射 ……386

项目三　脑 ……391
任务一　脑干 ……392
任务二　间脑 ……413
任务三　小脑 ……418
任务四　端脑 ……425

项目四　脊神经 ……441
任务一　脊神经概述 ……442
任务二　颈丛 ……444
任务三　臂丛 ……447
任务四　胸神经前支 ……454
任务五　腰丛 ……456

  任务六 骶丛 ·· 459
  任务七 尾丛 ·· 463
 项目五 脑神经 ·· 465
  任务一 脑神经概述 ·· 465
  任务二 脑神经 ·· 468
 项目六 内脏神经 ··· 484
  任务一 内脏运动神经 ······································ 485
  任务二 内脏感觉神经 ······································ 495
 项目七 神经系统的传导通路 ····································· 500
  任务一 感觉传导通路 ······································ 501
  任务二 运动传导通路 ······································ 510
 项目八 脑和脊髓的被膜、血管及脑脊液循环 ······················ 517
  任务一 脑和脊髓的被膜 ···································· 518
  任务二 脑和脊髓的血管 ···································· 523
  任务三 脑脊液及其循环 ···································· 529

第七模块 内分泌系统 ·· 533

  任务一 内分泌系统概述 ······································ 535
  任务二 内分泌器官 ·· 536

参考文献 ·· 544

第一模块　绪　论

第一模块　绪论

【课前导读】

感谢我们尊敬的解剖学先驱和无私的"无语老师",他们为一代代的医学生们提供了详尽的人体解剖学知识,从这个意义而言,他们的生命得以永生。他们敬畏生命、治病救人、无私奉献、爱岗敬业的精神值得学习、传承和发扬光大。所以,我们有必要学习人体解剖学发展史。

为了能正确地描述人体各器官的形态结构和位置,需要有公认的统一标准和规范化的语言,这在临床医生书写病人的检查记录和病历上尤为重要,以便统一认识,避免错误描述。因此,人体解剖学姿势和方位术语得以确立。这些是人为规定而且国际通用的学习解剖学必须遵循的基本原则,我们有必要认真学习。

没有解剖学就没有医学。解剖学十分重要,它对临床疾病推理、临床思维建立、治疗手段创新和改变人的认知观念等方面都起着巨大的作用。

人是一个整体,解剖不可轻,临床不可少,二者并肩走,方能成正向。

学解剖要有条主线,基础→功能→临床,把握这个主线,无论是对于教学还是学习都是非常重要的。

【学习目标】

1. 知识目标
(1) 掌握人体的组成、分部,人体解剖学姿势及方位术语。
(2) 熟悉人体解剖学发展史。
(3) 了解人体解剖学的定义及分科。

2. 能力目标
具备正确描述人体各部名称、准确定位人体各部位置的能力。

3. 素质目标
(1) 文化自信:通过学习我国人体解剖学发展史,培养医学生文化认同感、自豪感。
(2) 社会实践:通过参观"生命科学馆",感受遗体捐献者对医学事业无私奉献的精神,加强医学生对生命意义的理解和崇高精神的感悟。

任务一　人体解剖学的定义、发展史及分科

(一) 人体解剖学的定义

人体解剖学是研究正常人体形态结构的科学,属形态学的范畴。学习人体解剖学的目的是让医学生掌握人体各系统、器官的正常形态、结构、位置、毗邻及功能,为其他医学课程的学习奠定坚实的基础。只有在掌握人体正常形态结构的基础上,才能正确判断人体的正常与异常,正确理解人体的生理现象和病理变化,从而对疾病作出准确的预防、诊

断和治疗。解剖学与医学各学科之间联系密切,是医学科学中一门重要的必修课,医学名词中有大量的术语来源于解剖学,解剖学是学习医学各学科不可动摇的基石。

(二)我国人体解剖学发展简史

我国文化历史源远流长,传统医学中的解剖学起源很早。远在战国时代,《黄帝内经》就记载:"若夫八尺之士,皮肉在此,外可度量切循而得之,其尸可解剖而视之……"可见两千多年前,我国医学家已经有尸体解剖的工作记录。史书曾记载,新莽天凤三年(公元16年),王莽令太医、尚方与巧屠一起解剖被处死刑者王孙庆的尸体,不仅度量其五脏,而且"以竹筵导其脉,知所终始……"这是我国人体解剖工作者对世界的贡献。

两宋时期,有尸体解剖的记载和《五脏六腑》《存真图》的绘制。宋慈著《洗冤集录》(1247年)广泛地描述了解剖学知识,对人体骨骼和胚胎的记载更为详细,并附有检骨图。

清代道光年间,王清任(1768—1831年)编著《医林改错》(1830年)一书。他亲自解剖观察30余具尸体,描述了人体各器官系统的形态结构,对骨骼和内脏的记载非常详细,纠正了古医书中的错误。书中对脑的看法,如"灵机记性不在心在脑""听之声归于脑"和"两目即脑汁所生,两目系如线,长于脑,所见之物归于脑"等论述,都与现代医学的认识相近。

我国的解剖学研究,虽然在古代已有很大成就,但由于长期受封建社会制度的困扰,发展缓慢,解剖学始终融合在传统医学之中,没有自成体系。1949年中华人民共和国成立后,在党的教育方针指引下,医学教育事业蓬勃发展,一大批中国人自己编写的人体解剖学教材如雨后春笋般破土而出,为我国医学教学发挥了巨大的作用。

(三)国外人体解剖学发展简史

西方医学对解剖学的记载,是从古希腊名医希波克拉底(前460—前370年)开始的,他认为心脏有两个心室和两个心房,对头骨作了正确的描述。希腊的另一位学者亚里士多德(前384—前322年)进行过动物解剖,提出心是血液循环的中心,并把神经和肌腱区分开来,但他误将动物解剖所得的结论移用于人体,错误较多。

解剖学记录较完整的论著,当推盖伦(138—201年)的《医经》。这是16世纪以前西方医学的权威巨著,书中有许多解剖学记载,诸如血液流动、神经分支和脑、心等器官均清清楚楚,但因其资料主要来自动物解剖,错误也在所难免。15—16世纪,欧洲文艺复兴时期,科学技术的快速发展也促进了解剖学的蓬勃发展。如达·芬奇(1452—1519年)解剖过30多具尸体,用蜡灌注人体管道从而探明血管的走行,证明血管起源于心脏;他将空气吹入肺,证明空气不是由呼吸道进入心;他制作的人体骨骼解剖学图谱,描绘精细准确。

现代解剖学的奠基人当数维萨里(1514—1564年),他亲自从事人的尸体解剖,进行细致的观察,最终在1543年出版了《人体构造论》这一开拓性的解剖学巨著,全书共七卷,系统地记述了人体器官和系统的形态与构造,并对当时流行的一些错误认识予以纠正,为医学的发展开创了新路,奠定了人体解剖学的科学基础。

17世纪,哈维(1578—1657年)的动物实验研究,以客观的事实阐释血液循环的原理,首次提出心血管是一套封闭的管道系统这一理论。他开创了动物实验研究的方向,为生理学从解剖学中划分出去、发展成为独立的学科产生了巨大的影响。

19世纪,达尔文(1809—1882年)的《物种起源》和《人类的由来及性选择》等巨著问世,建立了崭新的人类起源和进化的理论,使探索人体形态结构的工作有了正确的标准并走上了科学发展的道路,其影响一直延续至今。

20世纪,电子显微镜广泛应用于细胞的超微结构与三维构筑的研究,使形态科学研究达到细胞和亚细胞水平并发展到分子水平,形态学科研随着新技术的不断进步和创新方法的不断出现而不断发展。

(四)人体解剖学的分科

科学技术的进步、研究方法的更新、相关学科发展的推进等,推动了解剖学的不断发展,研究范围在不断地扩大,研究逐渐深入,经历了大体解剖学(或称宏观解剖学)、显微解剖学(或称微观解剖学)至超微结构解剖学三个阶段,逐渐分化形成许多新的分支学科。广义的解剖学包括人体解剖学、组织学、细胞学和胚胎学。我国人体解剖学的分科有多种方法,通常把人体解剖学分为系统解剖学和局部解剖学。系统解剖学和局部解剖学主要通过肉眼观察来描述人体的形态结构,又称巨视解剖学;以显微镜观察为学习手段的组织学、细胞学、胚胎学,又称微视解剖学。

系统解剖学是按人体的器官功能系统阐述人体正常器官的形态结构、生理功能及生长发育规律的科学,是医学生的必修课,是医学重要的支柱学科之一。

除系统解剖学外,按人体的某一局部(如头部、颈部、胸部、腹部等)或某一器官,重点描述人体器官的配布、位置关系及结构层次等,称局部解剖学。

研究人体各局部或器官的断面形态结构的解剖学称断层解剖学。

密切联系外科手术的解剖学称外科解剖学。

联系临床应用,研究人体表面形态特征的解剖学称表面解剖学。

X射线摄影技术研究人体形态结构的解剖学称X射线解剖学。

研究体育运动对人体形态结构产生影响和发展规律,探索人体机械运动与体育动作关系的科学称运动解剖学。

以研究脑形态与功能为主的解剖学称神经解剖学。

研究人体外形轮廓和结构比例,为绘画造型打基础的解剖学为艺术解剖学。

随着对人体奥秘的不断揭示和破译,又会有新的学科不断从解剖学中脱颖而出,形成新兴的边缘学科,但在广义上仍属于解剖学范畴。

任务二 解剖学姿势、人体的分部与组成、方位术语

(一) 人体解剖学姿势

人体的标准解剖学姿势是指身体直立,面向前方,两眼平视正前方,两足并拢,足尖向前,双上肢下垂于躯干的两侧,掌心向前。描述任何人体结构时,均应以此姿势为标准,即使被观察的客体、标本或模型是俯卧位、仰卧位、横位或倒置,或只是身体的一个局部,仍应按人体的标准解剖学姿势进行描述(图1-1)。

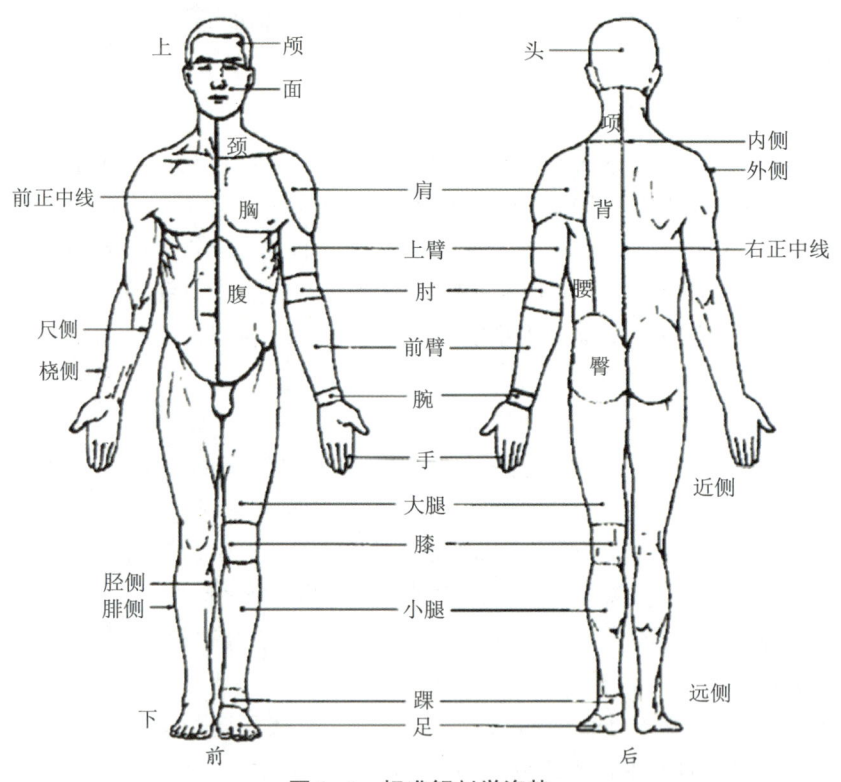

图1-1 标准解剖学姿势

(二) 人体分部与组成

人体从外形上可分成10个局部,每个局部又可细分为若干个小部分。人体重要的局部有:头部、颈部、背部、胸部、腹部、盆会阴部、左右上肢和左右下肢。

头部包括颅、面部;颈部包括颈、项部;背部、胸部、腹部、盆会阴部合称躯干部;上肢包括上肢带和自由上肢两部,自由上肢又分为臂、前臂和手3个部分;下肢分为下肢带和

自由下肢两部,自由下肢再分为大腿、小腿和足3个部分;上肢和下肢合称为四肢。

细胞是构成人体的基本单位,细胞与细胞间质共同构成组织。人体的基本组织包括上皮组织、结缔组织、肌肉组织和神经组织。几种组织相互结合,组成器官。人体的诸多器官按功能的不同,分别组成9大系统:运动系统,执行人体的运动、支持、保护功能;消化系统,主要具有进行消化食物、吸收营养物质和排出代谢产物的功能;呼吸系统,执行气体交换功能,吸进氧气排出二氧化碳,并具有内分泌功能;泌尿系统,排出机体内溶于水的代谢产物如尿素、尿酸等;生殖系统,主要执行生殖繁衍后代的功能;脉管系统,输送血液和淋巴以在体内周而复始流动,执行物质运输功能;感觉器,感受机体内外环境刺激并产生兴奋的装置;神经系统,调控人体全身各系统和器官活动的协调和统一;内分泌系统,协调全身各系统的器官活动。

(三)方位术语与人体的轴和面

1.方位术语

按照人体的标准解剖学姿势,又规定了一些表示方位的术语。

上和下是描述器官或结构距颅顶或足底相对远近关系的术语。按照解剖学姿势,近颅顶者为上,近足底者为下。如眼位于鼻的上方,而口位于鼻的下方。在比较解剖学上常用颅侧和尾侧作为对应名词,利于对人体和四足动物的描述与对比。在对人脑描述时,也常用颅侧和尾侧代替上与下。

前侧、腹侧和后侧、背侧是指距身体前、后面距离相对远近的术语。距身体腹侧面近者为前,而距身体背侧面近者为后。

浅和深是描述与皮肤表面相对距离关系的术语,近皮肤者为浅,远离皮肤而距人体内部中心近者为深。

内和外是描述空腔器官相互位置关系的术语,近内腔者为内,离内腔远者为外。

内侧和外侧是描述人体各局部或器官、结构与人体正中矢状面相对距离远近而言的术语。如眼位于鼻的外侧、耳的内侧。

内、外与内侧和外侧是有明显区别的,初学者必须注意区分。

在四肢,距肢根部较近者为上又称为近侧,反之为远侧。

上肢的尺侧与桡侧以及下肢的胫侧与腓侧分别与内侧和外侧相对应,该术语是按前臂的尺骨与桡骨和小腿的胫骨与腓骨的排列关系而规定的,在前臂近尺骨者为尺侧,而近桡骨者为桡侧;在小腿,距胫骨近者为胫侧,距腓骨近者为腓侧。

还有一些术语诸如左和右,垂直、水平和中央等则与一般概念相同。

2.人体的轴与面

轴和面是描述人体器官的形态,尤其是叙述关节运动时常用的术语。(图1-2)。

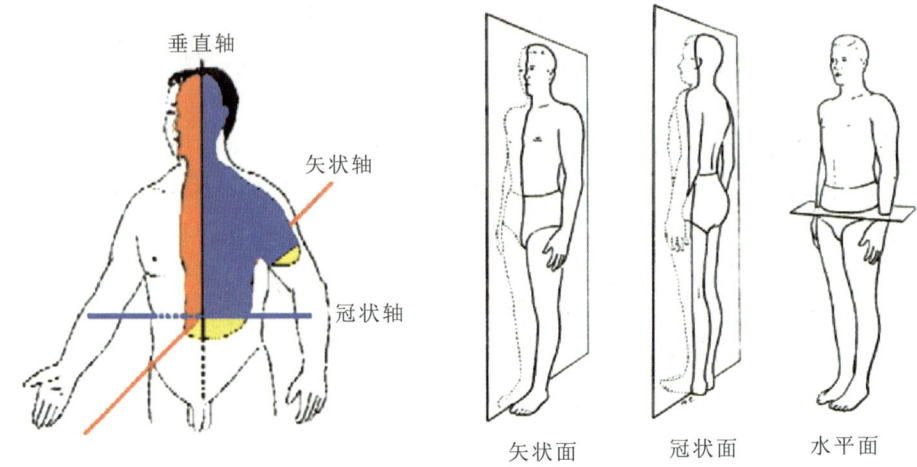

图 1-2 人体的轴与面示意图

(1) 轴：人体的解剖轴线有以下 3 种。

垂直轴为上自头侧，下至尾侧并与地平面相垂直的轴。

矢状轴是指从腹侧面至背侧面，同时与垂直轴呈直角交叉的轴。

冠状轴为左右方向与水平面平行，与垂直轴、矢状轴相垂直的轴。

(2) 面：人体的解剖面有以下 3 种。

矢状面是指前后方向，将人体分成左右两部的剖面，该切面与地平面垂直。经过人体正中的矢状面称为正中矢状面，它将人体分成左右相等的两半。

冠状面是指左右方向，将人体分为前后两部的剖面，该切面与水平面及矢状面互相垂直。

水平面又称横切面，是指与地平面平行，与矢状面和冠状面相互垂直，将人体分为上下两部的平面。

在描述器官切面时，常以器官自身的长轴为标准，与其长轴平行的切面称纵切面，与其长轴垂直的切面为横切面，而不用冠状面、矢状面和水平面来描述。

任务三 学习人体解剖学的方法

医学生学习解剖学是从尸体、标本、模型、图片开始的，要全面正确地认识人体结构。人体解剖学里描述的器官形态、构造、位置、大小及血液供应和神经配布均指正常状态，在统计学上为绝大多数。人体的有些结构与正常形态虽不完全相同，但与正常值比较接近，差异不显著，称变异。如超出一般变异范围，甚至影响正常生理功能者，称为异常,统计学上出现率极低。医学生应注意变异和异常的存在。

　　解剖学是一门形态学科,与医学各学科之间联系密切,假如死记硬背,则如同嚼蜡,不仅索然无味,而且事倍功半。因此,学好解剖学必须坚持理论联系实际,做到三个结合:第一,图文结合。学习时做到文字和图形结合起来,辅以3D数字解剖学,建立初步的形态印象,帮助理解和记忆。第二,理论学习与观察实物(标本、模型等)相结合。通过对标本和模型的观察、辨认和识别及活体触摸,建立形态概念,形成形象记忆,这是学好解剖学最重要、最基本的方法之一。第三,理论知识与临床应用相结合。基础是为临床服务的,在学习解剖学的过程中适当联系临床应用,可激发学习兴趣,增强对某些结构重要性的认识。学懂记牢才能灵活运用。

【目标考核】

【知识目标考核】
1.简述人体的组成及分部。
2.简述人体解剖学姿势。

【能力目标考核】
在自己身上定位身体各部并说出名称。

【素质目标考核】

实践项目:走近人体,探索生命奥秘

(一)实践名称
走近人体、探索生命奥秘。

(二)实践目的
通过参观"生命科学馆",感受遗体捐献者对医学事业无私奉献的精神,加强医学生对生命意义的理解和崇高精神的感悟。

(三)实践方案
1.动员
教师讲明此次活动的目的。
2.报名
组织医学生参与本次活动,分成若干小组。
3.分组参观
明确参观要求,布置实践作业,分组参观。
4.讨论总结
收集实践作业,组织讨论会,对活动情况进行总结。

(四)实践作业

1.在生命科学馆内都看到了什么?

2.面对"无语老师",我们应该从他们身上学到什么?

（王丰刚）

第二模块

运动系统

项目一

运动系统概述

【课前导读】

运动系统由骨、骨连结和骨骼肌组成,约占成人体重的60%,具有支持、保护和运动功能。全身各骨以不同形式连接构成骨骼,支持体重,保护内脏,维持体姿,赋予人体基本形态,并为骨骼肌提供了广阔的附着点。骨还是重要的造血器官,并储存体内的钙、磷等矿物质。骨骼肌是运动系统的动力装置,跨过一个或多个关节,在神经系统支配下,收缩牵拉其所附着的骨,以骨连结为枢纽,产生杠杆运动。骨和骨连结是运动系统的被动部分,骨骼肌则是运动系统的主动部分。

临床上关于骨、骨连结和骨骼肌的疾病很多,比如骨折、骨髓炎、骨肿瘤、骨发育畸形等;比如关节炎、关节脱位、关节畸形、关节痛等;比如骨骼肌瘫痪、周期性瘫痪等。相关疾病诊疗过程中涉及的检查有体格检查、影像学检查(X射线、CT、MRI)、关节镜检查、肌电图检查等,治疗有保守治疗、手术治疗、康复治疗等。诊疗过程中涉及骨、骨连结、骨骼肌的解剖学基础,学习之前首先需要对运动系统概述进行学习。

【学习目标】

1.知识目标

(1)掌握骨的形态分类、构造和化学成分及物理特性。

(2)掌握关节的基本结构、辅助结构、运动形式。

(3)掌握骨骼肌的构造、形态、作用,骨骼肌的辅助装置。

(4)熟悉骨的生长发育和可塑性。

(5)了解直接连结类型及特点。

(6)了解骨骼肌的起止、配布、命名原则。

2.能力目标

(1)通过学习骨的化学成分及物理特性,具备解释老年人为什么容易发生骨折的能力。

(2)通过学习骨生长发育、可塑性,具备解释影响骨生长发育因素的能力。

(3)通过学习关节运动形式,具备识别各关节运动形式的能力。

3.素质目标

(1)关爱老人,预防骨折:骨质疏松和跌倒是老年人骨折的主要原因,通过学习骨的化学成分及物理特性,培养学生关爱老人,预防骨折的意识。

(2)社会实践:通过"医院临床工作科室调研",培养医学生救死扶伤、敬畏生命、无私奉献、大爱无疆的精神。

任务一　骨学总论

骨是以骨组织(包括骨细胞、胶原纤维和基质等)为主体构成的器官,具有一定的形态,表面有较厚的致密结缔组织膜即骨膜,骨髓腔及小梁间隙分布有骨髓,骨膜内含丰富的血管、淋巴管及神经,能不断进行新陈代谢和生长发育,并有修复、再生和改建的能力。经常锻炼可促进骨的良好发育,长期废用则出现骨质疏松。

骨为体内最坚硬的结缔组织,体内99%的钙是以羟基磷灰石形式贮存于骨内,因而骨为体内最大的钙库,与钙、磷代谢关系密切。骨髓具有造血功能。

(一)骨的形态分类

成人有206块骨,其中6块听小骨属于感觉器。按部位可分为颅骨、躯干骨和四肢骨(图2-1-1),前两者合称为中轴骨。

1.骨的形态分类

按形态,骨可分为4类(图2-1-2)。

(1)长骨:分布于四肢,呈长管状,分为一体两端。体又称骨干,内有空腔,称骨髓腔,容纳骨髓。体表面可见血管出入的孔,称滋养孔。两端膨大称骺,其表面有光滑的关节面,与相邻关节面构成关节。骨干与骺相邻的部分称干骺端,幼年时保留透明软骨成分,称骺软骨,骺软骨细胞不断分裂、增殖和骨化,使骨不断加长。成年后,骺软骨骨化,骨干与骺融为一体,遗留的痕迹称骺线。骺软骨损伤会导致儿童长骨骨骺与干骺端之间形成骨性结合,即骨桥,使骺板全部或部分提前闭合,造成肢体短缩和(或)成角畸形。

(2)短骨:形似立方体,多成群分布于连结牢固且运动较灵活的部位,如腕骨和跗骨。

(3)扁骨:呈板状,参与构成颅腔、胸腔和盆腔的壁,可保护脏器,如颅盖骨和肋骨。

(4)不规则骨:形状不规则,如椎骨。有些不规则骨内有与外界相通的腔洞,称含气骨,如上颌骨。

此外,还有位于肌腱内的扁圆形小骨称籽骨,运动中起着减少摩擦和改变肌肉牵拉方向的作用。髌骨是人体最大的籽骨。

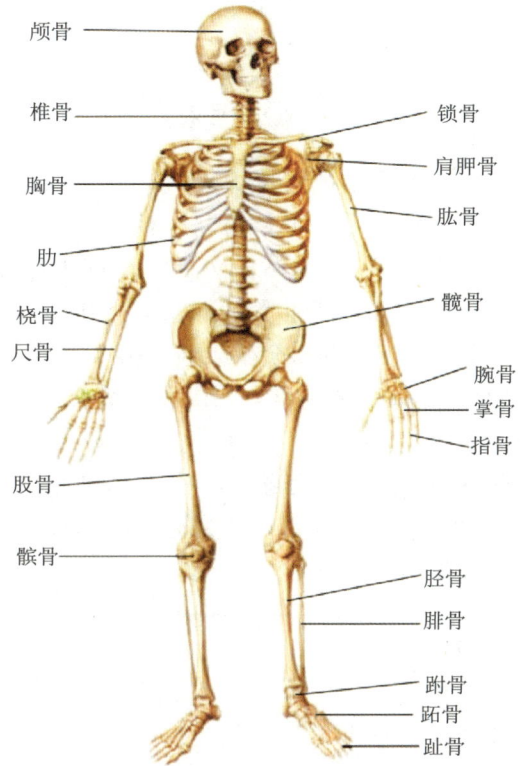

图 2-1-1　全身骨骼

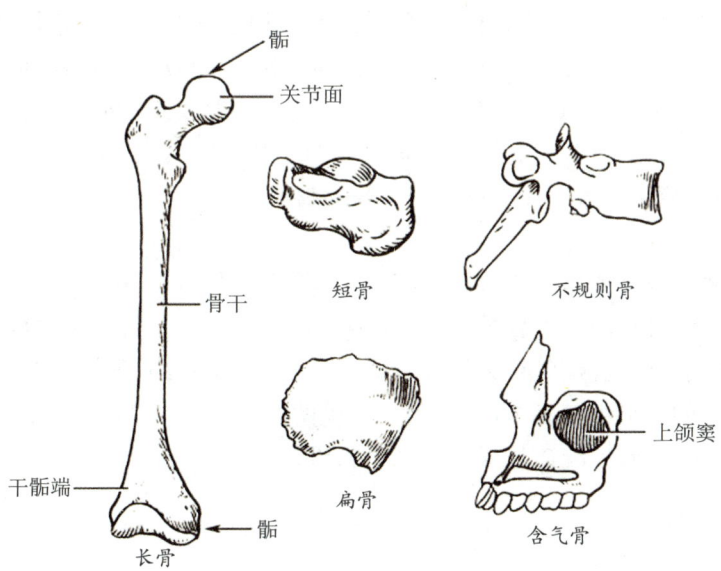

图 2-1-2　骨的形态分类

> **尊重科学　实事求是**
>
> ## 骺软骨和身高
>
> 　　从科学角度来看,一个人的身高取决于长骨的长度,尤其是下肢长骨骺软骨的生长发育情况,骺软骨是幼年时位于长骨干和骺连接处的透明软骨,通过骺软骨细胞不断的分裂、增殖和骨化,使骨不断加长。近成年时,骺软骨逐渐停止增长,全部骨化。当下肢的股骨、胫骨和腓骨的骺软骨全部骨化,人便停止长高。骺软骨骨化前,人们可以通过合理增加膳食营养和增强体育锻炼等加强骺软骨的功能,一旦骺软骨完全骨化,再做任何努力都无法自然增长。可通过 X 射线检查了解骺软骨的骨化情况。
>
> 　　医学生应该掌握骨的专业知识,向身边人普及"增高"涉及的医学知识,让更多的人了解"骨",从科学的角度鉴别出以营利为目的的虚假广告,预防因欠缺科学知识,急于求成而造成的不必要损失。

(二) 骨的构造

骨由骨质、骨膜和骨髓构成。

1. 骨质

由骨组织构成,按结构可分为骨密质和骨松质(图 2-1-3)。骨密质结构致密,抗压、抗扭曲性强,分布于骨的表面。骨松质呈海绵状,由相互交织的骨小梁排列而成,配布于骨的内部。骨小梁的排列方向与骨所承受的压力和张力的方向平行,因而骨能承受较大的重量。扁骨的骨密质配布于表层,称外板和内板。外板厚而坚韧,富有弹性;内板薄而松脆,故颅骨骨折多见于内板,骨松质配布于中间,称板障,有板障静脉经过。短骨和长骨的骨骺,外周是薄层的骨密质,内部为大量的骨松质。

2. 骨膜

骨膜主要由纤维结缔组织构成,被覆于除关节面以外的骨表面(图 2-1-4),含有丰富的神经、血管和淋巴,对骨的营养、再生和感觉有重要作用。骨膜可分内、外两层,内层疏松;外层致密,有许多胶原纤维束穿入骨质,使之固着于骨面。骨髓腔和骨松质的网眼也衬有一层菲薄的结缔组织膜,称骨内膜。骨膜的内层和骨内膜有分化成骨细胞和破骨细胞的能力,可产生新骨质、破坏原骨质以重塑骨。

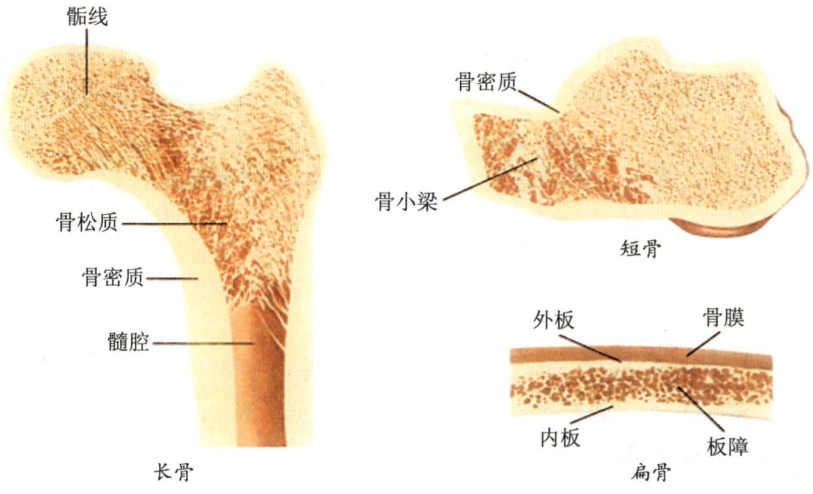

图 2-1-3 骨的构造(骨质)

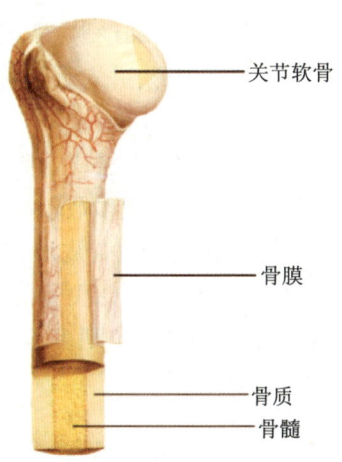

图 2-1-4 骨的构造(骨膜、骨髓)

临床联系

幼年期骨膜功能活跃,以促进骨的生长;成年时相对静止,维持骨的生理状态。骨损伤时,如骨折,骨膜成骨功能重新活跃,以促进骨的修复愈合,故在手术中应尽量保留骨膜,以免发生骨的坏死和延迟骨的愈合。

3.骨髓

骨髓是充填于骨髓腔和骨松质间隙内的软组织,分为红骨髓和黄骨髓。红骨髓含有不同发育阶段的红细胞和其他幼稚型血细胞,呈红色,有造血和免疫功能。胎儿和幼儿的骨髓均为红骨髓。5岁以后,长骨骨干内的红骨髓逐渐被脂肪组织代替,呈黄色,称黄骨髓,失去造血能力。失血过多或重度贫血时,黄骨髓能转化为红骨髓,恢复造血功能。

临床联系

椎骨、髂骨、肋骨、胸骨以及肱骨和股骨等长骨的骺内终生存在红骨髓。临床常选髂前上棘或髂后上棘等处进行骨髓穿刺,检查骨髓内血细胞的形态和数量,用于诊断血液系统疾病。

4.骨的血管、淋巴管和神经

(1)血管:长骨的动脉包括滋养动脉、干骺端动脉、骺动脉及骨膜动脉。滋养动脉是长骨的主要动脉,一般有1~2支,经骨干滋养孔进入骨髓腔,分升支和降支达骨端,分支分布于骨干密质的内层、骨髓和干骺端,在成年人中,可与干骺端动脉及骺动脉分支吻合。干骺端动脉和骺动脉均发自邻近的动脉,从骺软骨附近穿入骨质。不规则骨、扁骨和短骨的动脉来自骨膜动脉或滋养动脉。上述大多数动脉有静脉伴行。

(2)淋巴管:骨膜有丰富的淋巴管,但骨髓内、骨皮质内是否存在淋巴管,尚有争论。

(3)神经:伴随滋养血管进入骨内,分布至哈弗氏管的血管周隙中,以内脏传出纤维(无髓)居多,分布至血管壁;躯体传入纤维(有髓)则多分布于骨膜。骨膜对张力或撕扯的刺激较敏感,故骨脓肿及骨折常引起剧痛。

(三)骨的化学成分和物理性质

骨由有机质和无机质组成。有机质主要是胶原纤维束和黏多糖蛋白等,构成骨的支架,赋予骨弹性和韧性。无机质主要是碱性磷酸钙,使骨坚硬挺实。脱钙骨(去除无机质)仍具原骨形状,但柔软有弹性;煅烧骨(去除有机质)虽形状不变,但脆而易碎。两种成分的比例,随年龄的增长发生变化。幼儿时期骨的有机质和无机质各占一半,故弹性较大,柔软,易变形,在外力作用下不易骨折或折而不断,称青枝状骨折。成年人骨有机质和无机质的比例约为3:7最为合适,因而骨具有较大的硬度和一定的弹性。老年人的骨无机质所占比例更大,脆性增加,且因激素水平下降,影响钙、磷的吸收和沉积,骨质呈现多孔性,骨组织总量减少,出现骨质疏松,此时骨的脆性较大,易发生骨折。

> **关爱老人　预防骨折**
>
> ## 为什么老年人容易发生骨折
>
> 　　骨质疏松和跌倒是老年人骨折的主要原因。老年人，尤其是绝经之后的老年女性，骨质脱钙比正常人要快要多，骨质疏松是比较严重的。在这种情况下，老年人进行户外活动，或者运动锻炼的过程中，或者是在家不小心摔倒的情况下就容易发生骨折。
>
> 　　老人上了年纪，行动不是很方便。他们需要更多的关爱，呼吁大家多关心关心家里的老人，有时间的话多回去看看他们，陪他们说说话，子欲养而亲不待，不要等到老人去世了才明白其中的道理。

（四）骨的发生、发育、可塑性

1.骨的发生、发育

骨发生于中胚层间充质。自胚胎第 8 周开始，间充质呈膜状分布，并逐渐骨化，称膜化骨；或首先发育为软骨，继续骨化称软骨化骨。

（1）膜化骨：间充质膜内部分细胞分化为成骨细胞，产生骨胶原纤维和基质，基质内逐渐沉积钙，构成骨质。颅顶骨的发生属于此型。

（2）软骨化骨：间充质内首先形成软骨雏形，软骨外周的间充质形成软骨膜，膜下部分细胞分化为成骨细胞。围绕软骨体中部产生的骨质称骨领。骨领处原有的软骨膜即成为骨膜。骨领生成的同时，有血管侵入软骨体中央，间充质跟随进入，形成红骨髓。进入的间充质细胞分化为成骨细胞与破骨细胞，并启动造骨，此处即称原发骨化点（初级骨化中心）。中心区被破骨细胞破坏形成骨髓腔。骨膜、原发骨化点和继发骨化点不断造骨，分别形成骨干与骺，两者之间有骺软骨。外周的骨膜不断成骨，使骨干加粗；髓腔内的成骨、破骨与重建则使骨髓腔逐渐扩大；骺软骨的不断增长和骨化促使骨不断加长。近成年时，骺软骨停止增长并全部骨化，骨干与骺之间遗留一骺线。四肢骨（锁骨除外）和颅底骨的发生属于此型。

2.骨的可塑性

骨的基本形态由遗传因素调控，但环境因素也会影响骨的生长发育。影响骨生长发育的因素有神经、内分泌、营养、疾病及其他物理、化学因素等。

神经系统参与调节骨的营养过程，功能加强时促进骨质增生，使骨坚韧粗壮；神经调节功能减弱时会出现骨质疏松。瘫痪病人因神经损伤出现骨脱钙、疏松和骨质吸收，甚至发生自发性骨折。内分泌对骨的发育影响较大，成年之前，垂体生长激素分泌亢进会促使骨过度生长导致巨人症；若分泌不足，则发育停滞，导致侏儒症。成年人生长激素分泌亢进则出现肢端肥大症。维生素 A 可调节成骨细胞和破骨细胞功能，保持骨的正常生长。维生素D可促进肠道对钙、磷的吸收,维生素D缺乏时,体内钙、磷减少,影响骨的钙化,在儿童期可造成佝偻病,在成年期则导致骨软化。此外,机械因素对骨的生长发育也有重要作用,体育锻炼可使骨得到正常发育。长期对骨的不正常压迫,如不正确姿势以及肿瘤压迫,可引起骨变形。骨折后,折断处有骨痂形成,骨折愈合初期,骨痂颇不规则,经过一定时间的吸收和改建,骨可基本恢复原有的形态结构。

任务二 骨连结总论

骨与骨之间借纤维结缔组织、软骨或骨相连,形成骨连结。按骨连结的不同方式,可分为直接连结和间接连结两大类(图2-1-5)。

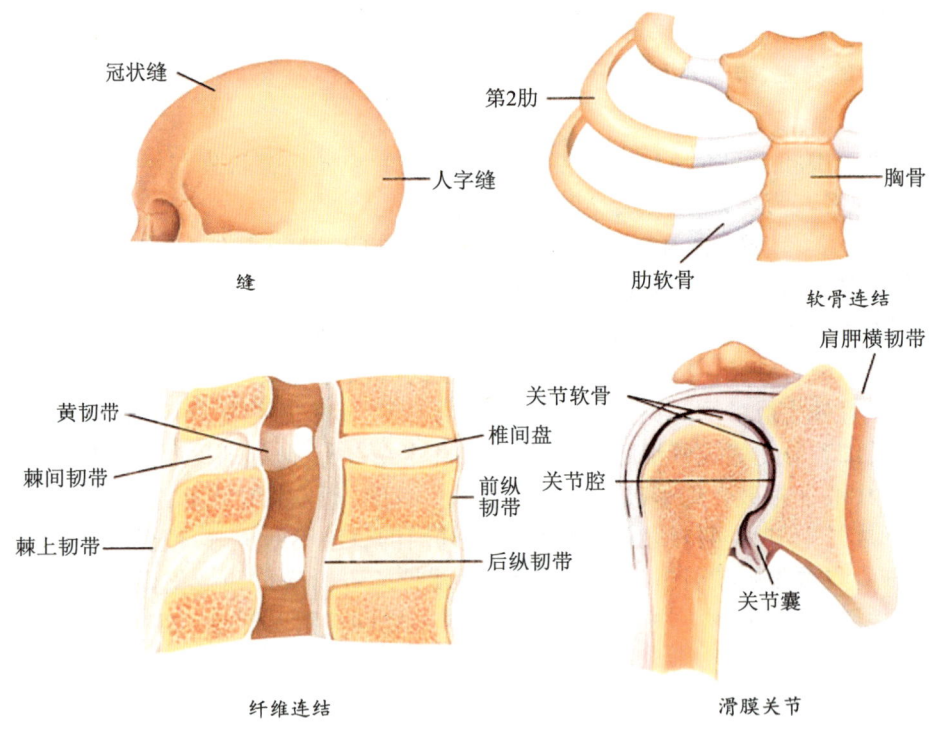

图2-1-5 骨连结的分类

(一)直接连结

直接连结较牢固,不活动或少许活动。可分为纤维连结、软骨连结和骨性结合三类。

1.纤维连结

两骨之间以纤维结缔组织相连结,可分为两种。

(1)韧带连结:连结两骨的纤维结缔组织呈条索状或膜板状,如椎骨棘突之间的棘间韧带、前臂骨之间的骨间膜等。

（2）缝：两骨间借少量纤维结缔组织相连，如颅的矢状缝和冠状缝等。如果缝的缝隙内结缔组织完全骨化，则成为骨性结合。

2.软骨连结

两骨之间借软骨相连结，可分为两种。

（1）透明软骨结合：如长骨骨干与骺之间的骺软骨、蝶骨与枕骨的结合等，多见于幼年发育时期，随着年龄增长，可骨化形成骨性结合。

（2）纤维软骨联合：如椎骨的椎体之间的椎间盘等。

3.骨性结合

两骨间以骨组织连结，常由纤维连结或透明软骨骨化而成，如骶椎骨之间的骨性结合以及髂、耻、坐骨之间在髋臼处的骨性结合等。

（二）间接连结

间接连结又称为关节或滑膜关节，是骨连结的最高分化形式。为相对骨面间互相分离、充以滑液的腔隙，仅借其周围的结缔组织相连结，因而一般具有较大的活动性。

1.关节的基本构造

（1）关节面：参与组成关节的各相关骨的接触面。每一关节至少包括两个关节面，一般为一凸一凹，凸者称为关节头，凹者称为关节窝。关节面上被覆关节软骨，关节软骨多数由透明软骨构成，少数为纤维软骨，其厚薄因不同的关节和年龄而异，通常为 2~7 mm。关节软骨不仅使粗糙不平的关节面变得光滑，同时可以在运动时减少关节面的摩擦，缓冲震荡和冲击。

（2）关节囊：由纤维结缔组织膜构成的囊，附着于关节的周围，并与骨膜融合续连，它包围关节，封闭关节腔。可分为内、外两层：

①内层为滑膜：由薄而柔润的疏松结缔组织膜构成，衬贴于纤维膜的内面，其边缘附着于关节软骨的周缘，包被着关节内除关节软骨、关节唇和关节盘以外的所有结构。滑膜富含毛细血管网，能产生滑液。滑液是透明的蛋清样液体，呈弱碱性，它为关节腔内提供了液态环境，不仅能增加润滑，而且也是关节软骨、半月板等新陈代谢的重要媒介。

②外层为纤维膜：厚而坚韧，由致密结缔组织构成，含有丰富的血管和神经。纤维膜的厚薄通常与关节的功能有关，如下肢关节的负重较大，相对稳固，其关节囊的纤维膜则坚韧而紧张。而上肢关节运动灵活，则纤维膜薄而松弛。纤维膜的有些部分，还可明显增厚形成韧带，以增强关节的稳固性，限制其过度运动。

（3）关节腔：关节囊滑膜层和关节面共同围成的密闭腔隙，腔内含有少量滑液，关节腔内呈负压，对维持关节的稳固有一定作用（图 2-1-6）。

2.关节的辅助结构

关节除了具备上述的关节面、关节囊、关节腔三项基本结构外，部分关节为适应其特殊功能，还形成了特殊的辅助结构，这些辅助结构对于增加关节的灵活性或稳固性都有重要作用(图2-1-7)。

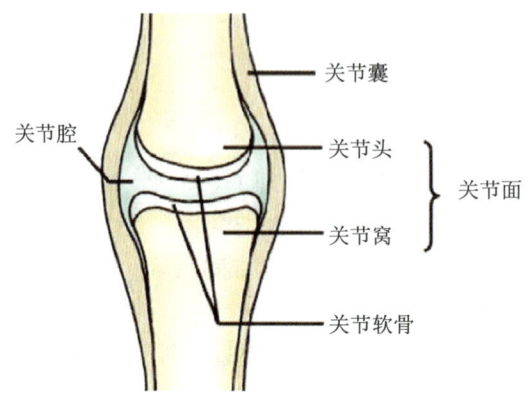

图 2-1-6　关节的基本结构

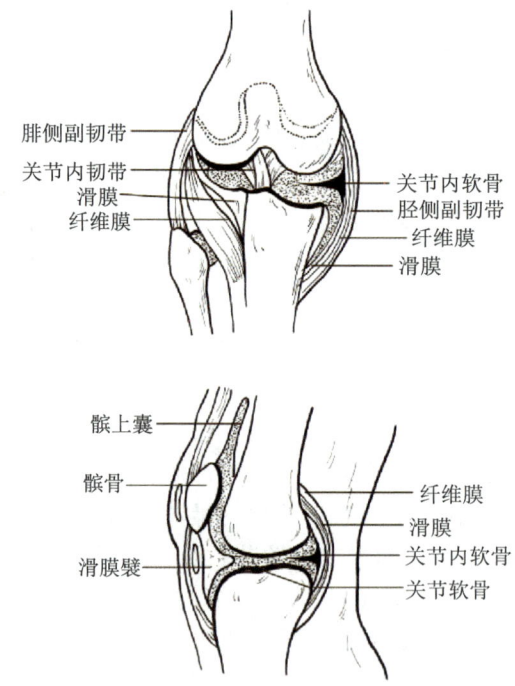

图 2-1-7　关节的辅助结构

(1)韧带:是连于相邻两骨之间的致密纤维结缔组织束,有加强关节的稳固性或限制其过度运动的作用。位于关节囊外的称囊外韧带,有的与囊相贴,为囊的局部纤维增厚,如髋关节的髂股韧带;有的与囊不相贴,分离存在,如膝关节的腓侧副韧带;有的是关节周围肌腱的直接延续,如膝关节的髌韧带。位于关节囊内的称囊内韧带,有滑膜包裹,如膝关节内的交叉韧带等。

(2)关节盘和关节唇

关节盘位于两骨的关节面之间,其周缘附着于关节囊,将关节腔分成两部。关节盘多呈圆盘状,中部稍薄,周缘略厚。有的关节盘呈半月形,称关节半月板。关节盘可调整关节面使其更为适配,减少外力对关节的冲击和震荡。此外,分隔而成的两个腔可增加关节运动的形式和范围。

关节唇是附着于关节窝周缘的纤维软骨环,它加深关节窝,增大关节面,如髋臼唇等,增加了关节的稳固性。

(3)滑膜襞和滑膜囊:有些关节囊的滑膜表面积大于纤维层,滑膜重叠卷折并突入关节腔形成滑膜襞。有时其内含脂肪,则形成滑膜脂垫。在关节运动时,关节腔的形状、容积、压力发生改变,滑膜脂垫可起调节或填充作用。滑膜襞和滑膜脂垫在关节腔内扩大了滑膜的面积,有利于滑液的分泌和吸收。有时滑膜也可从关节囊纤维膜的薄弱或缺如处作囊状膨出,充填于肌腱与骨面之间,形成滑膜囊,它可减少肌肉活动时与骨面之间的摩擦。

3.关节的运动

关节的运动形式基本上是沿三个互相垂直的轴所做的运动。

(1)移动:一个骨关节面在另一骨关节面的滑动,如跗跖关节、腕骨间关节等。

(2)屈和伸:通常是指关节沿冠状轴进行的运动。运动时,相关节的两骨之间的角度变小称为屈,反之,角度增大称为伸。一般关节的屈是指向腹侧面成角,而膝关节则相反,小腿向后贴近大腿的运动称为膝关节的屈,反之称为伸。在手部,由于拇指几乎与其他四指成直角,拇指背面朝向外侧,故该关节的屈伸运动是围绕矢状轴进行,拇指与手掌面的角度减小称为屈,反之称为伸。在足部,足尖上抬,足背向小腿前面靠拢为踝关节的伸,习惯上称之为背屈;足尖下垂为踝关节的屈,习惯上称为跖屈。

(3)收和展:关节沿矢状轴进行的运动。运动时,骨向正中矢状面靠拢称为收,反之,远离正中矢状面称为展。对于手指和足趾的收展,则人为地规定为以中指和第二趾为中轴所做的靠拢或散开的运动。而拇指的收展是围绕冠状轴进行的,拇指向示指靠拢称为收,远离示指称为展。

(4)旋转:关节沿垂直轴进行的运动。如肱骨围绕骨中心轴向前内侧旋转,称旋内,而向后外侧旋转则称旋外。在前臂桡骨对尺骨的旋前、旋后运动,将手背转向前方的运动称旋前,将手掌恢复到向前而手背转向后方的运动称旋后。

(5)环转:运动骨的上端在原位转动,下端则做圆周运动,运动时全骨描绘出一圆锥形的轨迹,如肩关节、髋关节和桡腕关节的环转运动,实际上是屈、展、伸、收依次结合的连续动作。

任务三　肌学总论

肌可根据组织结构和功能不同分为心肌、平滑肌和骨骼肌。心肌为心壁主要组成部分，平滑肌主要分布于内脏的中空性器官及血管壁，心肌与平滑肌不直接受人的意识支配，属于不随意肌。骨骼肌是运动系统的动力部分，多数附着于骨骼，主要存在于躯干和四肢，受人的意识控制，又称随意肌。骨骼肌在人体内分布极为广泛，有600多块，约占体重的40%。每块骨骼肌都具有一定的位置、形态、结构和辅助装置，并有丰富的血管、淋巴管和神经分布，执行一定的功能，所以每块肌都可视为一个器官。

(一) 肌的形态和构造

骨骼肌包括肌腹和肌腱两部分。肌腹为肌性部分，主要由肌纤维即肌细胞组成，色红而柔软，有收缩能力。肌腱主要由平行致密的胶原纤维束构成，色白、强韧而无收缩功能，其抗张强度为肌腹的一百多倍。肌多借肌腱附着于骨骼。

肌的形态多样，按其外形大致可分为长肌、短肌、扁肌和轮匝肌四种（图2-1-8）。

长肌肌束与肌的长轴平行，收缩时可使肌显著缩短，引起大幅度的运动，多见于四肢。有些长肌起端有两个以上的头，以后合成一个肌腹，称为二头肌、三头肌或四头肌；

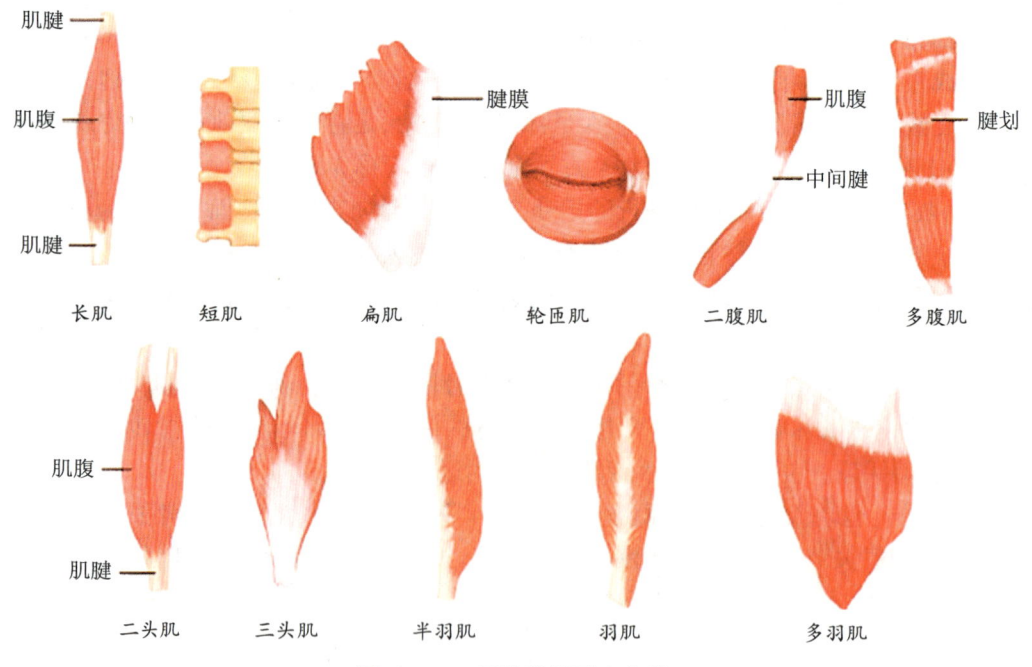

图2-1-8　骨骼肌的形态分类

有些长肌的肌腹被中间腱分成两个部分,如肩胛舌骨肌等,或由腱划分成多个部分,如腹直肌;还有些长肌肌束斜行排于腱的两侧或一侧,形如鸟羽毛或半侧鸟羽毛,称为羽肌或半羽肌,如趾长屈肌、趾长伸肌等,多个小的半羽肌或羽肌组成多羽肌,如三角肌等。

短肌外形小而短,具有明显的节段性,收缩幅度较小,多见于躯干深层。

扁肌宽扁呈薄片状,除运动功能外,还兼有保护内脏的作用,多见于胸腹壁,其腱性部分呈薄膜状,称腱膜。

轮匝肌主要由环形肌纤维构成,位于孔裂周围,收缩时可以关闭孔裂。

(二)肌的起止、配置和作用

骨骼肌通常以两端附于两块或两块以上的骨,中间跨过一个或多个关节。肌收缩时,两骨彼此靠近或分离而产生运动,其中一骨的位置相对固定,而另一块骨相对移动。肌在固定骨上的附着点,称为起点或定点;在移动骨上的附着点,称为止点或动点(图2-1-9)。通常把靠近身体正中面或四肢部位于近侧端的附着点看作为起点,远侧端的附着点为止点。肌在骨上的定点、动点是相对的,在一定条件下可以相互转化。肌在关节周围的配置方式与关节的运动轴密切相关,即在一个运动轴的相对侧至少配置有两组作用相反的肌或肌群,这些在作用上相互对抗的肌或肌群称为拮抗肌;而位于关节运动轴同侧并具有相同作用的两块或多块肌,称为协同肌。各关节运动轴数目不同,因而其周围配置的肌组数量也不相同。单轴关节通常配备两组肌,如肘关节前方的屈肌组和后方的伸肌组;双轴关节周围通常有四组肌,如桡腕关节除有屈、伸肌组外,还配置有内收和外展肌组;三轴关节周围配备有六组肌,如肩关节除有屈、伸、内收和外展肌组外,还有旋内和旋外两组肌。这些肌在神经系统支配下,彼此协调,互相配合,共同完成关节的各种运动。一块肌如与两个以上的关节运动有关,即可产生两个以上的动作,如股四头肌跨过髋关节和膝关节的前方,故既能屈髋关节,又能伸膝关节。

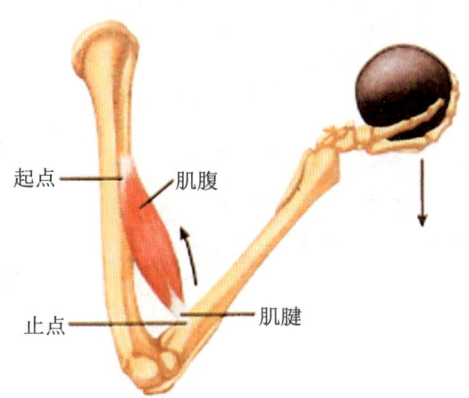

图2-1-9 肌的起点和止点

> **临床联系**
>
> 肌的功能检查：临床上通过触诊可以了解肌的收缩情况，但仅限于浅表肌，且只能在相对静止状态下进行；肌电图可以在肌处于安静或收缩状态下检测深、浅层骨骼肌的随意运动功能。

(三) 肌的命名原则

骨骼肌通常按照其位置、形态、大小、起止点、作用或肌束走行方向等来命名，如肋间内肌、肋间外肌等按其位置命名；斜方肌、三角肌等按其形态命名；肱二头肌、小腿三头肌等按肌的位置和形态综合命名；胸大肌、臀大肌等按肌的位置和大小综合命名；胸锁乳突肌、肩胛舌骨肌等按其起止点命名；旋后肌、拇收肌等按其作用命名；腹外斜肌、腹横肌等是根据肌位置和肌束走行方向命名的。了解肌的命名原则有助于对肌的学习和记忆。

(四) 肌的辅助装置

骨骼肌的周围有筋膜、滑膜囊、腱鞘等辅助装置，具有保持肌的位置、保护和协助肌活动的作用。

1. 筋膜

筋膜由结缔组织构成，分为浅筋膜和深筋膜两种（图2-1-10）。

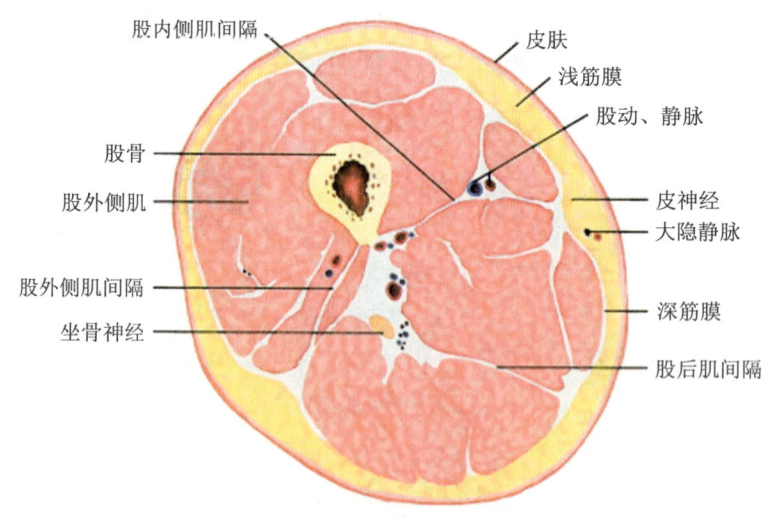

图 2-1-10　大腿中部水平切面（示筋膜）

(1) 浅筋膜：又称皮下筋膜、皮下组织或皮下脂肪，位于真皮之下，包被全身各部，由疏松结缔组织构成,富含脂肪,脂肪的含量因身体的部位、性别及营养状态而不同;浅筋膜内还有浅动脉、皮下静脉、皮神经及淋巴管,有些局部还可能有乳腺和皮肌。某些部位如下腹部及会阴部,浅筋膜分两层,浅层含脂肪较多;深层呈膜状,一般不含脂肪而含有较多弹性组织。

(2)深筋膜:又称固有筋膜,位于浅筋膜的内侧,包被体壁和四肢的肌、血管和神经等,由致密结缔组织构成。深筋膜与肌的关系密切,可随肌的分层而分层。在四肢,深筋膜插入肌群之间,并附着于骨,形成肌间隔,将不同的肌群分隔开来,肌间隔与包被肌群的深筋膜构成筋膜鞘,可保证肌群能单独进行活动;在腕部和踝部,深筋膜增厚形成支持带,对经过其深部的肌腱有支持和约束作用;在某些部位它可供肌附着。深筋膜还包绕血管、神经形成血管神经鞘。在病理情况下,深筋膜可潴留脓液、限制炎症扩散,临床上可根据深筋膜的层次和配布推测积液的蔓延方向。

2.滑膜囊

滑膜囊为封闭的结缔组织囊,形扁、壁薄,内有滑液,多位于肌或肌腱与骨面相接触处,以减少两者之间的摩擦。在关节附近的滑膜囊可与关节腔相通。滑膜囊炎症可影响肢体局部的运动功能。

3.腱鞘

腱鞘是包围在肌腱外面的鞘管,存在于活动性较大的部位,如腕、踝、手指和足趾等处(图2-1-11)。腱鞘可分为纤维层和滑膜层两部分。腱鞘的纤维层又称腱纤维鞘,位于腱鞘外层,为深筋膜增厚所形成的骨性纤维性管道,起滑车和约束肌腱的作用。腱鞘的滑膜层又称腱滑膜鞘,位于腱纤维鞘内,是由滑膜构成的双层圆筒形鞘,其内层包在肌腱表面,称为脏层;外层紧贴在纤维层的内面和骨面,称为壁层;脏、壁两层相互移行,形成腔隙,内含少量滑液,使肌腱能在鞘内自由滑动。腱滑膜鞘从骨面移行到肌腱的部分,称为腱系膜,供应肌腱的血管由此通过。若手指不恰当地做长期、过度且快速的活动,可导致腱鞘损伤,产生疼痛并影响肌腱的滑动,称为腱鞘炎,为临床常见病。

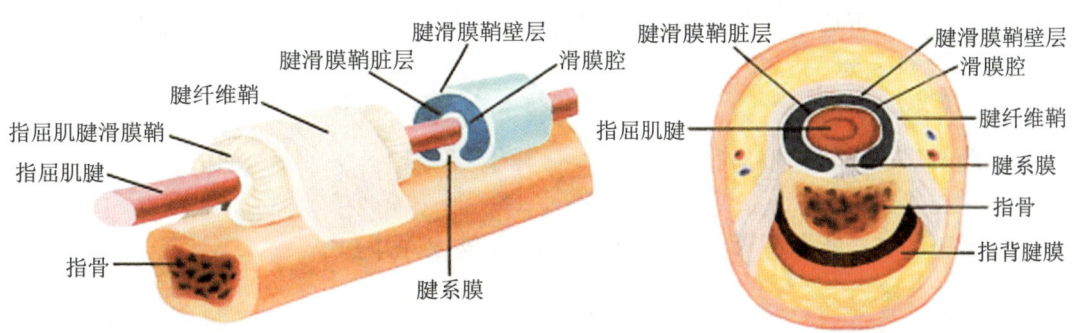

图2-1-11 腱鞘示意图

【目标考核】

【知识目标考核】
1. 简述骨的构造。
2. 简述骨的化学成分和物理特性。
3. 影响骨生长发育的因素有哪些。
4. 简述关节的基本结构和辅助结构。
5. 简述骨骼肌的构造及形态分类。
6. 简述骨骼肌的辅助装置。

【能力目标考核】
李某某,女,76岁,退休工人。走路过程中摔倒2小时,右髋关节疼痛,不能站立和行走,急诊入院。查体:右侧下肢缩短,外展,外旋。影像学检查:骨质疏松症、右侧股骨颈骨折。临床诊断:骨质疏松症、右侧股骨颈骨折。

1. 老年患者的骨有何特点,为什么容易发生骨折?
2. 影响该患者骨折愈合的因素有哪些?
3. 以髋关节为例,做出髋关节的各种运动形式。

【素质目标考核】

实践项目:医院临床工作科室调研

(一)实践名称

医院临床工作科室调研

(二)实践目的

让医学生了解临床工作岗位,为后续医学知识学习、能力锻炼、素质培养做铺垫。

(三)实践方案

1. 动员

教师讲明此次活动的目的。

2. 报名

组织大一医学生参与本次活动,根据人数,分成若干小组。

3. 分组调研

明确调研医院,布置实践作业,分组进行调研。

4. 讨论总结

收集实践作业,总结调研结果。

(四)实践作业

1.医院工作科室有哪些,主要工作是什么?

2.要成为一名合格的临床医生,需要具备哪些知识、能力、素质?

(王丰刚)

项目二
躯干骨及其连结

【课前导读】

躯干骨包括24块椎骨、1块骶骨、1块尾骨、1块胸骨和12对肋骨,分别参与构成脊柱、骨性胸廓和骨盆,构成人体的中轴,上承载颅,下连肢带骨。

躯干骨相关疾病有肋骨骨折、椎骨骨折、椎间盘突出、脊柱畸形、胸廓畸形等,其中骨折病人首选的检查是影像学检查(包括X射线、CT、MRI等)。其诊疗涉及的解剖学知识是各骨的位置、名称、形态、结构、毗邻、骨性标志,脊柱(胸廓)的形态、结构、运动。通过本次课的学习,可以为学生学习躯干肌、躯干部血管神经、脊髓、脊神经、腰椎穿刺术、脊柱检查、颈椎病、腰椎病、胸部外伤、脊柱外伤等相关知识点进行铺垫。

【学习目标】

1. 知识目标

(1)掌握躯干骨的组成。

(2)掌握椎骨、肋骨、胸骨的位置、形态、结构、体表定位。

(3)掌握椎骨间的连结,脊柱的形态结构特点、运动形式。

(4)掌握胸廓的组成、形态结构特点、运动形式。

2. 能力目标

(1)通过学习躯干骨的形态结构,具备识别各部椎骨、各部肋骨的能力。

(2)通过学习躯干骨的位置,具备准确定位椎骨、肋骨、胸骨骨性标志的能力。

(3)通过学习脊柱,胸部的形态结构,具备正确判断脊柱、胸廓形态是否正常的能力。

3. 素质目标

结合临床,学以致用:引用外伤导致脊柱骨折、胸廓骨折的案例,引导学生进行解剖学分析,培养临床思维和总结学习要点,培养学生通过各种途径查阅资料的能力,培养学生发现问题、分析问题、解决问题的能力。

任务一　躯干骨

（一）椎骨

幼年时为32或33块,分为颈椎7块,胸椎12块,腰椎5块,骶椎5块,尾椎3~4块。成年后5块骶椎融合成1块骶骨,3~4块尾椎融合成1块尾骨。

1.椎骨的一般形态

椎骨由前方短圆柱形的椎体和后方板状的椎弓组成(图2-2-1)。

（1）椎体:椎骨负重的主要部分,内部充满骨松质,表面的密质较薄,上、下面粗糙,借椎间盘与邻近椎骨相结。椎体后面微凹陷,与椎弓共同围成椎孔。各椎孔上下贯通,构成容纳脊髓的椎管。

（2）椎弓为弓形骨板,其紧连椎体的缩窄部分称椎弓根,椎弓根的上、下缘分别称椎上切迹、椎下切迹。相邻椎骨的上、下切迹共同围成椎间孔,有脊神经和血管通过。椎弓根向后内扩展变宽,称椎弓板,两侧椎弓板于中线会合。由椎弓发出7个突起:①棘突1个,由椎弓后面正中伸向后方或后下方,尖端可在体表扪到。②横突1对,伸向两侧。棘突和横突都是肌和韧带的附着处。③关节突2对。在椎弓根与椎弓板结合处分别向上、下方突起,即上关节突和下关节突,相邻关节突构成关节突关节。

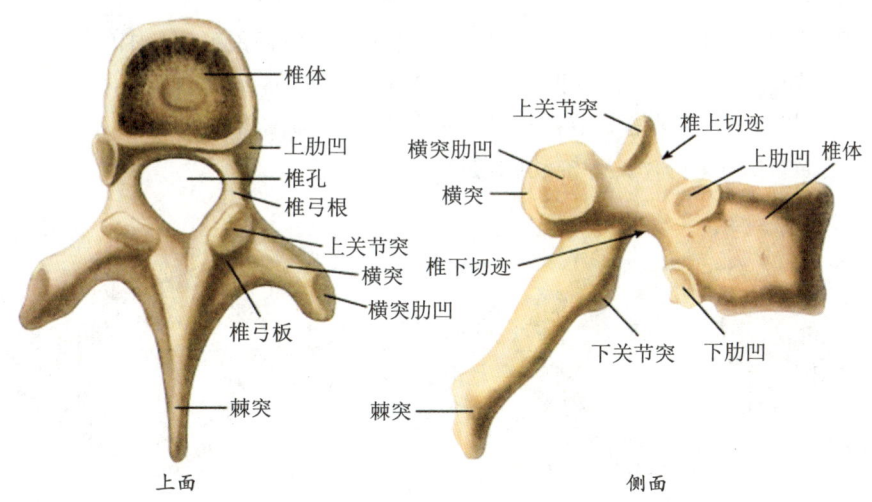

图2-2-1　椎骨的一般形态(胸椎)

2.各部椎骨主要的形态特征

（1）颈椎（图2-2-2）：椎体较小，横断面呈椭圆形。上、下关节突的关节面呈水平位。第3～7颈椎体上面侧缘向上突起，称椎体钩。椎体钩与上位椎体下面的两侧唇缘相接，形成钩椎关节，又称卢施卡关节。如椎体钩过度增生肥大，可致椎间孔狭窄，压迫脊神经，产生颈椎病的症状和体征。颈椎椎孔较大，呈三角形。横突有孔，称横突孔，有椎动脉（穿1～6横突孔）和椎静脉通过。第6颈椎横突末端前方有明显的隆起，称颈动脉结节，有颈总动脉经其前方。当头部出血时，用手指将颈总动脉压于此结节，可暂时止血。第2～6颈椎的棘突较短，末端分叉。

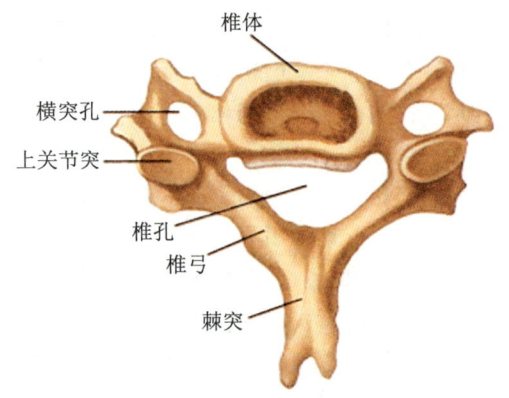

图2-2-2 颈椎

第1颈椎又名寰椎（图2-2-3），呈环状，无椎体、棘突和关节突，由前弓、后弓及侧块组成。前弓较短，后面正中有齿突凹，与枢椎的齿突相关节。侧块连结前后两弓，上面各有一椭圆形关节面，与枕髁相关节；下面有圆形关节面与枢椎上关节面相关节。后弓较长，上面可见横行的椎动脉沟，有椎动脉通过。

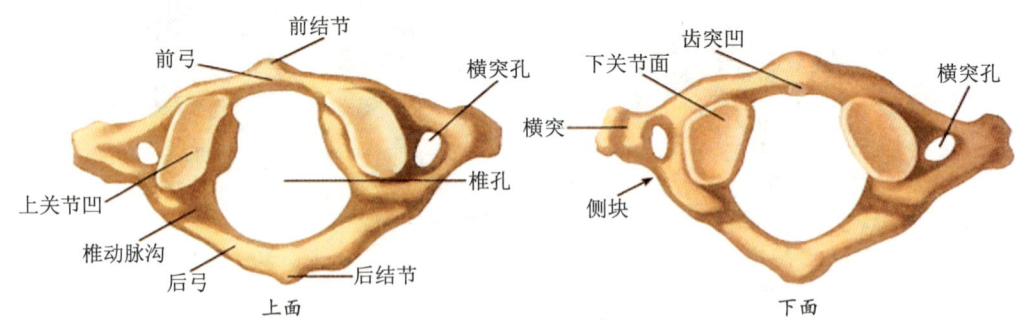

图2-2-3 寰椎

第2颈椎又名枢椎（图2-2-4），椎体向上伸出齿突，与寰椎齿突凹相关节。齿突原为寰椎椎体，发育过程中脱离寰椎而与枢椎椎体融合。

第7颈椎又名隆椎（图2-2-5），棘突长，末端不分叉，活体易于触及，常作为计数椎骨序数的标志。

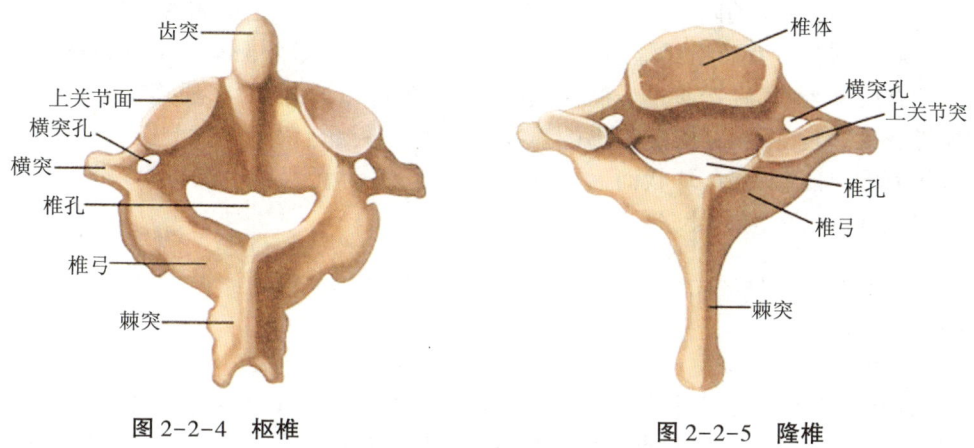

图 2-2-4 枢椎　　　　　图 2-2-5 隆椎

(2) 胸椎(图 2-2-1)：椎体自上向下逐渐增大，横断面呈心形。其矢径较横径略长，上部胸椎体近似颈椎，下部则近似腰椎。在椎体两侧面后份的上缘和下缘处，有半圆形浅凹，分别称上肋凹和下肋凹，与肋头相关节。在横突末端前面，有横突肋凹与肋结节相关节。关节突的关节面呈冠状位，上关节突关节面朝向后，下关节突关节面则朝向前。棘突较长，向后下方倾斜，各相邻棘突呈叠瓦状排列。

第 1 胸椎棘突粗大并水平向后，椎体有一圆形的全肋凹和一半圆形的下肋凹。第 9 胸椎可能存在下半肋凹缺如，第 10 胸椎只有一个上肋凹，第 11、12 胸椎各有一个全肋凹，横突无肋凹。

(3) 腰椎(图 2-2-6)：椎体粗壮，横断面呈肾形。椎孔呈卵圆形或三角形。上、下关节突粗大，关节面几乎呈矢状位。上关节突后缘的卵圆形隆起称乳突。棘突宽短呈板状，水平伸向后方。各棘突的间隙较宽，临床上可于此做腰椎穿刺术。

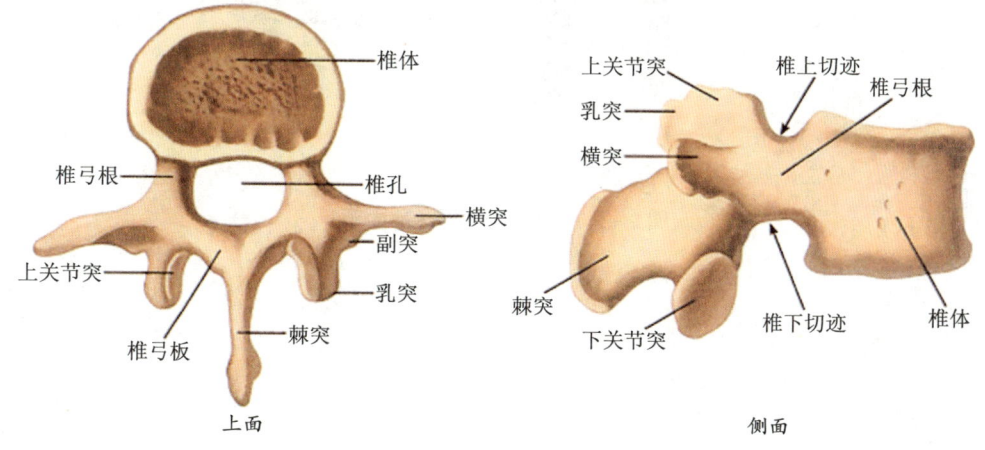

图 2-2-6 腰椎

人体解剖学

（4）骶骨（图2-2-7、图2-2-8）：由5块骶椎融合而成，呈三角形，底向上，尖朝下，盆面（前面）凹陷，上缘向前隆凸，称岬。盆面中部可见4条横线，是椎体融合的痕迹。横线两端有4对骶前孔。背面粗糙隆凸，正中线处为骶正中嵴，嵴外侧有4对骶后孔。骶前、后孔分别有骶神经前、后支通过。骶前、后孔均与骶管相通，骶管上通连椎管，下端的裂孔称骶管裂孔，裂孔两侧有向下突出的骶角。骶骨外侧部上宽下窄，上份有耳状面与髂骨的耳状面构成骶髂关节，耳状面后方骨面凹凸不平，称骶粗隆。骶骨参与构成骨盆后壁，上连第5腰椎，下接尾骨。

> **临床联系**
>
> 骶岬是产科检查产道的重要标志。骶角是骶管麻醉时的体表标志，医生嘱患者侧卧位，身体屈曲，即可在体表摸到骶角，两骶角之间为骶管裂孔，麻醉药物由此注入骶管。

（5）尾骨（图2-2-7、图2-2-8）：由3~4块退化的尾椎融合而成。上接骶骨，下端游离为尾骨尖。跌倒或撞击可能导致尾骨骨折。

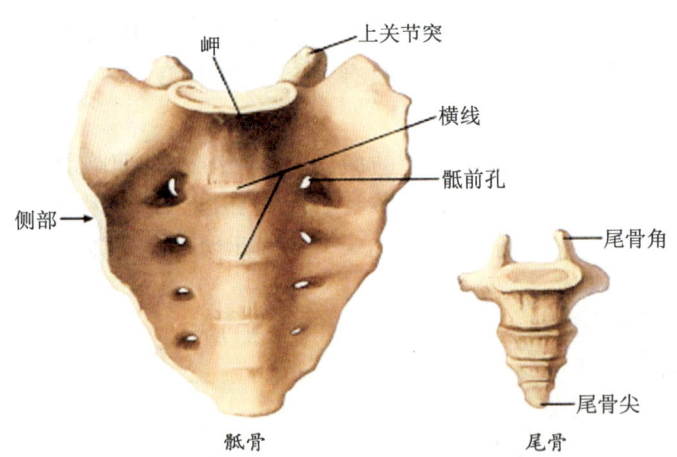

图2-2-7 骶骨与尾骨（前面观）

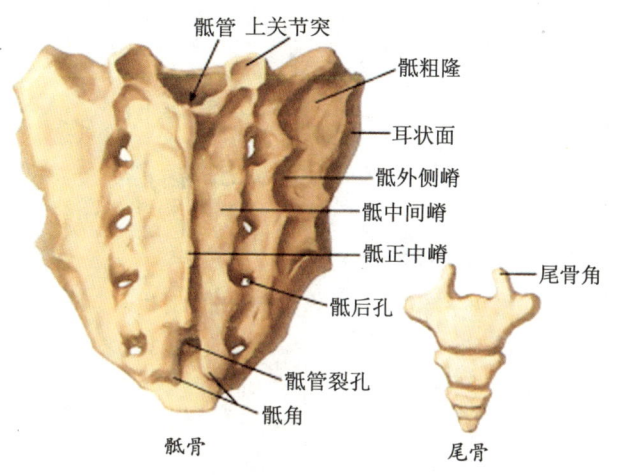

图 2-2-8 骶骨与尾骨（后面观）

椎骨的常见变异

椎骨在胚胎发育过程中可出现变异。如两侧椎弓后端融合不全，则形成脊柱裂，常见于腰骶部。较轻者为脊椎隐裂，常出现腰痛；重者则脊膜甚至脊髓和马尾经此膨出。椎骨的数目也可发生变异，如第1骶椎不与其他骶椎融合，而成第6腰椎，则称骶椎腰化；反之，如第5腰椎与骶骨融合，则称腰椎骶化。

（二）胸骨

胸骨（图2-2-9）为长方形扁骨，位于胸前壁正中，前凸后凹，自上而下可分柄、体和剑突三部分。胸骨柄上宽下窄，上缘中份为颈静脉切迹，两侧有锁切迹与锁骨连结。柄外侧缘上份接第1肋软骨。柄与体连结处微向前突，称胸骨角，可在体表扪及，其两侧平对第2肋，是计数肋的重要标志。胸骨角部位又相当于左右主支气管分叉处，主动脉弓下缘水平、心房上缘、上下纵隔交界部。胸骨角向后平对第4胸椎体下缘。胸骨体呈长方形，外侧缘连接第2~7肋软骨。剑突扁而薄，形状变化较大，下端游离。

（三）肋

肋由肋骨与肋软骨组成，共12对。第1~7对肋前端直接与胸骨连结，称真肋。其中第1对肋与胸骨柄间为软骨结合，第2至第7对肋与胸骨构成微动的胸肋关节。第8~10对肋不直接与胸骨相连，称假肋。第8~10对肋前端借肋软骨与上位肋软骨连结，形成肋弓。第11~12对肋前端游离于腹壁肌层中，称浮肋。

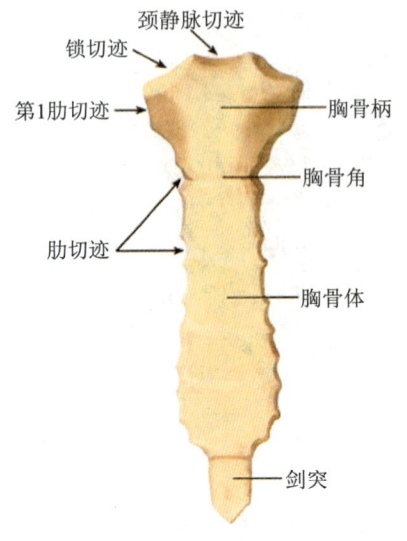

图 2-2-9　胸骨

1.肋骨

肋骨(图 2-2-10)属扁骨,分为体和前、后两端。后端膨大,称肋头,有关节面与胸椎上、下肋凹相关节。肋头外侧稍细,称肋颈,颈外侧的粗糙突起,称肋结节,与相应的胸椎横突肋凹相关节。肋体长而扁,分内、外两面和上、下两缘。内面近下缘处有肋沟,肋间神经和血管走行其中。体的后份急转处称肋角。前端稍宽,与肋软骨相接。

第 1 肋骨扁宽而短,分上下面和内外缘,无肋角和肋沟。内缘前份有前斜角肌结节,为前斜角肌附着处。其前后方分别有锁骨下静脉和锁骨下动脉经过的压迹(沟)。

第 2 肋骨为过渡型。第 11、12 肋骨无肋结节、肋颈及肋角。

2.肋软骨

肋软骨位于各肋骨前端,由透明软骨构成,终生不骨化。

肋的变异

肋骨可有多种先天变异,如:

(1)颈肋:见于一侧或两侧,表现为短小较直的小肋骨,多自第 7 颈椎处伸出。

(2)叉状肋:为最常见的肋骨变异,肋骨前端呈叉状,有时一支明显,另一支短小,甚至仅为肋骨上的突起,易误认为病变。

(3)肋骨联合:多见于第 5、6 肋的后端,表现为相邻两条肋骨局部呈骨性结合,肋间隙变窄,易误认为肺内病变。

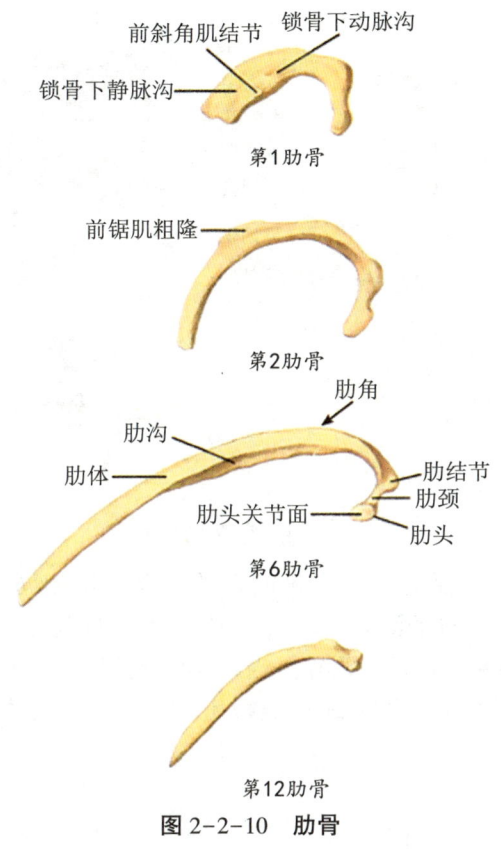

图 2-2-10 肋骨

任务二 躯干骨的连结

(一)脊柱

椎骨间的连结指各椎骨之间借韧带、软骨和滑膜关节相连,可分为椎体间连结和椎弓间连结。

1.椎体间的连结

椎体之间借椎间盘及前后纵韧带相连(图 2-2-11)。

(1)椎间盘:是连结相邻两个椎体的纤维软骨盘(第 1 及第 2 颈椎之间除外),成人有 23 个椎间盘。椎间盘由两部分构成,中央部为髓核,是柔软而富有弹性的胶状物质,为胚胎时脊索的残留物。周围部为纤维环,由多层纤维软骨环按同心圆排列组成,富于坚韧性,牢固连结各椎体上、下面,保护髓核并限制髓核向周围膨出。椎间盘既坚韧,又富弹性,承受压力时被压缩,除去压力后又复原,具有"弹性垫"样作用,可缓冲外力对脊柱的

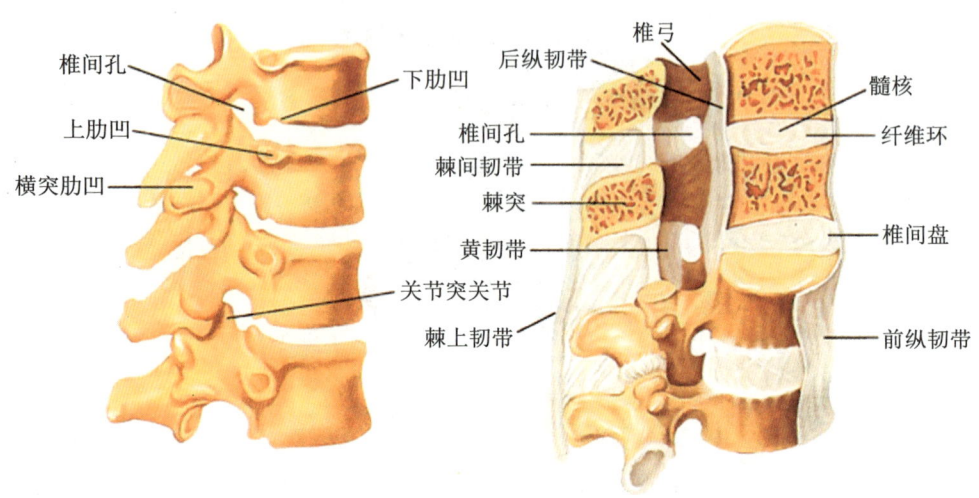

图 2-2-11 椎骨间的连结

震动,也可增加脊柱的运动幅度。23 个椎间盘的厚薄各不相同,以中胸部较薄,颈部较厚,而腰部最厚,所以颈、腰椎的活动度较大。颈、腰部的椎间盘前厚后薄,胸部的则与此相反。其厚薄和大小可随年龄而有差异。当纤维环破裂时,髓核容易向后外侧脱出,突入椎管或椎间孔,压迫相邻的脊髓或神经根引起牵涉性痛,临床称为椎间盘脱出症(图 2-2-12)。

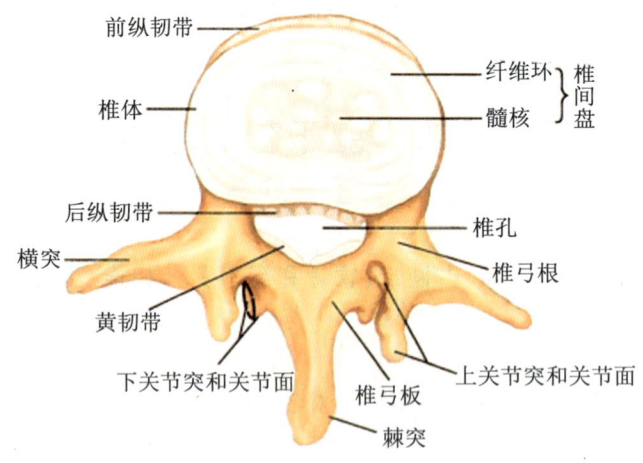

图 2-2-12 椎间盘和关节突(腰椎上面)

> **临床联系**
>
> 椎间盘作为连结椎骨的重要结构,椎间盘纤维环的后部和后纵韧带较薄弱,外伤和退行性病变可使椎间盘向后方或后外侧突出,使椎管或椎间孔狭窄,压迫脊髓和脊神经。椎间盘突出多发生于腰部(常见于第4、5腰椎或第5腰椎与骶骨之间),有时也可发生于颈下部(第5、6颈椎和第6、7颈椎之间),胸部少见。颈椎间盘退变突出或颈椎椎骨赘生物的形成,可突向椎管、椎间孔和横突孔,压迫脊髓、脊神经和椎动脉,引起头痛、头晕、心慌、胸闷等一系列症状,临床上称为"颈椎病"。寰枢关节是脊柱的特殊关节,周围有许多韧带加强。在外伤时,枢椎齿突骨折,若寰椎横韧带保持完整,齿突可保持原位,不引起严重症状,如寰椎横韧带松弛或断裂,寰椎向前脱位,齿突后移,椎间孔狭窄,使脊髓受压,严重时可危及生命。

(2)前纵韧带:椎体前面延伸出的一束坚固的纤维束,宽而坚韧,上自枕骨大孔前缘,下达第1或第2骶椎椎体。其纵行的纤维牢固地附着于椎体和椎间盘,有防止脊柱过度后伸和椎间盘向前脱出的作用。

(3)后纵韧带:位于椎管内椎体的后面,窄而坚韧。起自枢椎并与覆盖枢椎椎体的覆膜相续,下达骶骨。与椎间盘纤维环及椎体上下缘紧密连结,而与椎体结合较为疏松,有限制脊柱过度前屈的作用。

2.椎弓间的连结

包括椎弓板、棘突、横突间的韧带连结和上、下关节突间的滑膜关节连结。

(1)黄韧带:位于椎管内,连结相邻两椎弓板间的韧带,由黄色的弹性纤维构成。黄韧带协助围成椎管,并有限制脊柱过度前屈的作用(图2-2-13)。

(2)棘间韧带:连结相邻棘突间的薄层纤维,附着于棘突根部到棘突尖。向前与黄韧带,向后与棘上韧带相移行。

(3)棘上韧带和项韧带:棘上韧带是连结胸、腰、骶椎各棘突尖之间的纵行韧带,前方与棘间韧带相融合,都有限制脊柱前屈的作用。而在颈部,从颈椎棘突尖向后扩展成三角形板状的弹性膜层,称为项韧带。项韧带常被认为与棘上韧带和颈椎棘突间韧带同源,向上附着于枕外隆凸及枕外嵴,向下达第7颈椎棘突并续于棘上韧带,是颈部肌肉附着的双层致密弹性纤维隔(图2-2-14)。

(4)横突间韧带:位于相邻椎骨横突间的纤维索,部分与横突间肌混合。

(5)关节突关节:由相邻椎骨的上下关节突的关节面构成,属平面关节,只能做轻微滑动。

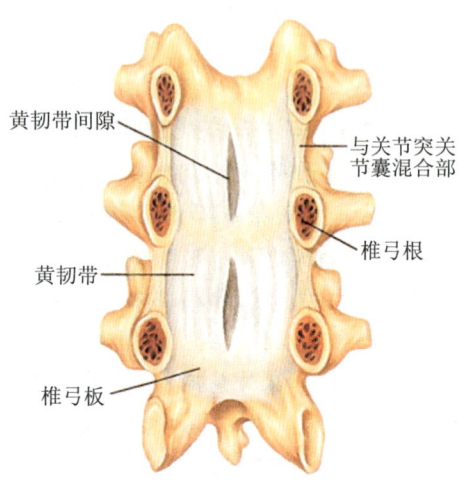
图 2-2-13　黄韧带(腰椎前面)

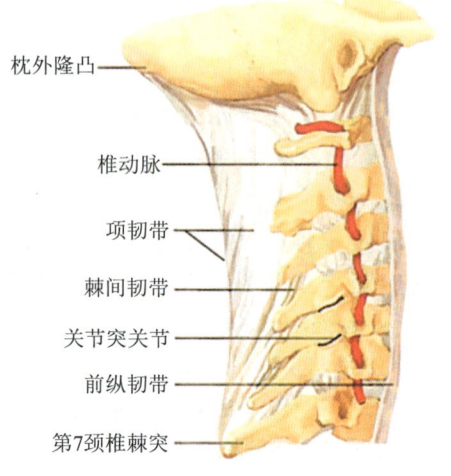
图 2-2-14　项韧带

3.寰椎与枕骨及枢椎的关节

(1)寰枕关节:两侧枕髁与寰椎侧块的上关节凹构成的联合关节。两侧关节同时活动,可使头做俯仰和侧屈运动。关节囊和寰枕前、后膜连结。寰枕前膜是前纵韧带的最上部分,连结枕骨大孔前缘与寰椎前弓上缘之间。寰枕后膜位于枕骨大孔后缘与寰椎后弓上缘之间。

(2)寰枢关节:包括3个滑膜关节,2个在寰椎侧块,1个在正中复合体,分别称为寰枢外侧关节和寰枢正中关节。①寰枢外侧关节,由寰椎侧块的下关节面与枢椎上关节面构成,关节囊的后部及内侧均有韧带加强。②寰枢正中关节,由齿突与寰椎前弓后方的关节面和寰椎横韧带构成。

寰枢关节沿齿突垂直轴运动,使头连同寰椎进行旋转。寰枕、寰枢关节的联合活动能使头做俯仰、侧屈和旋转运动。寰枢关节可由下列韧带增强稳定性:①齿突尖韧带,由齿突尖延到枕骨大孔前缘。②翼状韧带,由齿突尖向外上方延至枕髁内侧。③寰椎横韧带,连结寰椎左、右侧块,防止齿突后退。从韧带中部向上有纤维束附于枕骨大孔前缘,向下有纤维束连结枢椎体后面,因此,寰椎横韧带与其上、下两纵行纤维索共同构成寰椎十字韧带。④覆膜,是坚韧的薄膜,从枕骨斜坡下降,覆盖于上述韧带的后面,向下移行于后纵韧带(图2-2-15)。

4.脊柱的整体观

脊柱的功能是支持躯干和保护脊髓。成年男性脊柱长约70 cm,女性的略短,约60 cm。其长度可因姿势不同而略有差异,静卧比站立时可长出2~3 cm,这是由于站立时椎间盘被压缩所致。椎间盘的总厚度约为脊柱全长的1/4。老年人可因椎间盘胶原成分改变而变薄,骨质疏松而致椎体加宽而高度减小,以及脊柱肌肉动力学下降致胸曲和颈曲的凸度增加,这些变化都直接导致老年人脊柱的长度减小。

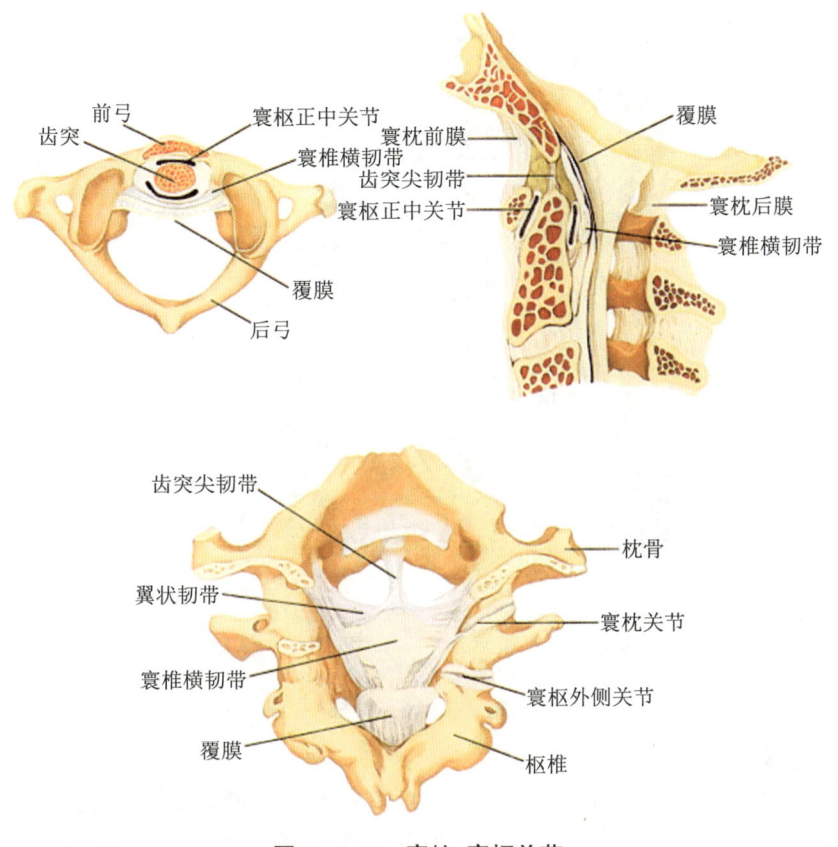

图 2-2-15　寰枕、寰枢关节

（1）脊柱前面观：从前面观察脊柱，自第 2 颈椎到第 3 腰椎的椎体宽度，自上而下随负载增加而逐渐加宽，到第 2 骶椎为最宽。至骶骨耳状面以下，由于重力经髂骨传到下肢骨，椎体已无承重意义，体积也逐渐缩小。从前面观察脊柱，正常人的脊柱有轻度侧屈，惯用右手的人，脊柱上部略凸向右侧，下部则代偿性地略凸向左侧。

（2）脊柱后面观：从后面观察脊柱，可见所有椎骨棘突连贯形成纵嵴，位于背部正中线上。颈椎棘突短而分叉，近水平位。胸椎棘突细长，斜向后下方，呈叠瓦状。腰椎棘突呈板状，水平伸向后方。

（3）脊柱侧面观：从侧面观察脊柱，可见成人脊柱有颈、胸、腰、骶 4 个生理性弯曲（图 2-2-16）。其中，颈曲和腰曲凸向前，胸曲和骶曲凸向后。脊柱的这些弯曲增大了脊柱的弹性，对维持人体的重心稳定和减轻震荡有重要意义。胸曲和骶曲凹向前方，在胚胎时已形成。婴儿出生后的开始抬头、坐起及站立行走对颈曲和腰曲的改变产生明显影响。也有观点认为凸向前方的颈曲在胚胎时也已显现，这是胚胎伸头动作引起肌肉发育反应的结果。脊柱弯曲的功能意义：颈曲支持头的抬起；腰曲使身体重心垂线后移，保持稳固的直立姿势；而胸曲和骶曲在一定意义上扩大了胸腔和盆腔的容积。

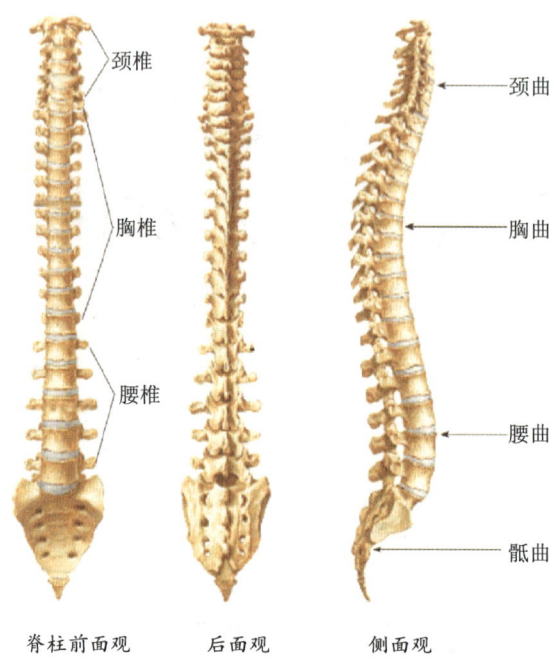

图2-2-16 脊柱

5.脊柱的运动

脊柱的运动在相邻两椎骨之间是有限的,但整个脊柱的活动范围较大,可做屈、伸、侧屈、旋转和环转运动。脊柱各部的运动性质和范围不同,这主要取决于关节突关节的方向和形状、椎间盘的厚度、韧带的位置及厚薄等。同时也与年龄、性别和锻炼程度有关。在颈部,颈椎关节突的关节面略呈水平位,关节囊松弛,椎间盘较厚,故屈伸及旋转运动的幅度较大。在胸部,胸椎与肋骨相连,椎间盘较薄,关节突的关节面呈冠状位,棘突呈叠瓦状,这些因素限制了胸椎的运动,故活动范围较小。在腰部,椎间盘最厚,屈伸运动灵活,关节突的关节面几乎呈矢状位,限制了旋转运动。由于颈、腰部运动灵活,故损伤也较多见。

(二)胸廓

胸廓由12块胸椎、12对肋、1块胸骨和它们之间的连结共同构成。它上窄,下宽,前后扁平,由于胸椎椎体前凸,水平切面上呈肾形。构成胸廓的主要关节有肋椎关节和胸肋关节。

1.肋椎关节

肋骨与脊柱的连结包括肋头和椎体的连结(称为肋头关节)以及肋结节和横突的连结(称为肋横突关节)。这两个关节在功能上是联合关节,运动时肋骨沿肋头至肋结节的轴线旋转,使肋上升或下降,以增加或缩小胸廓的前后径和横径,从而改变胸腔的容积有助于呼吸(图2-2-17)。

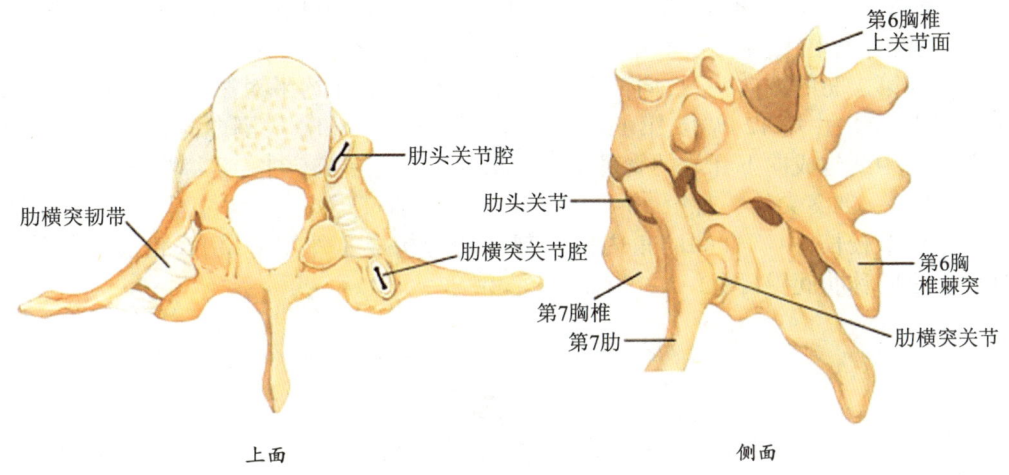

图2-2-17 肋椎关节

(1)肋头关节：由肋头的关节面与相邻胸椎椎体边缘的肋凹(常称半关节面)构成，属于微动关节。

(2)肋横突关节：由肋结节关节面与相应椎骨的横突肋凹构成，也属于微动关节。

2.胸肋关节

由第2~7肋软骨与胸骨相应的肋切迹构成，属微动关节。第1肋与胸骨柄之间的连结是一种特殊的不动关节，第8~10肋软骨的前端不直接与胸骨相连，而依次与上位肋软骨形成软骨连结。因此，在两侧各形成一个肋弓，第11和12肋的前端游离于腹壁肌肉之中(图2-2-18)。

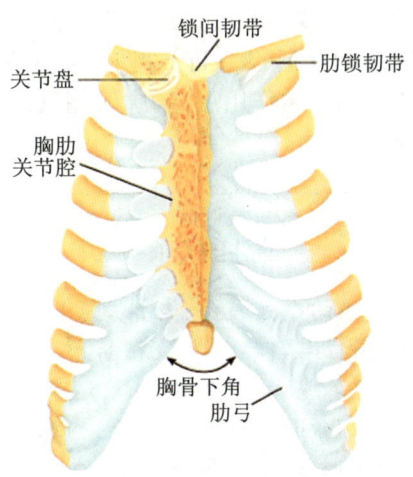

图2-2-18 胸肋关节和胸锁关节

3.胸廓的整体观及运动

成人胸廓近似圆锥形,容纳胸腔脏器。胸廓有上、下两口和前、后、外侧壁。胸廓上口较小,由胸骨柄上缘、第1肋和第1胸椎椎体围成,是胸腔与颈部的通道。由于胸廓上口的平面与第1肋的方向一致,向前下倾斜,故胸骨柄上缘约平对第2胸椎体下缘。胸廓下口宽而不整,由第12胸椎、第11及12对肋前端、肋弓和剑突围成,膈肌封闭胸腔底。两侧肋弓在中线构成向下开放的胸骨下角。角的尖部有剑突,剑突又将胸骨下角分成了左、右剑肋角。剑突尖约平对第10胸椎下缘。胸廓前壁最短,由胸骨、肋软骨及肋骨前端构成。后壁较长,由胸椎和肋角内侧的部分肋骨构成。外侧壁最长,由肋骨体构成。相邻两肋之间称肋间隙(图2-2-19)。

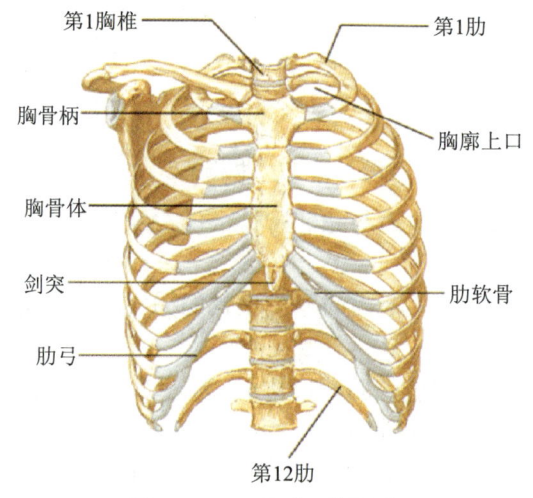

图 2-2-19 胸廓(前面观)

胸廓除保护、支持功能外,主要参与呼吸运动。吸气时,在肌作用下,肋的前部抬高,伴以胸骨上升,从而加大了胸廓的前后径。肋上提时,肋体向外扩展,加大胸廓横径,使胸腔容积增大。呼气时,在重力和肌肉作用下,胸廓做相反的运动,使胸腔容积减小。胸腔容积的改变,促成了肺呼吸。

临床联系

胸廓的形态和大小有明显的个体差异,与性别、年龄、健康状况和职业等因素有关。新生儿胸廓呈桶状,横径与前后径大致相等。成年女性的胸廓较男性略短而圆,各径均较男性小。老年人胸廓因弹性减小,运动减弱,致使胸廓下塌,变得长而扁。佝偻病儿童因缺乏钙盐而导致骨质疏松,胸廓易变形,前后径增大,胸骨明显突出,形成"鸡胸"。患慢性支气管炎、肺气肿的老年人,因长期咳嗽,使胸廓各径均增大而形成"桶状胸"。

任务三　躯干骨骨性标志

1. 颈静脉切迹

在胸骨柄上缘,平对第 2 胸椎体下缘。

2. 胸骨角

位于胸骨柄和胸骨体连结处,微向前突,在胸骨柄下方可摸到横行隆起,两侧平对第 2 肋,是计数肋的重要标志。

3. 肋弓

由第 8~10 肋软骨形成,分左、右肋弓,居剑突两侧,是临床上触摸肝、脾的重要标志。

4. 骶管裂孔

在骶骨背面下端的两侧,可摸到一对小突起,即骶角,两骶角间为骶管裂孔。临床上可由此进行骶管神经阻滞麻醉术。

5. 第 7 颈椎棘突

低头时在颈根皮下可摸到,是确定椎骨序数和针灸取穴的标志。

【目标考核】

【知识目标考核】

1. 在下列脊柱、胸廓的图片上(图 2-2-20、图 2-2-21),标注主要结构。

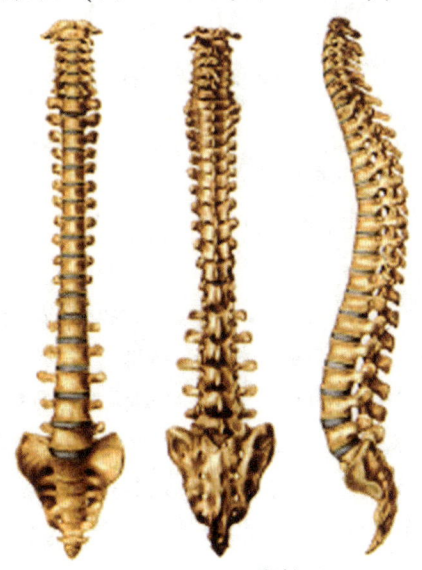

图 2-2-20　脊柱

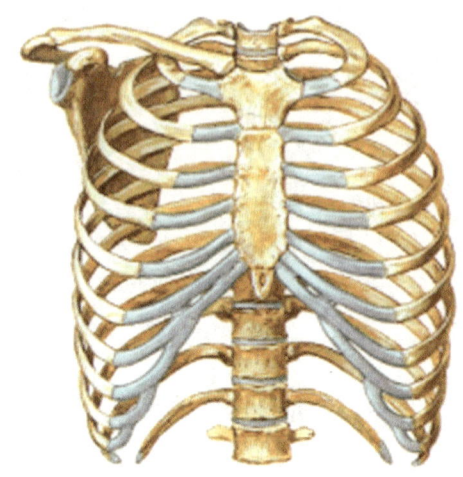

图 2-2-21 胸廓

2.根据椎骨的学习,判断出寰椎、枢椎、隆椎(图 2-2-22)。

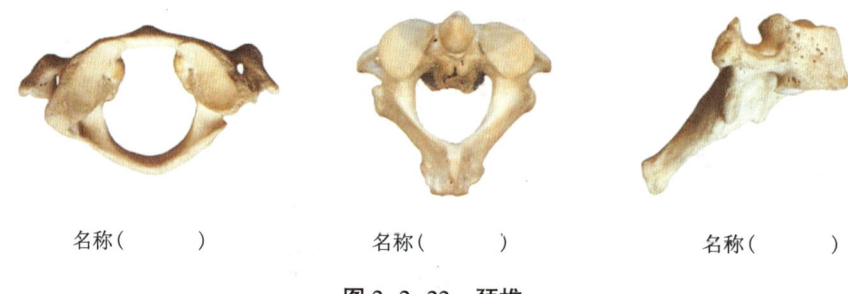

名称(　　　)　　　　名称(　　　)　　　　名称(　　　)

图 2-2-22 颈椎

3.简述椎骨间的连结。
4.简述脊柱的形态结构特点、运动形式。
5.简述胸廓的组成、结构特点、运动形式。

【能力目标考核】

执业(助理)医师考点:在模特身上指出颈静脉切迹、胸骨柄、胸骨角、剑突体表位置(须边指点边描述体表位置,指点正确描述不正确得一半分,指点不正确不得分)。

解剖学分析:躯干骨骨性标志的体表定位涉及执业(助理)医师考点"体格检查时胸部体表标志的定位,心肺复苏术时心脏按压部位的定位,骨髓穿刺术时胸骨穿刺点的定位,腰椎穿刺术穿刺点的定位等"。医学生学习完躯干骨后需要具备这个能力。

考核:1.请在同学身上准确定位以下躯干骨骨性标志:第 7 颈椎棘突、第 4 腰椎棘突、颈静脉切迹、胸骨角、剑突、左侧第 5 肋骨。

2.请判断下列胸廓是否正常(图2-2-23)。

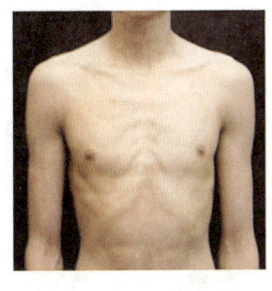

正常(是 否)

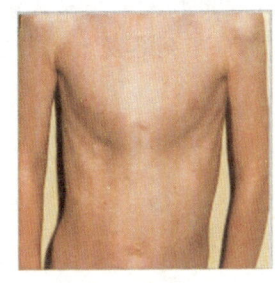

正常(是 否)

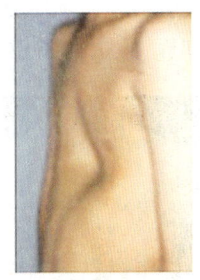

正常(是 否)

图2-2-23 胸廓

【素质目标考核】

临床案例1:患者,男,36岁,在工地上从3米高处坠落,背部着地,双下肢活动障碍1小时,急诊入院。体格检查:患者腰部疼痛,双下肢活动障碍;左侧肘部皮肤挫裂伤,有出血,无畸形;其余部位无明显损伤。影像学检查:CT检查发现腰1、2椎骨骨折,脊髓受压。临床诊断:腰部外伤,腰1、2椎骨骨折,脊髓受压。

问题1:根据躯干骨及其连结的学习,在脊柱磁共振图片(图2-2-24)上识别出相关结构(椎体、椎间盘)。

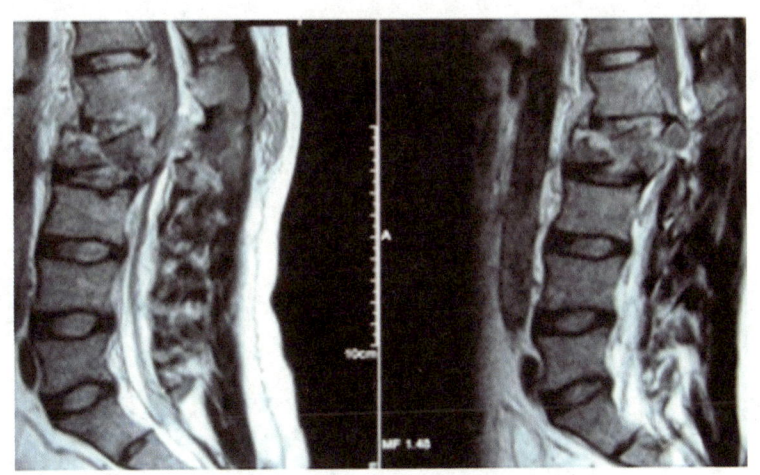

图2-2-24 椎骨骨折

问题2:查阅资料并结合脊柱影像学检查(CT、MRI)图片,讨论总结其图片和脊柱解剖学结构的关系。

临床案例2:患者,男,50岁,从2.5米高处摔下,右胸着地。体格检查:神清,呼吸34次/分,心率100次/分,血压130/75 mmHg,右胸壁畸形,无伤口,出现反常呼吸,双肺呼吸音粗,无干、湿啰音。身体其余部分无损伤。影像学检查:X射线摄片检查发现右侧第3、4、5、6肋骨骨折。临床诊断:右侧第3、4、5、6肋骨骨折。

问题1:识别下图各结构,总结下列各图之间的联系(图2-2-25)。

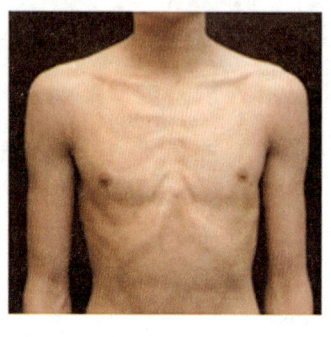 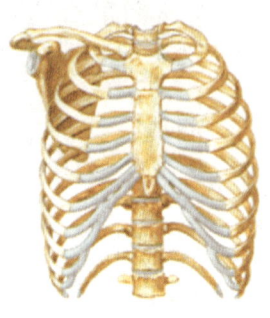 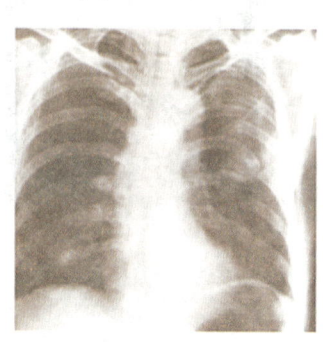

正常人胸廓体表投影　　　　　　胸廓图片　　　　　　骨折X光片

图2-2-25　胸廓外形

问题2:肋骨骨折时如何判断肋骨序数?

问题3:查阅资料,讨论分析,如何减轻肋骨骨折病人的痛苦?

(刘晓东)

项目三 颅骨及其连结

【课前导读】

　　颅骨有23块(中耳的3对听小骨未计入)。颅骨的连结可分为纤维连结、软骨连结和滑膜关节三种。除下颌骨和舌骨外,其余各骨彼此借缝或软骨牢固连结形成颅,保护并支持脑和感觉器官,并构成消化和呼吸系统的起始部分。以眶上缘、外耳门上缘和枕外隆凸的连线为界,颅分为后上部的脑颅与前下部的面颅。

　　颅骨相关疾病有颅骨骨折、关节脱位等,其中骨折或脱位病人首选检查是影像学检查(X射线片、CT片)等,其诊疗涉及的解剖学知识是各骨的位置、形态、结构、毗邻、骨性标志。通过本次课程的学习,可以为学生在后续头肌、头部血管神经等相关知识点的学习进行铺垫,同时为外科学中颅骨骨折等的学习打下坚实基础。

【学习目标】

1. 知识目标
(1)掌握颅骨的组成。颅各骨的名称、位置、形态、结构。
(2)掌握颅骨各面观形态、结构特点及重要的骨性标志。
(3)掌握颅的整体观,新生儿颅骨特征及生后变化。
(4)掌握颞下颌关节的组成、结构特点、运动形式。
(5)了解颅骨连结形式。

2. 能力目标
(1)通过学习颅骨,具备准确定位颅骨重要骨性标志的能力。
(2)能准确定位翼点的位置,了解其结构特点及临床意义。
(3)能准确定位下颌关节的下颌头。
(4)明确颅囟的名称、位置、闭合时间及临床意义。

3. 素质目标

　　敬畏生命,医术精湛:临床上如果遇到头部外伤,导致颅骨(翼点)骨折、硬膜外血肿、脑疝形成的病人,一旦诊断不明、治疗不及时可能导致病人死亡,通过案例培养医学生要有敬畏生命的意识,树立精益求精的学习态度,逐步培养完善临床思维。

任务一 颅骨

(一) 脑颅骨

脑颅由8块骨组成。其中不成对的有额骨、筛骨、蝶骨和枕骨,成对的有颞骨和顶骨,共同构成颅腔。颅腔的顶为穹隆形的颅盖,由额骨、顶骨和枕骨构成。颅腔的底由中部的蝶骨、后方的枕骨、两侧的颞骨、前方的额骨和筛骨构成。筛骨仅有一小部分参与脑颅的构成,其余参与构成面颅。

1. 额骨

额骨(图2-3-1)位于颅的前上方,分三部:①额鳞,是贝壳状的扁骨,中央隆起称额结节,内含空腔称额窦,开口于鼻腔;②眶部,为后伸的水平薄骨板,构成眶上壁;③鼻部,位于两侧眶部之间,呈马蹄铁形,与筛骨和鼻骨连结,缺口处为筛切迹。

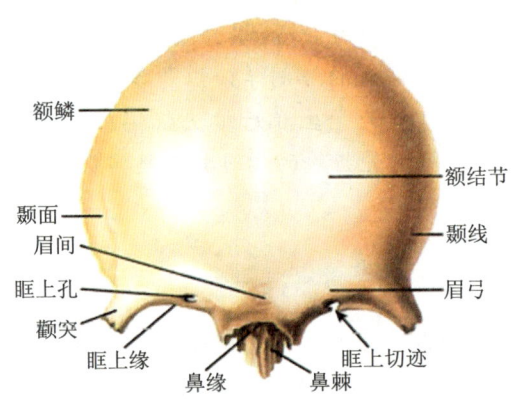

图2-3-1 额骨

2. 筛骨

筛骨(图2-3-2)为脆弱的含气骨。位于两眶之间,额骨与蝶骨之间,参与构成鼻腔上部、鼻腔外侧壁和鼻中隔。筛骨在冠状切面上呈"巾"字形,分三部:①筛板,是多孔的水平骨板,构成鼻腔的顶,板的前份有向上伸出的骨嵴称鸡冠,其两侧有多个筛孔。②垂直板,自筛板中线下垂,居正中矢状位,构成骨性鼻中隔上部。③筛骨迷路,位于垂直板两侧,由菲薄骨片围成许多小腔,称筛窦。迷路内侧壁附有两个卷曲小骨片,称上鼻甲和中鼻甲。迷路外侧壁骨质极薄,构成眶的内侧壁,称眶板。

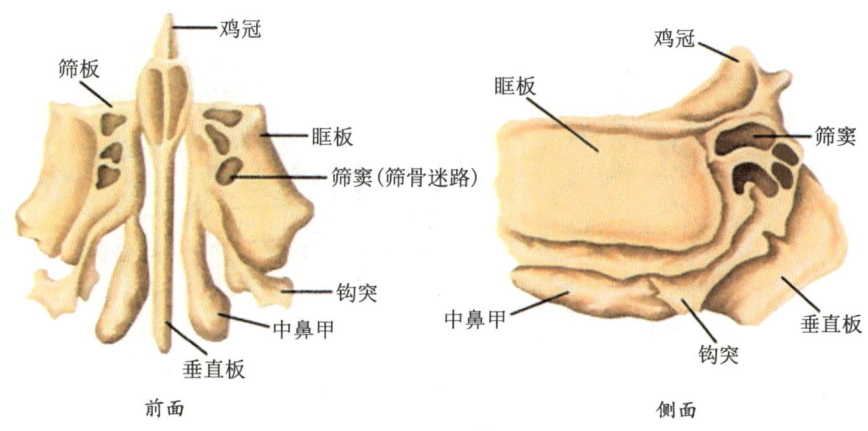

图 2-3-2 筛骨

3. 蝶骨

蝶骨(图 2-3-3、图 2-3-4)形似展翅的蝴蝶,居颅底中央,分体、大翼、小翼和翼突四部。①体:为中间部的立方形骨块,内含蝶窦,窦分隔为左、右两半,分别向前开口于蝶筛隐窝。体上面呈马鞍状,称蝶鞍,中央的凹陷为垂体窝。体部两侧有由后向前穿行的浅沟,称颈动脉沟,颈内动脉经颈动脉管入颅后行于此沟内。②大翼:自蝶骨体两侧伸向上方,分为凹陷的大脑面、前内侧的眶面和外下方的颞面。颞面借颞下嵴分上、下两部,上部为颞窝的一部分,下部构成颞下窝的顶。大翼根部自前内向后外可见圆孔、卵圆孔和棘孔,分别通过重要的神经和血管。③小翼:为三角形薄板,从体的前上份发出。其上面为颅前窝的后部,下面构成眶上壁的后部。小翼与体的交界处可见视神经管。两视神经管内口之间有交叉前沟连通。小翼与大翼间的裂隙为眶上裂。④翼突:自体与大翼连结处下垂,向后敞开形成内侧板和外侧板。翼突根部呈矢状贯通的细管,称翼管,向前通入翼腭窝。

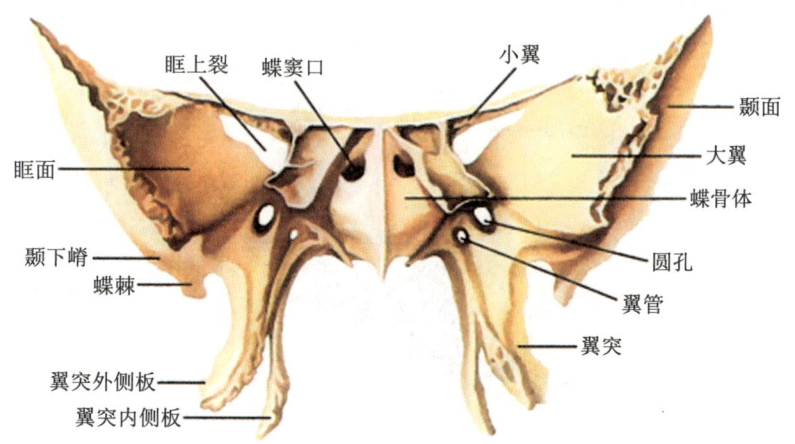

图 2-3-3 蝶骨(前面观)

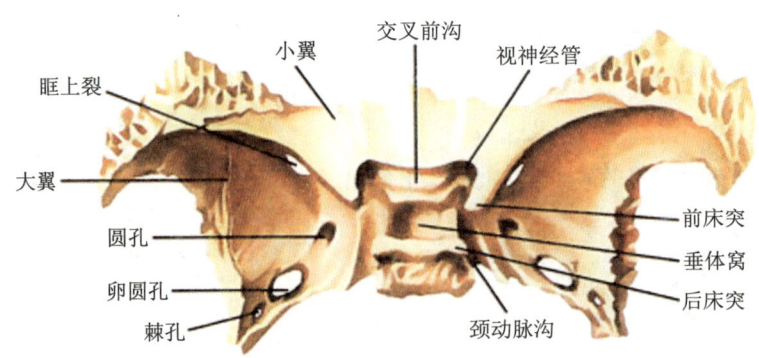

图 2-3-4　蝶骨(上面观)

4.颞骨

颞骨(图 2-3-5、图 2-3-6)位于颅骨两侧,并延至颅底,参与构成颅底和颅腔侧壁,形状不规则,以外耳门为中心分三部:①鳞部,位于外耳门前上方,呈鳞片状。内面有脑回的压迹和脑膜中动脉沟;外面光滑,前下部有前伸的颧突,与颧骨的颞突构成颧弓。颧突根部下面的深窝称下颌窝,窝前缘的横行突起,称关节结节。②鼓部,位于下颌窝后方,为弯曲的骨片。从前、下、后三面围绕外耳道。③岩部(锥部),呈三棱锥形,尖指向前内,紧邻蝶骨体,底与颞鳞、乳突部相接。岩部前面朝向颅中窝,中央有弓状隆起,隆起外侧较薄的部分,称鼓室盖,近尖端处有光滑的三叉神经压迹。后面中央部可见内耳门,通入内耳道。下面凹凸不平,中央有颈动脉管外口,向前内通入颈动脉管。此管先垂直上行,继而折向前内,开口于岩部尖端,称颈动脉管内口。颈动脉管外口后方的深窝为颈静脉窝,后外侧的细长骨突称茎突。岩部后份肥厚的突起,位于外耳门后方,称乳突,其内的含气小腔隙称乳突小房,茎突根部后方的孔为茎乳孔。颞骨岩部因含有多个孔隙、管道与气房,较为脆弱,1/3 的颅底骨折发生于此。

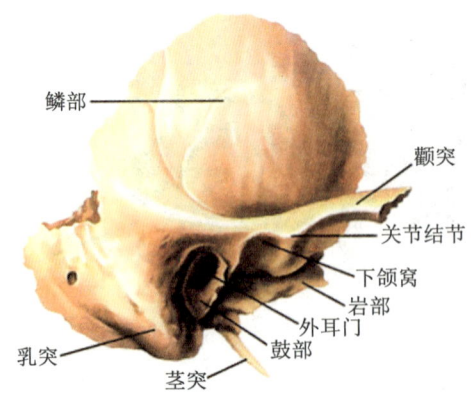

图 2-3-5　颞骨(外面观)

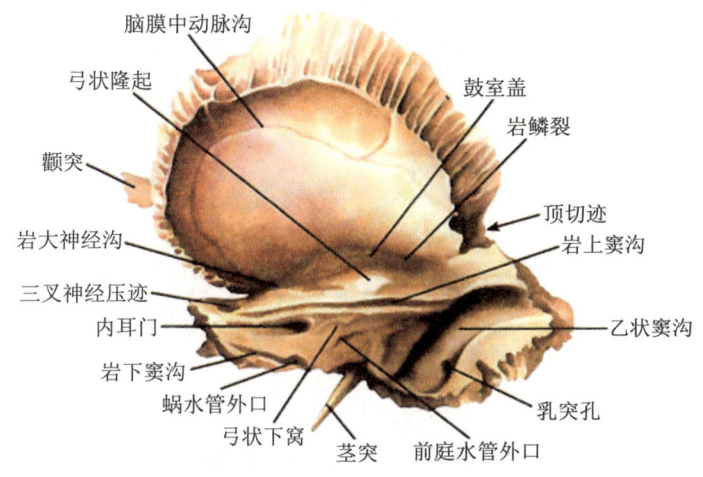

图 2-3-6　颞骨（内面观）

5. 枕骨

枕骨位于颅的后下部，呈勺状。前下部有枕骨大孔。枕骨借此孔分为四部：前为基底部，后为枕鳞，两侧为侧部。侧部的下方有椭圆形关节面，称枕髁。枕骨大孔后方有枕外嵴延伸至枕外隆凸，隆凸向两侧延伸为上项线，其下方有与之平行的下项线。

6. 顶骨

顶骨外隆内凹，呈四边形，居颅顶中部，左右各一。两块顶骨间以矢状缝相连。前方经冠状缝同额骨相连，后方经人字缝与枕骨相连。

（二）面颅骨

面颅有 15 块骨，成对的骨包括上颌骨、腭骨、颧骨、鼻骨、泪骨及下鼻甲，不成对的骨有犁骨、下颌骨和舌骨。面颅诸骨连结构成眼眶、骨性鼻腔和骨性口腔。

1. 下颌骨

下颌骨（图 2-3-7、图 2-3-8）为最大的面颅骨，分为一体两支：①下颌体为弓状板，有上、下两缘及内、外两面。下缘圆钝，为下颌底；上缘构成牙槽弓，有容纳下牙根的牙槽。体外面正中前凸形成颏隆凸。其前外侧面有颏孔。内面正中有两个小棘，称颏棘，为肌肉附着处。其下外方的椭圆形浅窝称二腹肌窝。②下颌支为体后方上耸的方形骨板，其外面后下部粗糙，为咬肌所附着，称咬肌粗隆；下颌支末端有两个突起，前方的称冠突，为颞肌附着处，后方的称髁突，两突之间的凹陷为下颌切迹。髁突上端的膨大为下颌头，与下颌窝相关节，头下方较细处为下颌颈。下颌支后缘与下颌底相交处，称下颌角。下颌支内面中央有下颌孔，孔的前缘有伸向上后的骨突，称下颌小舌。

2. 舌骨

舌骨（图 2-3-9）居下颌骨下后方，呈马蹄铁形。中间部称体，向后外延伸的长突为大角，向上的短突为小角。大角和体都可在体表扪到。

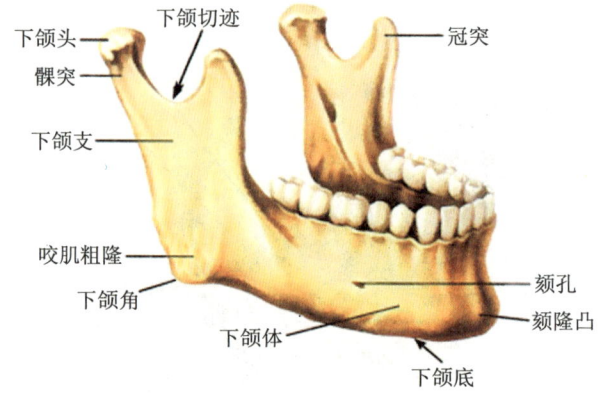

图 2-3-7　下颌骨(外侧面观)

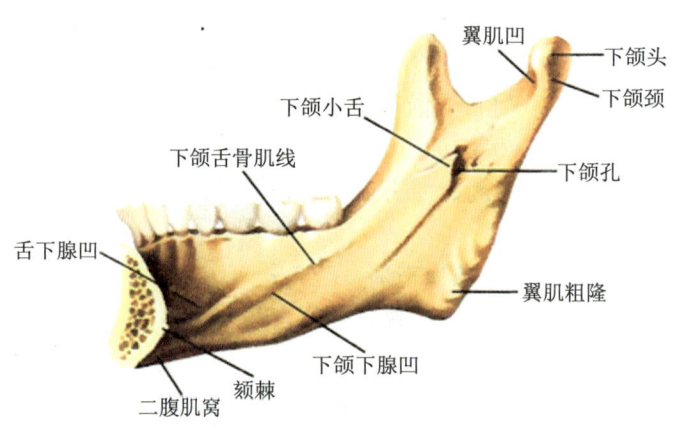

图 2-3-8　下颌骨(内侧面观)

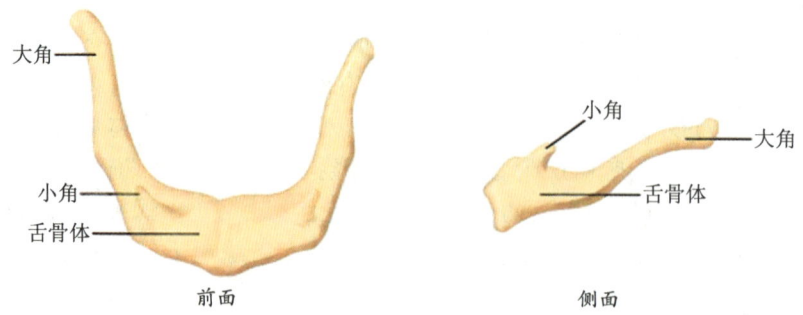

图 2-3-9　舌骨

3. 犁骨
犁骨为斜方形骨板,组成骨性鼻中隔后下份。

4. 上颌骨
上颌骨(图2-3-10)成对,构成颜面的中央部,几乎与全部面颅骨相接,可分为1体和4突。上颌体,内含上颌窦,分前面、颞下面、眶面及鼻面。前面上份有眶下孔,孔下方凹陷,称尖牙窝。颞下面朝向后外,中部有小的牙槽孔。眶面构成眶下壁的大部分,有矢状位的眶下沟,向前下连于眶下管。鼻面参与构成鼻腔外侧壁,后份有大的上颌窦裂孔,通入上颌窦,前份有纵行的泪沟。额突突向上方,接额骨、鼻骨和泪骨。颧突伸向外侧,接颧骨。牙槽突由体向下伸出,其下缘有牙槽,容纳上颌牙根。腭突由体向内水平伸出,于中线与对侧腭突结合,组成骨腭的前份。

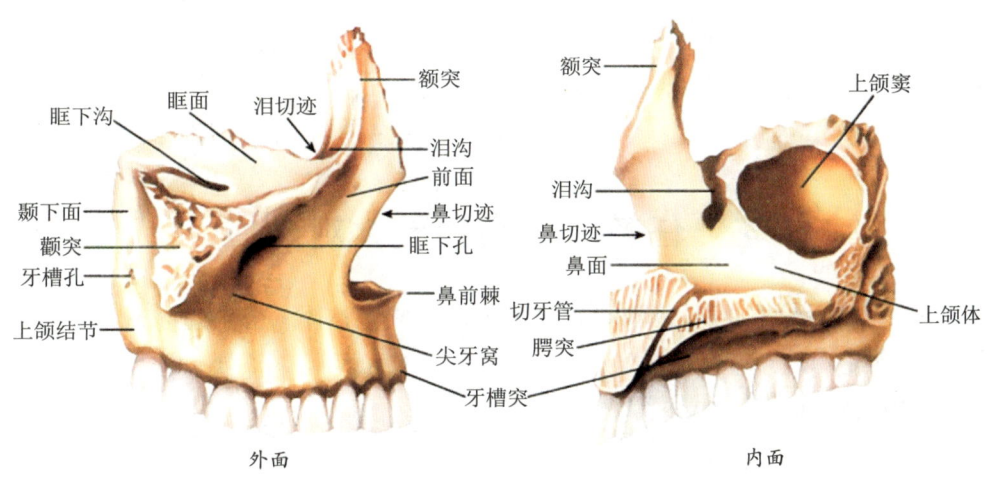

图2-3-10　上颌骨

5. 腭骨
腭骨(图2-3-11)成对,呈"L"形,位于上颌骨腭突与蝶骨翼突之间,分为水平板和垂直板两部,水平板组成骨腭的后份,垂直板构成鼻腔外侧壁的后份。

6. 鼻骨
鼻骨为成对的长条形小骨片,上窄下宽,构成鼻背的基础。

7. 泪骨
泪骨为菲薄的方形小骨片,位于眶内侧壁的前份。前接上颌骨额突,后连筛骨眶板。

8. 下鼻甲
下鼻甲为薄而卷曲的小骨片,附于上颌体和腭骨垂直板的鼻面。

9. 颧骨
颧骨位于眶的外下方,呈菱形,形成面颊的骨性突起。颧骨的颞突向后接颞骨的颧突,构成颧弓。

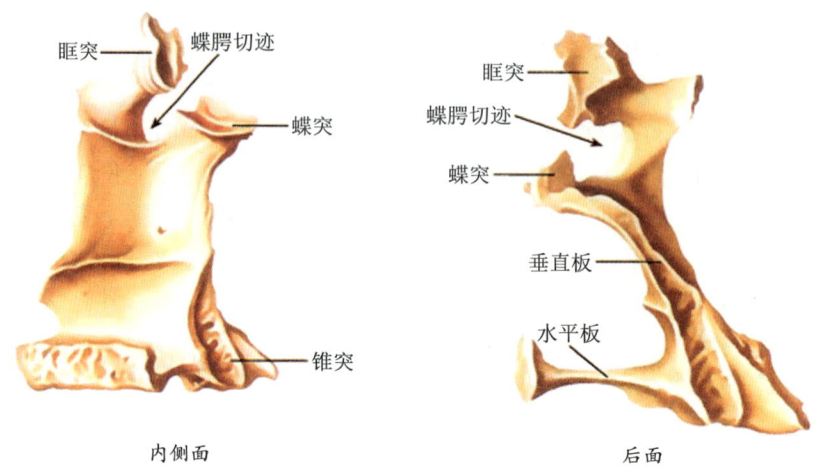

图 2-3-11　腭骨

任务二　颅的整体观

除下颌骨和舌骨外,颅骨借膜和软骨牢固结合成一整体。全颅的形态特征,对临床应用极为重要。

(一)颅顶面观

呈卵圆形,前窄后宽,光滑隆凸。顶骨中央最隆凸处,称顶结节。额骨与两侧顶骨连结构成冠状缝,两侧顶骨连结为矢状缝,两侧顶骨与枕骨连结成人字缝。

(二)颅后面观

可见人字缝和枕鳞。枕鳞中央最突出部分为枕外隆凸。隆凸向两侧的弓形骨嵴称上项线,其下方有与之平行的下项线。

(三)颅内面观

颅盖内面凹陷,有许多与脑沟回对应的压迹与骨嵴。两侧有树枝状动脉沟,是脑膜中动脉及其分支的压迹。正中线上可见纵行浅沟,为上矢状窦沟,沟两侧分布许多颗粒小凹,为蛛网膜粒的压迹。

颅底内面凹凸不平,自前向后有三个呈阶梯状加深的陷窝,分别称颅前、中、后窝。窝中有诸多孔、裂,多数与颅底外面相通(图2-3-12)。

1.颅前窝

颅前窝位置最高,由额骨眶部、筛骨筛板和蝶骨小翼构成。自正中线由前至后,有额嵴、盲孔、鸡冠等结构。筛板上有筛孔通鼻腔。

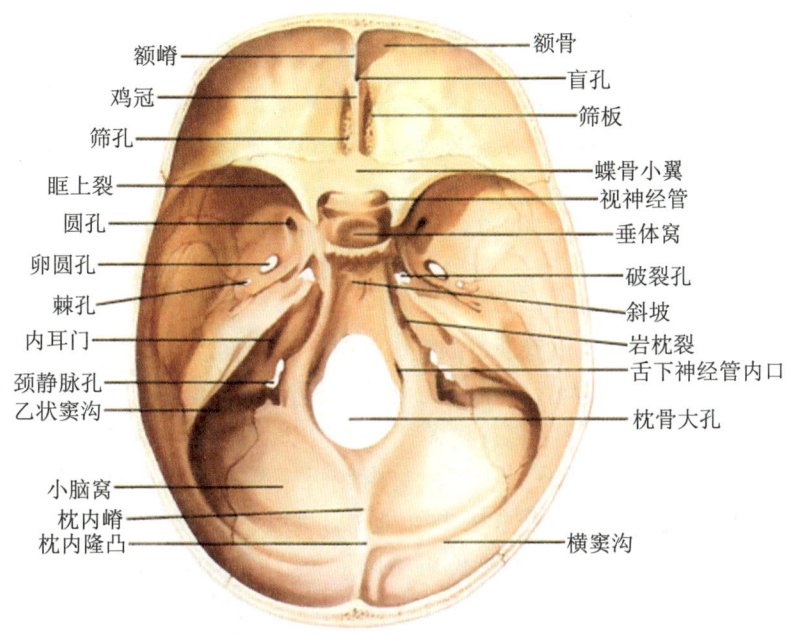

图 2-3-12 颅底内面观

2. 颅中窝

颅中窝由蝶骨体及大翼、颞骨岩部等构成。中间狭窄,两侧宽广。以颞骨岩部上缘及鞍背与颅后窝分界。中央为蝶骨体,上面有垂体窝,窝前外侧为视神经管,通入眶腔,管口外侧有突向后方的前床突。垂体窝前方圆形的骨隆起为鞍结节,后方横位的骨隆起称鞍背。鞍背两侧角向上突起为后床突。垂体窝和鞍背统称蝶鞍,其两侧浅沟为颈动脉沟,沟向前外侧通入眶上裂,沟后端有孔称破裂孔,续于颈动脉管内口。蝶鞍两侧,由前内向后外,依次可见圆孔、卵圆孔和棘孔。脑膜中动脉沟自棘孔向外上方走行。弓状隆起与颞鳞之间的薄骨板为鼓室盖,岩部尖端的浅窝称三叉神经压迹。

3. 颅后窝

颅后窝位置最深,主要由枕骨和颞骨岩部后部构成。窝中央可见枕骨大孔,孔前上方的平坦斜面称斜坡,孔前外缘有舌下神经管内口,孔后上方可见"十"字形隆起,其交会处称枕内隆凸。由此向上延续为上矢状窦沟,该沟向下续于枕内嵴,向两侧续于横窦沟,横窦沟继转向前下内改称乙状窦沟,末端终于颈静脉孔。颞骨岩部后面有向前内的开口,即内耳门,通入内耳道。

> **临床联系**
>
> 颅前窝的筛板和颅中窝的鼓室盖是颅底较薄弱的部位,颅底骨折多发生在此两处,若伤及硬脑膜和蛛网膜,脑脊液通过筛板和鼓室盖分别进入鼻腔和鼓室,形成脑脊液鼻漏和耳漏。

(四)颅底外面观

颅底外面高低不平,神经、血管通过的孔裂甚多。自前向后可见:由两侧牙槽突合成的牙槽弓,以及由上颌骨腭突与腭骨水平板构成的骨腭。骨腭正中可见腭中缝,其前端为切牙孔,通入切牙管。骨腭近后缘两侧有腭大孔。骨腭以上,鼻后孔被鼻中隔后缘(犁骨)分成左、右两半。鼻后孔两侧的垂直骨板即翼突内侧板。翼突外侧板根部后外方,可见较大的卵圆孔和较小的棘孔。鼻后孔后方中央可见枕骨大孔,孔前方为枕骨基底部,与蝶骨体直接结合(25岁以前借软骨结合);孔两侧的椭圆形关节面称枕髁,髁前外侧稍上有舌下神经管外口,髁后方为不恒定的髁管开口。枕髁外侧,枕骨与颞骨岩部交界处有不规则的颈静脉孔,其前方圆孔为颈动脉管外口。颈静脉孔的后外侧,有细长的茎突,茎突根部后方可见茎乳孔。颧弓根部后方为下颌窝,与下颌头相关节。窝前缘的隆起称关节结节。蝶骨、枕骨基底部和颞骨岩部会合处,围成不规则的破裂孔,活体为软骨所封闭(图2-3-13)。

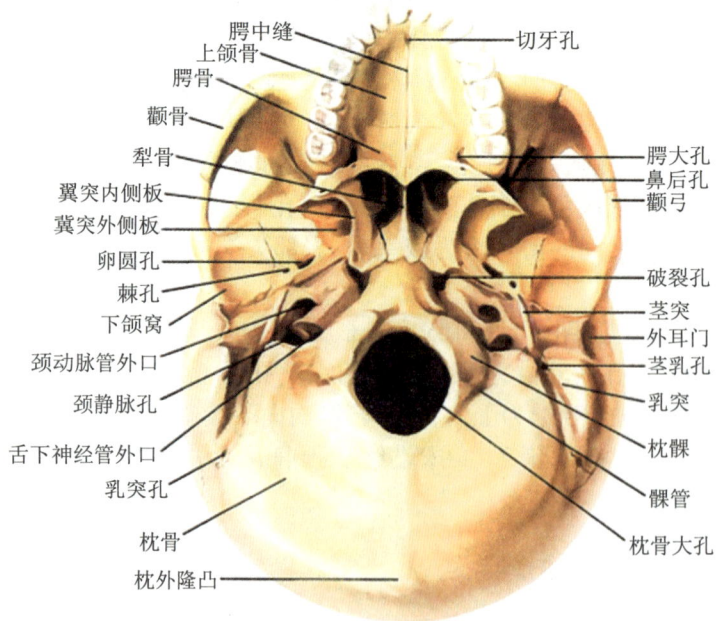

图 2-3-13 颅底外面观

(五) 颅的侧面观

脑颅由额骨、蝶骨、顶骨、颞骨及枕骨构成,亦可见面颅的颧骨和上、下颌骨。侧面中部有外耳门,其后方为乳突,前方为颧弓,二者均可在体表触及。颧弓将颅侧面分为上方的颞窝和下方的颞下窝(图 2-3-14)。

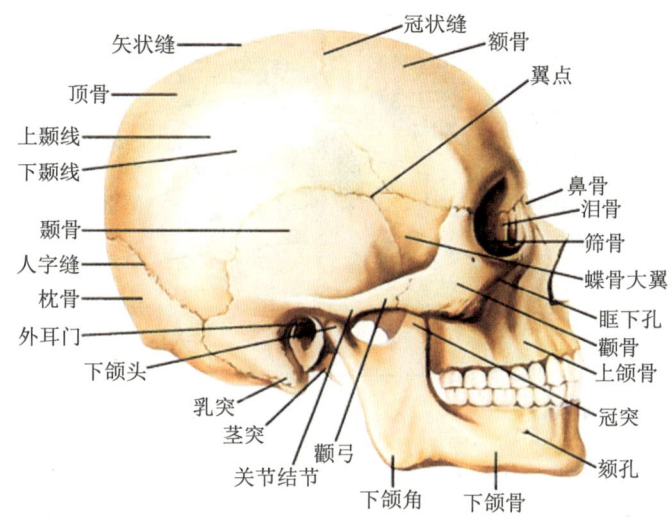

图 2-3-14　颅的侧面观

1. 颞窝

颞窝上界为颞线,起自额骨与颧骨相接处,弯向上后,经额骨和顶骨,继转向下前达乳突根部。颞窝前下部较薄,在额骨、顶骨、颞骨、蝶骨汇合处最为薄弱,此处常构成"H"形的缝,称翼点,位于颧弓中点上方两横指(或 3.5~4.0 cm)处。其内面常有血管沟,脑膜中动脉前支由此沟通过。此处骨板薄弱,骨折时易伤及该动脉,形成硬膜外血肿。

2. 颞下窝

颞下窝位于颧弓平面以下,是上颌骨体和颧骨后方的不规则间隙,容纳咀嚼肌和血管神经等,向上与颞窝通连。窝前壁为上颌骨体和颧骨,内壁为翼突外侧板,外壁为下颌支,下壁与后壁缺如。此窝向上经卵圆孔和棘孔与颅中窝相通,向前经眶下裂通眶,向内经上颌骨与蝶骨翼突之间的翼上颌裂通翼腭窝。

(六) 颅的前面观

可见额骨和面颅诸骨,面部中央为梨状孔,向后通鼻腔。孔的外上方为眶,下方为上、下颌骨围成的骨性口腔。颅从前面可分为额区、眶、骨性鼻腔和口腔(图 2-3-15)。

1. 额区

为眶以上的部分,由额鳞组成。两侧可见隆起的额结节,结节下方有与眶上缘平行的弓形隆起,称眉弓,其内侧份的深面有额窦。左右眉弓间的平坦部,称眉间。眉弓与眉间都是重要的体表标志。

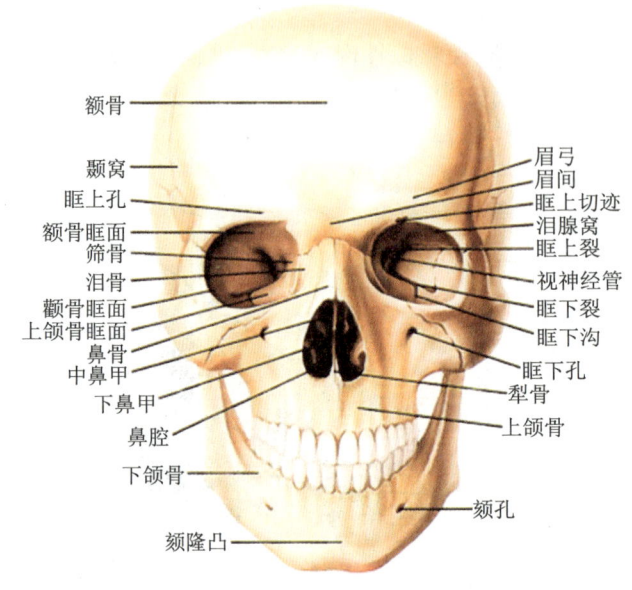

图 2-3-15 颅的前面观

2. 眶

为底朝前外,尖向后内的一对四棱锥形深腔,可分上、下、内侧、外侧四壁,容纳眼球及附属结构(图 2-3-16)。

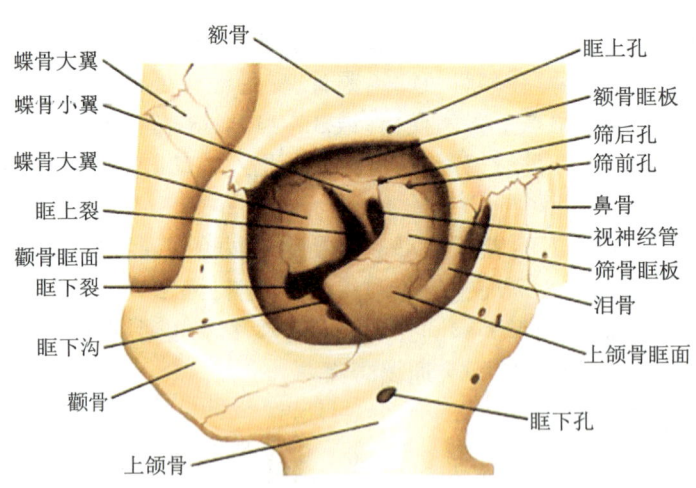

图 2-3-16 眶

(1)底:即眶口,略呈四边形,向前下外倾斜。眶上缘中、内 1/3 交界处有眶上孔或眶上切迹,眶下缘中份下方有眶下孔。

(2)尖:指向后内,尖端的圆形孔即视神经管口,通入颅中窝。

(3) 上壁：由额骨眶部及蝶骨小翼构成，与颅前窝相邻，前外侧份的深窝称泪腺窝，容纳泪腺。

(4) 内侧壁：最薄，由前向后由上颌骨额突、泪骨、筛骨眶板和蝶骨体组成，与筛窦和鼻腔相邻。前下份有一长圆形窝，容纳泪囊，称泪囊窝，此窝向下经鼻泪管通鼻腔。

(5) 下壁：主要由上颌骨构成，壁下方为上颌窦。下壁和外侧壁交界处后份，有眶下裂向后通入颞下窝和翼腭窝，裂中部有前行的眶下沟，向前导入眶下管，并开口于眶下孔。

(6) 外侧壁：较厚，由颧骨和蝶骨大翼构成。外侧壁与上壁交界处的后份有眶上裂，向后通入颅中窝。

眶下壁和内侧壁骨质较薄弱，是眼眶骨折最常累及的部位。

3. 骨性鼻腔

骨性鼻腔（图 2-3-17）为顶窄底宽的狭长腔隙，位于面颅中央，介于两眶和上颌骨之间，由犁骨和筛骨垂直板构成的骨性鼻中隔，将其分为左、右两半。

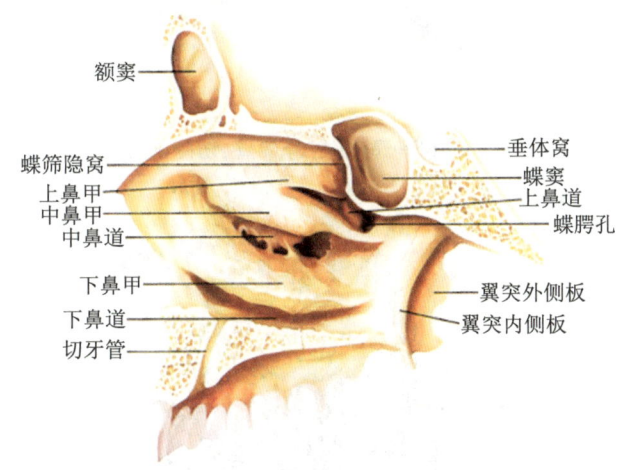

图 2-3-17　骨性鼻腔（外侧壁）

鼻腔顶主要由筛骨筛板构成，有筛孔通颅前窝。筛板薄而脆，外伤时易骨折，为鼻部手术的危险区。底为骨腭，由上颌骨腭突和腭骨水平板构成。前端有切牙管通口腔。外侧壁由上颌骨、泪骨、下鼻甲、筛骨迷路、腭骨垂直板及蝶骨翼突构成。自上而下可见三个向下弯曲的突出骨片，称上、中、下鼻甲，每个鼻甲下方为相应的鼻道，分别称上鼻道、中鼻道和下鼻道，各鼻甲与鼻中隔之间的共同狭窄腔隙称总鼻道。上鼻甲后上方与蝶骨之间的间隙，称为蝶筛隐窝。中鼻甲后方有蝶腭孔，通翼腭窝。中鼻道位于中鼻甲外侧，其外侧壁前、中部可见筛泡，内含中筛窦。筛泡前下方的弧形嵴状隆起为钩突，构成筛骨内侧壁的上部。筛泡和钩突之间的半月形裂隙称为半月裂孔。裂孔向前下和外上延伸形成筛漏斗。下鼻道前上方有鼻泪管开口，位于下鼻甲附着处下方。鼻腔前方开口称为梨状孔，后方开口称为鼻后孔，通咽腔。

4.鼻旁窦

鼻旁窦(图2-3-18、图2-3-19)是上颌骨、额骨、蝶骨及筛骨内的骨腔,位于鼻腔周围并开口于鼻腔,具有发音共鸣和减轻颅骨重量的作用。

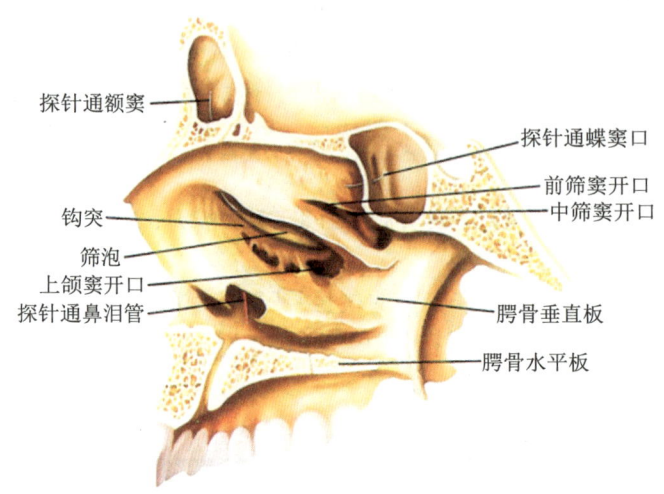

图 2-3-18　鼻旁窦(鼻腔外侧壁,切除部分鼻甲)

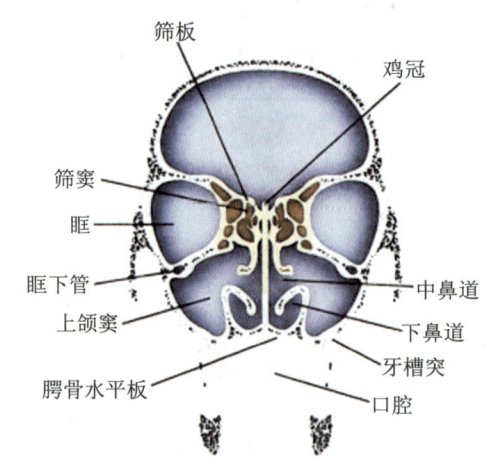

图 2-3-19　鼻旁窦(颅的冠状切面,通过第3磨牙)

(1)额窦:居眉弓深面,左右各一,窦口向后下,开口于中鼻道前部的筛漏斗处。

(2)筛窦:又称筛骨迷路,呈蜂窝状,分前、中、后3群,前、中群开口于中鼻道,后群开口于上鼻道。

(3)蝶窦:居蝶骨体内,被内板隔成左右两腔,多不对称,向前开口于蝶筛隐窝。

(4)上颌窦:最大,居上颌骨体内。窦顶为眶下壁,底为上颌骨牙槽突,与第1、2磨牙及第2前磨牙紧邻。前壁的凹陷处称尖牙窝,骨质最薄。内侧壁即鼻腔外侧壁,有窦的开口通入中鼻道半月裂孔。窦口高于窦底,故窦内积液时直立位不易引流。

5.口腔

口腔由上颌骨、腭骨及下颌骨围成。顶即骨腭,其前方正中有切牙孔,后方两侧有腭大孔和腭小孔。前壁及外侧壁由上、下颌骨牙槽部及牙围成,向后通咽,底由软组织封闭。

> ## 临床联系
>
> 颅骨的沟、管、孔、裂较多,特别是眶、骨性鼻腔和口腔毗邻关系密切,交通发达。某一部位的感染、肿瘤等可通过这些交通蔓延到多个相邻的部位;同样,其他部位的疾病,也可影响到某一局部。临床上进行诊断、治疗时,要注意检查相毗邻的器官。

(七)新生儿颅的特征

胎儿时期由于脑及感觉器官发育早,而咀嚼和呼吸器官,尤其是鼻旁窦尚不发达,因此脑颅体积远大于面颅。新生儿面颅占全颅的1/8,而成人为1/4。额结节、顶结节和枕鳞都是骨化中心部位,发育明显,从颅顶观察,新生儿颅形状呈五角形(图2-3-20)。额骨正中缝尚未愈合,额窦尚未发育,眉弓及眉间不明显。颅顶各骨尚未完全发育,骨缝间充满纤维组织膜,在多骨交接处,间隙的膜较大,称颅囟。前囟(又称额囟)最大,呈菱形,位于矢状缝与冠状缝相接处。后囟(又称枕囟)位于矢状缝与人字缝会合处,呈三角形。另外,还有位于顶骨前下角的蝶囟和顶骨后下角的乳突囟。前囟在生后1~2岁时闭合,其余各囟均于生后不久闭合。新生儿颅的上、下颌骨不发达,下颌角呈钝角。鼻旁窦尚未发育,乳突不明显,口鼻显得较小。

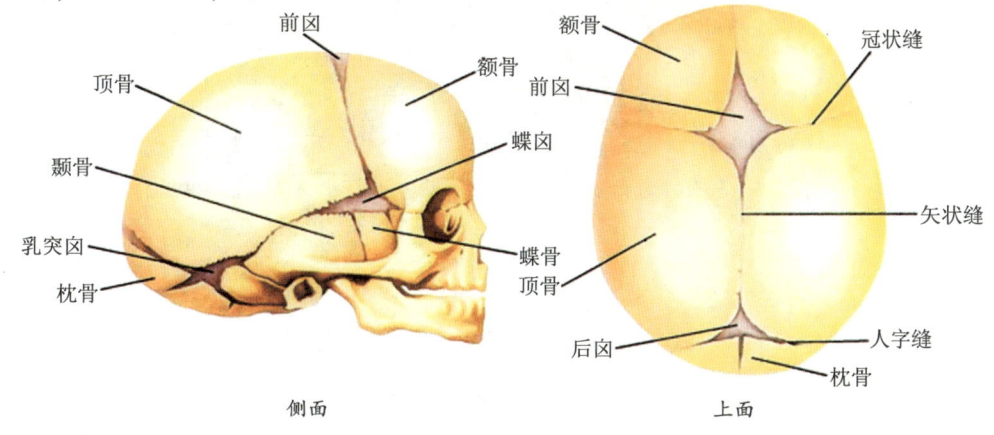

图2-3-20 新生儿颅

任务三　颅骨的连结

颅骨的连结可分为纤维连结、软骨连结和滑膜关节三种。

(一) 颅骨的纤维连结和软骨连结

各颅骨之间借缝、软骨和骨相连结,彼此之间结合较为牢固。

颅盖各骨是在膜的基础上骨化的,骨与骨之间留有薄层结缔组织膜,构成缝,有冠状缝、矢状缝、人字缝和蝶顶缝等。随着年龄的增长,有的缝可发生骨化而成为骨性结合。

颅底诸骨是在软骨基础上骨化的,骨与骨之间的连结是软骨性的,如成年前蝶骨体后面与枕骨基底部之间的蝶枕软骨结合,此外,还有蝶岩、岩枕软骨结合等。随着年龄的增长都先后骨化而成为骨性结合。

(二) 颅骨的滑膜关节

颅骨的滑膜关节为颞下颌关节,又称下颌关节,由下颌骨的下颌头与颞骨的下颌窝和关节结节构成,其关节面表面覆盖的是纤维软骨。关节囊松弛,上方附着于下颌窝和关节结节的周围,下方附着于下颌颈,囊外有外侧韧带加强。关节囊内有纤维软骨构成的关节盘,盘呈椭圆形,上面如鞍状,前凹后凸,与关节结节和下颌窝的形状相对应。关节盘的周缘与关节囊相连,将关节腔分为上、下两部分。关节囊的前份较薄弱,下颌关节易向前脱位(图2-3-21)。

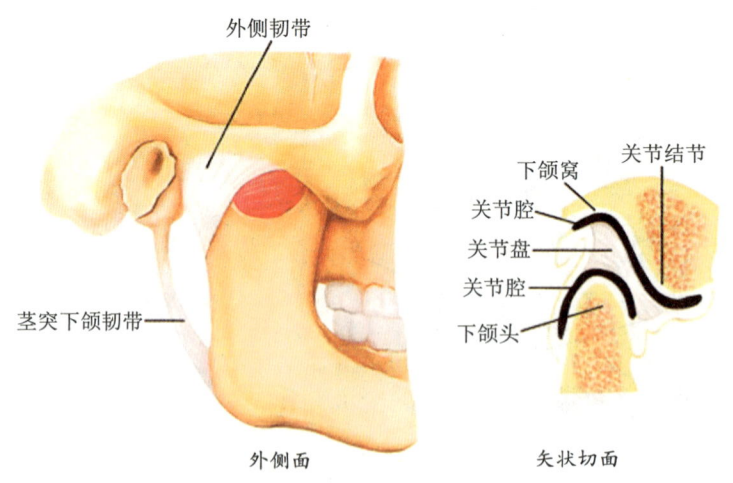

图 2-3-21　颞下颌关节

颞下颌关节属于联合关节,两侧必须同时运动。下颌骨可做上提、下降、前进、后退和侧方运动。其中,下颌骨的上提和下降运动发生在下关节腔,前进和后退运动发生在上关节腔,侧方运动是一侧的下颌头对关节盘做旋转运动。而对侧的下颌头和关节盘一起对关节窝做前进运动。张口是下颌骨下降并伴有向前的运动。故大张口时,下颌骨体降向下后方,而下颌头随同关节盘滑至关节结节下方。如果张口过大且关节囊过分松弛时,下颌头可滑至关节结节前方而不能退回关节窝,造成下颌关节脱位。闭口则是下颌骨上提并伴随下颌头和关节盘一起滑回关节窝的运动。

临床联系

颞下颌关节由于关节窝前方的关节结节突出较浅,关节囊前部较薄弱,张口过大时,下颌头向前滑至关节结节前下方而发生前脱位;颅底严重骨折时,可发生上脱位;下颌受到撞击时,下颌头被撞向后上方,从而发生后脱位。

任务四　颅骨骨性标志

1. 枕外隆突

在枕骨后面的正中,是一明显骨性隆起。

2. 乳突

耳郭后面的锥形隆起,较硬,可摸到。

3. 颧弓

在外耳门前面的横行隆起,其中点上方4厘米处即为翼点。

4. 下颌角

下颌支后缘与下颌底相交处,沿下颌骨下缘向后可摸到,为钝角。

5. 下颌头

位于外耳门前面,张口时触摸明显。

6. 眶上缘和眶下缘

为眶口上、下的骨性标志,眶上缘内、中 1/3 交界处的有眶上切迹或眶上孔;眶下缘中点的下方有眶下孔,均有神经和血管通过。

【目标考核】

【知识目标考核】

1. 简述脑颅骨、面颅骨的组成。
2. 简述颅底的结构特点。
3. 在颅侧面观图片(图2-3-22)上标注其主要结构名称。

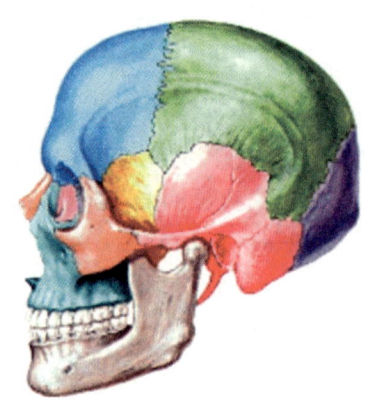

图2-3-22　颅外侧面观

4. 新生儿颅有何形态特点？其临床意义有什么？
5. 简述下颌关节的组成、结构特点、运动形式。

【能力目标考核】

1. 临床上医生对病人进行头部体格检查(头围的测量、鼻旁窦检查等)；头部外伤后进行影像学检查(检查是否骨折)；颅脑手术时，颅浅层、深层结构的体表定位(便于手术入路的定位)，这些操作的解剖学基础是颅各面观的形态、结构和骨性标志，医学生必须掌握。

颅骨学习后医学生需要具备准确定位颅骨和颅骨主要骨性标志的能力，这是头部体格检查的需要。因此请同学们完成以下考核：

(1) 请在自己身上准确定位各颅骨，并说出名称。

(2) 请在同学身上准确定位以下颅骨骨性标志：

眉弓、眶上缘、眶下缘、颧弓、翼点、乳突、下颌头、下颌角、枕外隆突。

2. 临床上在儿科，前囟是一个重要的解剖部位，位于婴儿头颅顶部，有一个菱形间隙，在生后1~2岁时闭合。前囟闭合过迟，婴儿可能出现佝偻病、先天性甲状腺功能减退症、脑积水等现象；前囟闭合过早，婴儿可能出现小头畸形。前囟饱满隆起，婴儿可能颅内压增高，前囟凹陷见于脱水或极度营养不良。要对前囟有充分的理解，前提是对颅骨的发生发育和新生儿颅的特征有所掌握。请查阅资料完成下面考核：

请简述婴儿头顶前囟的体表定位。

【素质目标考核】

临床案例:患者,男,25岁。因骑自行车撞伤了头部左颞区,伤后自行回家,回家后2小时,自感看书视力模糊、视觉紊乱逐渐加重,并且嗜睡,伤后2.5小时已丧失知觉,即来院急诊。

体格检查:发现左颞部皮下青紫,左侧瞳孔比右侧大,左眼向外斜视。

影像学检查:CT显示骨折线通过额骨、顶骨、颞骨、蝶骨4骨交界处;左颞区硬膜外血肿;脑疝形成(图2-3-23)。

临床诊断:左颞区外伤、颅骨骨折、硬膜外血肿、脑疝形成。

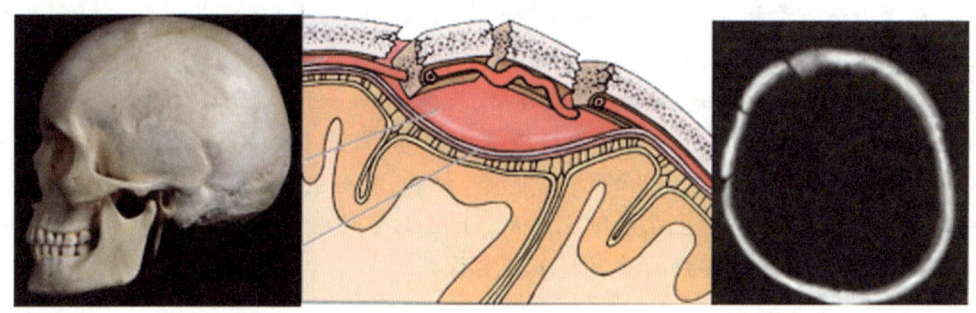

图2-3-23 颅骨骨折

问题1:结合颅骨颞区结构特点,分析该患者头部左颞区外伤后,出现骨折的原因。

问题2:查阅资料:头部颞区外伤后导致颅骨骨折、硬膜外血肿、脑疝形成。分析涉及的解剖学结构。

问题3:作为一名临床医生,当遇到类似病人时,需要具备什么样的临床思维?

(林小博)

项目四

上肢骨及其连结

【课前导读】

上肢骨由与躯干相连接的上肢带骨和游离的上肢骨组成，上肢骨连结包括了上肢带骨连结和自由上肢骨连结，其中肩关节、肘关节和腕关节是人体重要的关节。

上肢骨相关疾病有骨折、骨髓炎、骨肿瘤、关节脱位、关节周围韧带损伤等，是骨关节外科常见的疾病。其中骨折病人首选检查是影像学检查（DR、CT、MRI）等，其诊疗涉及的解剖学知识是上肢骨与骨连结的位置、形态、结构、毗邻关系、骨性标志、运动形式。通过本次课的学习，可以为学生在后续上肢肌、上肢血管神经等相关知识点的学习进行铺垫，同时为外科学中相关疾病的学习打下坚实基础。

【学习目标】

1. 知识目标
(1) 掌握上肢骨的组成，上肢各骨的位置、名称、形态结构、骨性标志。
(2) 掌握肩关节、肘关节、腕关节的组成、结构特点、运动形式。

2. 能力目标
(1) 具备准确定位上肢骨性标志、判断形态结构是否正常的能力。
(2) 能够正确拼接肩关节、肘关节（区分左右）。
(3) 结合上肢骨连结的结构特点，能够理解常见的关节脱位方向的解剖学基础。

3. 素质目标
结合临床，学以致用：引用外伤导致肩关节脱位的案例，引导学生进行解剖学分析，培养临床思维和总结学习要点，培养学生通过各种途径查阅资料的能力，培养学生发现问题、分析问题、解决问题的能力。

任务一　上肢骨

上肢骨每侧32块，共64块。由于人体直立，上肢从支持功能中解放出来，成为灵活运动的劳动器官，因而上肢骨比较纤细轻巧。

(一) 上肢带骨

1. 锁骨

锁骨(图 2-4-1)呈"~"形弯曲,横架于胸廓前上方。全长可在体表扪到。内侧端粗大,为胸骨端,有关节面与胸骨柄相关节。外侧端扁平,为肩峰端,有小关节面与肩胛骨肩峰相关节。内侧 2/3 凸向前,呈三棱形;外侧 1/3 凸向后,呈扁平形。锁骨位置表浅,易发生骨折,骨折部位多位于内、外侧交界处。锁骨上面光滑,下面粗糙,形似长骨,但无骨髓腔。锁骨是唯一直接与躯干相连的上肢骨,呈杠杆状支撑肩胛骨,使上肢远离胸壁,以保证上肢的灵活运动,并将应力自上肢传给躯干。

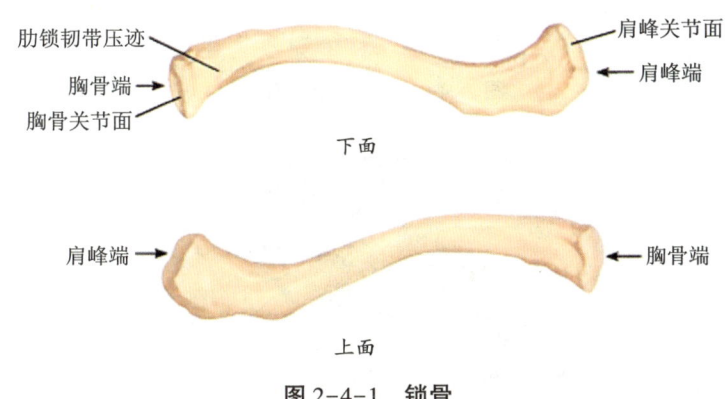

图 2-4-1　锁骨

2. 肩胛骨

肩胛骨(图 2-4-2、图 2-4-3)为三角形扁骨,贴于胸廓后外面,介于第 2 至第 7 肋之间。可分两面、三缘和三个角。腹侧面或肋面与胸廓相对,称肩胛下窝。背侧面的横嵴称肩胛冈。冈上、下方的窝,分别称冈上窝和冈下窝。肩胛冈向外侧延伸的扁平突起,称肩峰,与锁骨外侧端相接。上缘短而薄,外侧份有肩胛切迹,更外侧有向前的指状突起称喙突。内侧缘薄而锐利,因邻近脊柱,又称脊柱缘。外侧缘肥厚邻近腋窝,称腋缘。上角为上缘与脊柱缘会合处,平对第 2 肋。下角为脊柱缘与腋缘会合处,平对第 7 肋或第 7 肋间隙,为计数肋的标志。外侧角为腋缘与上缘会合处,最肥厚,朝外侧方的梨形浅窝,称关节盂,与肱骨头相关节。盂上、下方各有一粗糙隆起,分别称盂上结节和盂下结节。肩胛冈、肩峰、肩胛下角、内侧缘及喙突均可在体表扪到。

肩胛骨骨折多见于直接暴力损伤,可分为体部、肩胛颈、肩胛冈、肩胛盂、喙突和肩峰骨折,其中肩胛骨体部骨折最为常见。

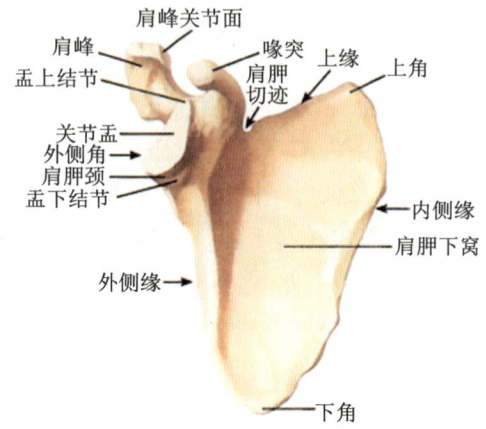

图 2-4-2　肩胛骨(前面)

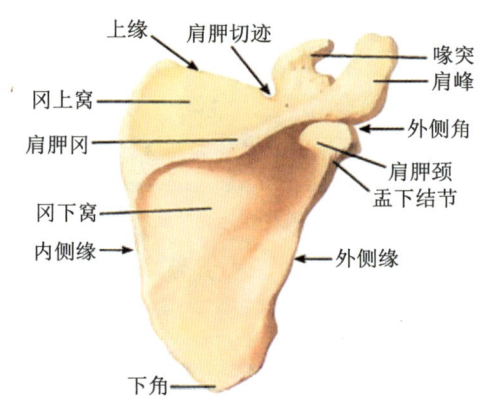

图 2-4-3　肩胛骨(后面)

(二)自由上肢骨

1.肱骨

肱骨(图2-4-4)是上肢最大的管状骨,分为肱骨体及上、下两端。上端有朝向上后内方呈半球形的肱骨头,与肩胛骨的关节盂相关节。头周围的环状浅沟,称解剖颈。肱骨头的外侧和前方有隆起的大结节和小结节,大、小结节向下分别延伸为大结节嵴和小结节嵴。两结节间的纵沟称结节间沟。上端与体交界处稍细,称外科颈,是肱骨头骨松质和肱骨干骨皮质交界的部位,较易发生骨折。

肱骨体上半部呈圆柱形,下半部呈三棱柱形。中部外侧面有粗糙的三角肌粗隆。后面中部可见自内上斜向外下的浅沟,称桡神经沟,桡神经和肱深动脉沿此沟经过,肱骨中部骨折可能伤及桡神经。内侧缘近中点处有开口向上的滋养孔。

肱骨下端较扁,外侧部前面有半球状的肱骨小头,与桡骨相关节;内侧部有滑车状的肱骨滑车,与尺骨形成关节。滑车前上方可见冠突窝;肱骨小头前上方为桡窝;滑车后上方为鹰嘴窝,伸肘时容纳尺骨鹰嘴。小头外侧和滑车内侧各有一突起,分别称外上髁和内上髁。内上髁后方的浅沟称尺神经沟,尺神经由此经过。下端与体交界处,即肱骨内、外上髁稍上方,骨质较薄弱,受暴力可发生肱骨髁上骨折。肱骨大结节和内、外上髁均可在体表扪及。

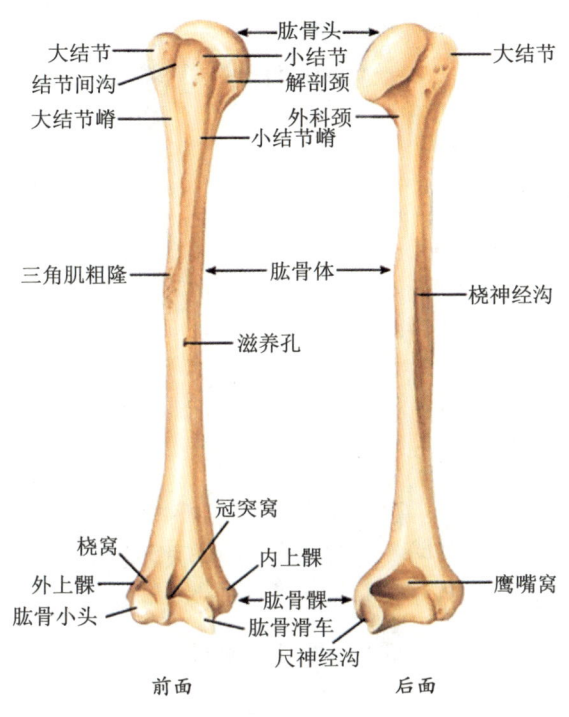

图 2-4-4　肱骨

2.桡骨

桡骨(图 2-4-5)居前臂外侧,分一体两端。上端膨大称桡骨头,头上面的关节凹与肱骨小头相关节,其周围的环状关节面与尺骨相关节。头下方略细,称桡骨颈。颈的内下侧有突起的桡骨粗隆,是肱二头肌的抵止处。桡骨体呈三棱柱形,内侧缘为薄锐的骨间缘,与尺骨的骨间缘相对。外侧面中点的粗糙面为旋前圆肌粗隆。下端前凹后凸,外侧向下突出,称茎突。下端内面有关节面,称尺切迹,与尺骨头相关节。下面有腕关节面与腕骨相关节。体表可扪及桡骨茎突和桡骨头。

3.尺骨

尺骨(图 2-4-5)居前臂内侧,分一体两端。上端粗大,前面有一半圆形深凹,称滑车切迹,与肱骨滑车相关节。切迹后上方的突起为鹰嘴,前下方的突起为冠突。冠突外侧面有桡切迹,与桡骨头相关节。冠突下方的粗糙隆起,称尺骨粗隆。尺骨体上段粗,下段细,外缘锐利,为骨间缘,与桡骨骨间缘相对。下端为尺骨头,其前、外、后有环状关节面与桡骨的尺切迹相关节,下面光滑,借三角形的关节盘与腕骨分隔。头后内侧的锥状突起,称尺骨茎突。生理情况下,尺骨茎突较桡骨茎突高约 1 cm。鹰嘴、尺骨头和茎突均可在体表扪及。

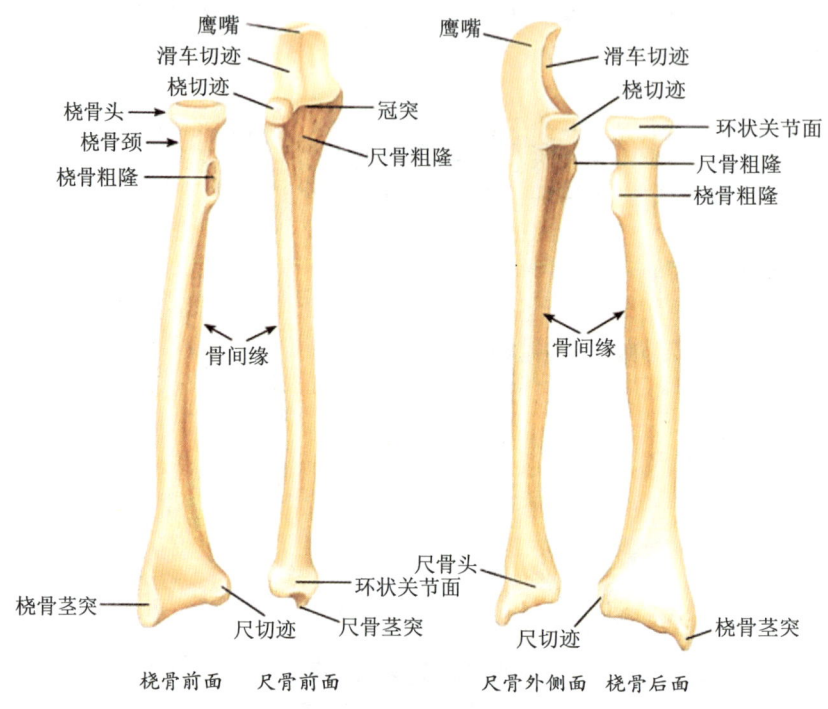

图 2-4-5 桡骨和尺骨

4.手骨

手骨包括腕骨、掌骨和指骨(图 2-4-6)。

(1)腕骨:属于短骨,共 8 块,排成近、远两列。近侧列由桡侧向尺侧分别为手舟骨、月骨、三角骨和豌豆骨;远侧列为大多角骨、小多角骨、头状骨和钩骨。8 块腕骨构成掌面凹陷的腕骨沟。各骨相邻的关节面形成腕骨间关节。手舟骨、月骨和三角骨近端形成的椭圆形关节面,与桡骨腕关节面及尺骨下端的关节盘构成桡腕关节。腕骨骨折多由间接暴力引起,以手舟骨骨折最为多见。

(2)掌骨:共 5 块。由桡侧向尺侧,依次为第 1~5 掌骨。近端为底,接腕骨;远端为头,接指骨;中间部为体。第 1 掌骨短而粗,其底有鞍状关节面,与大多角骨的鞍状关节面相关节。

(3)指骨:属长骨,共 14 块。拇指有 2 节,分为近节和远节指骨,其余各指为 3 节,分别为近节指骨、中节指骨和远节指骨。每节指骨的近端为底,中间部为体,远端为滑车。远节指骨远端掌面粗糙,称远节指骨粗隆。

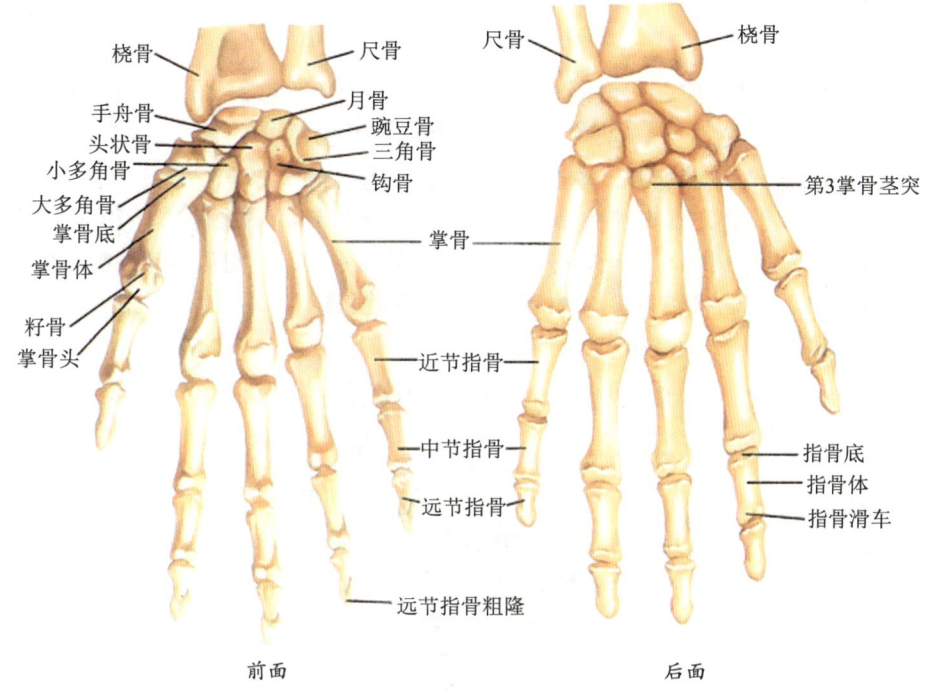

图 2-4-6　手骨

上肢骨常见的变异和畸形

锁骨：可见先天性锁骨缺如。

肱骨：冠突窝与鹰嘴窝之间出现穿孔，称滑车上孔。内上髁上方有时出现向下的突起称髁上突，借韧带连于内上髁，韧带若骨化则形成髁上孔。

桡骨：可部分或全部缺如。

尺骨：鹰嘴与尺骨干可不融合。

腕骨：可出现二分舟骨。

掌骨、指骨：可出现多指或并指。

任务二　上肢骨的连结

上肢骨连结包括了上肢带骨连结和自由上肢骨连结。

（一）上肢带骨连结

1.胸锁关节

胸锁关节是上肢骨与躯干骨连结的唯一关节。由锁骨的胸骨端与胸骨的锁切迹及第1肋软骨的上面构成，属于多轴关节。关节囊坚韧并由胸锁前韧带、胸锁后韧带、锁间韧带、肋锁韧带等囊外韧带加强。囊内有纤维软骨构成的关节盘，将关节腔分为外上和内下两部分。关节盘使关节头和关节窝相适应，由于关节盘下缘附着于第1肋软骨，所以能阻止锁骨向内上方脱位。胸锁关节允许锁骨外侧端向前、向后运动20°~30°，向上、向下运动约60°，并绕冠状轴做微小的旋转运动。胸锁关节的活动度虽小，但以此为支点扩大了上肢的活动范围（图2-4-7）。

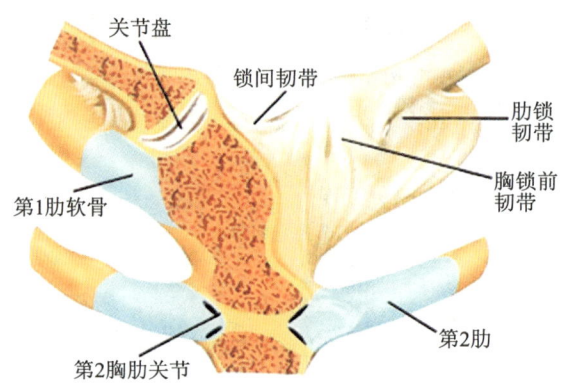

图2-4-7　胸锁关节

2.肩锁关节

肩锁关节由锁骨的肩峰端与肩峰的关节面构成，属于平面关节，是肩胛骨活动的支点。关节的上方有肩锁韧带加强，关节囊和锁骨下方有坚韧的喙锁韧带连于喙突。囊内的关节盘常出现于关节上部，部分地分隔关节（完全分隔关节的情况罕见），关节活动度小。

3.喙肩韧带

喙肩韧带为三角形的扁韧带，连于肩胛骨的喙突与肩峰之间，它与喙突、肩峰共同构成喙肩弓，架于肩关节上方，有防止肱骨头向上脱位的作用。

（二）自由上肢骨连结

1.肩关节

肩关节由肱骨头与肩胛骨关节盂构成，也称盂肱关节，是典型的多轴球窝关节。近似圆球的肱骨头和浅而小的关节盂，虽然关节盂周缘有纤维软骨构成的盂唇来加深关节窝，仍仅能容纳关节头的1/4~1/3。肩关节的这种骨结构形状增加了运动幅度，但也减少了关节的稳固，因此，关节周围的肌肉、韧带对其稳固性起到了重要作用（图2-4-8）。

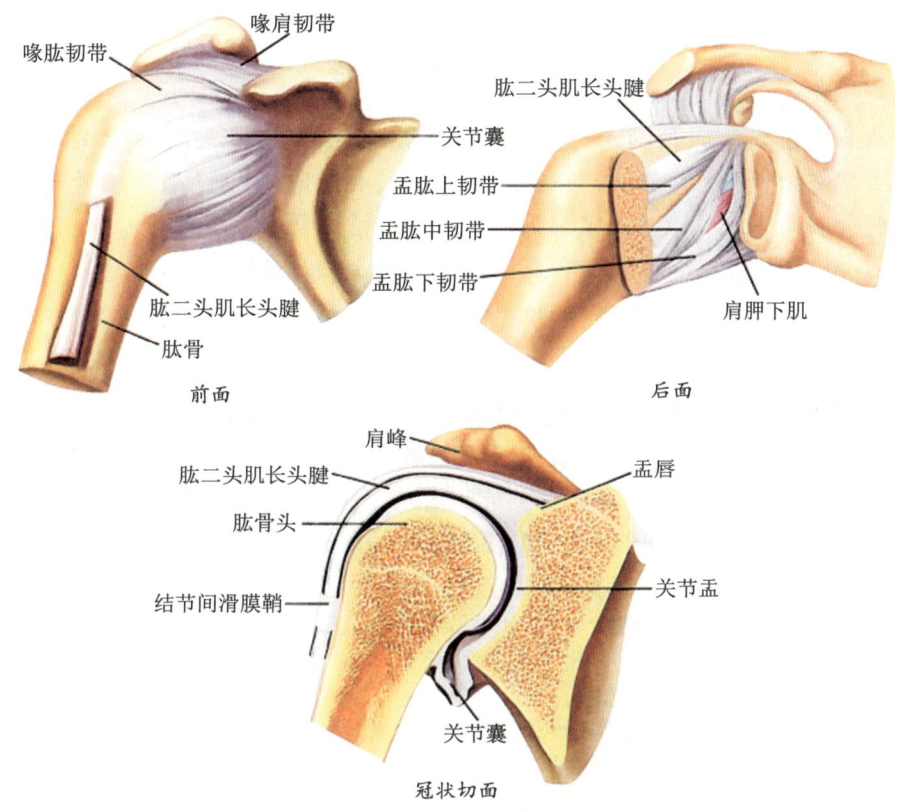

图 2-4-8 肩关节

肩关节囊薄而松弛,其肩胛骨端附着于关节盂缘,肱骨端附于肱骨解剖颈,在内侧可达肱骨外科颈。关节囊的滑膜层可膨出形成滑液鞘或滑膜囊,以利于肌腱的活动。肱二头肌长头腱就在结节间滑液鞘内穿过关节。关节囊的上壁有喙肱韧带,从喙突根部至肱骨大结节前面,与冈上肌腱交织在一起并融入关节囊的纤维层。囊的前壁和后壁也有许多肌腱加入,以增加关节的稳固性。囊的下壁相对最为薄弱,故肩关节脱位时,肱骨头常从下份滑出,发生前下方脱位。

肩关节为全身最灵活的关节,可做三轴运动,即冠状轴上的屈和伸,矢状轴上的收和展,垂直轴上旋内、旋外及环转运动。臂外展超过40°~60°,继续抬高至180°时,常伴随胸锁与肩锁关节的运动及肩胛骨的旋转运动。肩关节的灵活也造成关节的易损。无论是替换肱骨头的半关节成形或包括关节盂在内的全关节修复,小心修复关节周围肌腱、韧带等是十分重要的。

> ## 临床联系
>
> 肩关节运动灵活，活动范围广，是人体易发生脱位的关节之一。肩关节前、后部及上部有韧带和肌加强，其下部没有肌保护，相对薄弱，当上肢极度外展时，易发生肱骨头向下脱位。肩关节周围的肌、肌腱、滑膜囊和关节囊等软组织发生炎症，导致肩关节疼痛、活动受限等临床表现，临床上称为肩周炎。

2.肘关节

肘关节是由肱骨下端与尺骨和桡骨上端构成的复关节，包括三个关节（图2-4-9）：

（1）肱尺关节：由肱骨滑车和尺骨滑车切迹构成。

（2）肱桡关节：由肱骨小头和桡骨关节凹构成。

（3）桡尺近侧关节：由桡骨环状关节面和尺骨桡切迹构成。

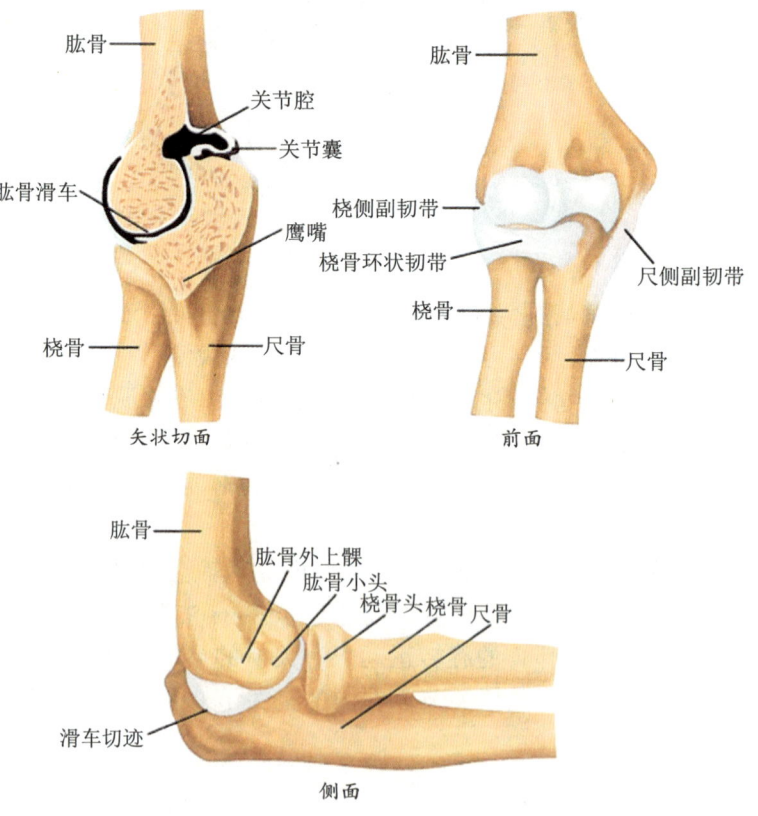

图2-4-9 肘关节

上述三个关节包在一个关节囊内,肘关节囊前、后壁薄而松弛,两侧壁厚而紧张,并有韧带加强。囊的后壁最薄弱,故常见桡、尺两骨向后脱位,移向肱骨的后上方。

肘关节的韧带有:

(1)桡侧副韧带:位于囊的桡侧,由肱骨外上髁向下扩展,止于桡骨环状韧带。

(2)尺侧副韧带:位于囊的尺侧,由肱骨内上髁向下呈扇形扩展,止于尺骨滑车切迹内侧缘。

(3)桡骨环状韧带:位于桡骨环状关节面的周围,两端附着于尺骨桡切迹的前、后缘,与尺骨桡切迹共同构成一个上口大、下口小的骨纤维环来容纳桡骨头,防止桡骨头脱出。幼儿4岁以前,桡骨头尚在发育之中,环状韧带松弛,在肘关节伸直位猛力牵拉前臂时,桡骨头易被环状韧带卡住,或环状韧带部分夹在肱桡骨之间,从而发生桡骨小头半脱位。

肘关节的运动以肱尺关节为主,允许做屈、伸运动,尺骨在肱骨滑车上运动,桡骨头在肱骨小头上运动。因肱骨滑车的内侧缘更为向前下突出,超过外侧缘约6 mm,使关节的运动轴斜向下外,当伸前臂时,前臂偏向外侧,与上臂形成约163°的"提携角"。肘关节的提携角使关节处于伸位时,前臂远离正中线,增大了运动幅度;关节处于屈位时,前臂贴近正中线,有利于生活和劳动的操作。肱桡关节能做屈、伸和旋前、旋后运动,桡尺近侧关节与桡尺远侧关节联合可使前臂旋前和旋后。

> **临床联系**
>
> 肱骨内、外上髁和尺骨鹰嘴可在体表触及,当肘关节伸直时,此三点在一条直线上,当关节屈曲至90°时,此三点的连线构成一个尖朝下的等腰三角形。肘关节发生后脱位时,鹰嘴向后上方移位,三点位置发生改变。肘关节前方和内侧有血管神经通过,临床上肘关节的穿刺和手术入路多在后方和后内侧进行。

3.桡、尺骨连结

桡、尺骨借前臂骨间膜和桡尺近侧关节、桡尺远侧关节相连。

(1)前臂骨间膜:连结尺骨和桡骨的骨间缘之间的坚韧纤维膜。纤维方向是从桡骨斜向下内达尺骨。当前臂处于旋前或旋后位时,骨间膜松弛。前臂处于半旋前位时,骨间膜最紧张,这也是骨间膜的最大宽度。因此,处理前臂骨折时,应将前臂固定于半旋前或半旋后位,以防骨间膜挛缩,影响前臂愈后的旋转功能(图2-4-10)。

(2)桡尺近侧关节(见肘关节)。

(3)桡尺远侧关节:由尺骨头环状关节面构成关节头,由桡骨的尺切迹及自下缘至尺骨茎突根部的关节盘共同构成关节窝。关节盘为三角形纤维软骨板,将尺骨头与腕骨隔开。关节囊松弛,附着于关节面和关节盘周缘。

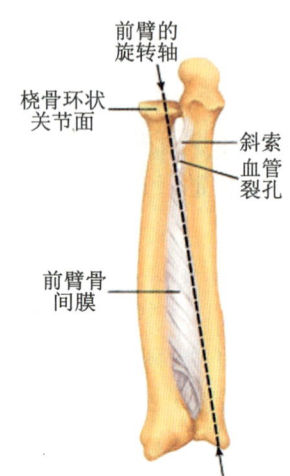

图 2-4-10　前臂骨的连结

桡尺近侧和远侧关节是联合关节,前臂可做旋转运动,其旋转轴为通过桡骨头中心至尺骨头中心的连线。运动时,桡骨头在原位自转,而桡骨下端连同关节盘围绕尺骨头旋转,实际上只是桡骨在做旋转运动。当桡骨转至尺骨前方并与之相交叉时,手背向前,称为旋前;与此相反的运动,即桡骨转回到尺骨外侧,称为旋后。

4.手关节

手关节包括桡腕关节、腕骨间关节、腕掌关节、拇指腕掌关节、掌骨间关节、掌指关节和手指间关节。

(1)桡腕关节:又称腕关节,由手舟骨、月骨和三角骨的近侧关节面作为关节头,桡骨的腕关节面和尺骨头下方的关节盘作为关节窝而构成。关节囊松弛,关节的前、后和两侧均有韧带加强,其中掌侧韧带最为坚韧,所以腕的后伸运动受限。桡腕关节可做屈、伸、展、收及环转运动(图2-4-11)。

(2)腕骨间关节:相邻各腕骨之间构成的关节,可分为近侧列腕骨间关节、远侧列腕骨间关节和两列腕骨之间的腕中关节。各腕骨之间借韧带连结成一整体,各关节腔彼此相通,只能做轻微的滑动和转动,属微动关节。腕骨间关节和桡腕关节的运动通常是一起进行的,并受相同肌肉的作用。

(3)腕掌关节:由远侧列腕骨与5个掌骨底构成。除拇指和小指的腕掌关节外,其余各指的腕掌关节运动范围极小。

(4)拇指腕掌关节:由大多角骨与第1掌骨底构成的鞍状关节,为人类及灵长目动物所特有。关节囊厚而松弛,可做屈、伸、收、展、环转和对掌运动。由于第1掌骨的位置向内侧旋转了近90°,故拇指的屈、伸运动发生在冠状面上,即拇指在手掌平面上向掌心靠拢为屈,离开掌心为伸。而拇指的收、展运动发生在矢状面上,即拇指在与手掌垂直的平面上离开示指为展,靠拢示指为收。对掌运动则是拇指向掌心、拇指尖与其余4指尖掌

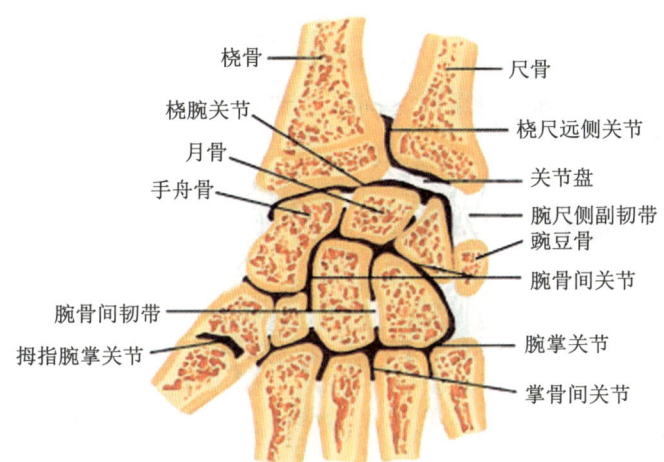

图 2-4-11　手关节（冠状切面）

侧面相接触的运动。这一运动加深了手掌的凹陷，是人类进行握持和精细操作时所必需的主要动作。

(5) 掌骨间关节：第2至第5掌骨底相互之间的平面关节，其关节腔与腕掌关节腔交通。

(6) 掌指关节：共5个，由掌骨头与近节指骨底构成。关节囊薄而松弛，其前、后有韧带增强，掌侧韧带较坚韧，并含有纤维软骨板。囊的两侧有侧副韧带，从掌骨头两侧延向下附于指骨底两侧，此韧带在屈指时紧张，伸指时松弛。当指处于伸位时，掌指关节可做屈、伸、收、展及环转运动，环转运动因受韧带限制，幅度小。当掌指关节处于屈位时，仅允许做屈、伸运动。手指的收、展是以通过中指的正中线为准的，向中线靠拢是收，远离中线是展。当手握拳时，掌指关节显露于手背的凸出处是掌骨头。

(7) 指骨间关节：共9个，由各指相邻两节指骨的底和滑车构成，是典型的滑车关节。关节囊松弛，两侧有韧带加强，只能做屈、伸运动。指屈曲时，指背凸出的部分是指骨滑车。

任务三　上肢骨骨性标志

1. 锁骨

横于颈根部两侧的皮下，其全长均可摸到。

2. 肩峰

在锁骨外侧端的外侧，是肩部最高点，是测量上肢长度的定点标志。

3. 肩胛骨下角

约平对第7肋，是背部计数肋骨的标志。

4. 肱骨内、外上髁和尺骨鹰嘴

在肘关节两侧及后方的皮下明显突出，三者之间的位置关系，常是确定肘关节是否脱位的重要标志。

5.尺神经沟

在肱骨内上髁的下方和尺骨鹰嘴之间可摸到一窝,深压时,因压迫尺神经而产生前臂尺侧的麻木感。

6.桡、尺骨茎突

在腕骨内、外侧,桡骨茎突比尺骨茎突稍低。

【目标考核】

【知识目标考核】

1.在下列图片(图2-4-12至图2-4-14)上,标注这些骨的主要结构。

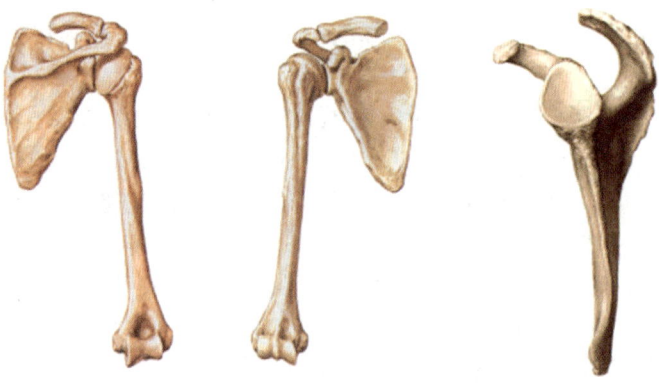

图2-4-12 锁骨、肩胛骨、肱骨

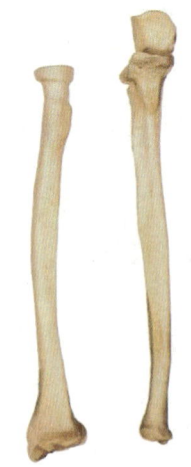

图2-4-13 桡骨、尺骨

第二模块 运动系统

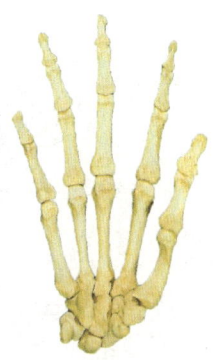

图 2-4-14 手骨

2.简述肩关节的构成、结构特点和运动形式。
3.简述肘关节的构成、结构特点和运动形式。
4.试述腕关节的构成、结构特点和运动形式。

【能力目标考核】

1.识别图 2-4-12 至 2-4-14 中肩胛骨、肱骨、尺骨、桡骨、手骨是左侧还是右侧的。

2.上肢骨骨性标志的体表定位,为后续学习诊断学中体格检查做铺垫,为外科学中上肢检查做铺垫。医学生学习完上肢骨的相关知识后需要具备这个能力。

请在同学身上准确体表定位以下上肢骨骨性标志:肩胛冈、肩峰、喙突、肩胛下角、肱骨内上髁、肱骨外上髁、尺骨鹰嘴、尺骨茎突、桡骨茎突、豌豆骨。

3.判断肩关节、肘关节、腕关节影像学检查图片(X射线片)形态是否正常(图 2-4-15),如果异常请指出异常部位。

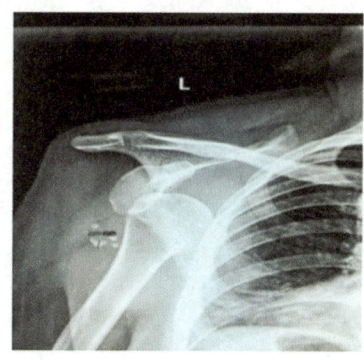 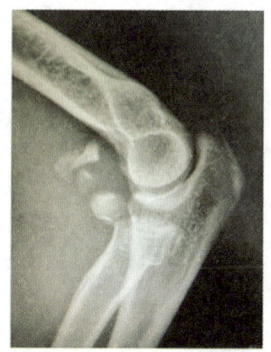 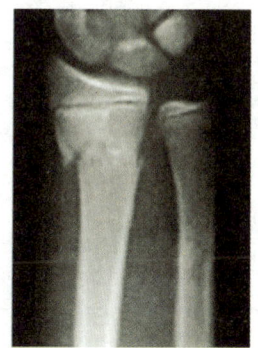

图 2-4-15 肩关节、肘关节、腕关节影像学检查

【素质目标考核】

临床案例: 患者,男,30岁。因跌倒时用右手支撑着地,右肩部出现撕裂样剧痛,不敢活动,以左手托扶右侧肘部来院求诊。检查发现右上肢呈外展位,右上臂比左侧长;右肩部呈方形,手触肩部有空虚感,但在右腋下可摸到隆凸的肱骨头(图 2-4-16)。诊断为右

肩关节前脱位。

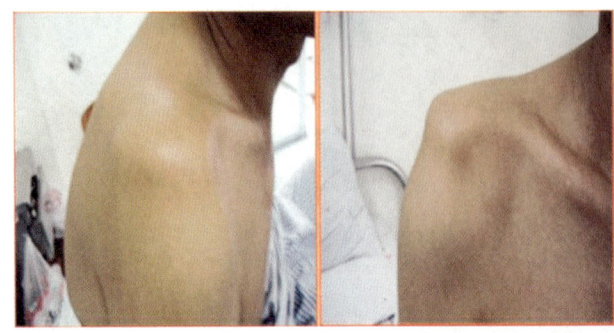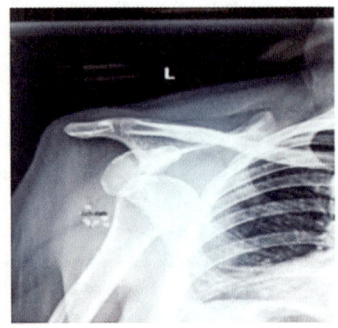

图 2-4-16　右肩关节前脱位、方肩

解剖学分析：肩关节上方有肩峰、喙突及两者之间的韧带保护，而且关节囊的上、前、后方均有肌肉覆盖和肌腱纤维增强，唯关节囊的下壁薄而松弛，缺乏肌肉等保护，所以肩关节脱位以前下脱位多见。本例肱骨头脱位到关节盂下方，故在肩部触诊有空虚感而在腋下可摸到肱骨头。正常时肱骨大结节为肩部最外侧的骨点，该点与上方的肩峰及三角肌共同维持肩部呈圆弧形，当肱骨头脱位后，肩峰成为最外侧的骨点，因此肩呈方形。

问题1：查阅资料肩关节脱位，简述肩关节脱位的诊断与治疗。

问题2：结合该案例，讨论分析肩关节的学习要点。

问题3：临床医生在给肩关节损伤的患者检查时，如何做才能减少患者的疼痛，避免继发性损伤？

（张　冬）

项目五
下肢骨及其连结

【课前导读】

下肢骨由与躯干相连结的下肢带骨和游离的自由下肢骨组成。下肢骨连结包括下肢带骨连结和自由下肢骨连结。

相关疾病有骨折、关节脱位、关节扭伤、骨髓炎、骨肿瘤等,诊疗过程中涉及的检查有体格检查、影像学检查(DR、CT、MRI)等,解剖学基础是下肢骨及其连结的位置、形态、结构、毗邻、骨性标志、运动形式。通过本次课的学习,可以为学生在后续下肢肌、血管神经等相关知识点的学习进行铺垫,为后期诊断学中下肢的体格检查,影像诊断学中下肢的影像诊断,外科学中下肢各关节脱位、骨折、关节肿瘤等相关疾病的诊治奠定坚实的解剖学基础。

【学习目标】

1. 知识目标

(1) 掌握下肢骨的组成,下肢各骨的位置、名称、形态、结构、骨性标志。

(2) 掌握骨盆的组成及性别差异。

(3) 掌握髋关节、膝关节、踝关节的组成、结构特点及运动形式。

2. 能力目标

(1) 具备准确定位下肢骨重要骨性标志的能力。

(2) 具备准确识别下肢各骨、骨盆、髋关节、膝关节、踝关节形态是否正常的能力。

(3) 能够正确拼接骨盆、髋关节、膝关节及踝关节(区分左右)。

(4) 结合关节的结构特点,理解临床常见的关节脱位方向。

3. 素质目标

结合临床,学以致用:引用外伤导致髋关节后脱位、踝关节扭伤的案例,引导学生进行解剖学分析,培养临床思维和总结学习要点,培养学生通过各种途径查阅资料的能力,培养学生发现问题、分析问题、解决问题的能力。

任务一 下肢骨

下肢骨由与躯干相连结的下肢带骨和游离的自由下肢骨组成。下肢骨每侧31块，共62块。由于人体直立，上肢从支持功能中解放出来，成为灵活运动的劳动器官，下肢起着支持和移位的作用。因而，上肢骨纤细轻巧，下肢骨粗大坚固。

(一) 下肢带骨

1. 髋骨

髋骨为不规则骨，上部扁阔，中部窄厚，有朝向下外的深窝，称髋臼；下部的大孔称闭孔。左右髋骨与骶、尾骨组成骨盆。髋骨由髂骨、耻骨和坐骨组成，三骨会合于髋臼，16岁左右完全融合（图2-5-1、图2-5-2、图2-5-3）。

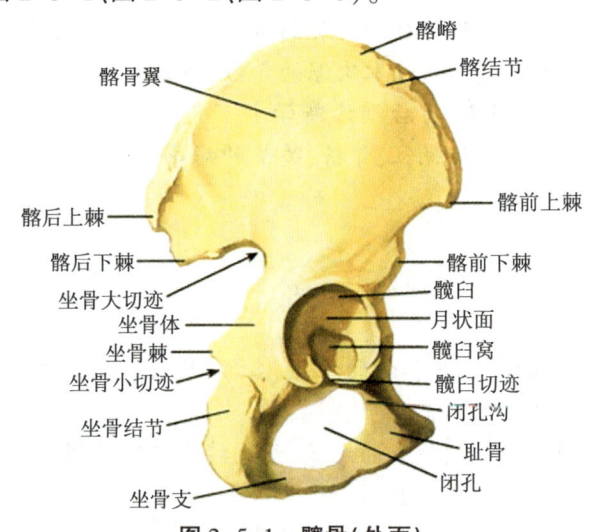

图2-5-1 髋骨（外面）

2. 髂骨

髂骨构成髋骨上部，分为肥厚的髂骨体和扁阔的髂骨翼。髂骨体构成髋臼的上2/5，翼上缘肥厚，形成弓形的髂嵴。两侧髂嵴最高点的连线约平第4腰椎棘突，是计数椎骨的标志。髂嵴前端为髂前上棘，后端为髂后上棘。髂前上棘后方5~7 cm处，髂嵴外唇向外突起，称髂结节。在髂前、后上棘的下方各有一薄锐突起，分别称髂前下棘和髂后下棘。髂后下棘下方有深陷的坐骨大切迹。髂骨翼内面的浅窝称髂窝，为大骨盆的侧壁。髂窝下界有圆钝骨嵴，称弓状线。髂骨翼内面后下方为粗糙的耳状面，与骶骨耳状面相关节。耳状面后上方有髂粗隆，与骶骨借韧带相连。髂骨翼外面称臀面，有臀肌附着。

3. 坐骨

坐骨分坐骨体和坐骨支。体组成髋臼的后下2/5，后缘有突起的坐骨棘，棘下方为坐

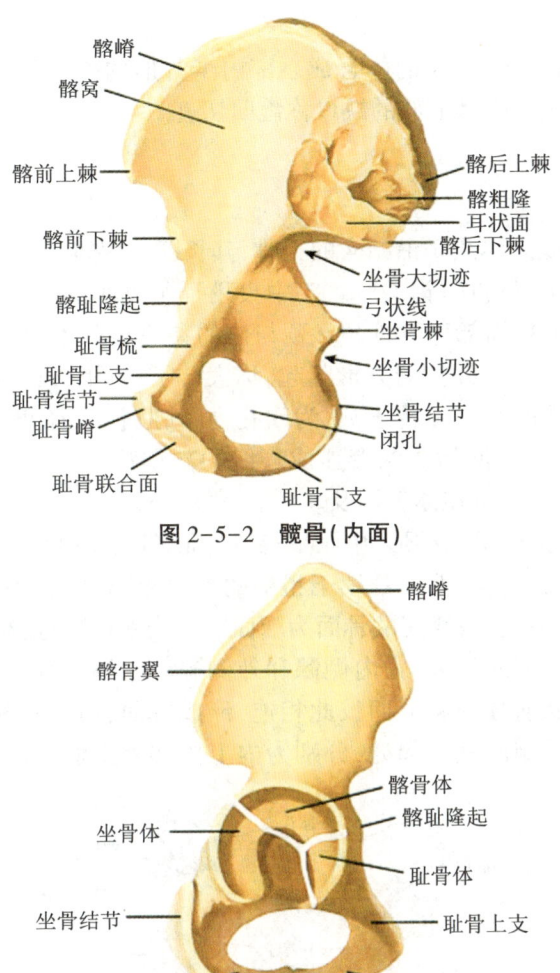

图 2-5-2 髋骨(内面)

图 2-5-3 6岁幼儿髋骨

骨小切迹。坐骨棘与髂后下棘之间为坐骨大切迹。坐骨体下后部向前、上、内延伸为较细的坐骨支,其末端与耻骨下支结合。坐骨体与坐骨支移行处的后部可见粗糙隆起,称坐骨结节,是坐位时体重的承受点,为坐骨最低部,可在体表扪及。

4.耻骨

耻骨构成髋骨前下部,分体和上、下二支。体组成髋臼前下 1/5。与髂骨体的结合处骨面粗糙隆起,称髂耻隆起,由此向前内伸出耻骨上支,其末端急转向下,成为耻骨下支。耻骨上支上面的锐嵴称耻骨梳,向后移行于弓状线,向前终于耻骨结节。耻骨结节到中线的粗钝上缘为耻骨嵴,可在体表扪到。耻骨上、下支相互移行处内侧的椭圆形粗糙面,称耻骨联合面,两侧联合面借纤维软骨相接,构成耻骨联合。耻骨下支伸向后下外,与坐骨支结合。耻骨与坐骨共同围成闭孔,活体有闭孔膜封闭。孔上缘可见闭孔沟。

5. 髋臼

髋臼由髂骨、坐骨、耻骨三骨的体合成。窝内半月形的关节面称月状面。窝中央的凹陷部分称髋臼窝。髋臼边缘下部的缺口称髋臼切迹。

（二）自由下肢骨

1. 股骨

股骨（图2-5-4）是人体最长最结实的长骨，其长度约为体高的1/4，分一体两端。上端有朝向内上的股骨头，与髋臼相关节。头中央稍下可见小的股骨头凹，为股骨头韧带的附着处。头下外侧的狭细部称股骨颈。颈与体的夹角称颈干角，男性平均132°，女性平均127°。颈与体连结处上外侧的方形隆起，称大转子；内下方的隆起，称小转子，有肌肉附着。大转子内侧面的凹陷称转子窝，为闭孔内、外肌腱附着处。大、小转子之间，前面有转子间线，后面有转子间嵴。两者连成环线的部位称股骨粗隆间，是骨折多发处。大转子是重要的体表标志，可在体表扪及。

股骨体略弓向前，上段呈圆柱形，中段呈三棱柱形，下段前后略扁。体后面有纵行骨嵴，称粗线。此线上端分叉，向上外延续于粗糙的臀肌粗隆，向上内侧延续为耻骨肌线。粗线下端也分为内、外两线，两线间的骨面为腘面。粗线中点附近，有口朝下的滋养孔。

股骨下端有两个后突的膨大，为内侧髁和外侧髁。内外侧髁的前面、下面和后面都是光滑的关节面。两髁前方的关节面彼此相连，形成髌面，与髌骨相接。两髁后份之间的深窝称髁间窝。两髁侧面最突起处，分别为内上髁和外上髁。内上髁上方的小突起，

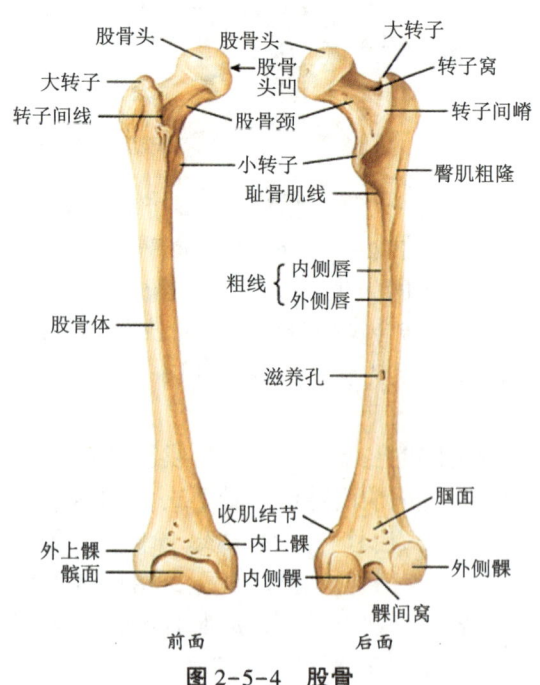

图 2-5-4　股骨

称收肌结节,为内收肌腱附着处。它们均为体表可扪及的重要标志。

> **临床联系**
>
> 股骨骨折临床上较为多见。股骨上端骨折多发生在老年人,根据骨折的部位分为头下骨折、经颈骨折、基底骨折和转子间骨折等。股骨干的骨折分为股骨干上1/3骨折、中1/3骨折和下1/3骨折等。胫骨干前内面全长位于皮下,无肌肉保护。胫骨干下1/3较细,外力作用易发生骨折,骨折端易穿破皮肤形成开放性骨折。股骨和胫骨是骨髓炎的好发部位。

2.髌骨

髌骨(图2-5-5)是人体最大的籽骨,位于股骨下端前面、股四头肌腱内,上宽下尖,前面粗糙,后面为关节面,与股骨髌面相关节。髌骨具有保护膝关节、避免股四头肌腱对股骨髁软骨面的摩擦、增加膝关节稳定性的功能。髌骨可在体表扪及。

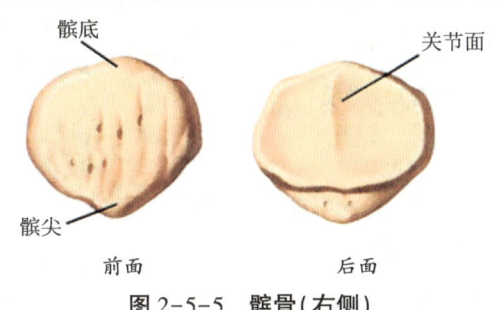

图2-5-5 髌骨(右侧)

3.胫骨

胫骨(图2-5-6)居小腿内侧,属粗大长骨,为小腿主要承重骨,分一体两端。上端膨大,向两侧突出,形成内侧髁和外侧髁,两髁上面各有上关节面,与股骨髁相关节。两上关节面之间的粗糙小隆起,称髁间隆起。外侧髁后下方有腓关节面与腓骨头相关节。上端前面的隆起称胫骨粗隆。内、外侧髁和胫骨粗隆于体表均可扪到。胫骨体呈三棱柱形,较锐的前缘和平滑的内侧面直接位于皮下,外侧缘有小腿骨间膜附着,称骨间缘。后面上份有斜向下内的比目鱼肌线。体上中1/3交界处附近,有向上开口的滋养孔。胫骨下端稍膨大,其内下方的突起称内踝。下端的下面和内踝的外侧面有关节面与距骨相关节。下端的外侧面有腓切迹与腓骨相接。内踝可在体表扪及。

由于皮下组织和肌肉较薄弱,血供较差,胫骨骨折易出现愈合延迟。

4.腓骨

腓骨(图2-5-6)细长,位于胫骨外后方,分一体两端。上端稍膨大,称腓骨头,有腓骨头关节面与胫骨相关节。头下方缩窄,称腓骨颈。体内侧缘锐利,称骨间缘,有小腿骨间膜附着。体内侧近中点处,可见向上开口的滋养孔。下端膨大,形成外踝。其内侧有外踝关节面,与距骨相关节。腓骨头和外踝可在体表扪及。

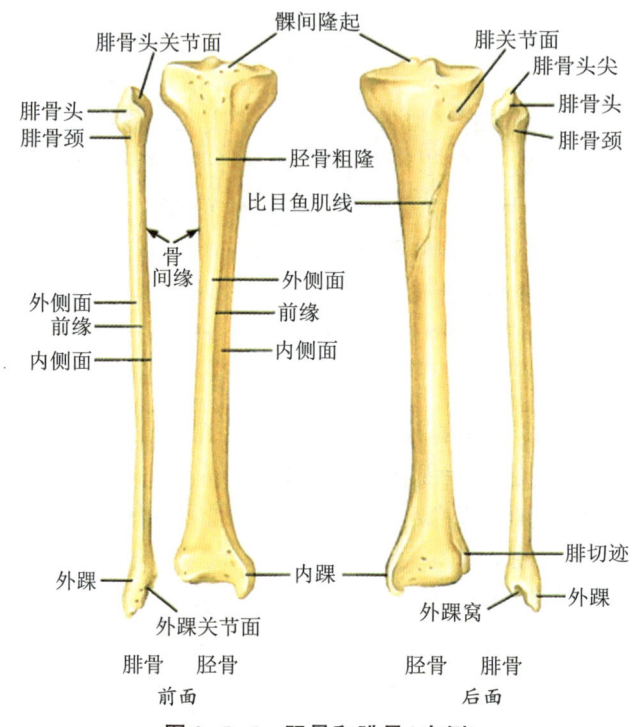

图 2-5-6 胫骨和腓骨(右侧)

5.足骨

足骨包括跗骨、跖骨和趾骨(图 2-5-7)。

(1)跗骨:共 7 块,属短骨,分前、中、后 3 列。后列包括上方的距骨和下方的跟骨;中列为位于距骨前方的足舟骨;前列为内侧楔骨、中间楔骨、外侧楔骨及跟骨前方的骰骨。

距骨几乎占据全足的一半,与下肢的支持和负重功能相适应,距骨上面有前宽后窄的关节面,称距骨滑车,与内、外踝和胫骨的下关节面相关节。距骨下方与跟骨相关节。跟骨后端隆突,为跟骨结节。距骨前接足舟骨,其内下方隆起为舟骨粗隆,是重要的体表标志。足舟骨前方与 3 块楔骨相关节,外侧的骰骨与跟骨相接。

跟骨骨折为常见的跗骨骨折,约占全部跗骨骨折的 60%,多由高处跌下,足部着地,足跟遭受垂直撞击所致。

(2)跖骨:共 5 块,由内侧向外侧分别为第 1~5 跖骨,形状和排列大致与掌骨相当,但较掌骨粗大。每一跖骨近端为底,与跗骨相接,中间为体,远端称头,与近节趾骨底相接。第 5 跖骨底向后突出,称第 5 跖骨粗隆,在体表可扪及。

(3)趾骨:共 14 块。姆趾为 2 节,其余各趾为 3 节。形态和命名与指骨相同。姆趾骨粗壮,其余趾骨细小,第 5 趾的远节趾骨甚小,往往与中节趾骨长合。

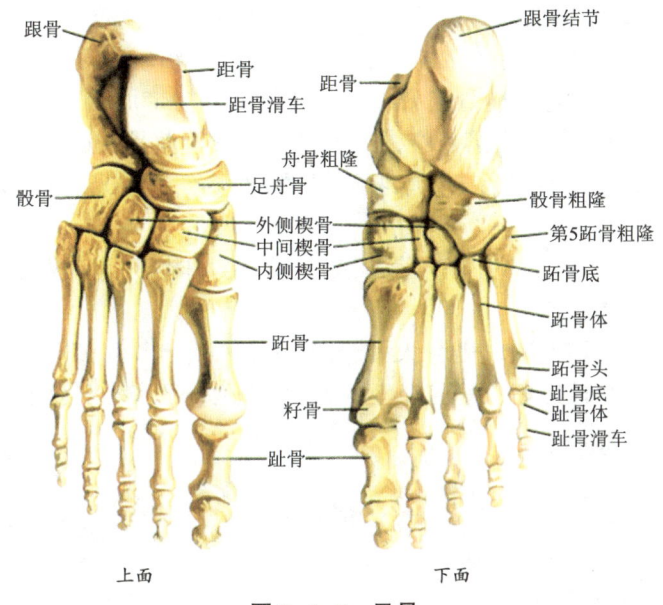

图 2-5-7　足骨

下肢骨常见的变异和畸形

髋骨：髂窝穿孔，耻、坐支不长合。
股骨：臀肌粗隆异常粗大，形成第3转子。
髌骨：可缺如或为二分髌骨。
距骨：后下部和前上部可出现三角骨和距上骨。
楔骨：内侧和中间楔骨之间可出现楔间骨。
跖骨：第1与第2跖骨之间可出现跖间骨。
趾骨：多趾。

任务二　下肢骨连结

下肢骨连结包括下肢带骨的连结和自由下肢骨的连结。其中髋关节、膝关节和踝关节是人体重要的关节。下肢的主要功能是支持体重和运动，以及维持身体的直立姿势。

（一）下肢带骨的连结

1. 骶髂关节

骶髂关节由骶骨和髂骨的耳状面构成，关节面凸凹不平，彼此结合十分紧密。关囊紧张有骶骨前、后韧带加强。关节后上方尚有骶髂骨间韧带充填和连结。骶髂关节具有相当大的稳固性,以适应支持体重的功能。妊娠妇女其活动度可稍增大。

髋骨与脊柱间的韧带连结髋骨与脊柱之间常借下列韧带加固:

(1)髂腰韧带:强韧肥厚,由第5腰椎横突横行放散至髂骨的后上部。

(2)骶结节韧带:位于骨盆后方,起自骶、尾骨的侧缘,呈扇形,集中附着于坐骨结节内侧缘。

(3)骶棘韧带:位于骶结节韧带的前方,起自骶、尾骨侧缘,呈三角形,止于坐骨棘,其起始部为骶结节韧带所遮掩。

骶棘韧带与坐骨大切迹围成坐骨大孔,骶棘韧带、骶结节韧带和坐骨小切迹围成坐骨小孔,有肌肉、血管和神经等从盆腔经坐骨大、小孔达臀部和会阴(图2-5-8)。

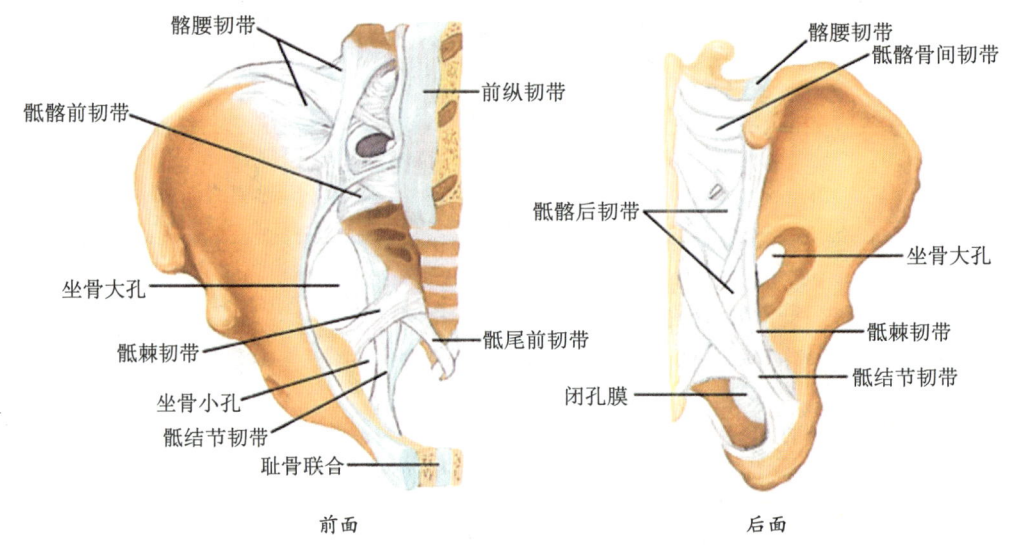

图2-5-8 骨盆的韧带

2.耻骨联合

耻骨联合由两侧耻骨联合面借纤维软骨构成的耻骨间盘连结构成。耻骨间盘中往往出现一矢状位的裂隙,女性较男性的厚,裂隙也较大,孕妇和经产妇尤为显著。在耻骨联合的上下方分别有连结两侧耻骨的耻骨上韧带和耻骨弓状韧带。耻骨联合的活动甚微,但在分娩过程中,耻骨间盘中的裂隙增宽,以增大骨盆的径线(图2-5-9)。

3.髋骨的固有韧带

亦即闭孔膜,它封闭闭孔并为盆内、外肌肉提供附着。膜的上部与闭孔沟围成闭膜管,有神经、血管通过。

4.骨盆

骨盆由左、真的右髋骨和骶、尾骨以及其间的骨连结构成(图2-5-10)。人体直立时,骨盆向前倾斜,两侧髂前上棘与两耻骨结节位于同一冠状面内,此时,尾骨尖与耻骨

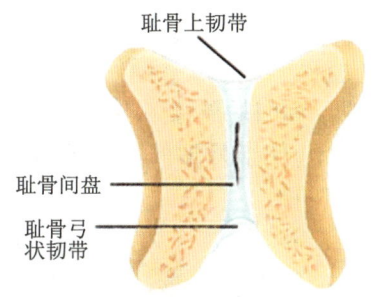

图 2-5-9　耻骨联合（冠状切面）

联合上缘位于同一水平面上。骨盆可由骶骨岬向两侧经弓状线、耻骨梳、耻骨结节至耻骨联合上缘构成的环形界线，分为上方的大骨盆或又称假骨盆，和下方的小骨盆或又称真骨盆。

（1）大骨盆：由界线上方的髂骨翼和骶骨构成。由于骨盆呈向前倾斜状，故大骨盆几乎没有前壁。

（2）小骨盆：大骨盆向下延伸的骨性狭窄部，可分为骨盆上口、骨盆下口和骨盆腔。骨盆上口由上述界线围成，呈圆形或卵圆形。骨盆下口由尾骨尖、骶结节韧带、坐骨结节、坐骨支、耻骨支和耻骨联合下缘围成，呈菱形。两侧坐骨支与耻骨下支连成耻骨弓，它们之间的夹角称为耻骨下角。骨盆上下口之间的腔称为骨盆腔。小骨盆腔也称为固有盆腔，该腔内有直肠、膀胱和部分生殖器官。小骨盆腔是一前壁短，侧壁和后壁较长的弯曲通道，其中轴为骨盆轴，分娩时，胎儿循此轴娩出。

骨盆是躯干与自由下肢骨之间的骨性成分，起着传导重力和支持、保护盆腔脏器的作用。

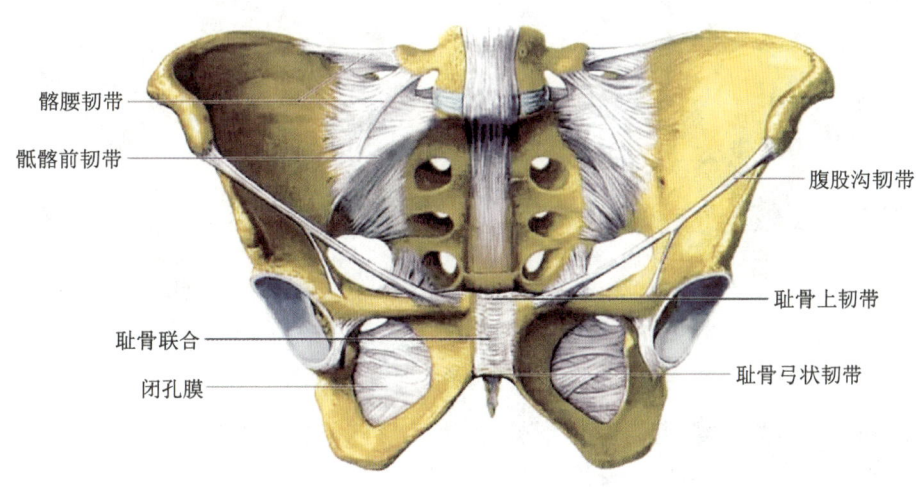

图 2-5-10　骨盆

(二)自由下肢骨连结

1.髋关节

髋关节由髋臼与股骨头构成。髋臼的周缘附有纤维软骨构成的髋臼唇,增加髋臼的深度。髋臼切迹被髋臼横韧带封闭,使半月形的髋臼关节面扩大为环形以紧抱股骨头。髋臼窝内充填有脂肪组织(图 2-5-11)。

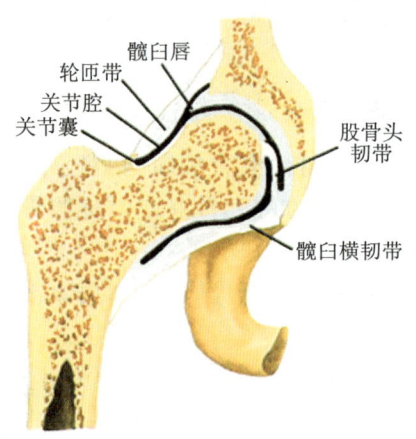

图 2-5-11　髋关节(冠状切面)

髋关节的关节囊坚韧致密,向上附着于髋臼周缘及横韧带,向下附着于股骨颈,前面达转子间线,后面包裹股骨颈的内侧 2/3(转子间嵴略上方处)。使股骨颈骨折有囊内、囊外骨折之分。关节囊周围有多条韧带(图 2-5-12)加强。

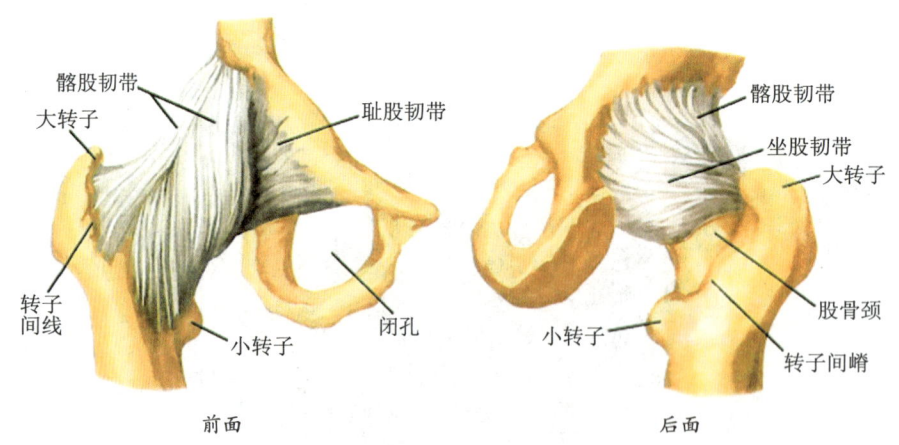

图 2-5-12　髋关节周围韧带

(1)髂股韧带:为强腱,起自髂前下棘,呈人字形向下经囊的前方止于转子间线。可限制大腿过伸,对维持人体直立姿势有很大作用。

(2)股骨头韧带:位于关节内,连结股骨头凹和髋臼横韧带之间,为滑膜所包被,内含营养股骨头的血管。当大腿半屈并内收时,韧带紧张,外展时韧带松弛。

(3)耻股韧带:由耻骨上支向外下于关节囊前下壁与股韧带的深部融合。可限制大腿的外展及旋外运动。

(4)坐股韧带:为加强关节囊的后部,起自坐骨体,斜向外上与关节囊融合,附着于大转子根部。可限制大腿的旋内运动。

(5)轮匝带:关节囊的深层纤维围绕股骨颈的环形增厚,可约束股骨头向外脱出。

髋关节可做三轴的屈、伸、展、收、旋内、旋外以及环转运动。

临床联系

由于股骨头深藏于髋臼窝内,关节囊相对紧张而坚韧,又受多条韧带限制,其运动幅度远不及肩关节,而具有较大的稳固性,以适应其承重和行走的功能。髋关节囊的后下部相对较薄弱,脱位时,股骨头易向下方脱出。

2.膝关节

膝关节由股骨下端、胫骨上端和髌骨构成(图2-5-13),是人体最大最复杂的关节。髌骨与股骨的髌面相接,股骨的内外侧髁分别与胫骨的内外侧髁相对。

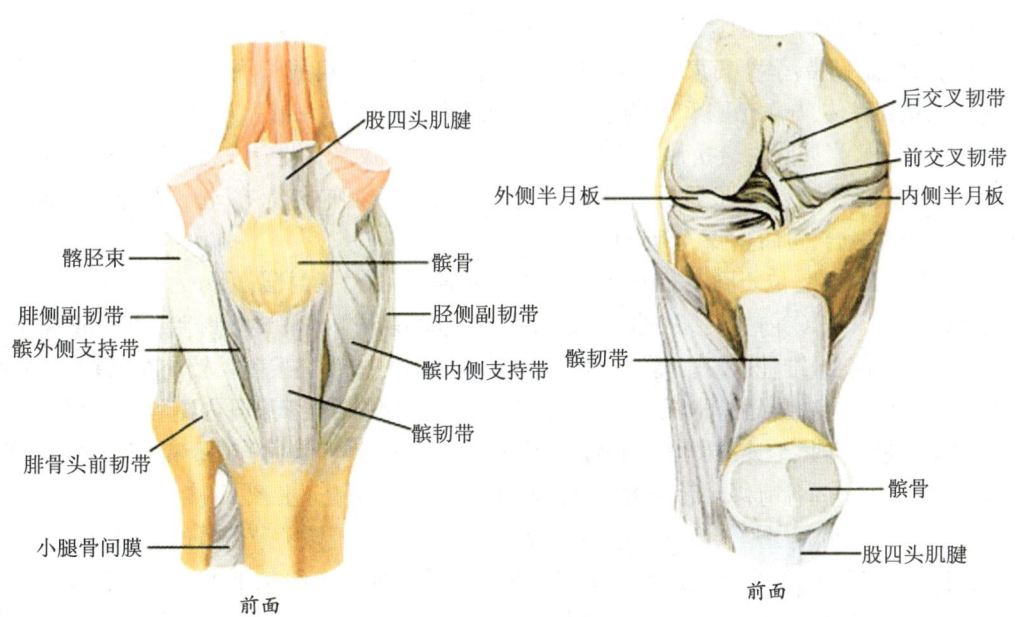

人体解剖学

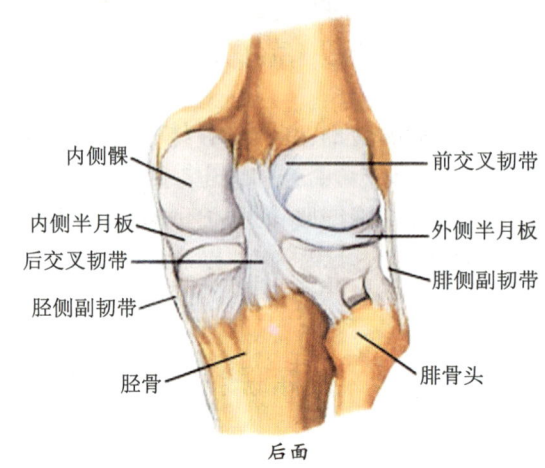

图 2-5-13　膝关节

膝关节的关节囊薄而松弛,附着于各关节面的周缘,周围有韧带加固,以增加关节的稳定性。主要韧带有以下几条:

(1)髌韧带:为股四头肌腱的中央部纤维索,自髌骨向下止于胫骨粗隆。髌韧带扁平而强韧,其浅层纤维越过髌骨连于股四头肌腱。

(2)腓侧副韧带:为条索状坚韧的纤维索,起自股骨外上髁,向下延伸至腓骨头。韧带表面大部分被股二头肌腱所遮盖,与外侧半月板不直接相连。

(3)胫侧副韧带:呈宽扁束状,位于膝关节内侧后份。起自股骨内上髁,向下附着于胫骨内侧髁及相邻骨体,与关节囊和内侧半月板紧密结合。胫侧副韧带和腓侧副韧带在伸膝时紧张,屈膝时松弛,半屈膝时最松弛。因此,在半屈膝位允许膝关节做少许旋内和旋外运动。

(4)腘斜韧带:由半膜肌腱延伸而来,起自胫骨内侧髁,斜向外上方,止于股骨外上髁,部分纤维与关节囊融合,可防止膝关节过伸。

(5)膝交叉韧带:位于膝关节中央稍后方,非常强韧,由滑膜衬覆,可分为前、后两条(图2-5-13,图2-5-14)。①前交叉韧带起自胫骨髁间隆起的前方内侧,与外侧半月板的前角愈着,斜向后上方外侧,纤维呈扇形附着于股骨外侧髁的内侧。②后交叉韧带较前交叉韧带短而强韧,并较垂直。起自胫骨髁间隆起的后方,斜向前上方内侧,附着于股骨内侧髁的外侧面。

膝交叉韧带牢固地连结股骨和胫骨,可防止胫骨沿股骨向前、后移位。前交叉韧带在伸膝时最紧张,能防止胫骨前移。后交叉韧带在屈膝时最紧张,可防止胫骨后移。

膝关节囊的滑膜层是全身关节中最宽阔最复杂的,附着于该关节各骨的关节面周缘,覆盖关节内除了关节软骨和半月板以外的所有结构。滑膜在髌骨上缘的上方,向上突起形成深达5 cm 左右的髌上囊于股四头肌腱和股骨体下部之间。在髌骨下方的中线两侧,部分滑膜层突向关节腔内,形成一对翼状襞,内含有脂肪组织,充填关节腔内的空隙。还有不与关节腔相通的滑液囊,如位于髌韧带与胫骨上端之间的髌下深囊。

关节半月板

关节半月板是垫在股骨内外侧髁与胫骨内外侧髁关节面之间的两块半月形纤维软骨板,分别称为内、外侧半月板。

(1)内侧半月板:较大,呈"C"形,前端窄后份宽,外缘与关节囊及胫侧副韧带紧密相连。

(2)外侧半月板:较小,近似"O"形,外缘亦与关节囊相连(图2-5-14)。

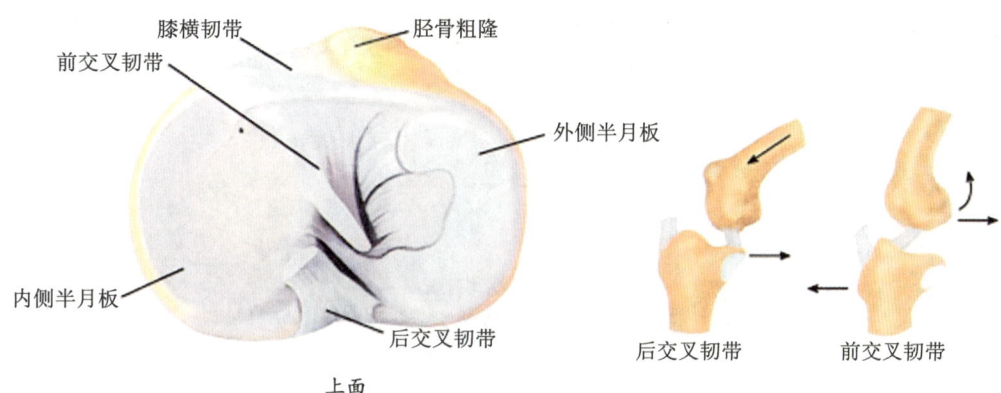

图 2-5-14　膝关节内韧带和软骨

临床联系

膝关节的辅助结构多,较稳定,不易发生脱位,但膝关节的交叉韧带和半月板易损伤。若前、后交叉韧带断裂,膝关节半屈位时,胫骨可前、后移位,临床上称"抽屉试验"阳性。由于半月板随膝关节运动而移位,因此,在急骤强力运动时,可造成损伤。例如,当急剧伸小腿并做强力旋转,如踢足球时,原先移位的半月板尚未来得及前滑,被膝关节上、下关节面挤住,即可发生半月板挤压或破裂。由于内侧半月板与关节囊和胫侧副韧带紧密相连,因而内侧半月板损伤可能性较大。

3.胫腓连结

胫、腓两骨之间的连结紧密,上端由胫骨外侧髁与腓骨头构成微动的胫腓关节,两骨干之间有坚韧的小腿骨间膜相连,下端借胫腓前、后韧带构成坚强的韧带连结。小腿两骨间的活动度甚小。

4.足关节

足关节包括距小腿(踝)关节、跗骨间关节、跗跖关节、跖骨间关节、跖趾关节和趾骨间关节(图2-5-15)。

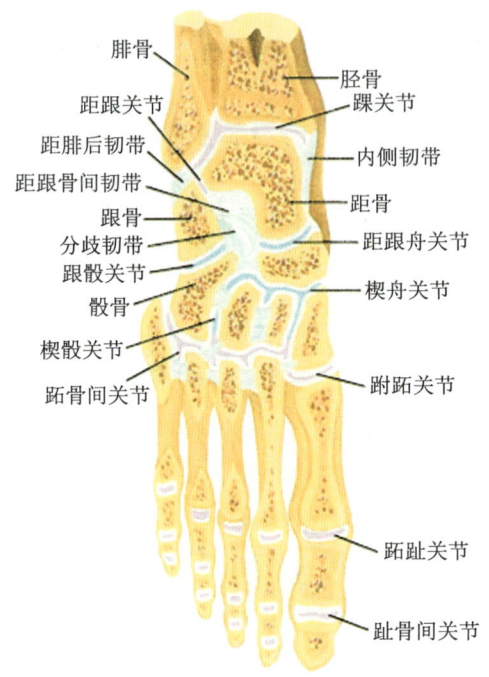

图 2-5-15　足关节（水平切面）

（1）距小腿关节：亦称踝关节，由胫、腓骨的下端与距骨滑车构成。踝关节的关节囊附着于各关节面的周围，囊的前、后壁薄而松弛，两侧有韧带增厚加强。内侧有内侧韧带（或称三角韧带）为坚韧的三角形纤维索，起自内踝尖，向下呈扇形展开，止于足舟骨、距骨和跟骨。外侧韧带由不连续的三条独立的韧带组成，前为距腓前韧带，中为跟腓韧带，后为距腓后韧带，三条韧带均起自外踝，分别向前、向下和向后内止于距骨及跟骨，均较薄弱（图 2-5-16）。

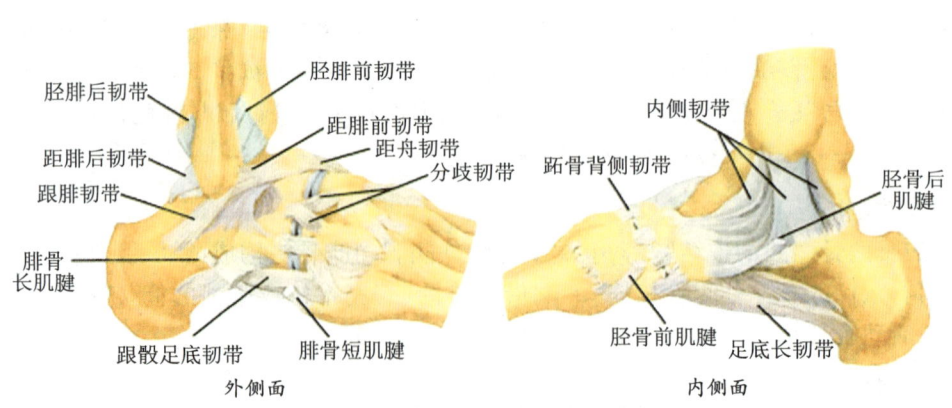

图 2-5-16　踝关节周围韧带

踝关节能做背屈(伸)和跖屈(屈)运动。

> **临床联系**
>
> 距骨滑车前宽后窄,当背屈时,较宽的滑车前部嵌入关节窝内,踝关节较稳定。当跖屈时,由于较窄的滑车后部进入关节窝内,足能做轻微的侧方运动,关节不够稳定,故踝关节扭伤多发生在跖屈(如下山、下坡、下楼梯)的情况。
>
> 为适应踝关节负重和行走功能,加强其稳固性,其周围有韧带加强,但踝关节在运动和行走中,若发生过度内翻和外翻,常易损伤外侧副韧带和内侧副韧带。由于外踝比内踝低,临床上以外侧副韧带损伤多见。

(2)跗骨间关节:跗骨诸骨之间的关节,以距跟关节(也称距下关节)、距跟舟关节和跟骰关节较为重要。

距跟关节和距跟舟关节在功能上是联合关节,在运动时,跟骨与舟骨连同其余的足骨一起对距骨做内翻或外翻运动。足的内侧缘提起,足底转向内侧称为内翻。足的外侧缘提起,足底转向外侧称为外翻。内、外翻常与踝关节协同运动,即内翻常伴有足的跖屈,外翻常伴有足的背屈。跟骰关节和距跟舟关节联合构成跗横关节,其关节线横过跗骨中份,呈横位的"S"形,内侧部凸向前,外侧部凸向后。实际上这两个关节的关节腔互不相通,在解剖学上是两个独立的关节,临床上常可沿此线进行足的离断。

跗骨各骨之间还借许多坚强的韧带连结,主要的韧带有:①跟舟足底韧带(又称跳跃韧带),为宽而肥厚的纤维带,位于足底,连结于跟骨与足舟骨之间,对维持足的内侧纵弓起了重要作用。②分歧韧带,为强韧的"Y"形韧带,起自跟骨前部背面,向前分为两股,分别止于足的舟骨和骰骨。在足底尚有一些其他的韧带,连结跟骨、骰骨和跖骨底,对维持足弓都有重要意义。

(3)跗跖关节:由3块楔骨和骰骨的前端与5块跖骨的底构成,属平面关节,可做轻微滑动。在内侧楔骨和第1跖骨之间可有轻微的屈、伸运动。

(4)跖骨间关节:由第2～5跖骨底的毗邻面借韧带连结构成,属平面关节,活动甚微。而第1、2跖骨底之间并未相连,在这一点上脚趾与拇指相似。

(5)跖趾关节:由跖骨头与近节趾骨底构成,可做轻微的屈、伸、收、展运动。

(6)趾骨间关节:由各趾相邻的两节趾骨的底与滑车构成,可做屈、伸运动。

5.足弓

跗骨和跖骨借其连结形成凸向上的弓,称为足弓。足弓是动态的,它与肌肉、韧带一起构成了功能上不可分割的复合体。足弓习惯上可分为前后方向的内、外侧纵弓和内外方向的一个横弓(图2-5-17)。

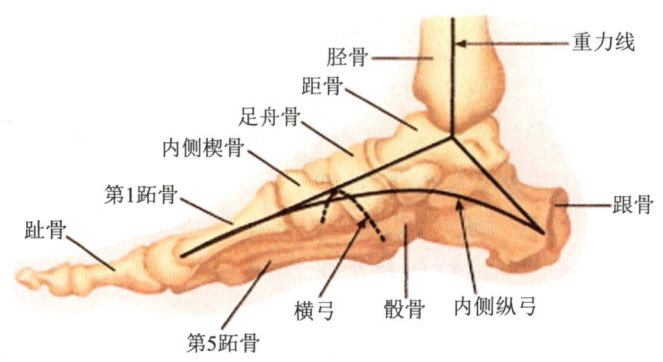

图2-5-17 足弓

内侧纵弓由跟骨、距骨、舟骨、3块楔骨和内侧的3块跖骨连结构成,弓的最高点为距骨头。内侧纵弓前端的承重点在第1跖骨头,后端的承重点是跟骨的跟结节。内侧纵弓比外侧纵弓高,活动性大,更具有弹性。

外侧纵弓由跟骨、骰骨和外侧的2块跖骨连结构成,弓的最高点在骰骨。外侧纵弓的运动幅度非常有限,活动度较小,适于传递重力和推力,而不是吸收这些力。

横弓由骰骨、3块楔骨和跖骨连结构成,弓的最高点在中间楔骨。横弓呈半穹窿形,其足底的凹陷朝内,当两足紧紧并拢时,则形成一完整的穹窿。横弓通常是由跖骨头传递力,腓骨长肌腱是维持横弓的强大力量。

足弓增加了足的弹性,使足成为具有弹性的"三脚架",在行走和跳跃时发挥弹性和缓冲震荡的作用。除了依靠各骨的连结之外,足底的韧带以及足底的长、短肌腱的牵引对维持足弓也起着重要作用。这些韧带虽然十分坚韧,但缺乏主动收缩能力,一旦被拉长或受损,足弓便有可能塌陷,成为扁平足。

任务三 下肢骨骨性标志

1.髂嵴

在腰部下方可摸到横行的隆起,两侧髂嵴最高点的连线,约平对第4腰椎棘突。临床上常作为腰椎穿刺的定位标志。

2.髂前上棘

在髂嵴的前端,体表可明显看到,是测量骨盆的重要标志。

3.耻骨结节
在耻骨联合的外上方可摸到。

4.坐骨结节
为坐位时骨盆最低点,在肛门前外侧,伸手可摸到,常作为测量骨盆的标志。

5.大转子
在大腿的外上方,当下肢前后摆动时可摸到,它与坐骨结节的连线中点是确定坐骨神经体表投影的标志。

6.髌骨
位于膝前皮下,凸出明显。

7.胫骨粗隆
位于胫骨上端的前面,突出明显,是髌韧带的止点,也是针灸取穴的标志。

8.内踝、外踝
分别位于踝关节的内、外侧与皮下,突出明显,外踝较内踝低。

9.跟骨结节
为跟骨后端隆突。

【目标考核】

【知识目标考核】
1.在下列图片旁,标注这些骨的主要结构(图2-5-18、图2-5-19)。

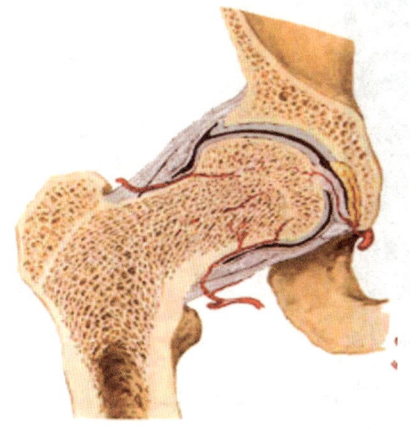
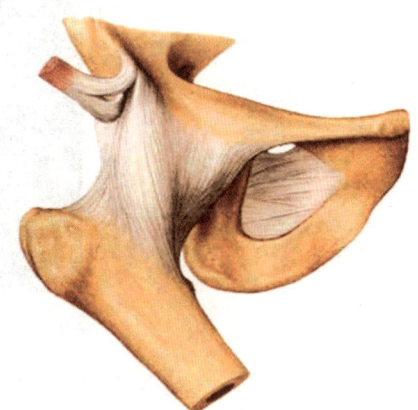

图2-5-18 髋关节结构识别

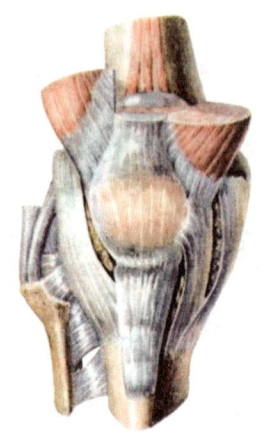
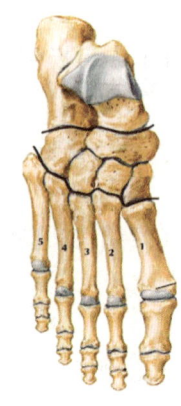

图 2-5-19　膝关节和足骨结构识别

2.简述髋关节的构成、特点和运动。

3.简述膝关节的构成、特点和运动。

4.简述踝关节的构成、特点和运动。

【能力目标考核】

1.结合膝关节的解剖学习,请区分下面膝关节三维成像图片(图 2-5-20)是左侧还是右侧的膝关节。该膝关节正常吗?

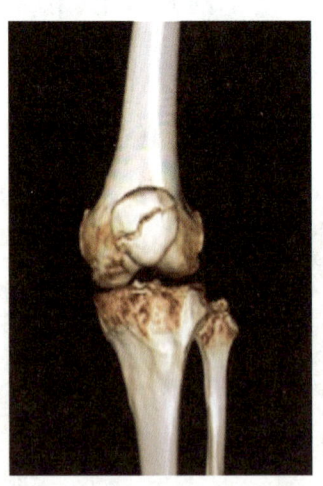

图 2-5-20　膝关节三维成像

2.下肢骨骨性标志的体表定位,为后续学习诊断学中体格检查做铺垫,为外科学中学习下肢骨骨折做铺垫。医学生学习完下肢骨后需要具备这个能力。

请在同学身上准确定位以下下肢骨骨性标志:髂前上棘、髂结节、髂后上棘、坐骨结节、耻骨联合、股骨大转子、胫骨粗隆、内踝、外踝。

【素质目标考核】

临床案例1：患者，男，28岁。坐车时因车祸，导致右下肢呈内收、内旋屈曲畸形，髋关节活动受限，伤肢缩短，右臀部可摸到坚硬突出物。影像学检查（X射线）检查：右髋关节后脱位。临床诊断：右髋关节后脱位。

问题1：查阅资料髋关节脱位，讨论分析髋关节后脱位的解剖学基础。

问题2：查阅资料，简述髋关节脱位诊断与治疗。

临床案例2：患者，女，18岁。结伴上山春游，在下山途中因奔跑不慎扭伤右侧踝部，不能活动。查体：局部肿胀，压痛明显，呈内翻形态。临床诊断：右踝关节扭伤。

问题1：查阅资料，讨论总结踝关节扭伤的解剖学基础。

问题2：查阅资料，简述踝关节扭伤诊断与治疗。

问题3：查阅资料，简述踝关节扭伤的康复锻炼及注意事项。

（宋兆华）

项目六

头肌、颈肌

【课前导读】

头肌、颈肌相关疾病有面肌痉挛、斜颈、落枕、斜角肌间隙综合征等,其诊疗涉及的解剖学知识是各肌的位置、名称、形态、起止点、作用、体表定位。通过本次课的学习,可以为学生在后续头颈肌相关疾病的学习进行铺垫。

【学习目标】

1. 知识目标

(1) 掌握表情肌、咀嚼肌的组成、分布和作用。

(2) 掌握胸锁乳突肌的位置、起止和作用,前、中、后斜角肌的位置、起止和作用。

(3) 了解颈肌的组成。

2. 能力目标

能准确体表定位枕额肌、颊肌、咬肌、颞肌、胸锁乳突肌、斜角肌的能力。

3. 素质目标

结合临床,学以致用:引用先天性斜颈的案例,引导学生进行解剖学分析,培养临床思维和总结学习要点,培养学生通过各种途径查阅资料的能力,培养学生发现问题、分析问题、解决问题的能力。

任务一　头肌

头肌可分为面肌和咀嚼肌两部分。

(一) 面肌

面肌是面部扁薄的皮肌,位置浅表,大多起自颅骨的不同部位,止于面部皮肤,主要分布于面部口、眼、鼻等孔裂周围,可分为环形肌和辐射肌两种,有闭合或开大上述孔裂的作用,同时牵动面部皮肤显示喜、怒、哀、乐等各种表情,故面肌又称表情肌。

1. 颅顶肌

颅顶肌为颅顶部阔而薄的肌,如左、右各一的枕额肌。枕额肌由前后两个肌腹及中间的帽状腱膜构成,前部的肌腹称额腹,位于额部皮下,止于眉部皮肤;后部的肌腹称枕腹,位于枕部皮下,起自枕骨(图 2-6-1、图 2-6-2)。枕额肌与颅部的皮肤和皮下组织紧密结合共同组成头皮,与深部的骨膜隔以疏松结缔组织。收缩时,枕腹可向后牵拉帽状腱膜,额腹可提眉并使额部皮肤出现皱纹。

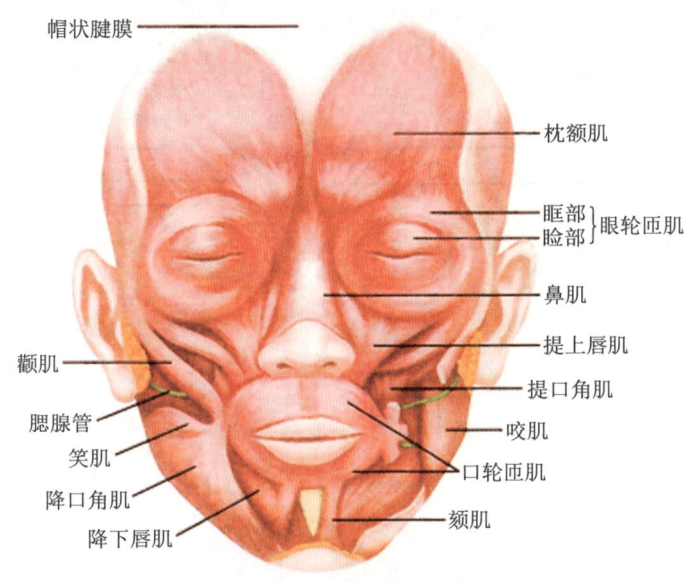

图 2-6-1 头肌(前面)

临床联系

皮肤、浅筋膜、颅顶肌与帽状腱膜彼此紧密连结合称头皮。头皮外伤若未伤及帽状腱膜,则伤口裂开不明显;若帽状腱膜同时受伤,由于颅顶肌的牵拉则伤口裂开。缝合时一定要将此层缝合好,一方面可以减少皮肤的张力,有利于伤口的愈合,另一方面也有利于止血。

2.眼轮匝肌

眼轮匝肌位于眼裂周围,呈椭圆形,分为眶部、睑部和泪囊部(图 2-6-3)。睑部纤维收缩时可眨眼,与眶部纤维共同收缩使眼裂闭合;泪囊部纤维收缩可扩大泪囊,使囊内产生负压,以利泪液引流。

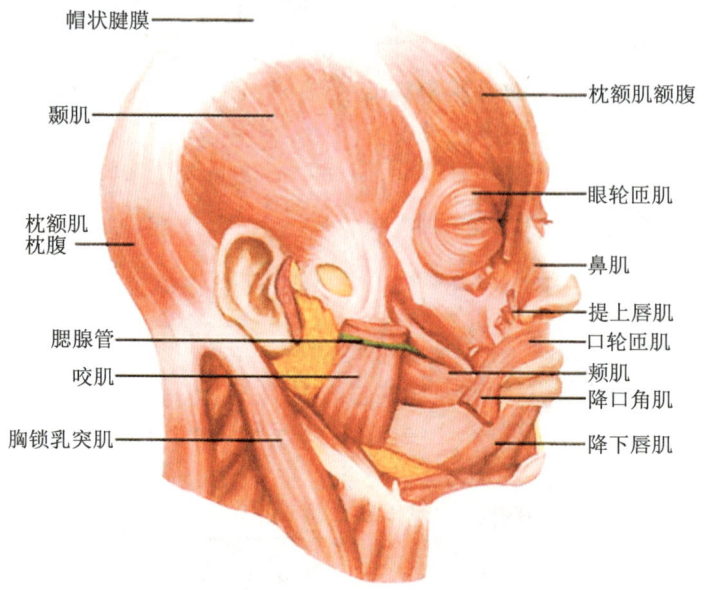

图 2-6-2 头肌(侧面)

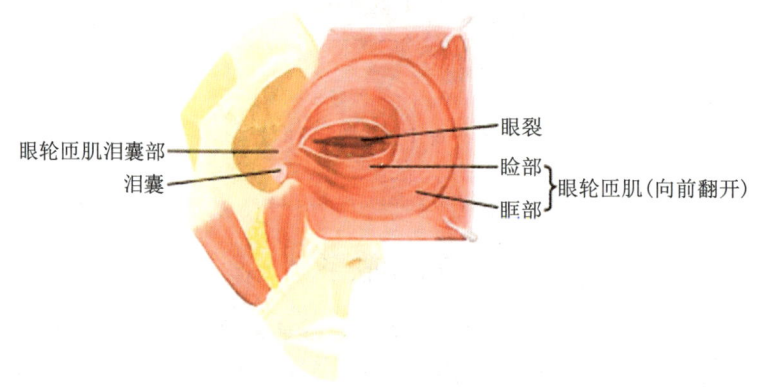

图 2-6-3 眼轮匝肌

3.口周围肌

人类口周围肌在结构上高度分化,形成复杂的肌群,包括环形肌和辐射状肌。环绕口裂的环形肌称口轮匝肌,收缩时闭口,并使上、下唇与牙贴紧。辐射状肌分别位于口唇的上、下方,能上提上唇、降下唇及拉口角向上、向下或向外侧。辐射状肌中较重要的是颊肌,起自面颊深层,止于口角,收缩时使唇、颊贴紧牙齿,帮助咀嚼和吸吮,并可将口角拉向外侧;与口轮匝肌共同作用,可做吹口哨动作。

4.鼻肌

鼻肌为几块不发达的薄扁小肌,分布在鼻孔周围,有开大或缩小鼻孔的作用。

(二)咀嚼肌

咀嚼肌包括咬肌、颞肌、翼内肌和翼外肌,配布于颞下颌关节周围,参与咀嚼运动。

1.咬肌

咬肌起自颧弓的下缘和内面,肌纤维斜向后下止于咬肌粗隆(图2-6-2)。收缩时上提下颌骨,同时向前牵引下颌骨。

2.颞肌

颞肌起自颞窝,肌束如扇形向下会聚,通过颧弓的深面,止于下颌骨的冠突(图2-6-2)。收缩时上提下颌骨,并可向后牵拉下颌骨。

3.翼内肌

翼内肌起自翼突窝,止于下颌角内面的翼肌粗隆(图2-6-4)。收缩时上提下颌骨,并使其向前运动。

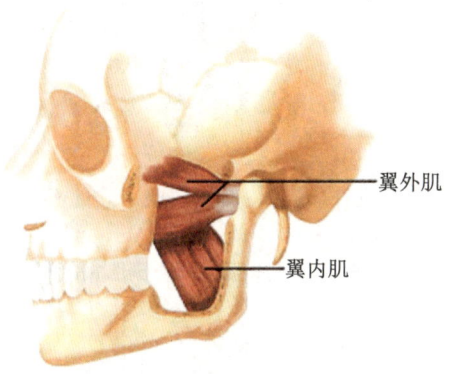

图 2-6-4 翼内肌和翼外肌

4.翼外肌

翼外肌位于颞下窝内。起自蝶骨大翼下面和翼突外侧面,向后外止于下颌颈(图2-6-4)。两侧同时收缩做张口运动,一侧收缩则使下颌骨移向对侧。

任务二 颈肌

颈肌可依其所在位置分为颈浅肌与颈外侧肌、颈前肌、颈深肌3群。

(一)颈浅肌与颈外侧肌

1.颈阔肌

颈阔肌为位于颈部浅筋膜内的皮肌,薄而宽阔。起自胸大肌和三角肌表面的筋膜,向上内止于口角、下颌骨下缘及面下部皮肤(图2-6-5)。收缩时拉口角及下颌向下,并使颈部皮肤出现皱褶。

2.胸锁乳突肌

胸锁乳突肌位于颈部两侧,大部分为颈阔肌所覆盖。起自胸骨柄前面和锁骨的胸骨端,二头会合斜向后上方,止于颞骨的乳突(图2-6-5)。作用是一侧收缩使头向同侧倾斜,脸转向对侧;两侧同时收缩可使头后仰。

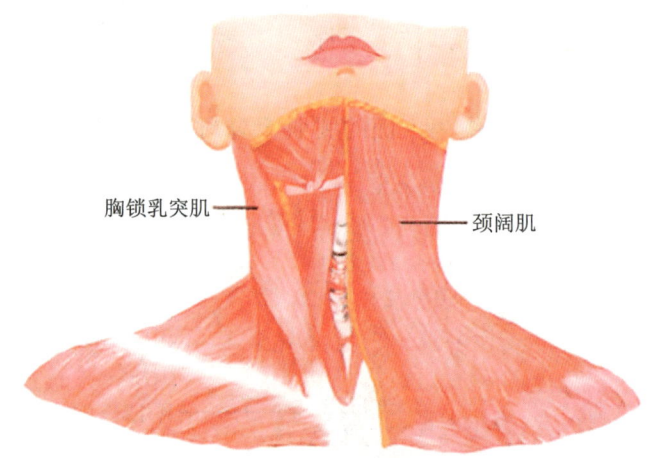

图2-6-5 颈浅肌与颈外侧肌(前面)

(二)颈前肌

颈前肌包括舌骨上肌群和舌骨下肌群(图2-6-6、图2-6-7、图2-6-8)。

1.舌骨上肌群

舌骨上肌群位于舌骨与下颌骨和颅底之间,每侧有4块肌,皆止于舌骨。

(1)二腹肌:位于下颌骨下方,有前、后两个肌腹,二者以中间腱相连。前腹起自下颌骨二腹肌窝,斜向后下方;后腹起自乳突内侧,斜向前下;中间腱借筋膜形成的滑车系于舌骨。

(2)下颌舌骨肌:位于二腹肌前腹深面的三角形扁肌,起自下颌骨的下颌舌骨肌线。

(3)茎突舌骨肌:位于二腹肌后腹之上并与之伴行,起自茎突。

(4)颏舌骨肌:位于下颌舌骨肌深面,起自下颌骨颏棘。

舌骨上肌群的作用是上提舌骨,并可使舌升高;当舌骨固定时,可拉下颌骨向下而张口。

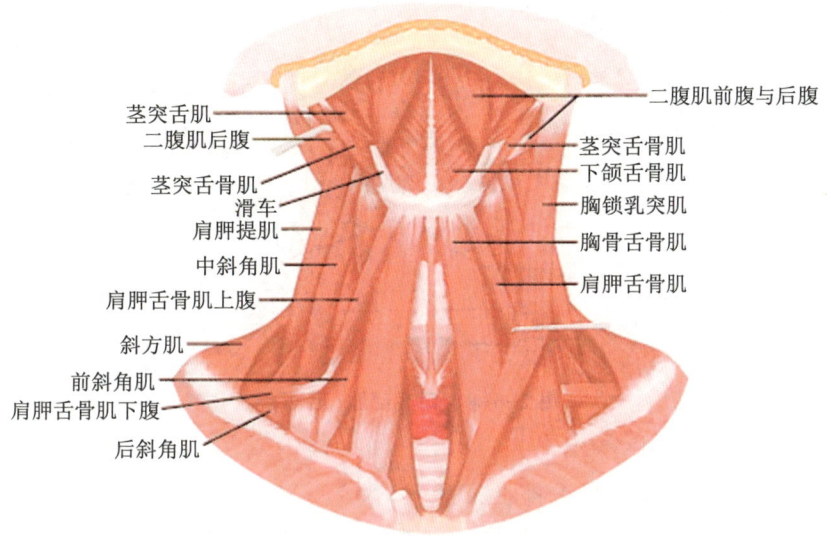

图 2-6-6　颈肌(前面)

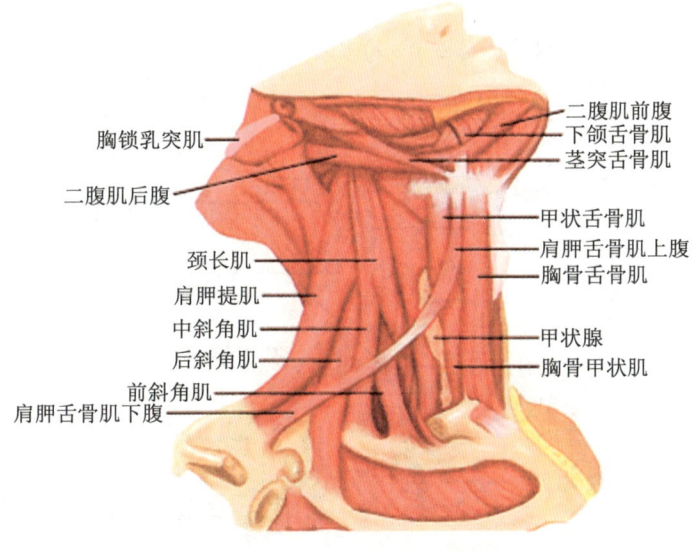

图 2-6-7　颈肌(侧面)

2.舌骨下肌群

舌骨下肌群位于颈前部、舌骨下方正中线的两旁,居喉、气管、甲状腺的前方,每侧有 4 块肌,分浅、深两层排列,各肌的起止点与其名称相一致。

(1)胸骨舌骨肌:位于颈部正中线的两侧,为薄片带状肌。

(2)肩胛舌骨肌:位于胸骨舌骨肌的外侧,为细长带状肌,分为上腹和下腹,由位于胸

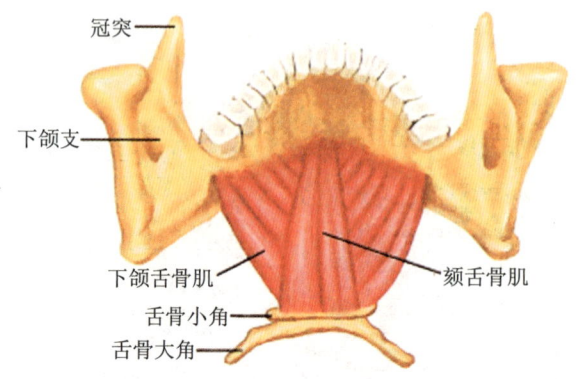

图 2-6-8　口底部肌（后面）

锁乳突肌下部深面的中间腱相连。

（3）胸骨甲状肌：位于胸骨舌骨肌深面。

（4）甲状舌骨肌：位于胸骨甲状肌上方，被胸骨舌骨肌遮盖。

舌骨下肌群的作用是下降舌骨和喉。

（三）颈深肌

颈深肌可分为内、外侧两群（图 2-6-9）。

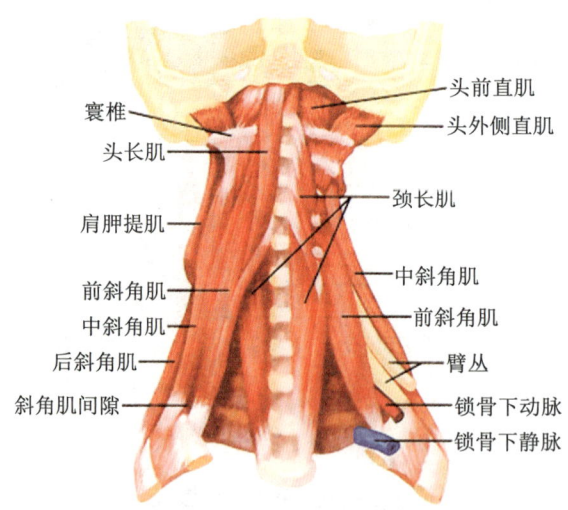

图 2-6-9　颈深肌群

1.内侧群

内侧群位于脊柱颈段前面、正中线的两侧，每侧有头长肌、颈长肌、头前直肌和头外侧直肌共 4 块肌。其中，一侧头长肌和颈长肌收缩使颈向同侧屈，两侧同时收缩使颈前屈。

2.外侧群

外侧群位于脊柱颈段的两侧,有前斜角肌、中斜角肌和后斜角肌。各肌均起自颈椎横突;前、中斜角肌止于第1肋,后斜角肌止于第2肋。前、中斜角肌与第1肋之间的间隙为斜角肌间隙,有锁骨下动脉和臂丛神经通过。

当胸廓固定时,一侧斜角肌收缩使颈向同侧屈,两侧同时收缩使颈前屈;当颈部固定时,双侧肌收缩可上提第1、2肋助吸气。

临床联系

前、中斜角肌表面腱性组织增厚变硬、颈肋、异常纤维束带状结构或前斜角肌痉挛,均可使斜角肌间隙变小,压迫血管神经而出现神经血管受压(胸廓出口)综合征。临床上常以前斜角肌为重要标志,辨认颈根部主要结构的位置关系。

任务三 头颈部主要肌性标志

1.咬肌
当牙咬紧时,在下颌角的前上方,颧弓下方可摸到坚硬的条状隆起。
2.颞肌
当牙咬紧时,在颞窝,于颧弓上方可摸到坚硬的隆起。
3.胸锁乳突肌
当头向一侧转动时,在对侧可明显看到从前下方斜向后上方呈长条状的隆起。

【目标考核】

【知识目标考核】
1.识别并标注图2-6-10至图2-6-13中的肌肉名称。

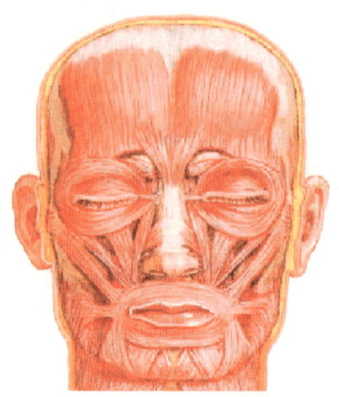

图 2-6-10　头肌标注

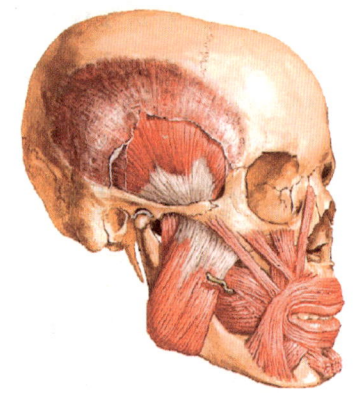

图 2-6-11　头肌标注

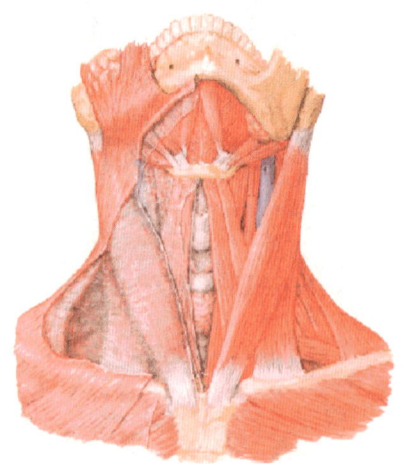

图 2-6-12　颈肌标注

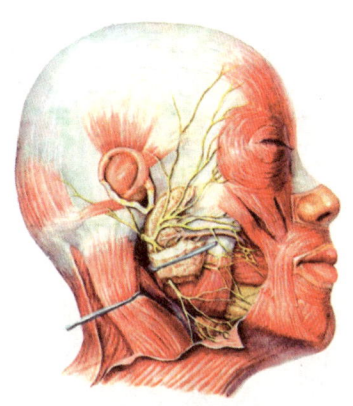

图 2-6-13　头颈部肌肉标注

2.分析哪些肌参与面部表情,作用是什么?

3.分析哪些肌参与咀嚼运动,作用是什么?

【能力目标考核】

头颈肌肌性标志的体表定位,为后续学习诊断学中体格检查做铺垫。医学生学习完头颈肌后需要具备这个能力。

请在同学身上准确体表定位以下头、颈肌肌性标志:枕额肌、颊肌、咬肌、颞肌、胸锁乳突肌、斜角肌。

【素质目标考核】

临床案例:患者,男,3岁。因头斜向一侧而求医。体格检查发现脊柱颈段处于微屈位,右侧胸锁乳突肌前缘较左侧突起,触之硬如索条状,右耳较正常时更接近右肩,头倾向右侧屈,颜面斜向左上方。诊断为先天性斜颈。

问题1:查阅资料,讨论总结该病人患先天性斜颈的解剖学基础?

问题2:查阅资料,讨论总结颈部的运动形式有哪些,参与的肌肉有哪些。

（王江栓）

项目七 躯干肌

【课前导读】

躯干肌包括背肌、胸肌、膈、腹肌、会阴肌。相关疾病有翼状肩、呼吸困难、腹股沟疝等,其诊疗涉及的解剖学知识是各肌的位置、名称、形态结构、起止点、作用、肌性标志。通过本次课的学习,可以为学生学习诊断学中躯干肌体格检查进行铺垫,同时为外科学中相关疾病的学习打下坚实基础。

【学习目标】

1. 知识目标

(1) 掌握背肌、胸肌的组成、位置、作用、肌性标志。

(2) 掌握膈的位置、作用及三个裂孔的临床意义。

(3) 掌握腹部浅表肌肉的名称、位置、作用、肌性标志。

(4) 掌握腹股沟管的组成和结构特点。

2. 能力目标

(1) 能准确定位斜方肌、背阔肌、胸大肌、腹直肌、腹外斜肌、腹股沟管的体表定位。

(2) 能理解腹股沟管的临床意义。

(3) 能正确做出斜方肌、背阔肌、胸大肌收缩时的动作。

3. 素质目标

结合临床,学以致用:引用外伤导致腹股沟直疝、腹股沟斜疝的案例,引导学生进行解剖学分析,培养临床思维和总结学习要点,培养学生通过各种途径查阅资料的能力,培养学生发现问题、分析问题、解决问题的能力。

任务一 背肌

背肌位于背部,分为背浅肌和背深肌两群。

(一) 背浅肌

背浅肌分为两层,均起自脊柱的不同部位,止于上肢带骨或肱骨。浅层有斜方肌和背阔肌，其深面有肩胛提肌和菱形肌(图 2-7-1)。

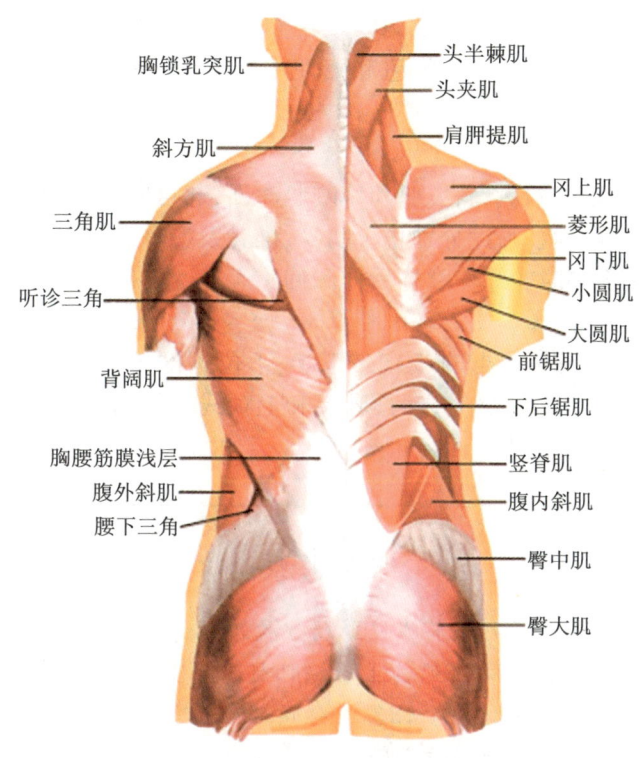

图 2-7-1 背肌

1. 斜方肌

斜方肌位于项部和背上部的浅层，为三角形的扁肌，左右两侧合在一起呈斜方形。以腱膜起自上项线、枕外隆凸、项韧带、第 7 颈椎棘突及全部胸椎棘突，上部纤维斜向外下方，中部纤维平行向外侧，下部纤维斜向外上方，止于锁骨外侧 1/3、肩峰和肩胛冈。作用为拉肩胛骨向脊柱靠拢，上部肌束可上提肩胛骨，下部肌束使肩胛骨下降；如果肩胛骨固定，一侧肌收缩使颈向同侧屈、脸转向对侧，两侧同时收缩可使头后仰。该肌瘫痪时，产生"塌肩"。

2. 背阔肌

背阔肌为全身最大的扁肌，位于背的下半部及胸的后外侧，以腱膜起自下 6 个胸椎棘突、全部腰椎棘突、骶正中嵴及髂嵴后部等，肌纤维向外上方集中，止于肱骨小结节嵴。收缩时，使肩关节后伸、内收及旋内；当上肢上举固定时，可引体向上。

3. 肩胛提肌

肩胛提肌位于项部两侧、斜方肌的深面。起自上位颈椎横突，止于肩胛骨上角和内侧缘的上部。收缩时上提肩胛骨；如肩胛骨固定，可使颈向同侧屈。

4. 菱形肌

菱形肌为菱形的扁肌，位于斜方肌的深面，起自下位 2 个颈椎和上位 4 个胸椎的棘突,肌纤维行向外下,止于肩胛骨内侧缘。收缩时牵引肩胛骨向内上并向脊柱靠拢。

(二)背深肌

背深肌在脊柱两侧排列,分为长肌和短肌。长肌位置较浅,主要有竖脊肌和夹肌(图2-7-1);短肌位于深部。

1.竖脊肌

竖脊肌位于脊柱棘突两侧、斜方肌和背阔肌深面,起自骶骨背面、髂嵴后部和腰椎棘突,肌纤维向外上分为3组,沿途分别止于肋骨、椎骨及颞骨乳突等。作用为一侧肌收缩使脊柱向同侧屈;两侧同时收缩使脊柱后伸和仰头。

2.夹肌

夹肌位于上后锯肌深面。起自项韧带下半、下位颈椎棘突、上位胸椎棘突及棘上韧带,向外上止于上位2~3颈椎横突、颞骨乳突和上项线。作用为一侧肌收缩使头向同侧旋转,两侧同时收缩使头后仰。

临床联系

斜方肌和背阔肌表面的深筋膜较薄弱。被覆于背部深层肌的深筋膜发达,称为胸腰筋膜(图2-7-2)。向上通过上后锯肌前面与项部颈筋膜浅层相续,胸段内侧附着于胸椎棘突,外侧附着于肋角。在腰部,筋膜明显增厚,分为浅、中、深三层,包裹竖脊肌和腰方肌,浅层位于竖脊肌的后面,向下附着于髂嵴后部和骶骨背面,内侧附着于腰、骶椎棘突和棘上韧带;中层位于第12肋与髂嵴之间,分隔竖脊肌和腰方肌,浅、中两层筋膜在竖脊肌外侧缘愈合,构成竖脊肌鞘;深层覆盖在腰方肌的前面。三层筋膜于腰方肌外侧缘会合,成为腹内斜肌和腹横肌的起点。胸腰筋膜在腰部剧烈运动中常可扭伤,为腰背劳损病因之一。

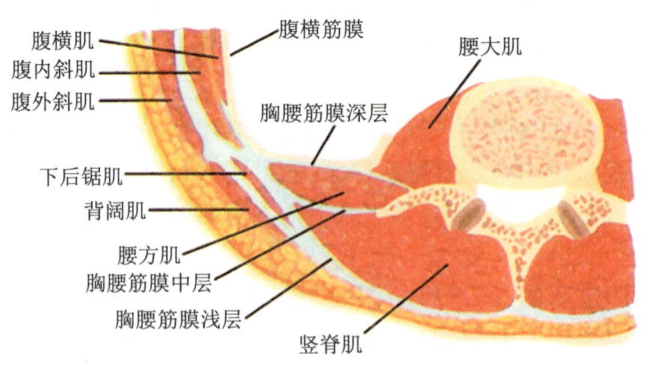

图2-7-2 胸腰筋膜

任务二 胸肌

胸肌分为胸上肢肌和胸固有肌两群。胸上肢肌为扁肌,位于胸壁的前面及侧面浅层,起自胸廓,止于上肢带骨或肱骨;胸固有肌参与构成胸壁。

(一)胸上肢肌

1.胸大肌

胸大肌位于胸廓前上部的浅层,为扇形扁肌。起自锁骨内侧2/3段、胸骨前面和第1~6肋软骨前面等,各部肌束聚合向外侧,以扁腱止于肱骨大结节嵴(图2-7-3)。收缩时,使肩关节内收和旋内,锁骨部肌束还可使肩关节前屈;当上肢固定时,可牵引躯体向上,与背阔肌一起完成引体向上的动作,也可提肋助吸气。

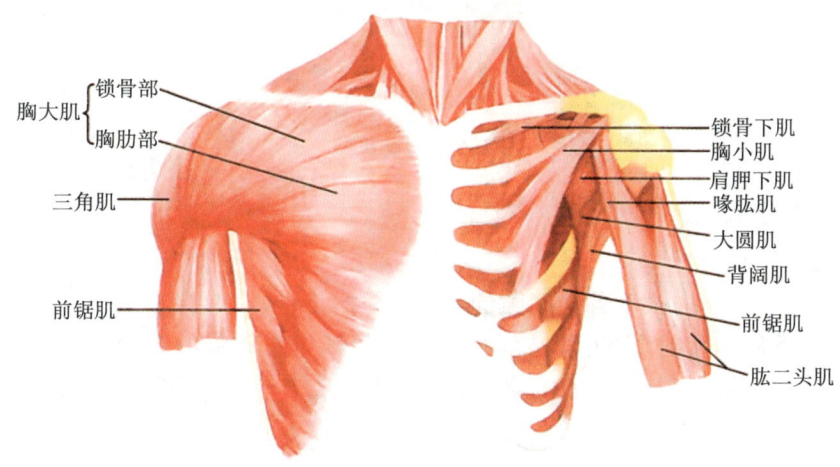

图2-7-3 胸肌

2.胸小肌

胸小肌位于胸大肌深面,呈三角形,起自第3~5肋骨,肌束向上外方,止于肩胛骨的喙突(图2-7-3)。作用是拉肩胛骨向前下方;当肩胛骨固定时,可提肋助吸气。

3.前锯肌

前锯肌位于胸廓侧壁,为宽大的扁肌,以肌齿起自上8~9个肋骨外面,肌束向后绕胸廓侧面,经肩胛下肌前方,止于肩胛骨内侧缘和下角(图2-7-4)。收缩时,拉肩胛骨向前并紧贴胸廓,下部肌束使肩胛骨下角旋外,助外展的臂举高;当肩胛骨固定时,可上提肋骨助深吸气。若此肌瘫痪,则肩胛骨内侧缘与下角离开胸廓而突出于皮下,称为"翼状肩"。

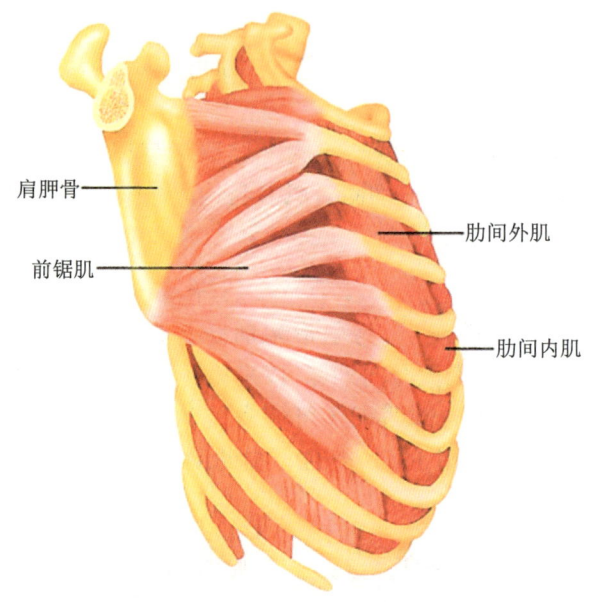

图 2-7-4　前锯肌

(二) 胸固有肌

1.肋间外肌

肋间外肌共 11 对,位于各肋间隙的浅层(图 2-7-4)。起自上位肋骨下缘,肌束斜向前下,止于下位肋骨的上缘,其前部肌束仅达肋骨与肋软骨的结合处,在肋软骨间隙处,移行为一片结缔组织膜,称肋间外膜。作用是提肋,使胸廓前后径及横径皆扩大,助吸气。

2.肋间内肌

肋间内肌位于肋间外肌的深面(图 2-7-4)。起自下位肋骨的上缘,肌束斜向前上,止于上位肋骨下缘,其后部肌束仅达肋角,自此向后移行为一片结缔组织膜,称肋间内膜。作用是降肋助呼气。

3.肋间最内肌

肋间最内肌位于肋间隙中份、肋间内肌深面。肌束方向和作用与肋间内肌相同。

4.胸横肌

胸横肌位于胸前壁的内面。起自胸骨下部,纤维向上外,止于第 2~6 肋的内面。作用是降肋助呼气。

任务三 膈

膈为向上膨隆呈穹隆形的扁薄阔肌(图2-7-5、图2-7-6),位于胸、腹腔之间,构成胸腔的底和腹腔的顶。膈的周边是肌性部,中央为腱膜,称中心腱。肌性部纤维起自胸廓下口的周缘和腰椎前面,可分为三部:胸骨部起自剑突后面;肋部起自下6对肋骨和肋软骨;腰部以左右两个膈脚起自上2~3个腰椎以及内、外侧弓状韧带。各部肌束均止于中心腱。膈上有三个裂孔:主动脉裂孔位于第12胸椎前方,左右两个膈脚与脊柱之间,有主动脉和胸导管通过;食管裂孔位于主动脉裂孔左前上方,约平第10胸椎水平,有食管和迷走神经通过;腔静脉孔位于食管裂孔右前上方的中心腱内,约平第8胸椎水平,有下腔静脉通过。

膈的三个起始部之间常留有三角形的小间隙,无肌纤维,仅覆盖结缔组织,为薄弱区。其中,位于胸骨部与肋部起点之间的间隙称胸肋三角,有腹壁上血管和来自腹壁及肝上面的淋巴管通过;位于腰部与肋部起点之间,为尖向上的三角形区域称腰肋三角。腹部脏器若经上述的三角区突入胸腔则形成膈疝。

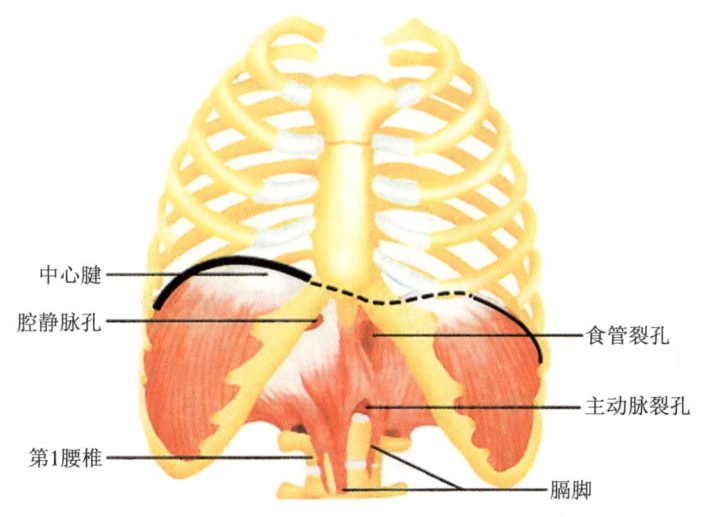

图2-7-5　膈的位置

膈为主要的呼吸肌,收缩时,膈穹隆下降,胸腔容积扩大,以助吸气;松弛时,膈穹隆上升恢复原位,胸腔容积减小,以助呼气。膈与腹肌同时收缩,则能增加腹压,协助排便、呕吐、咳嗽、喷嚏及分娩等活动。膈神经受到刺激,引起膈痉挛,称呃逆。

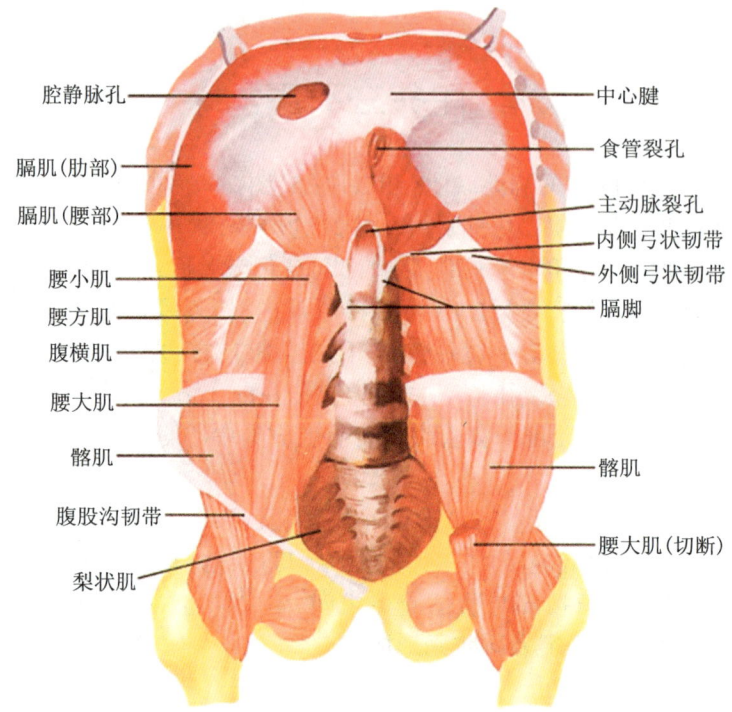

图 2-7-6 膈与腹后壁肌

任务四 腹肌

腹肌位于胸廓与骨盆之间,参与腹壁的组成,可分为前外侧群和后群两部分。

(一) 前外侧群

前外侧群肌构成腹腔的前外侧壁,包括腹外斜肌、腹内斜肌、腹横肌和腹直肌(图2-7-7)。

1.腹外斜肌

腹外斜肌位于腹前外侧部浅层,为宽阔扁肌。以8个肌齿起自下8位肋骨的外面,与背阔肌及下部前锯肌的肌齿交错,肌纤维斜向前下,后部肌束向下止于髂嵴前部,其余肌束向前下移行为腱膜,经腹直肌前面,参与构成腹直肌鞘前层,止于白线。腱膜下缘卷曲增厚,连于髂前上棘与耻骨结节之间,形成腹股沟韧带。位于腹股沟韧带内侧端的一小束腱纤维向下后方返折至耻骨梳,称腔隙韧带,也称陷窝韧带。腔隙韧带延伸并附于耻骨梳的部分称耻骨梳韧带。腹外斜肌腱膜在耻骨结节外上方形成三角形的裂孔,称腹股沟管浅环,又称腹股沟管皮下环。

2.腹内斜肌

腹内斜肌位于腹外斜肌深面。起自胸腰筋膜、髂嵴和腹股沟韧带外侧 1/2。肌束呈扇形,后部肌束几乎垂直向上止于下位 3 个肋骨;大部分肌束向前上方移行为腱膜,其中,上 2/3 腱膜在腹直肌外侧缘分为前、后两层包裹腹直肌,参与构成腹直肌鞘的前层及后层,下 1/3 腱膜全部行于腹直肌前面,参与构成腹直肌鞘前层,腱膜至腹正中线止于白线;下部起自腹股沟韧带的肌束呈弓形行向前下,越过男性精索或女性子宫圆韧带后移行为腱膜,与腹横肌相应腱膜结合,形成腹股沟镰,又称联合腱,止于耻骨梳内侧端及耻骨结节附近。腹内斜肌最下部发出一些细散肌束,与腹横肌最下部的肌束一起包绕精索和睾丸,称为提睾肌,可反射性地上提睾丸。

3.腹横肌

腹横肌位于腹内斜肌深面,为腹壁最深层的扁肌。起自下 6 对肋软骨的内面、胸腰筋膜、髂嵴和腹股沟韧带外侧 1/3,肌束横行向前内侧移行为腱膜,行于腹直肌后面(上 2/3)或前面(下 1/3),参与构成腹直肌鞘后层或前层,止于白线。腹横肌最下部的肌束和腱膜下缘的内侧部分分别参与构成提睾肌和腹股沟镰。

4.腹直肌

腹直肌位于腹前壁正中线两侧,居腹直肌鞘中,上宽下窄。起自耻骨联合和耻骨嵴,肌束向上止于胸骨剑突和第 5~7 肋软骨的前面。肌的全长被 3~4 条横行的腱划分成多个肌腹。腱划为肌节愈合的痕迹,由结缔组织构成,与腹直肌鞘的前层紧密结合,在腹直肌的后面,腱划不明显,不与腹直肌鞘的后层愈合,因而腹直肌的后面是游离的。

腹前外侧群肌的作用是保护腹腔脏器,维持腹内压。收缩时,增加腹压,协助排便、呕吐、咳嗽及分娩等活动,使脊柱前屈、侧屈和旋转,还可降肋助呼气。

(二) 后群

后群有腰大肌和腰方肌,腰大肌将在下肢肌中叙述。

腰方肌呈长方形,位于腹后壁、腰大肌外侧,起自髂嵴后份,向上止于第 12 肋和第 1~4 腰椎横突(图 2-7-6)。作用是下降第 12 肋并使脊柱侧屈。

任务五 躯干部的局部结构

(一) 腹直肌鞘

腹直肌鞘位于腹前壁,由腹外侧壁 3 块扁肌的腱膜构成,包绕腹直肌,分前、后两层。鞘的上 2/3,前层由腹外斜肌腱膜与腹内斜肌腱膜的前层构成;后层由腹内斜肌腱膜的后层与腹横肌腱膜构成。鞘下 1/3 部,由于 3 块扁肌的腱膜全部行于腹直肌前面,构成鞘的前层,因而腹直肌鞘后层下部缺如,其下端游离,在脐下 4~5 cm 水平,形成一凸向上方的弧形下缘,称弓状线,又称半环线,此线以下腹直肌后面与腹横筋膜相贴

（图2-7-7、图2-7-8）。

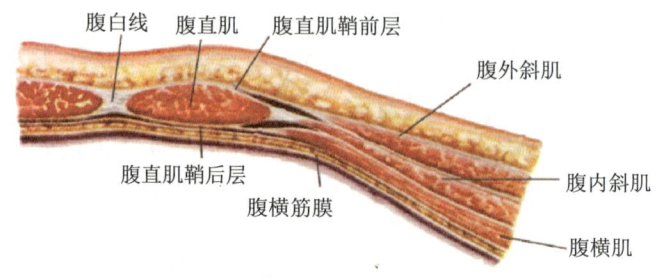

图2-7-7 腹直肌鞘（弓状线以上）

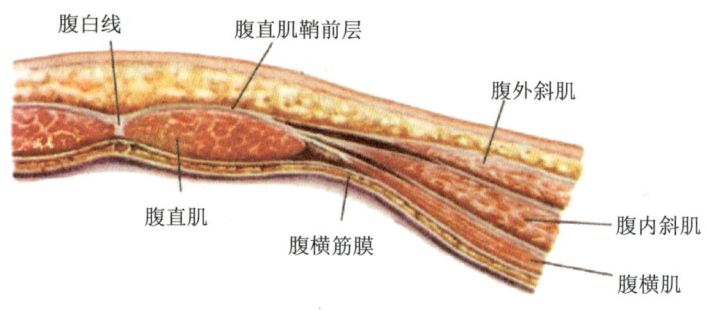

图2-7-8 腹直肌鞘（弓状线以下）

(二) 白线

白线位于腹前壁正中线上，是由两侧腹直肌鞘的纤维彼此交织形成的腱性结构，上自剑突，下至耻骨联合（图2-7-7、图2-7-8）。白线上宽下窄，坚韧而缺少血管，约在中点处有疏松的瘢痕组织区即脐环，为胚胎脐带附着处，是腹壁的一个薄弱点，若腹部脏器经此处膨出，则称为脐疝。

(三) 腹股沟管

腹股沟管为腹前外侧壁3层扁肌和腱之间的一条裂隙，位于腹前外侧壁下部、腹股沟韧带内侧半上方，由外上斜向内下，长约4.5 cm，有男性精索或女性子宫圆韧带通过（图2-7-9）。

腹股沟管有两个口和四个壁。内口称腹股沟管深（腹）环，位于腹股沟韧带中点上方约1.5 cm处，为腹横筋膜向外突而形成的卵圆形孔；外口即腹股沟管浅（皮下）环。前壁为腹外斜肌腱膜和腹内斜肌；后壁为腹横筋膜和腹股沟镰；上壁为腹内斜肌和腹横肌的弓状下缘；下壁为腹股沟韧带。

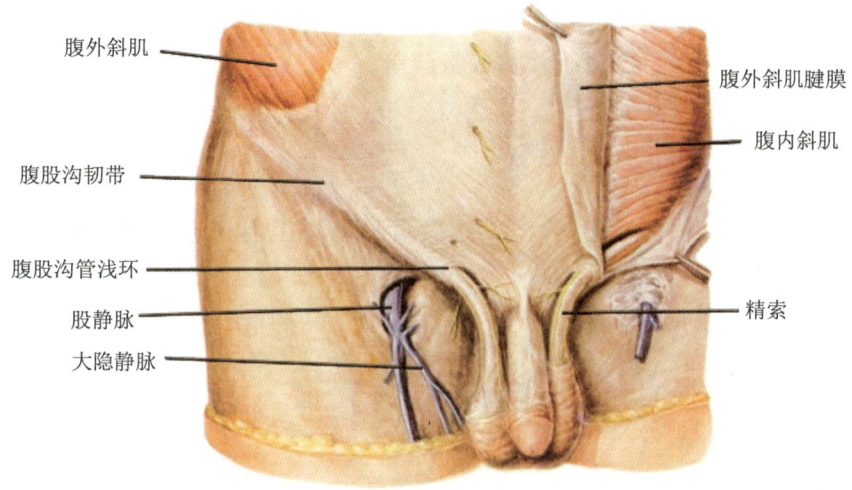

图 2-7-9 腹股沟管

(四)腹股沟三角

腹股沟三角,又称海氏三角,位于腹前壁下部,是由腹直肌外侧缘、腹股沟韧带和腹壁下动脉围成的三角区。

临床联系

腹股沟管和腹股沟三角都是腹壁下部的薄弱区。在病理情况下,腹腔内容物可经腹股沟管深环进入腹股沟管,再经浅环突出,下降入阴囊,构成腹股沟斜疝;若腹腔内容物不经深环,而从腹股沟三角处膨出,则成为腹股沟直疝。

任务六 躯干肌主要肌性标志

1.斜方肌
在项部和背上部,可见斜方肌外上缘的轮廓。
2.背阔肌
在背下部可见此肌的轮廓,它的外下缘参与形成腋后壁。

3.竖脊肌

脊柱两旁的纵行肌性隆起。

4.胸大肌

胸前壁较膨隆的肌性隆起,其下缘构成腋前壁。

5.前锯肌

在胸部外侧壁,发达者可见其肌齿。

6.腹直肌

腹前正中线两侧的纵行隆起,肌肉发达者可见脐以上有三条横沟,即为腹直肌的腱划。

【目标考核】

【知识目标考核】

1.识别下图(图 2-7-10 至图 2-7-12)中的肌肉名称。

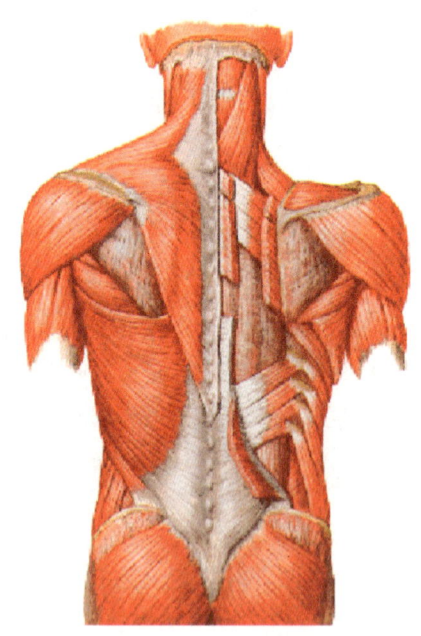

图 2-7-10　背肌标注

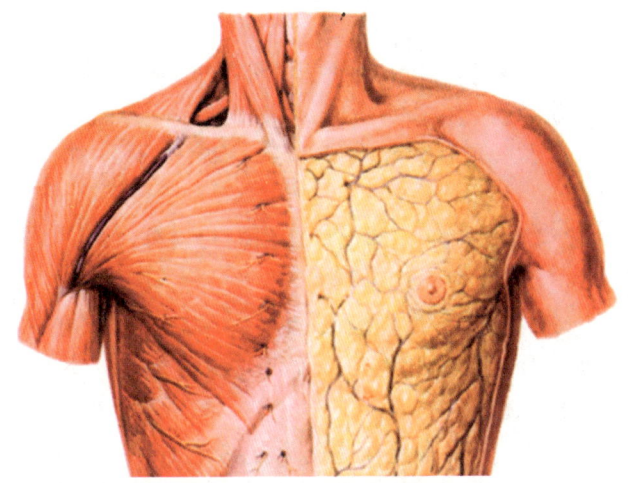

图 2-7-11 胸肌标注

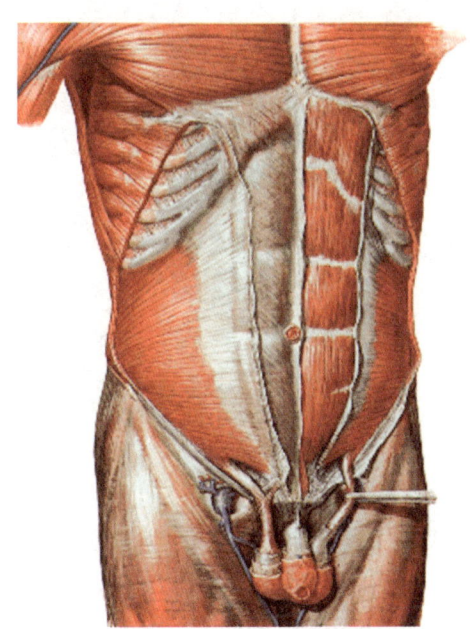

图 2-7-12 腹肌标注

2. 简述斜方肌、背阔肌、竖脊肌、胸大肌、前锯肌的主要作用。
3. 分析深呼吸时有哪些肌参与运动。
4. 膈肌位于何处？其结构特点和功能都有哪些？
5. 腹前外侧群肌包括哪些？其共同作用是什么？

【能力目标考核】

躯干肌肌性标志的体表定位,为后续学习诊断学中体格检查做铺垫。医学生学习完躯干肌后需要具备这个能力。

1.请在同学身上准确体表定位以下躯干肌肌性标志:斜方肌、竖脊肌、胸大肌、腹直肌、腹股沟管浅环、白线。

2.请做出斜方肌、背阔肌、竖脊肌、胸大肌收缩时的动作。

【素质拓展】

临床案例1:患者,男,75岁。因左腹股沟部有一肿物而求医。有慢性支气管炎病史。经检查发现在左腹沟韧带内侧端上外方有一半球形肿物。令患者咳嗽时肿物膨大,但不降入阴囊。临床诊断:腹股沟直疝。

临床案例2:患者,男,74岁。有慢性支气管炎病史16年,本次因右侧腹股沟区可复性肿块3年入院。起初在长期站立、行走或咳嗽时,肿块向外突出,以后肿块逐渐增大并延伸进入阴囊,有下坠感。查体:站立时,右侧腹股沟区及阴囊可扪及肿块,无触痛,仰卧时用手按压肿块即可回纳,在腹股沟韧带中点上方一横指处扣压深环,并令患者站立咳嗽,肿块不再突出。临床诊断:腹股沟斜疝。

问题:请查阅资料,简述腹股沟直疝和腹股沟斜疝的区别。

(王江栓)

项目八

上肢肌

【课前导读】

上肢肌分为上肢带肌、臂肌、前臂肌和手肌。临床常见的疾病有肩关节周围炎、肩袖损伤、上肢瘫痪等,其诊疗过程中涉及的解剖学基础是上肢各肌的位置、名称、作用、形态结构、起止点、肌性标志、神经支配、血液供应等。因此本节课学习重点为上肢各肌的位置、名称、作用、形态结构、肌性标志。通过本节课的学习,还为后续上肢血管、神经的学习奠定基础。同时为诊断学中上肢检查,外科学中肩周炎、肩袖损伤等的学习打下坚实基础。

【学习目标】

1. 知识目标

(1) 掌握三角肌、肱二头肌、肱三头肌的位置、起止、作用。

(2) 熟悉前臂各肌名称、位置、作用。

(3) 了解手肌的分群、位置和作用。

2. 能力目标

(1) 通过学习上肢肌,具备准确定位上肢肌主要肌性标志的能力。

(2) 通过学习上肢肌,具备准确做出上肢肌主要肌收缩时产生的动作。

(3) 通过学习上肢肌,具备理解部分上肢肌瘫痪后临床表现的能力。

3. 素质目标

结合临床,学以致用:引用外伤导致"方肩"的案例,引导学生进行解剖学分析,培养临床思维和总结学习要点,培养学生通过各种途径查阅资料的能力,培养学生发现问题、分析问题、解决问题的能力。

任务一 上肢肌

(一) 上肢带肌

上肢带肌配布于肩关节周围,均起自上肢带骨,止于肱骨,能运动肩关节并能增强关节的稳固性(图 2-8-1、图 2-8-2)。

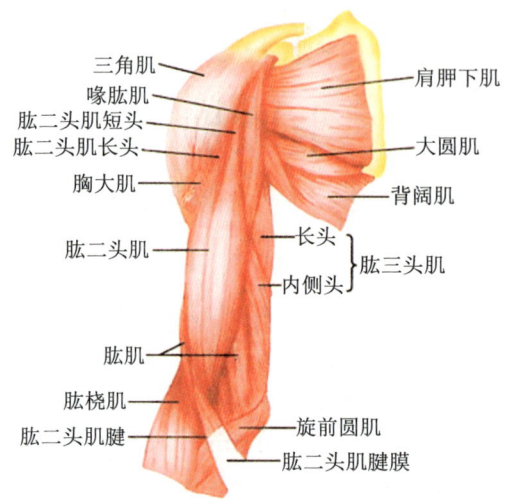

图 2-8-1　上肢带肌与臂肌前群

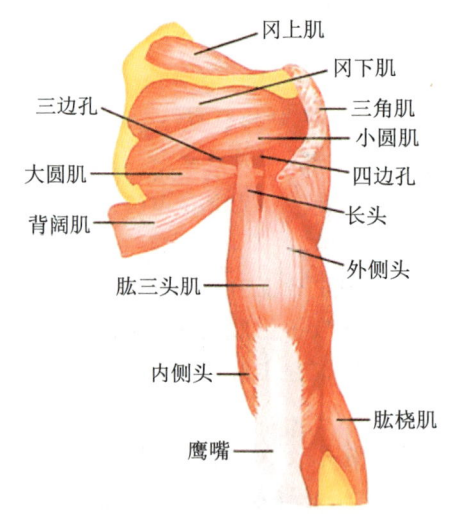

图 2-8-2　上肢带肌与臂肌后群

1.三角肌

三角肌位于肩部,呈三角形。起于锁骨外侧 1/3、肩峰和肩胛冈,肌束逐渐向外下方集中,止于肱骨体外侧的三角肌粗隆。该肌包绕肩关节除下内侧外的各个面,形成肩部的圆隆外形,若此肌瘫痪萎缩,则肩峰突出于皮下,使肩部呈方形。主要作用是使肩关节外展,前部肌束可以使肩关节屈和旋内,后部肌束能使肩关节伸和旋外。

2.冈上肌

冈上肌位于斜方肌深面。起自肩胛骨冈上窝,肌束向外侧经肩峰和喙肩韧带下方汇合成肌腱,越过肩关节上方并与肩关节囊融合,止于肱骨大结节上部。作用是使肩关节外展。

3.冈下肌

冈下肌位于冈下窝内。起自冈下窝,肌束向外侧移行为肌腱,经肩关节囊的后面,止于肱骨大结节中部。收缩时使肩关节旋外。

4.小圆肌

小圆肌位于冈下肌下方。起自肩胛骨外侧缘上2/3的背面,肌束向上外方移行为扁腱,经肩关节囊的后面,止于肱骨大结节下部。收缩时使肩关节旋外。

5.大圆肌

大圆肌位于小圆肌下方。起自肩胛骨下角背面,肌束向上外方集中,经臂的内侧、肱三头肌长头前面,止于肱骨小结节嵴。收缩时使肩关节后伸、内收和旋内。

6.肩胛下肌

肩胛下肌位于肩胛骨前面,呈三角形。起自肩胛下窝,肌束向上外方移行为扁腱,经肩关节囊前面,止于肱骨小结节。收缩时使肩关节内收和旋内。

肩胛下肌、冈上肌、冈下肌和小圆肌的肌腱在经过肩关节囊前面、上面和后面时,与关节囊紧贴,且有许多腱纤维编入关节囊内,形成"肌腱袖",对肩关节的稳定起重要作用。

(二) 臂肌

臂肌覆盖肱骨,分为前、后两群,前群为屈肌,后群为伸肌(图2-8-1、图2-8-2)。

1.前群

前群包括浅层的肱二头肌及深层的肱肌和喙肱肌。

(1)肱二头肌:呈梭形。近侧端有长、短两个头,长头以长腱起自肩胛骨盂上结节,通过肩关节囊,经肱骨结节间沟下降,周围包以结节间腱鞘;短头位于长头内侧,与喙肱肌共同以扁腱起自肩胛骨喙突。两头在臂下部合并成一个肌腹,向下移行为肌腱,止于桡骨粗隆。此肌收缩时,屈肘关节,当前臂在旋前位时能使其旋后,协助屈肩关节。

(2)喙肱肌:位于臂上1/2的前内侧,肱二头肌短头后内方。与肱二头肌短头共同以扁腱起自肩胛骨喙突,止于肱骨中部的内侧。作用是使肩关节前屈和内收。

(3)肱肌:位于肱二头肌下半部深面,起自肱骨体下半部的前面,止于尺骨粗隆。作用是屈肘关节。

2.后群

肱三头肌近侧端有长头、内侧头和外侧头三个头,长头以扁腱起自肩胛骨盂下结节,向下行经大、小圆肌之间,肌束于外侧头内侧、内侧头浅面下降;外侧头与内侧头分别起自肱骨后面桡神经沟外上方和内下方的骨面。三个头向下会合,以一坚韧的肌腱止于尺骨鹰嘴。作用是伸肘关节,长头还可使肩关节后伸和内收。

(三) 前臂肌

前臂肌位于桡、尺骨的周围,大多数是长肌,近侧为肌腹,远侧为细长的腱。前臂肌分为前(屈肌)、后(伸肌)两群,主要运动肘关节、腕关节和手关节。

1. 前群

前群共9块肌,分4层排列(图2-8-3、图2-8-4)。

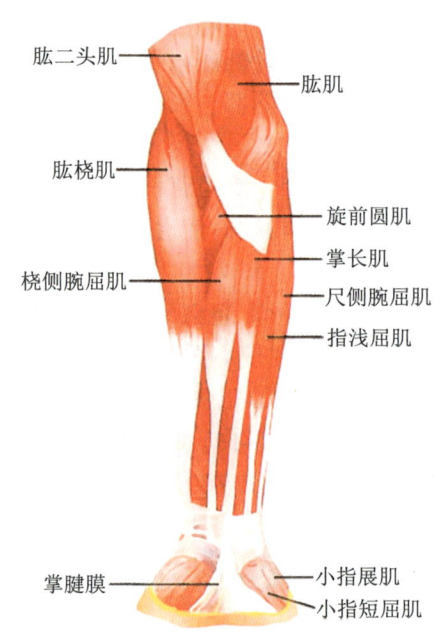

图 2-8-3　前臂肌前群(浅层)

(1) 第一层(浅层)有5块肌,自桡侧向尺侧依次为:

①肱桡肌:自肱骨外上髁上方,下1/3为扁腱,止于桡骨茎突。作用是屈肘关节,当前臂处于旋前位时能使其旋后。

以下四肌共同以屈肌总腱起自肱骨内上髁以及前臂深筋膜。

②旋前圆肌:止于桡骨外侧面中部。作用是使前臂旋前和屈肘关节。

③桡侧腕屈肌:以长腱止于第2掌骨底掌面。作用是屈和外展腕关节,屈肘关节。

④掌长肌:肌腹小而腱细长,向下连于掌腱膜。作用是屈腕关节和紧张掌腱膜。

⑤尺侧腕屈肌:向下移行为肌腱,止于豌豆骨。作用是屈和内收腕关节,屈肘关节。

(2) 第二层只有1块肌,即指浅屈肌,肌的上端为浅层肌所覆盖。起自肱骨内上髁和尺、桡骨前面,肌束向下移行为4条腱,经腕管入手掌,每条腱在近节指骨中部分为两脚,分别止于第2~5指中节指骨体两侧。作用是屈第2~5指近侧指骨间关节和掌指关节,

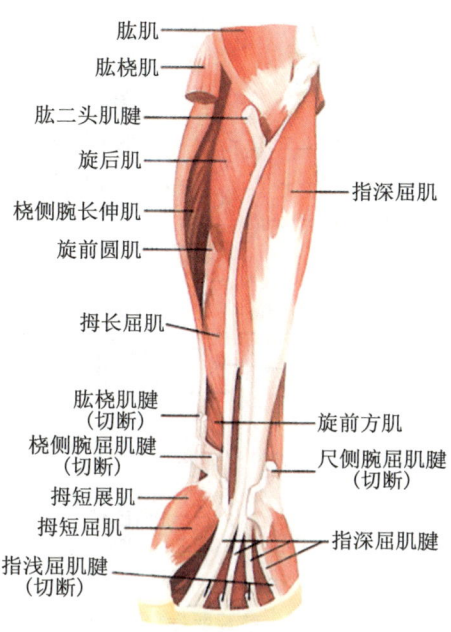

图 2-8-4　前臂肌前群(深层)

屈腕关节和肘关节。

(3)第三层有 2 块肌。

①拇长屈肌:位于外侧半,起自桡骨上端前面及附近的骨间膜,肌下行移行为腱,经腕管入手掌,止于拇指远节指骨底掌面。作用是屈拇指指间关节和掌指关节。

②指深屈肌:位于内侧半,起自尺骨上端前面及附近的骨间膜,肌向下移行为 4 条腱,经腕管入手掌,穿经指浅屈肌各相应腱两脚之间,分别止于第 2~5 指远节指骨底掌面。作用是屈第 2~5 指远侧、近侧指骨间关节和掌指关节,屈腕关节。

(4)第四层只有 1 块肌,即旋前方肌,为扁的四方形小肌。起自尺骨下 1/4 的前面,肌束横行,止于桡骨下端的前面。作用是使前臂旋前。

2.后群

后群共 10 块肌,分浅、深两层排列(图 2-8-5、图 2-8-6)。

(1)浅层有 5 块肌,以一个共同的腱即伸肌总腱起自肱骨外上髁以及邻近的深筋膜,自桡侧向尺侧依次为:

①桡侧腕长伸肌:向下移行为长腱至手背,止于第 2 掌骨底。

②桡侧腕短伸肌:在桡侧腕长伸肌的后内侧,止于第 3 掌骨底。上述二肌的主要作用是伸和外展腕关节。

③指伸肌:肌腹向下移行为 4 条腱,经手背以指背腱膜分别止于第 2~5 指中节和远节指骨底。作用是伸第 2~5 指和伸腕关节。

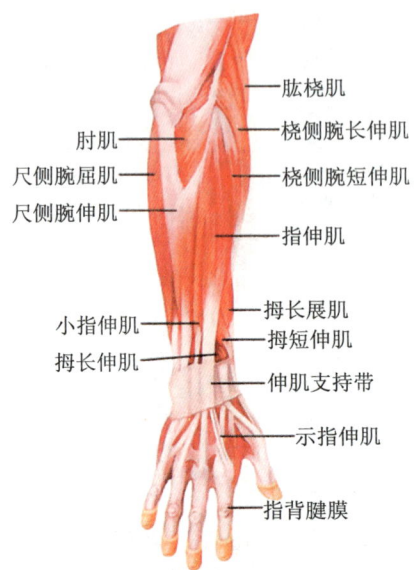

图 2-8-5 前臂肌后群(浅层)

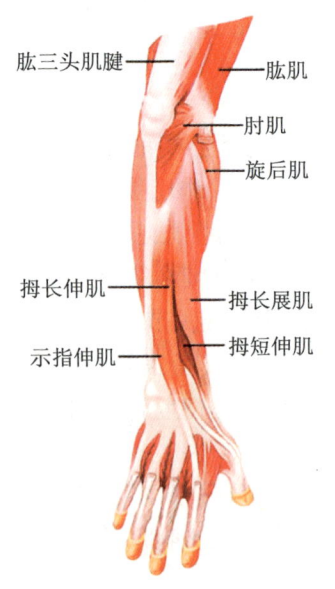

图 2-8-6 前臂肌后群(深层)

④小指伸肌:是一条细长的肌,附于指伸肌内侧,肌腱移行为指背腱膜,止于小指中节和远节指骨底。作用是伸小指。

⑤尺侧腕伸肌:止于第5掌骨底。作用是伸和内收腕关节。

(2)深层也有5块肌,从上外向下内依次为:

①旋后肌:位置较深,起自肱骨外上髁和尺骨近侧端,肌束斜向下外并向前包绕桡骨,止于桡骨上 1/3 的前面。作用是使前臂旋后。

以下四肌皆起自桡、尺骨和骨间膜的背面。各肌的作用与其名称一致。

②拇长展肌:止于第 1 掌骨底。

③拇短伸肌:止于拇指近节指骨底。

④拇长伸肌:止于拇指远节指骨底。

⑤示指伸肌:止于示指的指背腱膜。

(四) 手肌

手肌位于手的掌侧,是一些短小的肌,其作用为运动手指。手肌分为外侧、中间和内侧三群(图 2-8-7)。

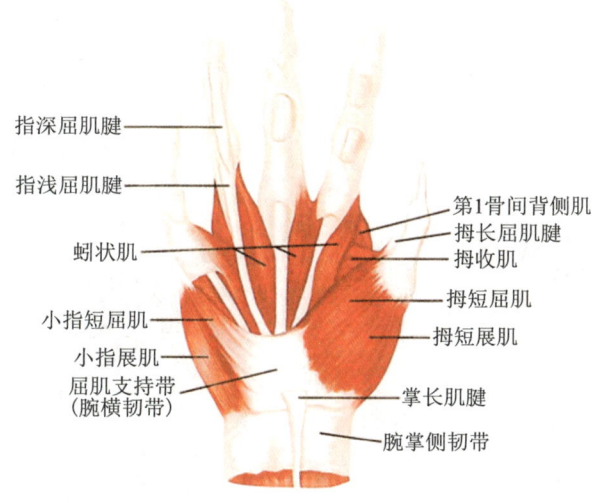

图 2-8-7　手肌(浅层)

1.外侧群

外侧群较为发达,在手掌拇指侧形成一隆起,称鱼际,有 4 块肌,分浅、深两层排列。各肌的作用与其名称一致。

(1)拇短展肌:位于浅层外侧。

(2)拇短屈肌:位于浅层内侧。

(3)拇对掌肌:位于拇短展肌的深面。

(4)拇收肌:位于拇对掌肌的内侧。

2.内侧群

内侧群位于手掌小指侧,形成一隆起,称小鱼际,有 3 块肌,也分浅、深两层排列。各肌的作用与其名称一致。

（1）小指展肌：位于浅层内侧。
（2）小指短屈肌：位于浅层外侧。
（3）小指对掌肌：位于上述两肌深面。

3.中间群

中间群位于掌心，包括蚓状肌和骨间肌。

（1）蚓状肌：为4条细束状小肌，位于手掌中部，掌腱膜深面。第1、2蚓状肌分别起自第2、3指深屈肌腱外侧，第3、4蚓状肌分别起自第3～5指深屈肌腱相邻侧，4条肌依次经第2～5指掌指关节外侧，止于指背腱膜。收缩时屈第2～5指掌指关节和伸其指骨间关节。

（2）骨间掌侧肌：共3块，位于指深屈肌腱和蚓状肌深面，第2、4、5掌骨掌侧面（图2-8-8）。起自第2掌骨内侧面和第4、5掌骨外侧面，分别经第2、4、5指近节指骨底相应侧，止于指背腱膜。收缩时内收第2、4、5指（向中指靠拢）；屈第2、4、5指掌指关节和伸其指骨间关节。

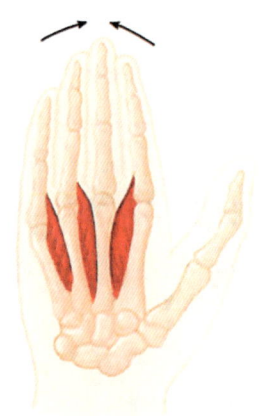 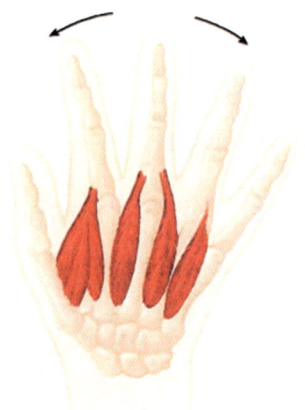

骨间掌侧肌作用示意图　　骨间背侧肌作用示意图

图2-8-8　骨间肌

（3）骨间背侧肌共4块，位于4个掌骨间隙的背侧（图2-8-8）。起自第1～5掌骨的相邻侧，分别经第2指近节指骨底外侧、第3指近节指骨底两侧和第4指近节指骨底内侧，止于第2～4指指背腱膜。收缩时固定第3指，外展第2、4指（远离中指）；屈第2～4指掌指关节和伸其指骨间关节。

任务二　上肢的局部结构

1.腋窝

腋窝为位于臂上部内侧和胸外侧壁之间的锥体形腔隙，分为顶、底及前、后、内侧、外侧四个壁。前壁为胸大肌、胸小肌;后壁为肩胛下肌、大圆肌、背阔肌和肩胛骨;内侧壁为上部胸壁和前锯肌;外侧壁为喙肱肌、肱二头肌短头和肱骨。顶即上口,是由锁骨、肩胛骨上缘和第1肋围成的三角形间隙,由颈部通向上肢的腋动、静脉和臂丛等即经此口进入腋窝。底由腋筋膜、浅筋膜和皮肤构成。此外,窝内还有大量的脂肪及淋巴结、淋巴管等。

2.三角胸肌间沟

三角胸肌间沟在三角肌和胸大肌的锁骨部之间,为一狭窄的裂隙,有头静脉穿过。

3.三边孔和四边孔

肱三头肌长头经大圆肌后方和小圆肌前方穿过,与肱骨上端一起在腋窝后壁形成两个肌间隙,内侧者为三边孔,有旋肩胛血管通过;外侧者为四边孔,有旋肱后血管及腋神经通过。

4.肘窝

肘窝位于肘关节前面,为三角形凹窝。外侧界为肱桡肌;内侧界为旋前圆肌;上界为肱骨内外上髁之间的连线。窝内主要结构自外侧向内侧有肱二头肌腱、肱动脉及其分支和正中神经。

5.腕管

腕管位于腕掌侧,由屈肌支持带和腕骨沟共同围成。管内有指浅屈肌腱、指深屈肌腱、拇长屈肌腱和正中神经通过。

任务三　上肢肌主要肌性标志

1.三角肌

在肩部形成圆隆的外形,其止点在臂外侧中部呈现一小凹。

2.肱二头肌

当屈肘握拳旋后时,可明显在臂前面见到膨隆的肌腹。在肘窝中央,亦可摸到此肌的肌腱。

3.肱三头肌

在臂的后面,三角肌后缘的下方可见到肱三头肌长头。

4.肱桡肌

当握拳用力屈肘时,在肘部可见到肱桡肌的膨隆肌腹。

5.鼻烟窝

在腕背侧面,当拇指伸直外展时,自桡侧向尺侧可见拇长展肌、拇短伸肌和拇长伸肌肌腱。在后二肌腱之间有深的凹陷,称鼻烟窝。

【目标考核】

【知识目标考核】

1. 识别并标注图 2-8-9 至图 2-8-12 中的肌肉名称。

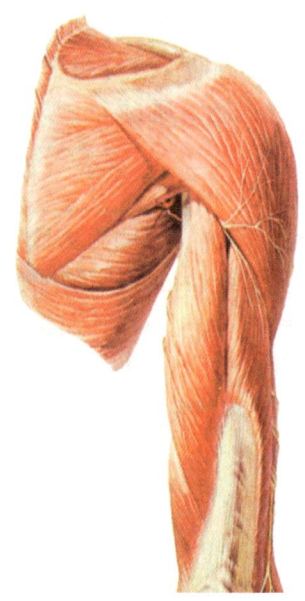

图 2-8-9　上肢肌标注 1

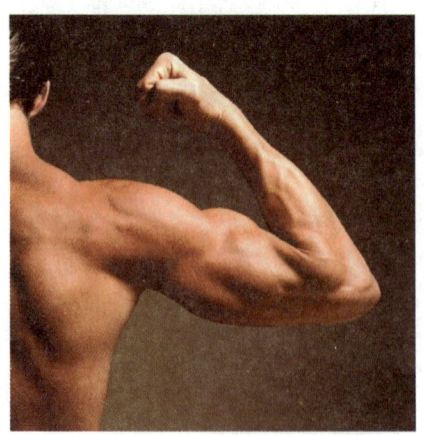

图 2-8-10　上肢肌标注 2

第二模块 运动系统

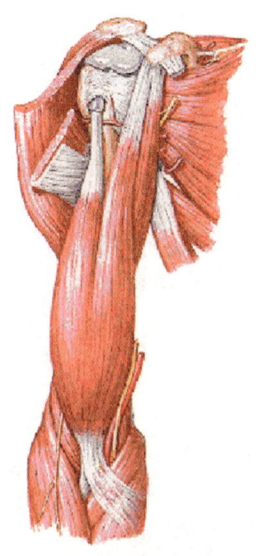

图 2-8-11 臂肌标注

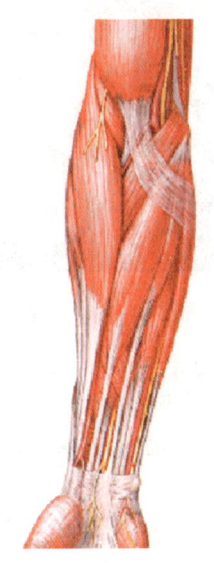

图 2-8-12 前臂肌标注

2.综合分析肩关节的运动有哪些肌参与。
3.综合分析肘关节的运动有哪些肌参与。
4.试以腕关节为例,分析前臂各肌在腕关节运功中的协同和拮抗作用。
5.运动拇指和示指的肌有哪些?

【能力目标考核】

上肢肌肌性标志的体表定位,为后续学习诊断学中体格检查做铺垫。医学生学习完上肢肌后需要具备这个能力。

1.请在同学身上准确体表定位以下下肢肌肌性标志：三角肌、冈上肌、冈下肌、肱二头肌、肱三头肌、肱桡肌、肱二头肌肌腱、肱三头肌肌腱。

2.请做出三角肌、冈上肌、冈下肌、肱二头肌、肱三头肌收缩时的动作。

【素质目标考核】

临床案例：患者，男，17岁。与人玩耍时摔倒，左肩部着地，即感左肩疼痛、骨端上翘、左肩关节活动受限。X射线摄片示："左肩锁关节脱位"，即行整复喙锁韧带修补克氏针内固定术。术后3个月来院复查已愈，即拔出克氏针，但发现左三角肌萎缩呈方肩畸形（图2-8-13），左肩外展受限。

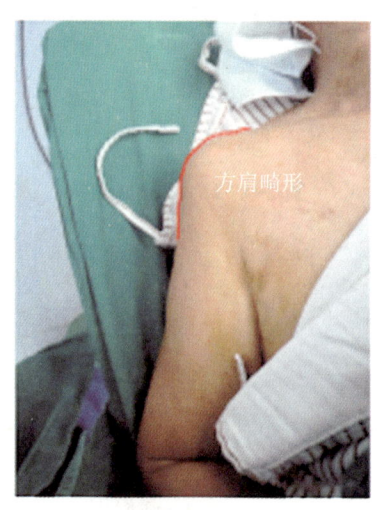

图2-8-13　方肩

考核1：查阅资料，讨论分析，该患者可能损伤哪些解剖结构？

考核2：该患者为什么出现三角肌萎缩呈"方肩"畸形，左肩外展受限？

考核3：结合案例讨论总结肩部外伤的诊疗思路和后续学习的重点。

（陈彦锋）

项目九 下肢肌

【课前导读】

下肢肌分为髋肌、大腿肌、小腿肌和足肌，主要功能是维持直立姿势、支持体重和行走。临床常见的疾病有下肢肌瘫痪、下肢肌发育障碍等，常用检查有肌力(肌张力)检查、影像学检查(CT、MRI、肌骨超声)等，治疗有药物治疗、手术治疗、康复治疗等。其诊疗过程中涉及的解剖学基础是下肢各肌的位置、名称、作用、形态、结构、起止点、肌性标志、神经支配、血液供应、损伤后表现。通过本节课的学习，为后续下肢血管、神经的学习奠定基础；同时为诊断学中下肢检查，神经病学中下肢瘫痪等的学习打下坚实基础。

【学习目标】

1. 知识目标

(1) 掌握臀大肌、髂腰肌、股四头肌、缝匠肌、股二头肌、半腱肌、半膜肌的位置、形态结构、作用。

(2) 掌握小腿各群肌名称、位置、形态结构、作用。

(3) 了解足肌的名称、位置、作用。

2. 能力目标

(1) 通过学习下肢肌，具备准确定位下肢肌重要肌性标志的能力。

(2) 通过学习下肢肌，能够准确做出主要下肢肌收缩时产生的动作。

(3) 通过学习下肢肌，具备理解下肢肌瘫痪后临床表现的能力。

3. 素质目标

联系临床，学以致用：引用外伤导致"钩状足"的案例，引导学生进行解剖学分析，培养临床思维和总结学习要点，培养学生通过各种途径查阅资料的能力，培养学生发现问题、分析问题、解决问题的能力。

任务一 下肢肌

(一) 髋肌

髋肌又叫盆带肌，主要起自骨盆的内面和外面，跨过髋关节，止于股骨上部，主要运动髋关节。按其所在的部位和作用,可分为前、后两群。

1.前群

前群有两块肌(图2-9-1)。

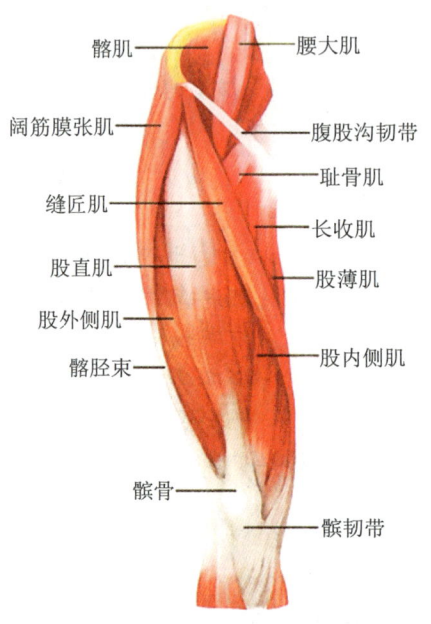

图2-9-1 髋肌、大腿肌前群及内侧群

(1)髂腰肌:由腰大肌和髂肌组成。腰大肌位于脊柱腰部两侧,起自腰椎体侧面和横突;髂肌位于腰大肌外侧,起自髂窝,呈扇形。两肌向下会合,经腹股沟韧带深面,止于股骨小转子。此肌收缩时,使髋关节前屈和旋外;下肢固定时,可使躯干前屈,如仰卧起坐。

(2)阔筋膜张肌:位于大腿上部前外侧。起自髂前上棘,肌腹在阔筋膜两层之间,向下移行于髂胫束,止于胫骨外侧髁。作用是紧张阔筋膜和屈髋关节。

2.后群

后群肌主要位于臀部,故又称臀肌,有7块(图2-9-2、图2-9-3、图2-9-4)。

(1)臀大肌:位于臀部肌的浅层,大而肥厚。起自髂骨翼外面和骶骨背面,肌束斜向下外,止于髂胫束和股骨的臀肌粗隆。此肌收缩时,使髋关节伸和旋外;下肢固定时能伸直躯干,防止躯干前倾。

(2)臀中肌:前上部位于皮下,后下部位于臀大肌的深面。

(3)臀小肌:位于臀中肌的深面。

臀中肌和臀小肌都呈扇形,皆起自髂骨翼外面,肌束向下集中形成短腱,止于股骨大转子。二肌的作用是使髋关节外展,前部肌束可使髋关节旋内,后部肌束使髋关节旋外。

(4)梨状肌:位于臀中肌的下方。起自盆内骶骨前面、骶前孔的外侧,肌束向外出坐骨大孔达臀部,止于股骨大转子尖端。此肌收缩时,使髋关节外展和旋外。

第二模块 运动系统

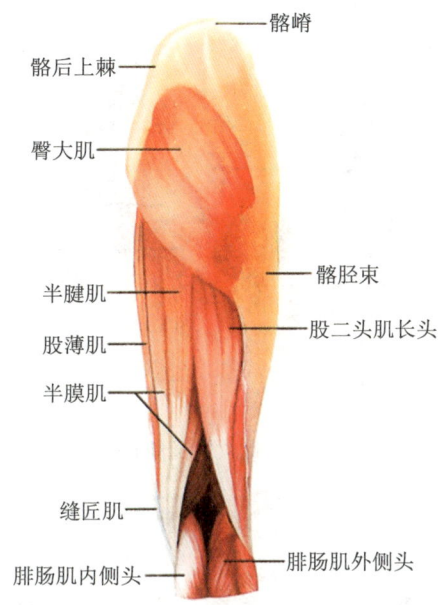

图 2-9-2 臀肌和大腿肌后群(浅层)

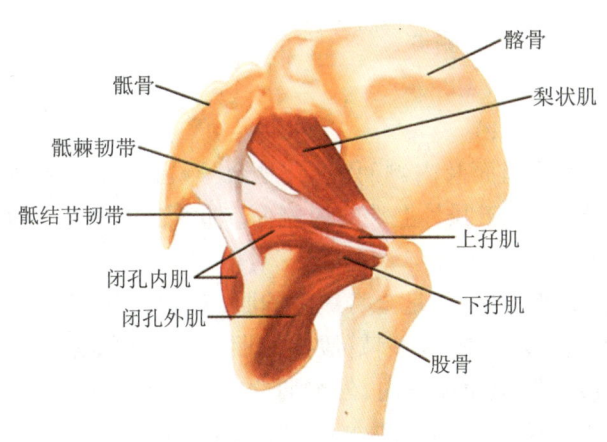

图 2-9-3 臀肌深层(后面、外面及下面观)

(5)闭孔内肌:起自闭孔膜内面及其周围骨面,肌束向后集中成为肌腱,穿坐骨小孔出骨盆后,呈直角转折向外侧,并与其上、下方的上孖肌和下孖肌部分融合,止于转子窝。作用是使髋关节旋外。

(6)股方肌:位于闭孔外肌的浅面。起自坐骨结节,向外止于转子间嵴。作用是使髋关节旋外。

人体解剖学

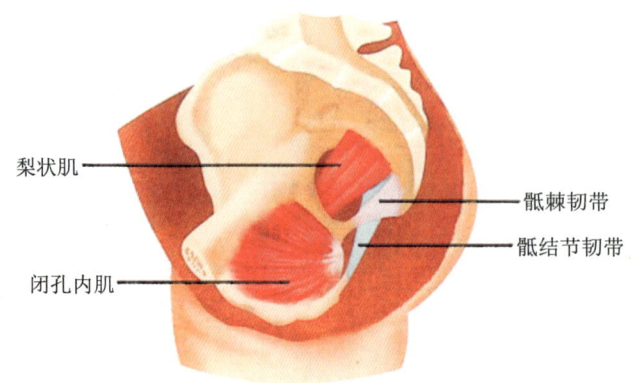

图 2-9-4　骨盆内面肌(右侧)

(7)闭孔外肌:位于股方肌深面。起自闭孔膜外面及其周围骨面,经股骨颈的后方,止于转子窝。作用是使髋关节旋外。

上述后 6 肌皆经髋关节囊后面,均可使髋关节旋外,但它们的主要作用类似于上肢肩关节周围的"肌腱袖",是髋关节的固定肌。

(二)大腿肌

大腿肌分为前群、后群和内侧群。

1.前群

前群有 2 块肌(图 2-9-1)。

(1)缝匠肌:位于大腿前面及内侧面浅层,是全身最长的肌,呈扁带状。起自髂前上棘,经大腿前面斜向下内,止于胫骨上端的内侧面。此肌的作用是屈髋关节和膝关节,并使已屈的膝关节旋内。

(2)股四头肌:位于大腿前面,是全身最大的肌,有 4 个头,即股直肌、股内侧肌、股外侧肌和股中间肌。股直肌起自髂前下棘;股内侧肌和股外侧肌分别起自股骨粗线内、外侧唇;股中间肌位于股直肌深面和股内、外侧肌之间,起自股骨体前面。4 个头向下构成髌腱,包绕髌骨的前面和两侧,向下续为髌韧带,止于胫骨粗隆。此肌的作用是屈髋关节和伸膝关节。

2.内侧群

内侧群肌共 5 块,分层排列,均起自耻骨支、坐骨支和坐骨结节等前面,除股薄肌止于胫骨上端内侧面外,其他各肌都止于股骨粗线等,大收肌还有一个腱止于股骨内上髁上方的收肌结节(图 2-9-1、图 2-9-5)。

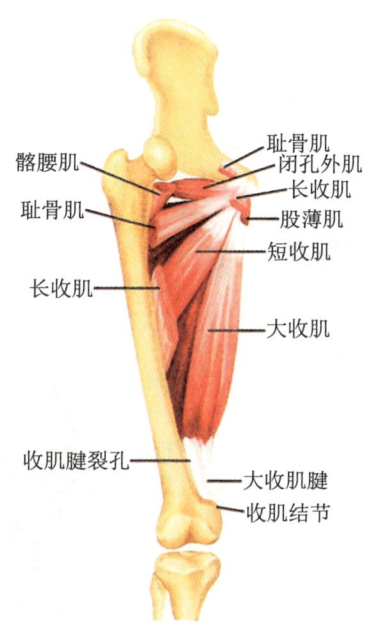

图 2-9-5　大腿肌内侧群(深层)

(1)耻骨肌位于髂腰肌的内侧,为长方形的短肌。

(2)长收肌位于耻骨肌内侧,呈三角形。

(3)股薄肌位于最内侧,为长肌。

(4)短收肌位于耻骨肌和长收肌的深面,为近似三角形的扁肌。

(5)大收肌位于上述肌的深面,大而厚,呈三角形。

大收肌止于收肌结节的腱与股骨之间形成一裂孔,称为收肌腱裂孔,为收肌管下口,向下通腘窝,有股血管通过。

内侧群肌作用是使髋关节内收和旋外。

3.后群

后群肌共3块,均起自坐骨结节,向下跨过髋关节和膝关节的后面(图 2-9-2)。

(1)股二头肌位于股后部外侧。有长、短两个头,长头起自坐骨结节,短头起自股骨粗线,两头会合后,以长腱止于腓骨头。

(2)半腱肌位于股后部的内侧。肌腱细长,约占肌的下半,止于胫骨上端内侧。

(3)半膜肌位于半腱肌深面。上部是扁薄的腱膜,几乎占肌的一半,肌的下端以腱止于胫骨内侧髁的后面。

后群肌作用是屈膝关节和伸髋关节;屈膝时股二头肌可以使膝关节旋外,而半腱肌和半膜肌使膝关节旋内。

(三) 小腿肌

小腿肌分为前群、后群和外侧群。

1. 前群

前群有 3 块肌(图 2-9-6)。

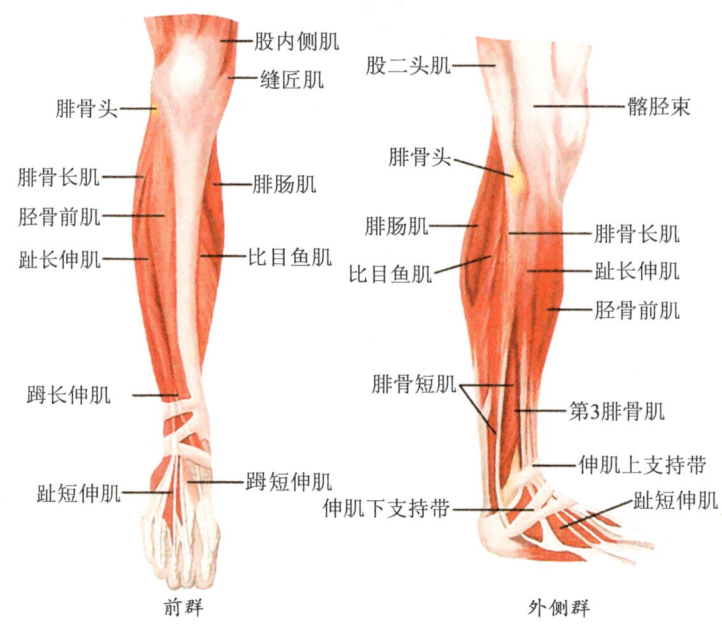

图 2-9-6　小腿肌(前群、外侧群)

(1) 胫骨前肌起自胫骨上端外侧面,肌腱向下经伸肌上、下支持带深面,止于内侧楔骨内侧面和第 1 跖骨底。作用是伸踝关节(背屈)和使足内翻。

(2) 趾长伸肌起自腓骨前面、胫骨上端和小腿骨间膜,向下经伸肌上、下支持带深面至足背,分为 4 条腱到第 2~5 趾背,形成趾背腱膜止于中节、远节趾骨底。作用是伸踝关节和伸第 2~5 趾。

(3) 𦙾长伸肌位于胫骨前肌和趾长伸肌之间。起自胫、腓骨上端和骨间膜前面,肌束行向远端移行为肌腱,止于𦙾趾远节、趾骨底的背面。作用是伸踝关节和伸𦙾趾。

2. 外侧群

外侧群有 2 块肌,即腓骨长肌和腓骨短肌。皆起自腓骨外侧面,长肌起点较高,并掩盖短肌,两肌的腱经外踝后方转向前,在跟骨外侧面分开,其中,腓骨短肌腱向前止于第 5 跖骨粗隆;腓骨长肌腱绕至足底,斜行向足内侧,止于内侧楔骨和第 1 跖骨底(图 2-9-6)。作用是屈踝关节(跖屈)和使足外翻。

3.后群

后群分浅、深两层(图 2-9-7)。

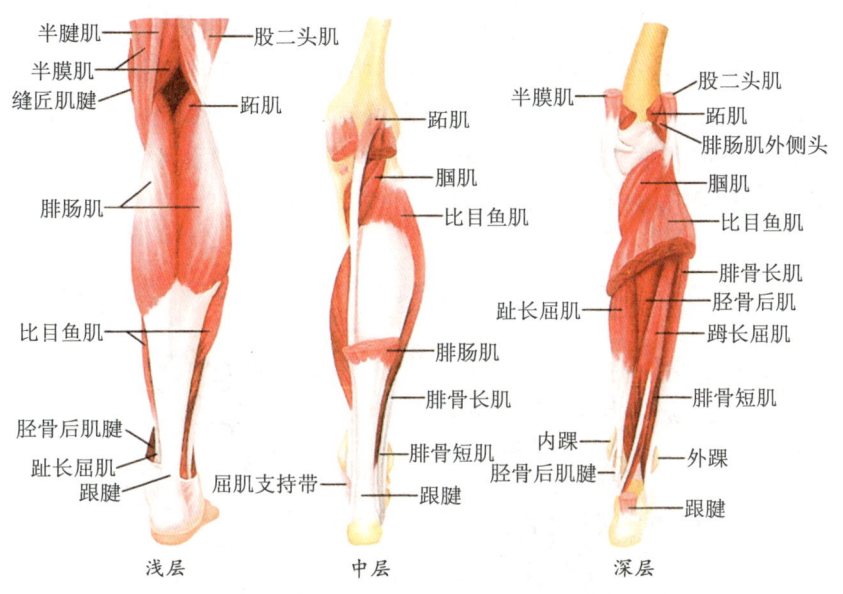

图 2-9-7 小腿肌后群

(1)浅层有 1 块强大的小腿三头肌,由浅层的腓肠肌和深层的比目鱼肌组成。腓肠肌有内、外侧两个头,分别起自股骨内、外上髁后面,两头会合,约在小腿中点移行为腱性结构。比目鱼肌位置较深,起自腓骨后面的上部和胫骨比目鱼肌线,肌束向下移行为肌腱。两肌腱合成粗大的跟腱,止于跟骨。小腿三头肌收缩时,屈踝关节和膝关节;站立时可固定上述二关节,防止身体前倾。

(2)深层有 4 块肌,腘肌在上方,另 3 块肌在下方。

①腘肌:斜位于腘窝底。起自股骨外侧髁的外侧面上缘,止于胫骨比目鱼肌线以上的骨面。作用是屈膝关节并使小腿旋内。

②趾长屈肌:位于胫侧。起自胫骨后面中 1/3,肌束向下移行为长腱,经内踝后方、屈肌支持带深面至足底,然后分为 4 条肌腱,止于第 2~5 趾的远节趾骨底。作用是屈踝关节和屈第 2~5 趾。

③𧿹长屈肌:起自腓骨后面下 2/3,肌腱经内踝后方至足底,止于𧿹趾远节趾骨底。作用是屈踝关节和屈𧿹趾。

④胫骨后肌:位于趾长屈肌和𧿹长屈肌之间。起自小腿骨间膜后面上 2/3 及邻近的胫、腓骨,肌腱经内踝后方至足底内侧,止于足舟骨粗隆及楔骨。作用是屈踝关节和使足内翻。

(四) 足肌

足肌可分为足背肌和足底肌。

足背肌较弱小,为伸𧿹趾的𧿹短伸肌和伸第2~4趾的趾短伸肌。足底肌的配布情况和作用与手掌肌相似,也分为内侧群、外侧群和中间群,但无与拇指和小指相当的对掌肌。内侧群有𧿹展肌、𧿹短屈肌和𧿹收肌;外侧群有小趾展肌和小趾短屈肌;中间群由浅入深排列有趾短屈肌、足底方肌、4条蚓状肌、3块骨间足底肌和4块骨间背侧肌。各肌的作用同其名,主要作用在于维持足弓。(图2-9-8、图2-9-9)

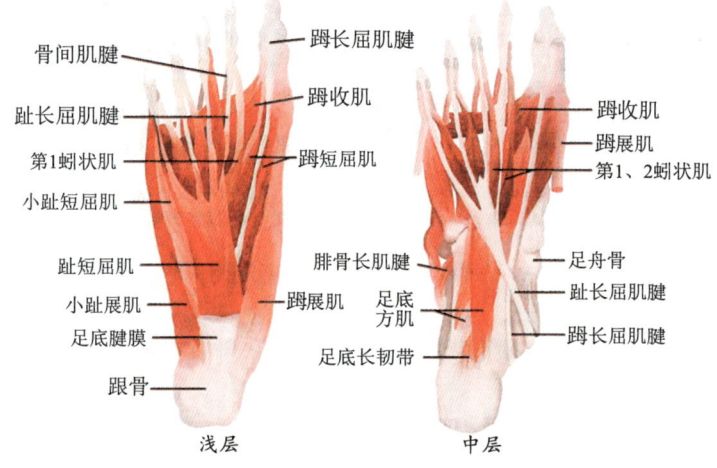

图 2-9-8　足底肌(浅层、中层)

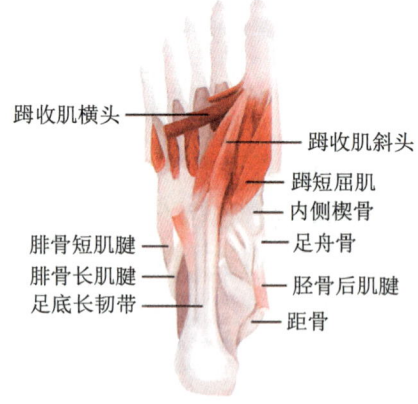

图 2-9-9　足底肌(深层)

任务二　下肢的局部结构

1. 梨状肌上孔和梨状肌下孔

梨状肌上孔和梨状肌下孔位于臀大肌的深面、梨状肌上下两缘和坐骨大孔之间。梨状肌上孔上缘为骨性的坐骨大切迹上部，下缘为梨状肌，有臀上血管和神经穿过；梨状肌下孔上缘为梨状肌，下缘为坐骨棘和骶棘韧带，有坐骨神经、股后皮神经、臀下血管和神经、阴部内血管和阴部神经等穿过。

2. 股三角

股三角位于股前内侧上部。上界为腹股沟韧带；外侧界为缝匠肌；内侧界为长收肌内侧缘；尖向下与收肌管延续；前壁为阔筋膜；后壁为髂腰肌、耻骨肌和长收肌构成向下凹陷的肌槽。股三角内有股神经、股血管和淋巴结等。

3. 收肌管

收肌管为位于大腿中 1/3 内侧份的一个肌性间隙，呈三棱形，长约 15 cm。外侧壁为股内侧肌；后壁是长收肌和大收肌；前壁是缝匠肌和股内侧肌同长收肌及大收肌之间的一层腱膜；上口通股三角；下口经收肌腱裂孔通向腘窝。管内有股血管、隐神经通过。

4. 腘窝

腘窝在膝关节的后方，呈菱形。窝的上外侧界为股二头肌；上内侧界为半腱肌和半膜肌；下外侧界和下内侧界分别为腓肠肌的外侧头和内侧头；底为膝关节囊。窝内有腘血管、胫神经、腓总神经、脂肪和淋巴结等。

任务三　下肢肌的肌性标志

1. 股四头肌

在大腿屈和内收时，可见股直肌在缝匠肌和阔筋膜张肌所组成的夹角内。股内侧肌和股外侧肌在大腿前面的下部，分别位于股直肌的内、外侧。

2. 臀大肌

在臀部形成圆隆外形。

3. 股二头肌

在腘窝的外上界，可摸到它的肌腱止于腓骨头。

4. 半腱肌、半膜肌

在腘窝的内上界，可摸到它们的肌腱止于胫骨，其中半腱肌腱较窄，位置浅表且略靠外，而半膜肌腱粗而圆钝，位于半腱肌腱的深面内侧。

5.小腿三头肌(腓肠肌和比目鱼肌)

在小腿后面,可明显见到该肌膨隆的肌腹及跟腱。

【目标考核】

【知识目标考核】

1.识别并标注(图2-9-10、图2-9-11)中肌的名称。

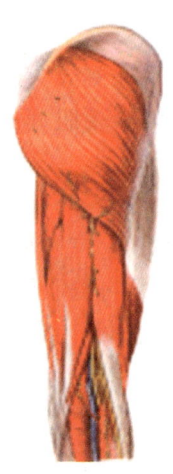 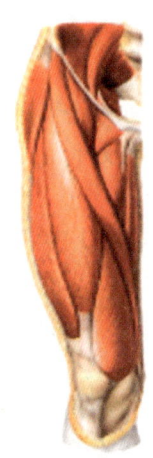

图2-9-10 大腿肌标注

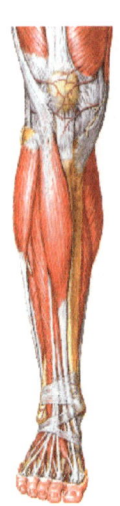 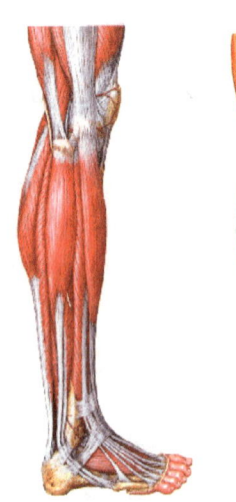 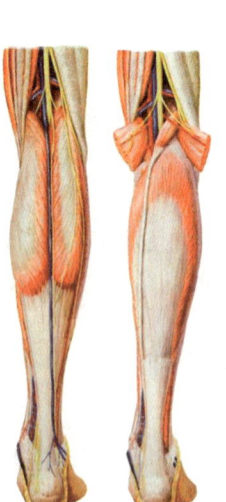

图2-9-11 小腿肌标注

2.综合分析髋关节的运动有哪些肌参与。
3.综合分析膝关节的运动有哪些肌参与。
4.综合分析踝关节的运动有哪些肌参与。

【能力目标考核】

下肢肌肌性标志的体表定位,为后续学习诊断学中体格检查做铺垫。医学生学习完下肢肌后需要具备这个能力。

1.请在同学身上准确体表定位以下下肢肌性标志:臀大肌、缝匠肌、股直肌、股内侧肌、股外侧肌、髌韧带、股二头肌、胫骨前肌、小腿三头肌、跟腱。

2.请做出臀大肌、缝匠肌、股四头肌、小腿三头肌、小腿前群肌收缩时的动作。

【素质目标考核】

临床案例:患者,男,65岁。行走时被汽车撞伤摔倒,左膝部着地1小时,急诊入院。体格检查发现左膝肿胀,有畸形,压痛明显,足不能跖屈,内翻力弱,不能以足尖站立,出现"钩状足"畸形。影像学检查:X射线摄片提示左股骨髁上骨折,左膝关节后脱位。

临床诊断:左股骨髁上骨折,左膝关节后脱位

问题1:查阅资料,讨论分析,该病例损伤了哪些结构?为什么会出现"钩状足"畸形?

问题2:医生在对该病人的诊疗过程中,如何做到高效沟通,爱伤爱患?

(李占生)

第三模块 内脏学

第三模块 内脏学

项目一

内脏学总论

【课前导读】

内脏包括消化系统、呼吸系统、泌尿系统、生殖系统,主要位于胸腔、腹腔和盆腔,并有开口与外界相通。机体外不洁的食物、异物、细菌、病毒等可以通过开口侵入内脏不同器官,导致疾病,比如胃炎、肠炎、肺炎、肾盂肾炎、尿道炎等。其诊疗涉及的解剖学知识为各器官的位置、形态、结构、毗邻、体表投影。

在学习内脏各论之前,先学习内脏总论有助于了解内脏器官的共性结构特点(比如内脏器官分中空性器官和实质性器官),先学习胸腹部标志线和腹部分区有利于学习内脏器官的位置、体表定位。

【学习目标】

1.知识目标
(1)掌握胸腹部的标志线、腹部的分区。
(2)了解内脏的概念、内脏的基本形态和结构。
2.能力目标
具备准确定位胸腹部标志线和腹部分区的能力。
3.素质目标
爱伤爱患,保护隐私:临床医生在给患者进行内脏器官体格检查时,可能会充分暴露胸腹部,这时临床医生要注意爱伤爱患,保护患者隐私。在讲胸腹部标志线和腹部分区时引入爱伤爱患、保护隐私的职业素养。

任务一 内脏概述

解剖学上,将位于胸、腹、盆腔内的消化、呼吸、泌尿和生殖系统的器官,统称为内脏。研究内脏器官的位置、形态和功能的科学,称为内脏学。某些与内脏密切相关的结构,如胸膜、腹膜等,也属于内脏学范畴。

内脏系统的各器官在形态结构、位置和功能上,都有着密切的联系和某些相似之处。

151

在形态结构上,内脏各系统都由一套连续的管道和一个或几个实质性器官组成,并且都通过孔、道直接或间接地与外界相通。在位置上,内脏大部分器官位于胸腔、腹腔和盆腔内。消化、呼吸两系统的部分器官位于头颈部,泌尿、生殖和消化系统的部分器官位于会阴部。在功能上,内脏器官的主要功能是进行物质代谢和繁殖后代。其中,消化系统的功能是消化食物,吸收营养物质,并将食物的残渣形成粪便排出体外;呼吸系统是从空气中摄取氧气并将体内产生的二氧化碳排出体外;泌尿系统是把机体在物质代谢过程中所产生的代谢产物,形成尿液,排出体外;生殖系统能产生生殖细胞和分泌性激素,并进行生殖活动,借以繁殖后代。

内脏各器官从基本结构上来看,可分为中空性器官和实质性器官两大类。

1.中空性器官

此类器官呈管状或囊状,内部均有空腔(图 3-1-1),如消化道的胃、空肠,呼吸道的气管、支气管,泌尿道的输尿管、膀胱和生殖道的输精管、输卵管、子宫等。

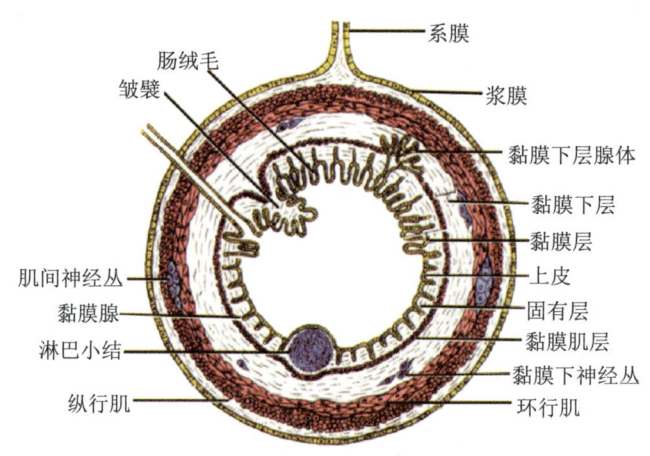

图 3-1-1 肠壁的一般构造模式图

2.实质性器官

此类器官内部没有特定的空腔,多属腺组织,表面包以结缔组织的被膜或浆膜,如肝、胰、肾及生殖腺等。结缔组织被膜深入器官实质内,将器官的实质分隔成若干个小单位,称小叶,如肝小叶。分布于实质性器官的血管、神经和淋巴管,以及该器官的导管等出入器官之处,常为一凹陷,称此处为该器官的门,如肺门、肝门等。

任务二 胸部标志线和腹部分区

内脏大部分器官在胸、腹、盆腔内占据相对固定的位置,而掌握内脏器官的正常位置,对于临床诊断检查,有重要实用意义。为了描述胸、腹腔内各器官的位置及其体表投影,通常在胸、腹部体表确定一些标志线和划分一些区域(图 3-1-2)。

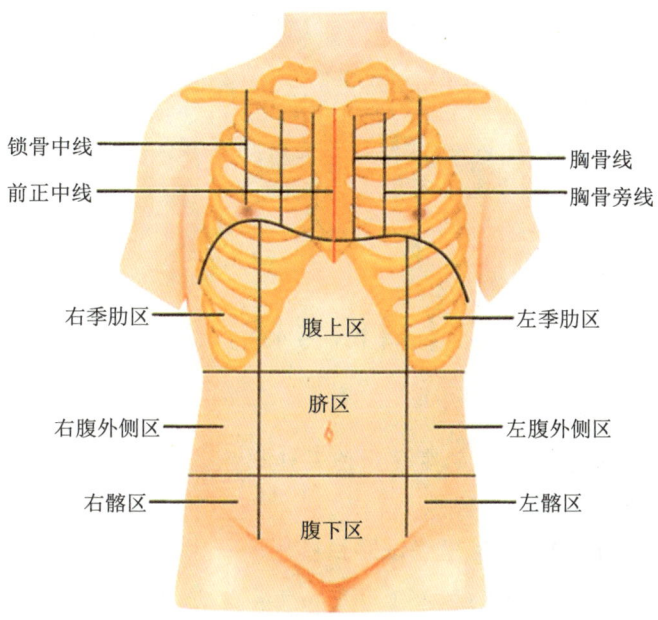

图 3-1-2　胸腹部的标志线及分区

1.胸部的标志线

胸部的标志线有以下几种。

(1)前正中线:沿身体前面正中所作的垂线。

(2)胸骨线:沿胸骨柄最宽处的外侧缘所作的垂线。

(3)锁骨中线:经锁骨中点向下所作的垂线。

(4)胸骨旁线:经胸骨线与锁骨中线之间连线的中点所作的垂线。

(5)腋前线:沿腋前襞向下所作的垂线。

(6)腋后线:沿腋后襞向下所作的垂线。

(7)腋中线:沿腋前、后线之间连线的中点所作的垂线。

(8)肩胛线:经肩胛骨下角所作的垂线。

(9)后正中线:经身体后面正中即沿各椎骨棘突所作的垂线。

2.腹部的分区

为便于描述腹腔脏器的位置,可将腹部分成若干区域,方法较多。

临床上常用的简便方法是通过脐各作一水平面和矢状面,将腹部分为左上腹、右上腹、左下腹和右下腹4个区。然而,更实用的是9区分法,即通过两侧肋弓最低点(或第10肋的最低点)所作的肋下平面和通过两侧髂结节所作的结节间平面将腹部分成上腹部、中腹部和下腹部,再由经两侧腹股沟韧带中点所作的两个矢状面,将腹部分成9个区域,包括上腹部的腹上区和左、右季肋区,中腹部的脐区和左、右腹外侧(腰)区,下腹部的腹下(耻)区和左、右髂(腹股沟)区。

> **临床联系**
>
> 胸腹部标志线、腹部分区和体表标志是内脏器官体表定位的基础,也是执业(助理)医师必考点,是医学生必须掌握的内容。

【目标考核】

【知识目标考核】

内脏包括哪些系统?各系统的主要功能是什么?

【能力目标考核】

临床执业(助理)医师体格检查考试题目:

1. 请在同学身上指出前正中线、锁骨中线、胸骨线、腋前线、腋后线、肩胛线、后正中线体表位置(须边指点边口述检查内容,指点错误不得分)。

2. 请在同学身上指出腹部9个分区(须边指点边口述检查内容,指点错误不得分)。

【素质目标考核】

内脏器官主要位于胸腔、腹腔和盆腔,临床医生在对这些器官进行体格检查(视诊、触诊、叩诊、听诊)时,需要暴露胸腹部,请分组讨论:临床医生该怎么做才能保护患者隐私,避免医患矛盾?

(郭芙莲)

项目二 消化系统

【课前导读】

消化系统包括消化管和消化腺。临床上常见疾病有扁桃体炎、食管炎、食管癌、胃炎、胃癌、消化性溃疡、肠炎、肠梗阻、阑尾炎、结肠癌、肝炎、肝硬化、肝癌、胰腺炎、胆道结石等,常用检查有体格检查、消化道镜检(胃镜、肠镜检查及组织活检)、影像学检查(X射线片、CT检查)等,治疗有药物治疗、手术治疗等。消化道疾病诊疗过程中涉及的解剖学知识为各器官的位置、形态(包括消化管腔内形态)、结构、毗邻、体表投影。

【学习目标】

1. 知识目标

(1)掌握消化系统的组成,上、下消化道的概念。
(2)掌握牙的形态结构,舌的形态、黏膜,颏舌肌的起止、作用。
(3)掌握咽的位置、分部、结构和交通。
(4)掌握食管的位置、分段、狭窄部位。
(5)掌握胃的位置、形态结构、分部、体表投影。
(6)掌握十二指肠的位置、形态结构、分部。
(7)掌握阑尾的位置、形态结构、体表投影。
(8)掌握盲肠、结肠的形态特征,直肠的位置、形态结构,肛管的结构。
(9)掌握唾液腺的位置和腺管开口部位。
(10)掌握肝、胰的位置、形态结构,胆囊位置、形态结构及输胆管道。
(11)了解口腔的境界,小肠、大肠的分部及结构特点。
(12)了解肝、胰的功能。

2. 能力目标

(1)具备正确识别口咽部结构(软腭、扁桃体、咽后壁、悬雍垂)的能力。
(2)具备准确定位胃、空肠、回肠、阑尾、结肠、肝、胆囊底体表投影的能力。

3. 素质目标

医技和医德双修:利用胃管植入术的案例,让学生明确操作前要以和蔼的态度告知患者操作目的和意义;操作中要动作轻柔,不要损伤患者;操作后要有意识检查是否插入胃内,防止插错位置。培养学生认真细致、爱伤爱患、医技和医德双修的意识。

任务一　消化系统概述

消化系统由消化管和消化腺组成(图3-2-1)。消化系统的基本功能是摄取食物并进行物理和化学性消化,经消化管黏膜上皮细胞吸收营养物质,最后将食物残渣形成粪便排出体外。

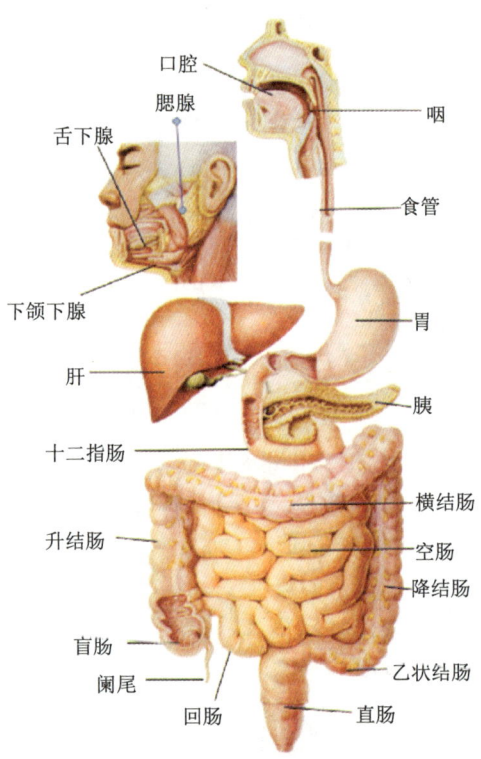

图 3-2-1　消化系统模式图

任务二　消化管

消化管是指从口腔到肛门的管道,形态各异,功能不同,可分为口腔、咽、食管、胃、小肠(十二指肠、空肠和回肠)和大肠(盲肠、阑尾、结肠、直肠和肛管)。临床上通常把从口腔到十二指肠的这部分管道称上消化道,空肠以下的部分称下消化道。

(一)口腔

口腔是消化管的起始部,整个口腔借上下牙弓和牙龈分为前外侧部的口腔前庭和后内侧部的固有口腔。口腔前庭是上下唇和颊与上下牙弓和牙龈之间的狭窄间隙;固有口腔位于上下牙弓和牙龈所围成的空间,其前壁为上下唇,侧壁为颊,上壁为腭,下壁为口腔底。口腔向前经口唇围成的口裂通向外界,向后经咽峡与咽相通。

1. 口唇

口唇分上唇和下唇,外面为皮肤,中间为口轮匝肌,内面为黏膜。口唇的游离缘是皮肤与黏膜的移行部称唇红,其内含皮脂腺。唇红是体表毛细血管最丰富的部位之一,呈红色,当缺氧时则呈绛紫色,临床称为发绀。在上唇外面中线处有一纵行浅沟称人中。上唇外面的两侧与颊部交界处,各有一斜行的浅沟称鼻唇沟。在口裂的两侧,上下唇结合处形成口角,平对第1磨牙。在上下唇内面正中线上,分别有上下唇系带从口唇连于牙龈基部。

2. 颊

颊是口腔的两侧壁,其构造与唇相似,即自外向内分别由皮肤、颊肌、颊脂体和口腔黏膜构成。在上颌第2磨牙牙冠相对的颊黏膜上有腮腺管乳头,其上有腮腺管的开口。

3. 腭

腭分为硬腭和软腭两部分,构成口腔的上壁,分隔鼻腔与口腔。

(1) 硬腭位于腭的前2/3,主要由骨腭及表面覆盖的黏膜构成。黏膜厚而致密,与骨膜紧密相贴。

(2) 软腭位于腭的后1/3,其前份呈水平位,后份斜向后下称腭帆。腭帆后缘游离,其中部有垂向下方的突起称腭垂或悬雍垂。自腭帆两侧各向下方分出两条黏膜皱襞,前方的一对为腭舌弓,延续于舌根的外侧,后方的一对为腭咽弓,向下延至咽侧壁。两弓间的三角形凹陷区称扁桃体窝,窝内容纳腭扁桃体。腭垂、腭帆游离缘、两侧的腭舌弓及舌根共同围成咽峡,它是口腔和咽之间的狭窄部,也是二者的分界(图3-2-2)。

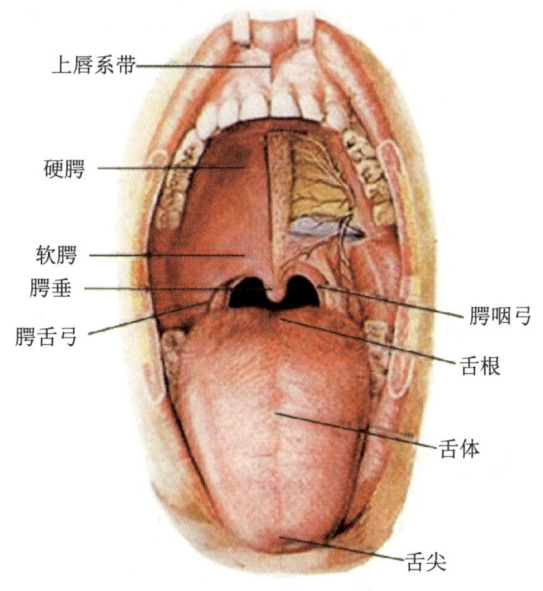

图 3-2-2 口腔及咽峡

> **临床联系**
>
> 软腭在静止状态时垂向下方,当吞咽或说话时,软腭上提,贴近咽后壁,从而将鼻咽与口咽隔离开来。

4.牙

牙是人体内最坚硬的器官,具有咀嚼食物和辅助发音等作用。牙位于口腔前庭与固有口腔之间,镶嵌于上下颌骨的牙槽内,分别排列成上牙弓和下牙弓。

(1)牙的种类和排列:人的一生中,先后有两套牙发生,第一套称乳牙,第二套称恒牙。乳牙一般在出生后6个月时开始萌出,到3岁左右出齐,共20个,上下颌各10个。6岁左右,乳牙开始脱落,逐渐更换成恒牙。恒牙中,第1磨牙首先长出,除第3磨牙外,其他各牙约在14岁左右出齐。第3磨牙萌出时间最晚,有的要迟至28岁或更晚,故又称迟牙。由于第3磨牙萌出较晚,萌出时颌骨发育将近成熟,若无足够的位置,常影响其正常萌出,从而发生各种阻生牙。第3磨牙终生不萌出者约占30%。恒牙全部出齐共32个,上、下颌各16个。

根据牙的形状和功能,乳牙和恒牙均可分切牙、尖牙和磨牙3种。但是恒牙又有磨牙和前磨牙之分。切牙、尖牙分别用以咬切和撕扯食物,磨牙和前磨牙则有研磨和粉碎食物的功能。

乳牙与恒牙的名称及排列顺序如图3-2-3、图3-2-4所示。乳牙在上、下颌的左、右半侧各5个,共计20个。恒牙在上、下颌的左、右半侧各8个,共计32个。临床上,为了记录牙的位置,常以被检查者的方位为准,以"+"记号划分成4区,并以罗马数字Ⅰ~Ⅴ标示乳牙,用阿拉伯数字1~8标示恒牙,如"$\overline{V|}$"则表示右下颌第2乳磨牙,"$\underline{|6}$"表示左上颌第1磨牙。

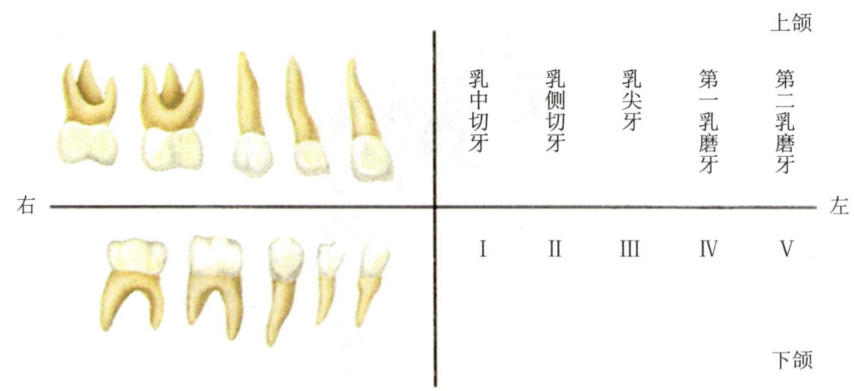

图3-2-3 乳牙的名称及符号

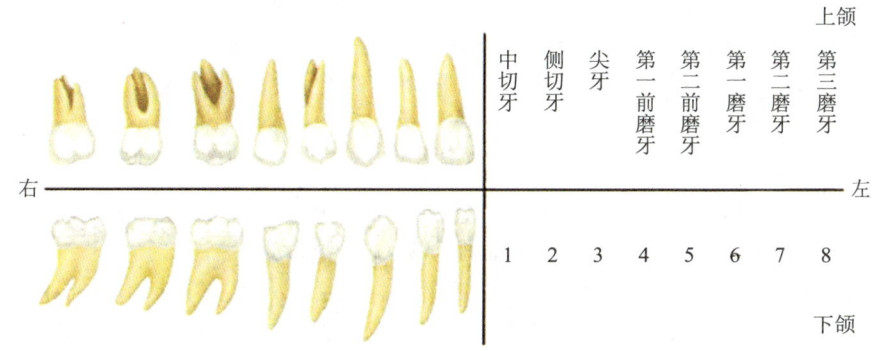

图 3-2-4　恒牙的名称及符号

(2) 牙的形态:牙的形状和大小虽然各不相同,但其基本形态是相同的。即每个牙均可分为牙冠、牙根和牙颈 3 部分(图 3-2-5)。牙冠是暴露于口腔,露出于牙龈以外的部分。切牙的牙冠扁平,呈凿状;尖牙的牙冠呈锥形;前磨牙的牙冠较大,呈方圆形,面上有 2 个小结节;磨牙的牙冠最大,呈方形,面上有 4 个小结节。牙根是嵌入牙槽内的部分。切牙和尖牙只有 1 个牙根,前磨牙一般也只有 1 个牙根,下颌磨牙有 2 个牙根,上颌磨牙有 3 个牙根。牙颈是牙冠与牙根之间的部分,被牙龈所包绕。牙冠和牙颈内部的腔隙较宽阔,称牙冠腔。牙根内的细管称牙根管,此管开口于牙根尖端的牙根尖孔。牙的血管和神经通过牙根尖孔和牙根管进入牙冠腔。牙根管与牙冠腔合称牙腔或髓腔,其内容纳牙髓。

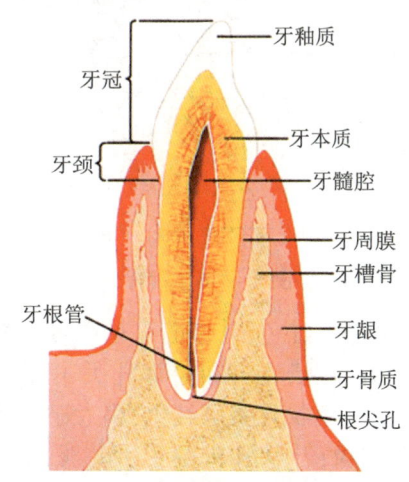

图 3-2-5　下颌切牙(矢状切面)

(3) 牙组织:牙由牙本质、牙釉质、牙骨质和牙髓组成(图 3-2-5)。牙本质构成牙的大部分。牙冠部的牙本质外面覆有牙釉质,牙釉质为全身最坚硬的组织。牙根部的牙本质外面包有牙骨质。牙腔内为牙髓,由结缔组织、神经和血管共同组成。

(4) 牙周组织:牙周组织包括牙周膜、牙槽骨和牙龈 3 部分,对牙起保护、固定和支持作用。牙周膜是介于牙槽骨与牙根之间的致密结缔组织膜,主要由胶原纤维束组成,具有固定牙根和缓解咀嚼时所产生压力的作用。牙龈是口腔黏膜的一部分,紧贴于牙颈周围及邻近的牙槽骨上,血管丰富,呈淡红色,坚韧而有弹性,因缺少黏膜下层,直接与骨膜紧密相连,故牙龈不能移动。

5.舌

舌是位于口腔底的肌性器官。由纵、横和垂直三种不同方向的骨骼肌交织而成,表面被覆黏膜,有协助咀嚼、吞咽、感受味觉和协助发音等功能。

(1)舌的形态:舌在舌背以向前开放的"V"形界沟为界分为舌体和舌根两部分。界沟的尖端处有一小凹称舌盲孔。舌体占舌的前2/3,为界沟之前可游离活动的部分,其前端为舌尖。舌根占舌的后1/3,以舌肌固定于舌骨和下颌骨等处。舌根的背面朝后对向咽部,延续至会厌的腹侧面(图3-2-6)。

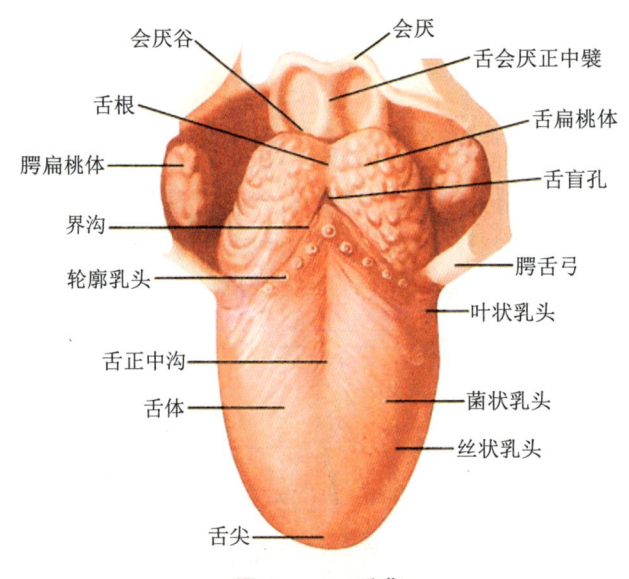

图 3-2-6 舌背

(2)舌黏膜:舌体背面黏膜呈淡红色,其表面可见许多小突起,统称为舌乳头,根据其形态可分为丝状乳头、菌状乳头、叶状乳头和轮廓乳头4种。丝状乳头,呈白色,数目最多,体积最小,遍布于舌背前2/3;菌状乳头呈红色,稍大于丝状乳头,数目较少,散布于丝状乳头之间,多见于舌尖和舌侧缘;叶状乳头位于舌侧缘的后部,腭舌弓的前方,每侧为4~8条并列的叶片形的黏膜皱襞,小儿较清楚;轮廓乳头,体积最大,7~11个,排列于界沟前方,其中央隆起,周围有环状沟。轮廓乳头、菌状乳头、叶状乳头以及软腭、会厌等处的黏膜上皮中含有味蕾,为味觉感受器,具有感受酸、甜、苦、咸等味觉的功能。由于丝状乳头中无味蕾,故无味觉功能。

舌根背面黏膜表面,可见由淋巴组织组成的大小不等的丘状隆起称舌扁桃体(图3-2-6)。

舌下面黏膜在舌的正中线上,形成一黏膜皱襞,向下连于口腔底前部称舌系带。在舌系带根部的两侧各有一小黏膜隆起称舌下阜,其上有下颌下腺管和舌下腺大管的开口。由舌下阜向口底后外侧延续的带状黏膜皱襞称舌下襞,其深面藏有舌下腺。舌下腺小管开口于舌下襞表面(图3-2-7)。

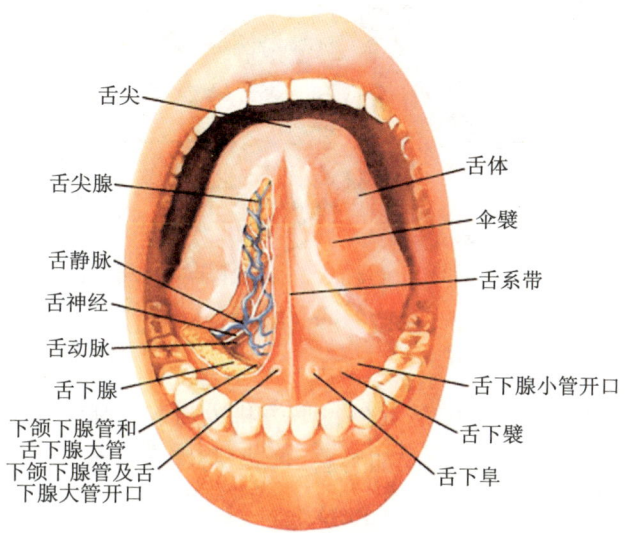

图 3-2-7　口腔底和舌下面

(3) 舌肌:舌肌为骨骼肌,分舌内肌和舌外肌(图3-2-8、图3-2-9)。舌内肌的起、止点均在舌内,有纵肌、横肌和垂直肌,收缩时,可改变舌的形态。舌外肌起于舌周各骨,止于舌内,有颏舌肌、舌骨舌肌和茎突舌肌等,收缩时可改变舌的位置。其中,以颏舌肌在临床上较为重要,是一对强而有力的肌,起自下颌体后面的颏棘,肌纤维呈扇形向后上方分散,止于舌正中线两侧。两侧颏舌肌同时收缩,拉舌向前下方,即伸舌;单侧收缩可使舌尖伸向对侧。如一侧颏舌肌瘫痪,令病人伸舌时,舌尖偏向瘫痪侧。

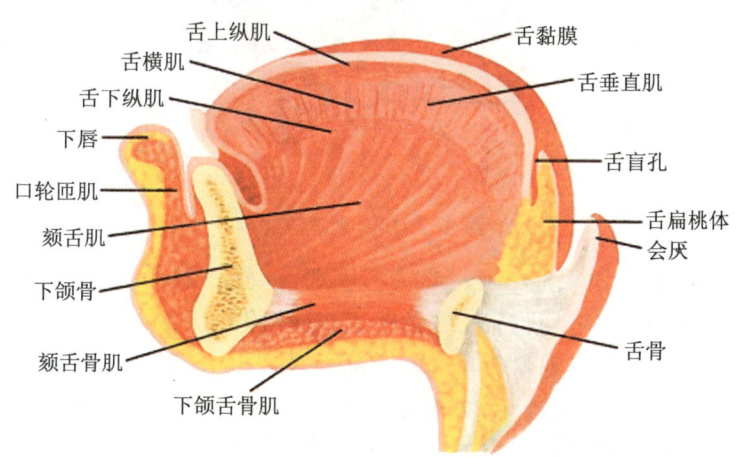

图 3-2-8　舌(矢状切面)

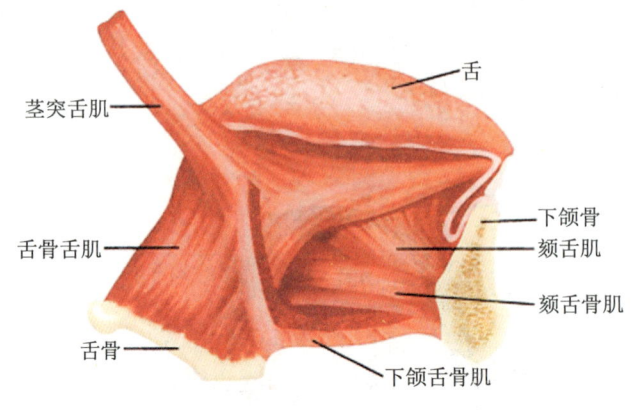

图 3-2-9　舌外肌

6.唾液腺

唾液腺位于口腔周围,分泌唾液并经过导管排入口腔。唾液腺分大、小两类。小唾液腺位于口腔各部黏膜内,属黏液腺,如唇腺、颊腺、腭腺和舌腺等。大唾液腺有 3 对,即腮腺、下颌下腺和舌下腺(图 3-2-10)。

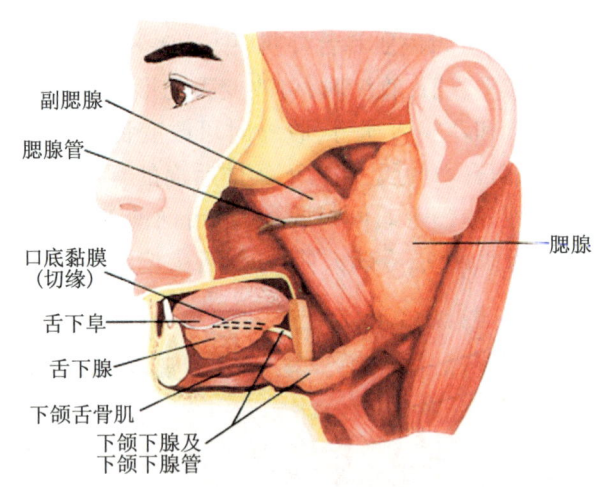

图 3-2-10　大唾液腺

(1)腮腺:腮腺最大,重 15~30 g,形状不规则,可分浅部和深部。浅部略呈三角形,上达颧弓,下至下颌角,前至咬肌后 1/3 的浅面,后续腺的深部。深部伸入下颌支与胸锁乳突肌之间的下颌后窝内。腮腺管自腮腺浅部前缘发出,于颧弓下一横指处向前横越咬肌表面,至咬肌前缘处弯向内侧,斜穿颊肌,开口于平对上颌第 2 磨牙牙冠所对颊黏膜上的腮腺管乳头。副腮腺出现率约为 35%,其组织结构与腮腺相同,分布于腮腺管附近,但形态及大小不等。其导管汇入腮腺管。

(2) 下颌下腺:呈扁椭圆形,重约 15 g。位于下颌体下缘及二腹肌前后腹所围成的下颌下三角内,其导管自腺的内侧面发出,沿口腔底黏膜深面前行,开口于舌下阜。

(3) 舌下腺:较小,重约 2~3 g。位于口腔底舌下襞的深面。舌下腺导管有大、小两种,大管有一条,与下颌下腺管共同开口于舌下阜,小管有 5~15 条,短而细,直接开口于舌下襞黏膜表面。

(二) 咽

1. 咽的位置和形态

咽是消化管上端扩大的部分,是消化管与呼吸道的共同通道。咽呈上宽下窄、前后略扁的漏斗形肌性管道,长约 12 cm。咽位于第 1~6 颈椎前方,上端起于颅底,下端约在第 6 颈椎下缘或环状软骨的高度移行于食管。咽的前壁不完整,自上向下有通向鼻腔、口腔和喉腔的开口;后壁平坦,借疏松结缔组织连于上位 6 个颈椎体前面的椎前筋膜。咽的两侧壁与颈部大血管和甲状腺侧叶等相毗邻(图 3-2-11)。

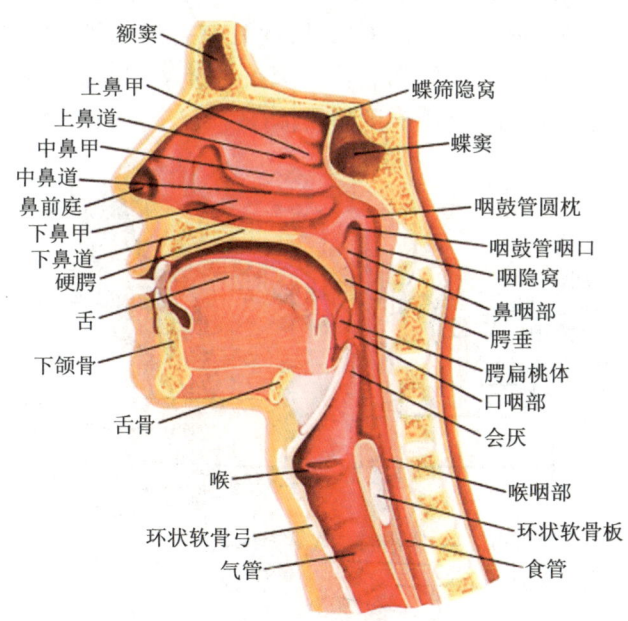

图 3-2-11 头颈部正中矢状切面

2. 咽的分部

咽以腭帆游离缘和会厌上缘平面为界分为鼻咽、口咽和喉咽三部分。其中,口咽和喉咽两部分是消化管与呼吸道的共同通道。

(1) 鼻咽:是咽的上部,位于鼻腔后方,上达颅底,下至腭帆游离缘平面续口咽部,向前经鼻后孔通鼻腔。鼻咽部的两侧壁上,于下鼻甲后方约 1 cm 处,各有一咽鼓管咽口,咽腔经此口通过咽鼓管与中耳的鼓室相通。咽鼓管咽口的前、上、后方的弧形隆起称咽鼓管圆枕,它是寻找咽鼓管咽口的标志。咽鼓管圆枕后方与咽后壁之间的纵行深窝称咽隐窝,是鼻咽癌的好发部位。位于咽鼓管咽口周围至软腭之间的许多颗粒状淋巴组织,称咽鼓管扁桃体,系咽扁桃体的延续(图3-2-11)。

> **临床联系**
>
> 咽鼓管咽口平时是关闭的,当吞咽或用力张口时,空气通过咽鼓管进入鼓室,以维持鼓膜两侧的气压平衡。咽部感染时,细菌可经咽鼓管波及中耳,引起中耳炎。由于小儿的咽鼓管较短而宽,且略呈水平位,故儿童患急性中耳炎远较成人为多。

(2)口咽:位于腭帆游离缘与会厌上缘平面之间,向前经咽峡与口腔相通,上续鼻咽部,下通喉咽部。口咽的前壁主要为舌根后部,此处有一呈矢状位的黏膜皱襞称舌会厌正中襞,连于舌根后部正中与会厌之间。舌会厌正中襞两侧的深窝称会厌谷,为异物易停留处(图3-2-12)。口咽的侧壁上有腭扁桃体。

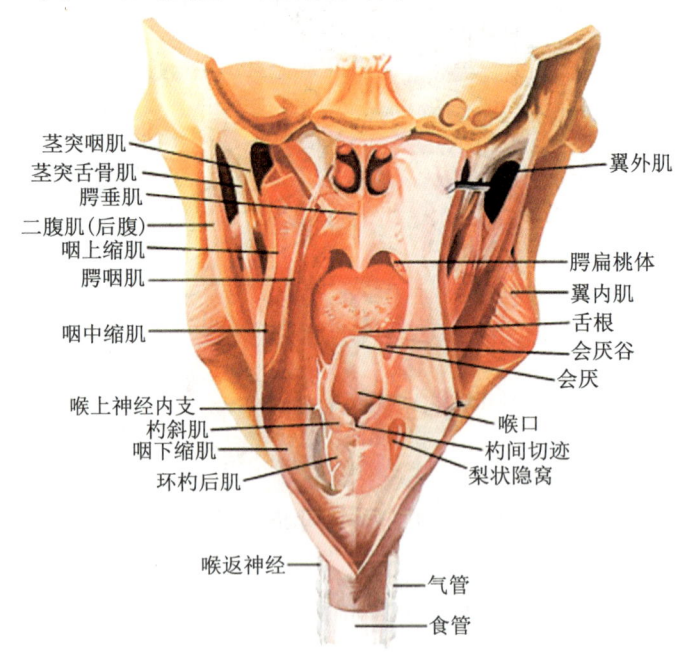

图3-2-12 咽腔(切开咽后壁)

腭扁桃体位于口咽部侧壁的扁桃体窝内,是淋巴上皮器官,具有防御功能。腭扁桃体呈椭圆形,其内侧面朝向咽腔,表面覆以黏膜,并有许多深陷的小凹称扁桃体小窝,细菌易在此存留繁殖,成为感染病灶。腭扁桃体的外侧面及前、后面均被结缔组织形成的扁桃体囊包绕。

> **临床联系**
>
> 咽后上方的咽扁桃体、两侧的咽鼓管扁桃体、腭扁桃体和下方的舌扁桃体,共同构成咽淋巴环,对消化道和呼吸道具有防御功能。

(3)喉咽:咽的最下部,稍狭窄,上起自会厌上缘平面,下至第6颈椎体下缘平面与食管相续。喉咽部的前壁上份有喉口通入喉腔。在喉口的两侧各有一深窝称梨状隐窝,常为异物滞留之处(图3-2-12)。

(4)咽肌:为骨骼肌,包括咽缩肌和咽提肌。咽缩肌包括上、中、下三部分,呈叠瓦状排列。当吞咽时,各咽缩肌自上而下依次收缩,即将食团推向食管。咽提肌位于咽缩肌深部,肌纤维纵行,起自茎突、咽鼓管软骨及腭骨,止于咽壁及甲状软骨上缘。咽提肌收缩时,上提咽和喉,舌根后压,会厌封闭喉口,食团越过会厌,经喉咽进入食管(图3-2-13)。

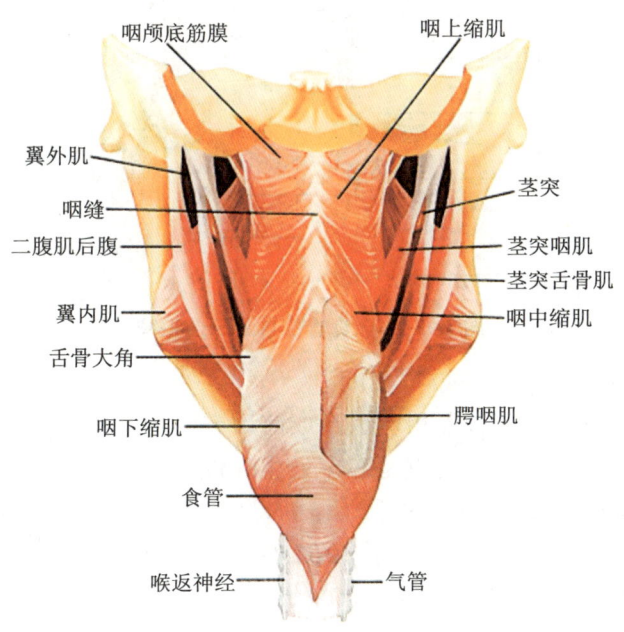

图3-2-13 咽肌(后面)

(三) 食管

1. 食管的位置和分部

食管是前后扁平的肌性管状器官,是消化管各部中最狭窄的部分,长约25 cm。食管上端在第6颈椎体下缘平面与咽相接,下端约平第11胸椎体高度与胃的贲门连接。食管可分为颈部、胸部和腹部(图3-2-14)。颈部长约5 cm,自食管起始端至平对胸骨颈静脉切迹平面的一段,前面借疏松结缔组织附于气管后壁上。胸部最长,长18~20 cm,位于胸骨颈静脉切迹平面至膈的食管裂孔之间。腹部最短,仅1~2 cm,自食管裂孔至贲门。

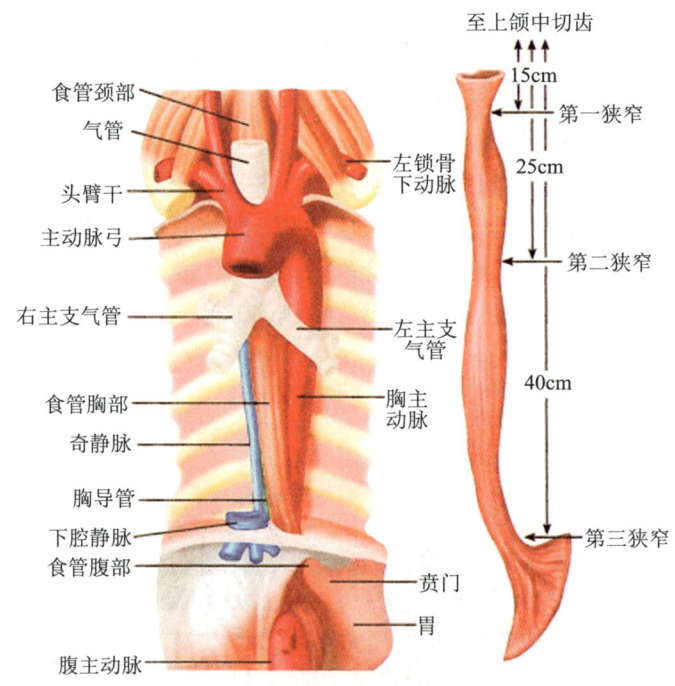

图3-2-14 食管位置及三个狭窄

2. 食管的狭窄部

食管全长除沿脊柱的颈、胸曲相应地形成前后方向的弯曲外,在左右方向亦有轻度弯曲,但在形态上食管最重要的特点是有三处生理性狭窄。第一狭窄为食管的起始处,相当于第6颈椎体下缘水平,距中切牙约15 cm;第二狭窄为食管与左主支气管交叉处,相当于第4、5胸椎体之间水平,距中切牙约25 cm;第三狭窄为食管通过膈的食管裂孔处,相当于第10胸椎水平,距中切牙约40 cm。

> **临床联系**
>
> 食管的三个狭窄具有一定的临床意义。第一个狭窄部是食管内异物易滞留的部位,而第二、第三狭窄部是食管癌的好发部位。在临床上,位于第二狭窄部的食管癌较为多见。

(四) 胃

1. 胃的形态和分部

胃的形态可受体位、体型、年龄、性别和胃的充盈状态等多种因素的影响。胃在完全空虚时略呈管状,高度充盈时可呈球囊形。

胃分前、后壁,大、小弯,入、出口(图 3-2-15)。胃前壁朝向前上方,后壁朝向后下方。胃大弯大部分凸向左下方;胃小弯凹向右上方,其最低点弯度明显转折处称角切迹。胃的近端与食管连接处是胃的入口称贲门。贲门的左侧,食管末端左缘与胃底所形成的锐角称贲门切迹。胃的远端接续十二指肠处,是胃的出口,称幽门。由于幽门括约肌的存在,在幽门表面,有一缩窄的环行沟,幽门前静脉常横过幽门前方,这为胃手术提供了确定幽门的标志。

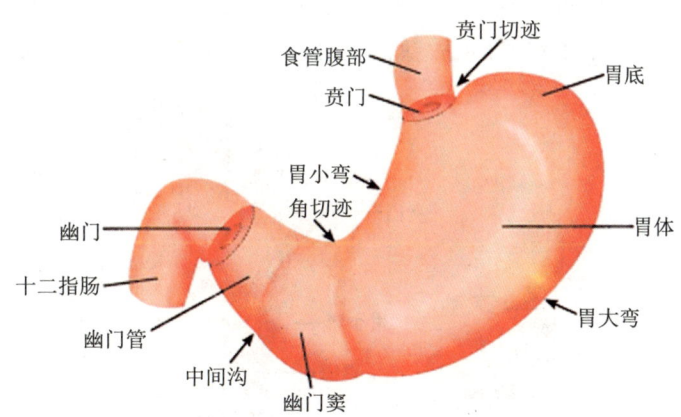

图 3-2-15 胃的形态和分部

通常将胃分为 4 部分:贲门附近的部分称贲门部,界域不明显;贲门平面以上,向左上方膨出的部分为胃底,临床上有时称胃穹窿,内含吞咽时进入的空气,约 50 mL,X 射线胃片可见此气泡;自胃底向下至角切迹处的中间大部分称胃体;胃体下界与幽门之间的部分称幽门部,临床上也称胃窦。幽门部的大弯侧有一不甚明显的浅沟称中间沟,将幽门部分为右侧的幽门管和左侧的幽门窦。幽门管长约 2~3 cm;幽门窦通常位于胃的最低部,胃溃疡和胃癌多发生于胃的幽门窦近胃小弯处(图 3-2-15)。

2.胃的位置

胃的位置常因体型、体位和充盈程度不同而有较大变化。通常,胃在中等程度充盈时,大部分位于左季肋区,小部分位于腹上区。胃前壁右侧部与肝左叶和方叶相邻,左侧部与膈相邻,被左肋弓覆盖。在剑突的下方,部分胃前壁直接与腹前壁相贴,是临床上进行胃触诊的部位。胃后壁与胰、横结肠、左肾上部和左肾上腺相邻,胃底与膈和脾相邻。

胃的贲门和幽门的位置比较固定,贲门位于第 11 胸椎体左侧,幽门约在第 1 腰椎体右侧。胃大弯的位置较低,其最低点一般在脐平面。胃高度充盈时,大弯下缘可达脐以下,甚至超过髂嵴平面。胃底最高点在左锁骨中线外侧,可达第 6 肋间隙高度。

3.胃壁的结构

胃壁分为黏膜、黏膜下层、肌层和浆膜 4 层。黏膜柔软,胃空虚时形成许多皱襞,充盈时变平坦。沿胃小弯处有 4~5 条较恒定的纵行皱襞,襞间的沟称胃道。在食管与胃交接处的黏膜上,有一呈锯齿状的环形线,称食管胃黏膜线,该线是胃镜检查时鉴别病变位置的重要标志。在幽门处黏膜形成环形的皱襞称幽门瓣,突向十二指肠腔内(图 3-2-16)。黏膜下层由疏松结缔组织构成,内有丰富的血管、淋巴管和神经丛,当胃扩张和蠕动时起缓冲作用。肌层较厚,由外纵、中环、内斜的三层平滑肌构成(图 3-2-17)。纵行肌以胃小弯和大弯处较厚。环行肌环绕于胃的全部,在幽门瓣的深面较厚称为幽门括约肌,与幽门瓣一起有延缓胃内容物排空和防止肠内容物逆流至胃的作用。斜行肌由食管的环行肌移行而来,分布于胃的前、后壁,起支持胃的作用。胃的外膜为浆膜。

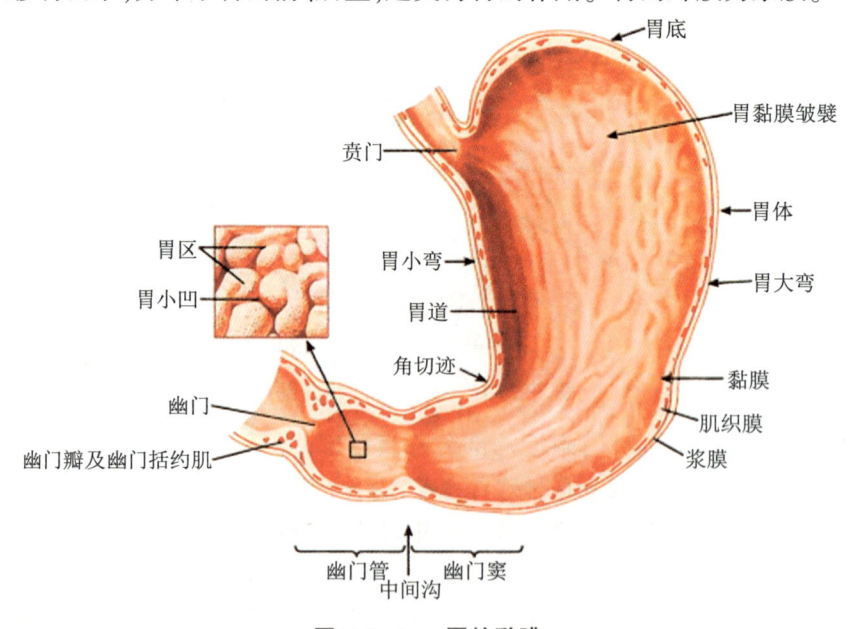

图 3-2-16 胃的黏膜

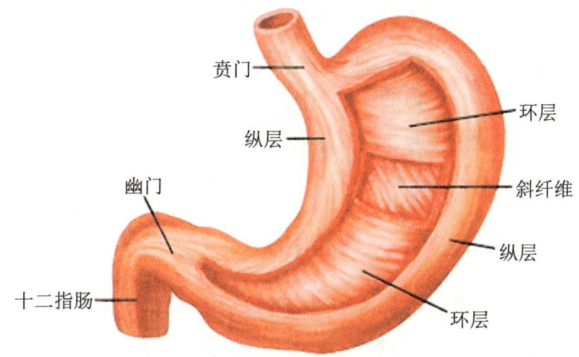

图 3-2-17　胃壁的肌层

(五) 小肠

小肠是消化管中最长的一段,在成人长 5~7 m。上端起于胃的幽门,下端接续盲肠,分十二指肠、空肠和回肠三部分。小肠是进行消化和吸收的重要器官,并具有某些内分泌功能。

1. 十二指肠

十二指肠介于胃与空肠之间,全长约 25 cm。十二指肠是小肠中管径最大、位置最深、长度最短的部分。因为它既接受胃液,又接受胰液和胆汁,所以十二指肠的消化功能十分重要。十二指肠整体上呈"C"形,包绕胰头(图 3-2-18),可分为上部、降部、水平部和升部。

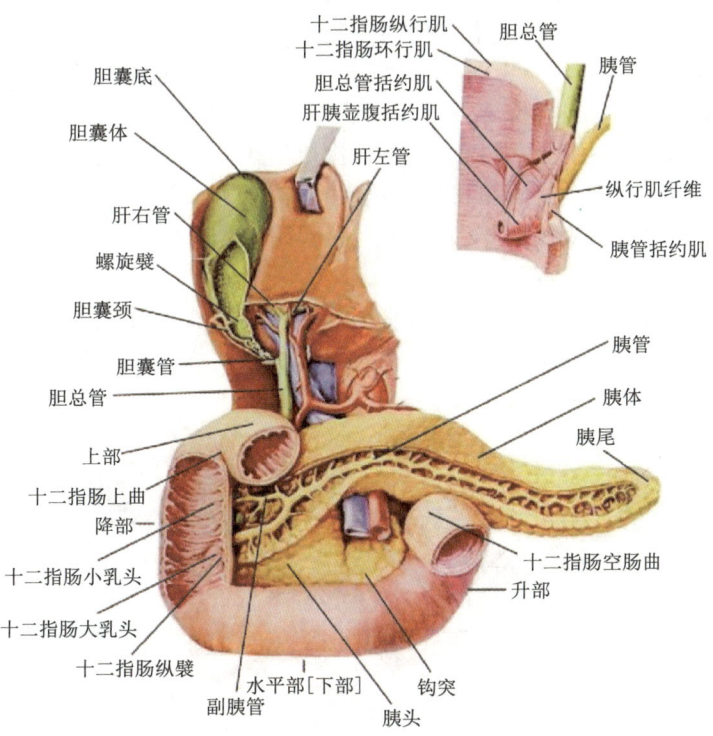

图 3-2-18　胆道、十二指肠和胰(前面)

(1) 上部：上部长约 5 cm，起自胃的幽门，水平行向右后方，至肝门下方、胆囊颈的后下方，急转向下，移行为降部。上部与降部转折处形成的弯曲称十二指肠上曲。十二指肠上部近侧与幽门相连接的一段肠管，长约 2.5 cm，由于其肠壁薄，管径大，黏膜面光滑平坦，无环状襞，故临床常称此段为十二指肠球。

> **临床联系**
>
> 十二指肠球是十二指肠溃疡的好发部位，在十二指肠上部、十二指肠球的远端，临床上称之为十二指肠球后部。该部的癌肿可浸润或压迫其后方的胆总管，患者可出现阻塞性黄疸。

(2) 降部：降部长约 7~8 cm，起自十二指肠上曲，向下行于第 1~3 腰椎体和胰头的右侧，至第 3 腰椎体高度，弯向左行，移行为水平部，转折处的弯曲称十二指肠下曲。降部的黏膜形成发达的环状襞，其中份后内侧壁上有一纵行的皱襞称十二指肠纵襞，其下端的圆形隆起称十二指肠大乳头，距中切牙约 75 cm，为肝胰壶腹的开口处。在大乳头上方（近侧）1~2 cm 处，有时可见到十二指肠小乳头，是副胰管的开口处（图 3-2-18）。

(3) 水平部：水平部又称下部，长约 10 cm，起自十二指肠下曲，横过下腔静脉和第 3 腰椎体的前方，至腹主动脉前方、第 3 腰椎体左前方，移行于升部。

(4) 升部：升部最短，仅 2~3 cm，自水平部末端起始，斜向左上方，至第 2 腰椎体左侧转向下，移行为空肠。十二指肠与空肠转折处形成的弯曲称十二指肠空肠曲。十二指肠空肠曲的上后壁被一束由肌纤维和结缔组织构成的十二指肠悬肌，固定于右膈脚上。十二指肠悬肌和包绕于其下段表面的腹膜皱襞共同构成十二指肠悬韧带，又称 Treitz 韧带。在腹部外科手术中，Treitz 韧带可作为确定空肠起始的重要标志。

2. 空肠与回肠

空肠和回肠上端起自十二指肠空肠曲，下端接续盲肠。空肠和回肠一起被肠系膜悬系于腹后壁，合称为系膜小肠，有系膜附着的边缘称系膜缘，其相对缘称游离缘或对系膜缘（图 3-2-19）。

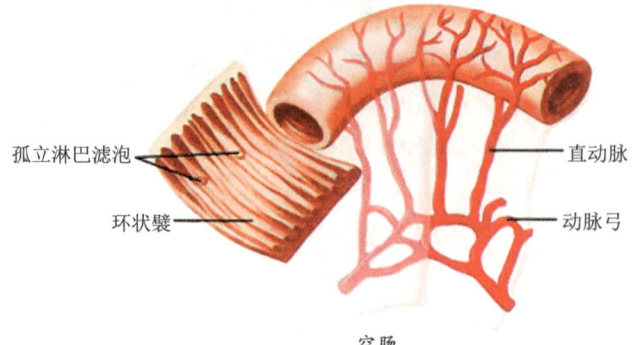

空肠

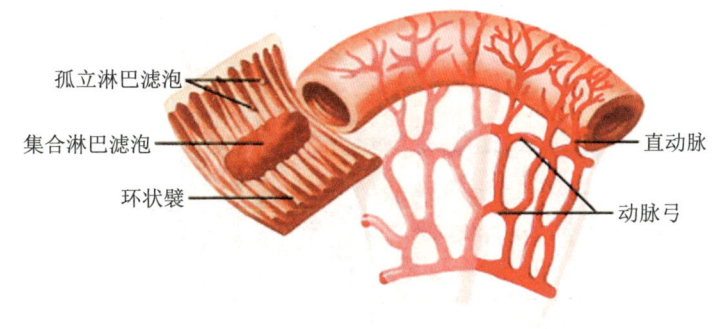

图 3-2-19　空肠与回肠

空肠和回肠的形态结构不完全一致,但变化是逐渐发生的,故两者间无明显界限。一般是将系膜小肠的近侧 2/5 称空肠,远侧 3/5 称回肠。从位置上看,空肠常位于左腰区和脐区;回肠多位于脐区、右腹股沟区和盆腔内。从外观上看,空肠管径较大,管壁较厚,血管较多,颜色较红,呈粉红色;而回肠管径较小,管壁较薄,血管较少,颜色较浅,呈粉灰色。此外,肠系膜的厚度从上向下逐渐变厚,脂肪含量越来越多。肠系膜内血管的分布也有区别,空肠的动脉弓级数较少(有 1~2 级),直血管较长;而回肠的动脉弓级数较多(可达 4~5 级),直血管较短。从组织结构上看,空、回肠都具有消化管典型的四层结构。其黏膜除形成环状襞外,内表面还有密集的绒毛,这些结构极大地增加了肠黏膜的表面积,有利于营养物质的消化和吸收。在黏膜固有层和黏膜下组织内含有淋巴滤泡。淋巴滤泡分孤立淋巴滤泡和集合淋巴滤泡两种,前者分散存在于空肠和回肠的黏膜内,后者多见于回肠下部。集合淋巴滤泡有 20~30 个,呈长椭圆形,其长轴与肠管的长轴一致,常位于回肠下部对肠系膜缘的肠壁内。肠伤寒的病变发生于集合淋巴滤泡,可并发肠穿孔或肠出血。此外,约 2% 的成人,在距回肠末端 0.3~1.0 m 范围的回肠对系膜缘上,有长 2~5 cm 的囊状突起,自肠壁向外突出称 Meckel 憩室,此为胚胎时期卵黄囊管未完全消失形成的。

Meckel 憩室易发炎或合并溃疡穿孔,因其位置靠近阑尾,故症状与阑尾炎相似。

(六) 大肠

大肠是消化管的下段,全长 1.5 m,全程围绕于空、回肠的周围,可分为盲肠、阑尾、结肠、直肠和肛管 5 部分(图 3-2-1、图 3-2-20)。大肠的主要功能为吸收水分、维生素和无机盐,并将食物残渣形成粪便,排出体外。

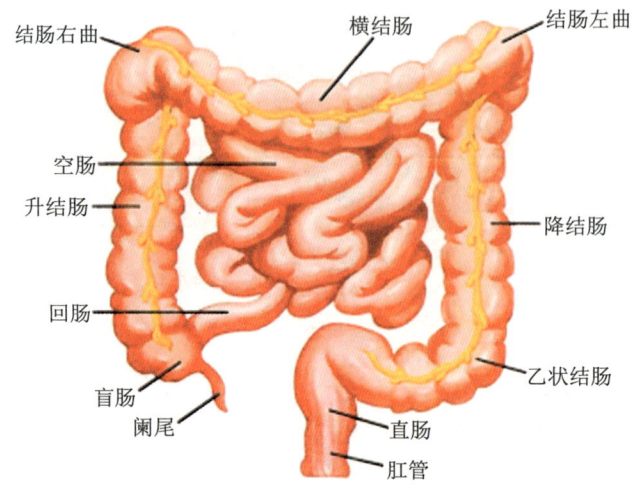

图 3-2-20 小肠和大肠

除直肠、肛管和阑尾外,结肠和盲肠具有三种特征性结构,即结肠带、结肠袋和肠脂垂。结肠带是由肠壁的纵行肌增厚形成的,沿大肠的纵轴平行排列,均汇聚于阑尾根部。结肠袋是肠壁由横沟隔开并向外膨出的囊状突起,这是由于结肠带短于肠管,使肠管皱缩形成的。肠脂垂是沿结肠带两侧分布的许多小突起,由浆膜和其所包含的脂肪组织形成(图 3-2-21)。在正常情况下,大肠管径较大,肠壁较薄,但在疾病情况下可有较大变化。因此在腹部手术中,鉴别大、小肠主要依据以上三个特征。

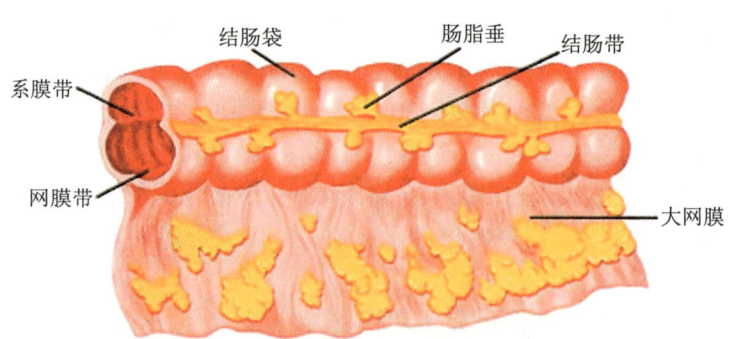

图 3-2-21 结肠的特征性结构(横结肠)

1.盲肠

盲肠是大肠的起始部,长约 6~8 cm,其下端为盲端,上续升结肠,左侧与回肠相连接。盲肠位于右髂窝内,其体表投影在腹股沟韧带外侧半的上方。但在胚胎发育过程中,有少数情况,由于肠管旋转异常,可出现异位盲肠,既可高达髂嵴以上,也可低至骨盆腔内,甚至出现于腹腔左侧。回肠末端向盲肠的开口,称回盲口。此处肠壁内的环行肌增厚,并覆以黏膜而形成上、下两片半月形的皱襞称回盲瓣,在回盲口下方约 2 cm 处,有阑尾的开口(图3-2-22)。

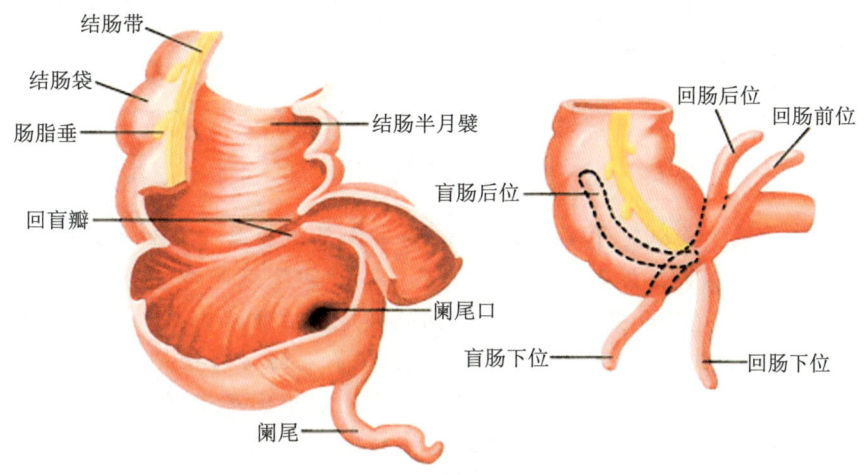

图 3-2-22　盲肠和阑尾

临床联系

一般情况下,盲肠属于腹膜内位器官,其各面均有腹膜被覆,因无系膜或仅有短小系膜,故其位置相对较固定。少数人在胚胎发育过程中,由于升结肠系膜不同程度保留,使升结肠、盲肠具有较大的活动范围,称移动性盲肠。这种情况可导致肠扭转的发生。另外,由于结肠系膜过长,在盲肠和升结肠后面,形成较深的盲肠后隐窝,小肠易突入,形成盲肠后疝。

回盲瓣的作用是阻止小肠内容物过快地流入大肠,以便食物在小肠内充分消化吸收,并可防止盲肠内容物逆流回小肠。当结肠有完全性梗阻:一方面,由于阻塞的近端肠管内的压力逐渐上升,影响血液循环;另一方面结肠内细菌种类和数量较多,形成所谓的"闭袢性肠梗阻"。这类梗阻如得不到及时的处理,将出现严重的后果。

2.阑尾

阑尾是从盲肠下端后内侧壁向外延伸的一条细管状器官,因外形酷似蚯蚓,故又称蚓突。其长度因人而异,一般长约5~7 cm。阑尾根部较固定,多数在回盲口的后下方约2 cm 处开口于盲肠,此口为阑尾口。阑尾口的下缘有一条不明显的半月形黏膜皱襞称阑尾瓣,该瓣有防止粪块或异物坠入阑尾腔的作用。阑尾尖端为游离盲端,游动性较大,所以阑尾位置不固定。成人阑尾的管径多在 0.5~1.0 cm 之间,并随着年龄增长而缩小,易为粪石阻塞,形成阻塞性阑尾炎。阑尾系膜呈三角形或扇形,内含血管、神经、淋巴管及淋巴结等,由于阑尾系膜游离缘短于阑尾本身,致使阑尾呈钩形、"S"形或卷曲状等不同程度的弯曲,这些都是易使阑尾发炎的形态基础。

> **临床联系**
>
> 　　阑尾的位置主要取定于盲肠的位置,通常阑尾与盲肠一起位于右髂窝内,少数情况可随盲肠位置变化而出现异位阑尾。尽管阑尾根部与盲肠的位置关系比较固定,但由于阑尾体和尖游动性较大,因此阑尾在右髂窝内,与回盲部的位置关系有多种,即可在回肠下、盲肠后、盲肠下、回肠前及回肠后位等。根据国内体质调查资料,阑尾以回肠下位和盲肠后位较多见。由于阑尾位置差异较大,毗邻关系各异,故阑尾发炎时可能出现不同的症状和体征,这给阑尾炎的诊断和治疗增加了复杂性。阑尾位置变化较多,手术中有时寻找困难,由于 3 条结肠带汇聚于阑尾根部,故沿结肠带向下追踪,是寻找阑尾的可靠方法。
>
> 　　阑尾根部的体表投影点,通常在右髂前上棘与脐连线的中、外 1/3 交点处,该点称麦氏点(McBurney 点)。由于阑尾的位置常有变化,所以诊断阑尾炎时,确切的体表投影位置并非十分重要,而是在右下腹部的局限性压痛点更有诊断意义。

3.结肠

结肠是介于盲肠与直肠之间的一段大肠,整体呈"M"形,包绕于空、回肠周围。结肠分为升结肠、横结肠、降结肠和乙状结肠 4 部分。结肠的直径自起端 6 cm,逐渐递减为乙状结肠末端的 2.5 cm,这是结肠腔最狭窄的部位(图 3-2-20)。

(1)升结肠:升结肠长约 15 cm,在右髂窝处,起自盲肠上端,沿腰方肌和右肾前面上升至肝右叶下方,转折向左前下方移行于横结肠,转折处的弯曲称结肠右曲(或称肝曲)。升结肠属腹膜间位器官,无系膜,其后面借结缔组织贴附于腹后壁,因此活动性甚小。

(2)横结肠:横结肠长约 50 cm,起自结肠右曲,先行向左前下方,后略转向左后上方,形成一略向下垂的弓形弯曲,至左季肋区,在脾脏面下份处,折转成结肠左曲(或称脾曲),向下续于降结肠。横结肠属腹膜内位器官,由横结肠系膜连于腹后壁,活动度较大,其中间部分可下垂至脐或低于脐平面。

(3)降结肠:降结肠长约 25 cm,起自结肠左曲,沿左肾外侧缘和腰方肌前面下降,至左髂嵴处续于乙状结肠。降结肠与升结肠一样属腹膜间位器官,无系膜,借结缔组织直接贴附于腹后壁,活动性很小。

（4）乙状结肠：乙状结肠长约 40 cm，在左髂嵴处起自降结肠，沿左髂窝转入盆腔内，全长呈乙字形弯曲，至第 3 骶椎平面续于直肠。乙状结肠属腹膜内位器官，由乙状结肠系膜连于盆腔左后壁。由于乙状结肠系膜在肠管中段幅度较宽，所以乙状结肠中段活动范围较大，常成为乙状结肠扭转的因素之一。乙状结肠也是憩室和肿瘤等疾病的多发部位。

4.直肠

直肠是消化管位于盆腔下部的一段，全长 10~14 cm。直肠在第 3 骶椎前方起自乙状结肠，沿骶、尾骨前面下行，穿过盆膈移行于肛管。直肠并不直，在矢状面上形成两个明显的弯曲：直肠骶曲是直肠上段沿着骶、尾骨的盆面下降，形成一个凸向后方的弓形弯曲，距肛门 7~9 cm；直肠会阴曲是直肠末段绕过尾骨尖，转向后下方，形成一个凸向前方的弓形弯曲，距肛门 3~5 cm（图 3-2-23）。在冠状面上也有 3 个突向侧方的弯曲，但不恒定，一般中间较大的一个凸向左侧，上、下两个凸向右侧。当临床进行直肠镜、乙状结肠镜检查时，应注意这些弯曲部位，以免损伤肠壁。

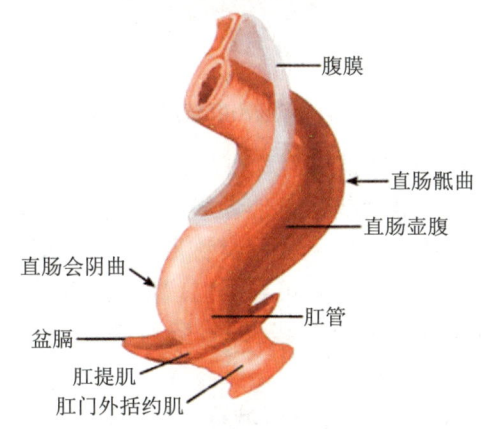

图 3-2-23　直肠与肛管

直肠上端与乙状结肠交接处管径较细，向下肠腔显著膨大称直肠壶腹。直肠内面有 3 个直肠横襞，由黏膜及环形肌构成，具有阻挡粪便下移的作用。最上方的直肠横襞接近直肠与乙状结肠交界处，位于直肠左侧壁上，距肛门约 11 cm，偶见该襞环绕肠腔一周，致使肠腔出现不同程度的缩窄；中间的直肠横襞大而明显，位置恒定，通常位于直肠壶腹稍上方的直肠右前壁上，距肛门约 7 cm，相当于直肠前壁腹膜返折的水平，因此，在乙状结肠镜检查中，确定肿瘤与腹膜腔的位置关系时，常以中直肠横襞为标志。最下方的直肠横襞位置不恒定，一般多位于直肠左侧壁上，距肛门约 5 cm（图 3-2-24）。当直肠充盈时，此皱襞常消失。了解上述三条直肠横襞的位置，对直肠镜或乙状结肠镜检查具有一定的临床意义。

5.肛管

肛管的上界为直肠穿过盆膈的平面，下界为肛门，长约 4 cm（图 3-2-24）。肛管被肛门括约肌所包绕,平时处于收缩状态,有控制排便的作用。

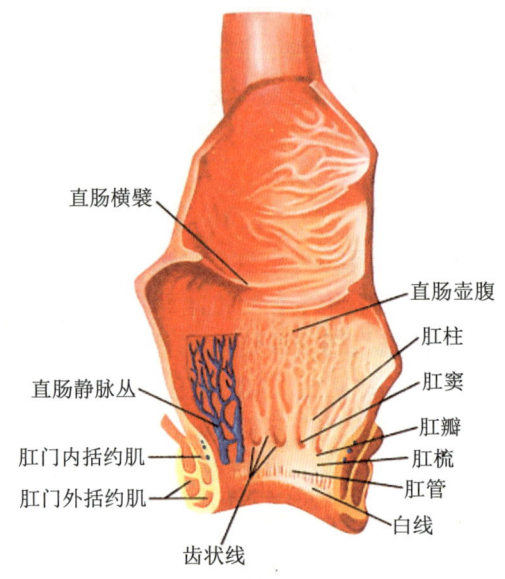

图 3-2-24　直肠和肛管腔面的形态

肛管内面有 6~10 条纵行的黏膜皱襞称肛柱,儿童时期更清楚,成年人则不明显,内有血管和纵行肌。各肛柱下端彼此借半月形黏膜皱襞相连,此襞称肛瓣。每一肛瓣与其相邻的两个肛柱下端之间形成开口向上的隐窝称肛窦,其底部有肛腺的开口。肛窦内往往积存粪屑,感染后易致肛窦炎,严重者可导致肛门周围脓肿或肛瘘等。

通常将各肛柱上端的连线称肛直肠线,即直肠与肛管的分界线;将连接各肛柱下端与各肛瓣边缘的锯齿状环形线称齿状线。

在齿状线下方有一宽约 1 cm 的环状区域称肛梳(或称痔环),表面光滑,因其深层有静脉丛,故呈浅蓝色。肛梳下缘有一不甚明显的环形线称白线,该线位于肛门外括约肌皮下部与肛门内括约肌下缘之间的水平,故活体肛诊时可触知此处为一环形浅沟即括约肌间沟。肛门是肛管的下口,为一前后纵行的裂孔。肛门周围皮肤富有色素,呈暗褐色,成年男子肛门周围长有阴毛,并有汗腺(肛周腺)和丰富的皮脂腺。

肛管周围有肛门内、外括约肌和肛提肌等。肛门内括约肌是由肠壁环形肌增厚形成的平滑肌管,环绕肛管上 3/4 段,从肛管直肠交界向下延伸到白线,故白线是肛门内括约肌下界的标志。肛门内括约肌有协助排便,但无括约肛门的作用。直肠壁的纵行肌与肛提肌一起形成纤维性隔,分隔肛门内、外括约肌,向下分散止于皮肤。肛门外括约肌为骨骼肌管,位于肛管平滑肌层之外,围绕整个肛管。肛门外括约肌受意识支配,有较强的控制排便功能。

肛门外括约肌按其纤维所在部位,可分为皮下部、浅部和深部。皮下部位于内括约肌下缘和外括约肌浅部的下方,为围绕肛管下端的环形肌束,在肛门口附近和白线下方位于皮肤深层,如此部纤维被切断,不会产生大便失禁。浅部位于皮下部上方,为环绕内括约肌下部的椭圆形肌束,前后分别附着于会阴中心腱和尾骨尖。这是外括约肌附着于骨的唯一部分。深部位于浅部上方,为环绕内括约肌上部的较厚环形肌束。浅部和深部是控制排便的重要肌束。

肛门外括约肌的浅部和深部、直肠下份的纵行肌、肛门内括约肌以及肛提肌等,共同构成一围绕肛管的强大肌环称肛直肠环,此环对肛管起着极重要的括约作用,若手术损伤,将导致大便失禁。

> **临床联系**
>
> 痔是直肠黏膜下和肛管皮肤下直肠静脉丛淤血、扩张和屈曲而形成的柔软静脉团,并因此而出血、栓塞或团块儿脱出。发生在齿状线以上的称内痔,发生在齿状线以下的称外痔,也有跨越于齿状线上下的称混合痔。由于神经的分布不同,所以内痔不疼,而外痔常感疼痛。

任务三 消化腺

消化腺包括唾液腺、肝、胰和消化管壁内的小腺体。消化腺按体积的大小和位置不同,可分为大消化腺和小消化腺两种。大消化腺位于消化管壁外,为一独立器官,所分泌的消化液经导管流入消化管腔内,如大唾液腺、肝和胰。小消化腺分布于消化管壁内,位于黏膜层或黏膜下层,如唇腺、颊腺、舌腺、食管腺、胃腺和肠腺等。

(一) 肝

肝是人体内最大的腺体,也是人体内最大的实质性器官。我国成年人肝的重量男性为 1 230~1 450 g,女性为 1 100~1 300 g,约占体重的 1/50~1/40。胎儿和新生儿的肝相对较大,重量可达体重的 1/20,其体积可占腹腔容积的一半以上。肝的血供十分丰富,活体的肝呈棕红色。肝的质地柔软而脆弱,易受外力冲击而破裂,发生腹腔内大出血。

肝的功能极为复杂,它是机体新陈代谢最活跃的器官,不仅参与蛋白质、脂类、糖类和维生素等物质的合成、转化与分解,而且还参与激素、药物等物质的转化和分解。肝还具有分泌胆汁,吞噬、防御以及在胚胎时期造血等重要功能。

1.肝的形态

肝呈不规则的楔形,可分为上、下两面,前、后、左、右 4 缘。肝上面膨隆,与膈相接触,故称膈面(图 3-2-25)。肝膈面上有镰状韧带和冠状韧带附着,镰状韧带呈矢状位,肝借此分为左、右两叶。肝左叶小而薄,肝右叶大而厚。冠状韧带呈冠状位,分前后两

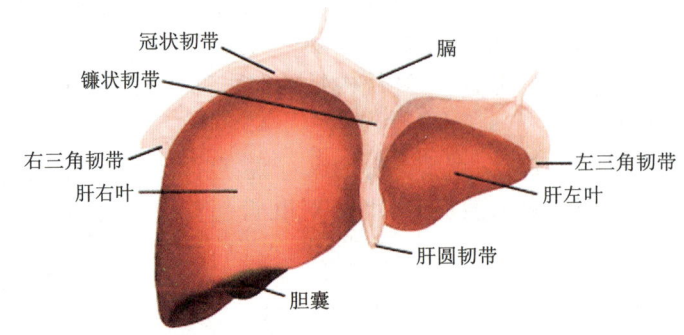

图 3-2-25　肝（膈面）

层。膈面后部冠状韧带两层之间没有腹膜遮盖的部分称裸区，裸区的左侧部分有一较宽的沟，称为腔静脉沟，内有下腔静脉通过。肝下面凹凸不平，邻接一些腹腔器官，又称脏面（图 3-2-26）。脏面中部有略呈"H"形的沟，中间的横沟称肝门，位于脏面正中，有肝左、右管，肝固有动脉左、右支，肝门静脉左、右支和神经、淋巴管出入，又称第一肝门。出入肝门的这些结构被结缔组织包绕，构成肝蒂。左侧的纵沟较窄而深，沟的前部称肝圆韧带裂，有肝圆韧带通过。肝圆韧带由胎儿时期的脐静脉闭锁而成，经肝镰状韧带的游离缘内行至脐。沟的后部称静脉韧带裂，容纳静脉韧带。静脉韧带是胎儿时期的静脉导管闭锁的遗迹。右侧的纵沟比左侧的宽而浅，沟的前部为一浅窝，称胆囊窝，容纳胆囊；后部为腔静脉沟，容纳下腔静脉。腔静脉沟向后上伸入膈面。在腔静脉沟的上端处，有肝左、中、右静脉出肝后立即注入下腔静脉，临床上常称此处为第二肝门。

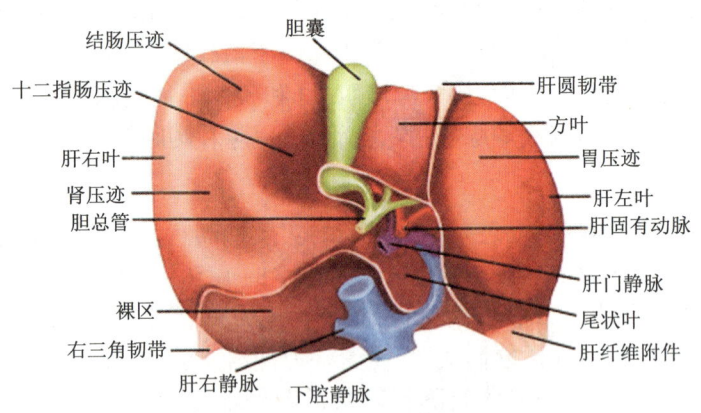

图 3-2-26　肝（脏面）

在肝的脏面，借"H"形的沟将肝分为 4 个叶：肝左叶位于左纵沟的左侧，肝右叶位于右纵沟的右侧，方叶位于肝门之前，尾状叶位于肝门之后。脏面的肝左叶与膈面的一致。脏面的肝右叶、方叶和尾状叶一起，相当于膈面的肝右叶。

肝的前缘是肝的脏面与膈面之间的分界线，薄而锐利。在胆囊窝处，肝前缘上有一胆囊切迹，胆囊底常在此处露出于肝前缘；在肝圆韧带通过处，肝前缘上有一肝圆韧带切迹。肝后缘圆钝，朝向脊柱。肝的右缘是肝右叶的右下缘，亦圆钝。肝的左缘即肝左叶的左缘，薄而锐利。

2.肝的位置和毗邻

肝大部分位于右季肋区和腹上区，小部分位于左季肋区。肝的前面大部分被肋所掩盖，仅在腹上区的左、右肋弓之间，有一小部分露出于剑突之下，直接与腹前壁接触。当腹上区和右季肋区遭到暴力冲击或肋骨骨折时，可能会损伤到肝而造成破裂。

肝上界与膈穹窿一致，可用以下3点的连线来表示：即右锁骨中线与第5肋的交点，前正中线与剑胸结合处的交点，左锁骨中线与第5肋间隙的交点。肝下界与肝前缘一致，右侧与右肋弓一致；中部超出剑突下约3 cm；左侧被肋弓掩盖。故在体检时，在右肋弓下不能触及肝。但3岁以下的健康幼儿，由于腹腔容积较小，而肝的体积相对较大，肝前缘常低于右肋弓下1.5~2.0 cm，到7岁以后，在右肋弓下不能触及，若能触及，则应考虑为病理性肝大。

肝上方为膈，膈上有右侧胸膜腔、右肺及心等，故肝脓肿有时可与膈粘连，并经膈侵入右肺，甚至其脓汁还能经支气管排出。肝右叶下面，前部与结肠右曲邻接，中部近肝门处邻接十二指肠上曲，后部邻接右肾上腺和右肾。肝左叶下面与胃前壁相邻，后上方邻接食管腹部。

肝借镰状韧带和冠状韧带连于膈下面和腹前壁，因而在呼吸时，肝可随膈的活动而上下移动。平静呼吸时，肝的上下移动范围为2~3 cm。

3.肝的分叶与分段

肝包括肝左叶、右叶、方叶和尾状叶。肝内有4套管道，形成两个系统，即Glisson系统和肝静脉系统（图3-2-27）。肝门静脉、肝固有动脉和肝管的各级分支在肝内的走行、分支和配布基本一致，共同组成Glisson系统。

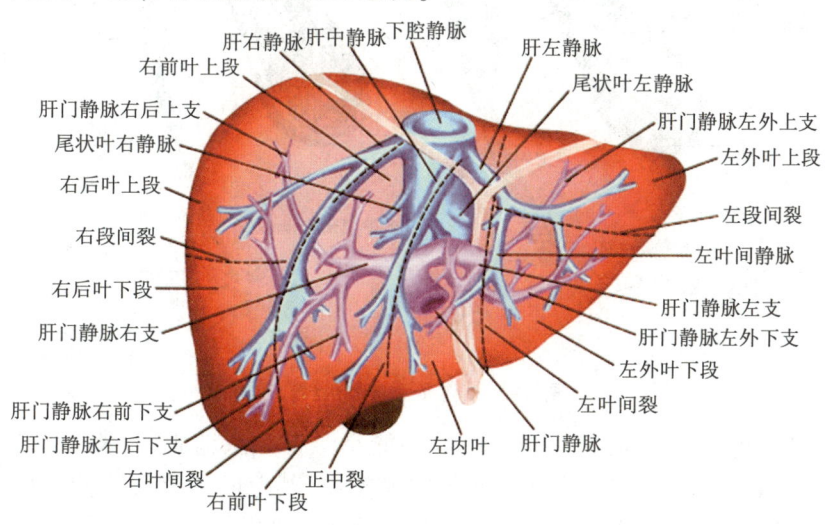

图3-2-27　肝内管道与肝裂

肝段是依据 Glisson 系统在肝内的分布情况提出的。按照 Couinaud 肝段划分法,可将肝分为左、右半肝,进而再分成 5 个叶和 8 个段。Glisson 系统位于肝叶和肝段内,肝静脉系统的各级属支,走行于肝段之间,而其主干即肝左、中、右静脉,相应地走行于肝裂中,最后在腔静脉沟的上端,即第二肝门处出肝,分别注入下腔静脉(图 3-2-28)。

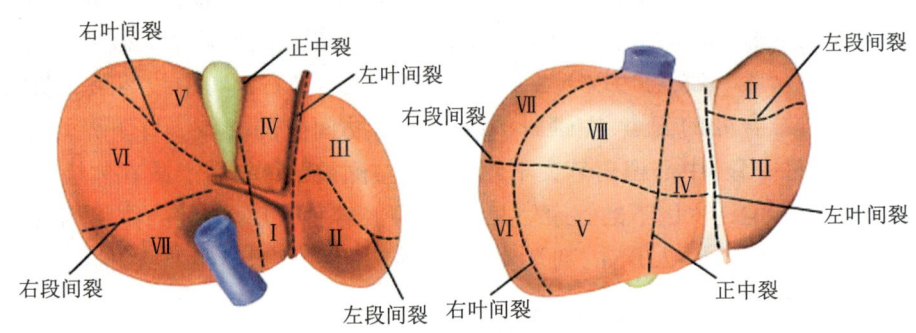

图 3-2-28　肝裂与肝段

4.肝外胆道系统

肝外胆道系统是指走出肝门之外的胆道系统,包括胆囊和输胆管道(肝左管、肝右管、肝总管和胆总管)。这些管道与肝内胆道一起,将肝分泌的胆汁输送到十二指肠腔(图 3-2-29)。

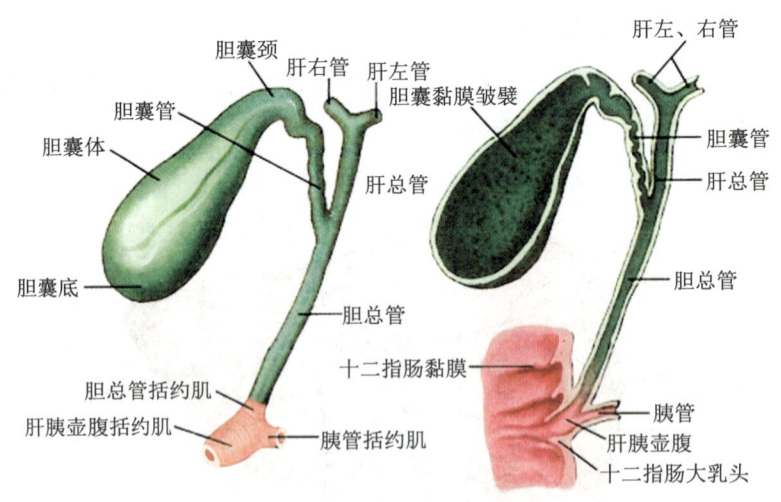

图 3-2-29　胆囊与输胆管道

(1)胆囊:胆囊为囊状器官,呈梨形,其功能是贮存和浓缩胆汁,长 8～12 cm,宽 3～5 cm,容量 40～60 mL。胆囊位于肝下面的胆囊窝内,其上面借疏松结缔组织与肝相连,易于分离;下面覆以浆膜,并与结肠右曲和十二指肠上曲相邻。胆囊的位置有的较深,甚至埋在肝实质内;有的胆囊各面均覆以浆膜,并借系膜连于胆囊窝,可以活动。

胆囊分底、体、颈、管4部分(图3-2-29)。胆囊底是胆囊突向前下方的盲端,常在肝前缘的胆囊切迹处露出。当胆汁充满时,胆囊底可贴近腹前壁。胆囊底的体表投影位于右腹直肌外缘或右锁骨中线与右肋弓交点附近。胆囊发炎时,该处可有压痛。胆囊体是胆囊的主体部分,与底之间无明显界限。胆囊体向后逐渐变细,约在肝门右端附近移行为胆囊颈。胆囊颈狭细,在肝门右端常以直角起于胆囊体,略作"S"状扭转,即开始向前上方弯曲,继而转向后下方续为胆囊管。胆囊颈与胆囊管相延续处较狭窄。胆囊颈借疏松结缔组织连于肝,胆囊动脉通过该疏松结缔组织分布于胆囊。胆囊管比胆囊颈稍细,长约3~4 cm,直径0.2~0.3 cm,在肝十二指肠韧带内与其左侧的肝总管汇合,形成胆总管。

胆囊内面衬以黏膜,其中底和体部的黏膜呈蜂窝状,而衬于颈和管部的黏膜呈螺旋状突入腔内,形成螺旋襞(图3-2-29),可控制胆汁的流入和流出。有时较大的结石,也常由于螺旋襞的阻碍而嵌顿于此。

胆囊管、肝总管和肝的脏面围成的三角形区域称胆囊三角,三角内常有胆囊动脉通过,因此该三角是胆囊手术中寻找胆囊动脉的标志。

(2)肝管与肝总管:肝左、右管分别由左、右半肝内的毛细胆管逐渐汇合而成,走出肝门之后即合成肝总管。肝总管长约3 cm,下行于肝十二指肠韧带内,并在韧带内与胆囊管以锐角结合成胆总管(图3-2-30)。

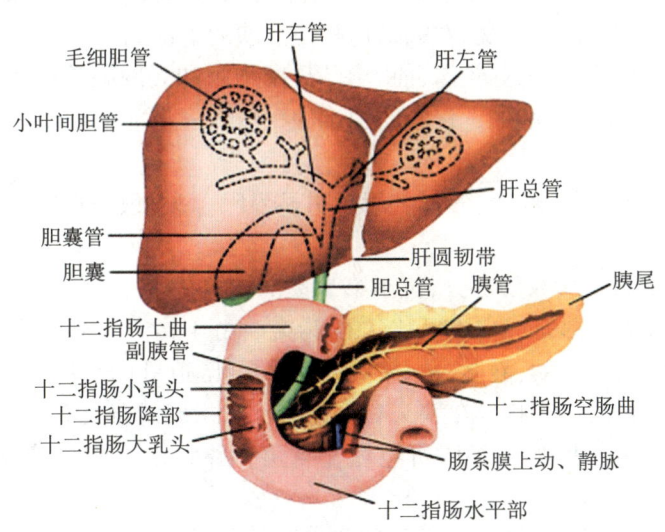

图3-2-30 胆管、十二指肠和胰

(3)胆总管:胆总管由肝总管与胆囊管汇合而成。胆总管壁内含有大量的弹性纤维,有一定的舒缩能力,当胆总管下端梗阻时(如胆总管结石或胆道蛔虫病等),管腔可随之扩张到相当粗的程度,甚至达肠管粗细,而不致破裂。胆总管在肝十二指肠韧带内下行于肝固有动脉的右侧、肝门静脉的前方，向下经十二指肠上部的后方，降至胰头后方，再转向十二指肠降部中份，在此处的十二指肠后内侧壁内与胰管会合，形成一略膨大的共同管道称肝胰壶腹，开口于十二指肠大乳头。在肝胰壶腹周围有肝胰壶腹括约肌包绕，在胆总管末段及胰管末段周围亦有少量平滑肌包绕，统称为Oddi括约肌。Oddi括约肌平时保持收缩状态，由肝分泌的胆汁经肝左管、肝右管、肝总管、胆囊管进入胆囊内贮存。进食后，尤其进食高脂肪食物，在神经、体液因素调节下，胆囊收缩，Oddi括约肌舒张，使胆汁自胆囊内经胆囊管、胆总管、肝胰壶腹、十二指肠大乳头，排入十二指肠腔内。

根据胆总管的行程，可将其分为4段：十二指肠上段、十二指肠后段、胰腺段和十二指肠壁段。

(二) 胰

胰是人体第二大消化腺，由外分泌部和内分泌部组成。胰的外分泌部（腺细胞）能分泌胰液，内含多种消化酶（如蛋白酶、脂肪酶及淀粉酶等），有分解和消化蛋白质、脂肪和糖类等作用；其内分泌部即胰岛，散在于胰实质内，胰尾部较多，主要分泌胰岛素，调节血糖浓度。

1. 胰的位置与毗邻

胰是一个狭长的腺体，质地柔软，呈灰红色，长17~20 cm，宽3~5 cm，厚1.5~2.5 cm，重82~117 g，位于腹上区和左季肋区，紧贴腹后壁，横卧于第1~2腰椎体前方（图3-2-31）。胰的前面隔网膜囊与胃相邻，后方有下腔静脉、胆总管、肝门静脉和腹主动脉等重要结构。其右端被十二指肠环绕，左端抵达脾门。胰的上缘约平脐上10 cm，下缘约相当于脐上5 cm处。由于胰的位置较深，前方有胃、横结肠和大网膜等遮盖，故胰病变时，在早期腹壁体征往往不明显，增加了诊断的困难性。

2. 胰的分部

胰分为头、颈、体、尾4部分，各部之间无明显界限。头、颈部在腹中线右侧，体、尾部在腹中线左侧。

(1) 胰头：为胰右端膨大的部分，位于第2腰椎体的右前方，其上、下方和右侧被十二指肠包绕。在胰头的下部有一向左后上方的钩突。由于钩突与胰头和胰颈之间夹有肝门静脉起始部和肠系膜上动、静脉，故胰头肿大时，可压迫肝门静脉起始部，影响其血液回流，出现腹水、脾肿大等症状。在胰头右后方与十二指肠降部之间常有胆总管经过，有时胆总管可部分或全部被胰头实质所包埋。当胰头肿大压迫胆总管时，可影响胆汁排出，发生阻塞性黄疸。

(2) 胰颈：是位于胰头与胰体之间的狭窄扁薄部分，长2.0~2.5 cm。胰颈的前上方邻接胃幽门，其后面有肠系膜上静脉和肝门静脉起始部通过。由于肠系膜上静脉经过胰颈后面时，没有来自胰腺的小静脉注入其中，因此行胰头十二指肠切除术时，可沿肠系膜上静脉前面与胰颈后面之间进行剥离以备切断胰腺。

(3) 胰体：位于胰颈与胰尾之间，占胰的大部分，略呈三棱柱形。胰体横卧于第1腰

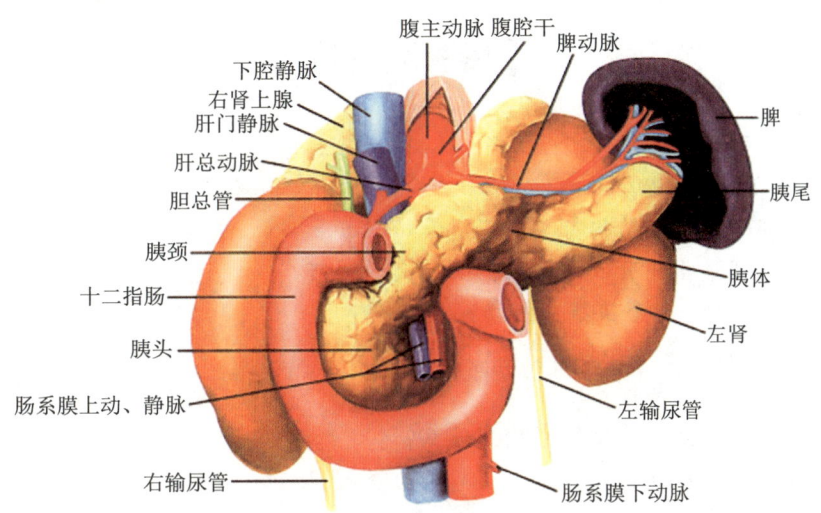

图 3-2-31 胰的分部和毗邻

椎体前方,故向前凸起。胰体的前面隔网膜囊与胃后壁相邻,故胃后壁癌肿或溃疡穿孔常与胰体粘连。

(4)胰尾:较细,行向左上方至左季肋区,在脾门下方与脾的脏面相接触。因胰尾各面均包有腹膜,此点可作为与胰体分界的标志。由于胰尾与脾血管一起,位于脾肾韧带两层之间,故在脾切除结扎脾血管时,应注意勿损伤胰尾。

(5)胰管:位于胰实质内,偏背侧,其走行与胰的长轴一致,从胰尾经胰体走向胰头,沿途接受许多小叶间导管,最后于十二指肠降部的后内侧壁内与胆总管汇合成肝胰壶腹,开口于十二指肠大乳头,偶尔单独开口于十二指肠腔。在胰头上部常可见一小管,行于胰管上方,称副胰管,开口于十二指肠小乳头,主要引流胰头前上部的胰液。

临床联系

胰腺癌多发生于胰头部,约占2/3,其次是胰体、胰尾部,约占1/4,全胰癌较少见。胆总管经胰头后方的沟内或在十二指肠降部与胰头之间,胰头癌可浸润或压迫胆总管,患者可出现阻塞性黄疸。胰头癌还可直接浸润到邻近的肝门静脉和肠系膜上动、静脉。肝门静脉直接受压可影响其血液回流,并引起肝门静脉血栓形成。

【目标考核】

【知识目标考核】

1. 何谓上、下消化道?
2. 口腔内部可见哪些结构?
3. 咽分哪几部? 各部有什么结构? 咽的交通如何?
4. 食管分哪几部? 3个狭窄在何处?
5. 试述胃的形态、分部和位置。
6. 十二指肠分哪几部分?
7. 大肠分哪几部分? 特征性结构是什么?
8. 试述肝的形态和位置。
9. 试述胆汁的产生及排出途径。

【能力目标考核】

1.临床执业(助理)医师体格检查考试题目: 口咽部检查(须口述检查内容,汇报检查结果)。

试题分析: 口咽部检查时要向被检查者介绍检查目的,取得配合,被检查者取坐位,头略后仰,口张大并发"啊"音,此时医师用压舌板在舌前2/3与后1/3交界处迅速下压,此时软腭上抬,在照明的配合下即可见软腭、悬雍垂(腭垂)、软腭弓、扁桃体、咽后壁等,检查相关结构是否正常,并汇报检查结果。对于医学生而言,要进行口咽部检查,首先要会识别口咽部相关结构的正常形态。

考核: 在口咽部图片(图3-2-32)上标注口咽部结构(软腭、悬雍垂、扁桃体、咽后壁)。

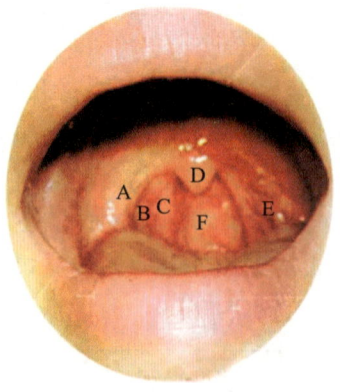

图3-2-32 口咽部结构

2.临床执业(助理)医师体格检查考试题目: 肝脏触诊、胆囊触诊、正常腹部叩诊、肝脏叩诊、胆囊叩诊、肠鸣音听诊、胃的振水音听诊等(须报告检查结果)。

试题分析:腹盆腔各脏器的位置、体表投影是体格检查的基础,也是执业医师必考点,是医学生必须掌握内容。

考核:在自己身上和同学身上准确定位以下器官的体表投影(须边指点边描述):胃、空肠、回肠、阑尾、肝、胆囊底。

【素质目标考核】

临床执业(助理)医师基本操作技能考试题目:患者,女,56岁,因腹胀伴呕吐20天,加重1天入院。呕吐物含宿食,量大。诊断为瘢痕性幽门梗阻,准备手术。

要求:请为患者(医学模拟人)插胃管,行胃肠减压。

考试时间:11分钟。

试题分析:胃管植入术涉及的解剖路径为:鼻腔(口腔)、咽腔、食管腔、胃腔。在插管过程中需要注意不要损伤上述结构,不要插入喉腔及气管;要动作轻柔,体现爱伤爱患意识。

问题:利用网络查询胃管植入术,了解操作目的、操作步骤、注意事项,分析涉及哪些解剖结构,结合结构特点分析如何避免胃管插入喉腔和气管。

(郭芙莲)

项目三 呼吸系统

【课前导读】

呼吸系统包括呼吸道和肺。临床上常见疾病有上呼吸道感染、支气管炎、肺炎、慢性阻塞性肺疾病、支气管哮喘、支气管扩张、肺结核、肺癌、呼吸衰竭、胸腔积液、肺脓肿、脓胸等,常用检查有体格检查、支气管镜检及组织活检、影像学检查(X射线片、CT检查)等,治疗有药物治疗、手术治疗等。诊疗过程中涉及的解剖学知识为各器官的位置、形态(包括支气管腔内形态)、结构、毗邻、体表投影。

【学习目标】

1. 知识目标

(1) 掌握呼吸系统的组成及功能,上、下呼吸道的概念。

(2) 掌握鼻腔的分部及各部的形态、结构,鼻旁窦的名称、位置及开口部位。

(3) 掌握喉的位置、组成,喉腔的分部及结构特点,声门裂的组成。

(4) 掌握气管的位置、分部和结构特点,左、右主支气管的形态差别。

(5) 掌握肺的位置、形态结构。

(6) 掌握胸膜和胸膜腔的概念,胸膜的分部及胸膜窦的位置,胸膜和肺下界的体表投影。

(7) 熟悉纵隔的概念。

(8) 熟悉各鼻旁窦的体表投影。

(9) 熟悉喉的软骨、喉的连结和喉肌。

(10) 熟悉肺内支气管肺段的概念。

(11) 熟悉胸膜和肺前界的体表投影。

(12) 了解纵隔的分部及内容。

2. 能力目标

(1) 具备准确定位颈部甲状软骨、环状软骨和气管颈段的能力。

(2) 具备准确定位气管、支气管、肺体表投影的能力。

3. 素质目标

中国精神、中国力量、中国担当。

呼吸系统由呼吸道和肺组成(图3-3-1)。主要功能是进行气体交换,即吸入氧,呼出二氧化碳。此外还有发音、嗅觉、神经内分泌、协助静脉血回流入心等功能。

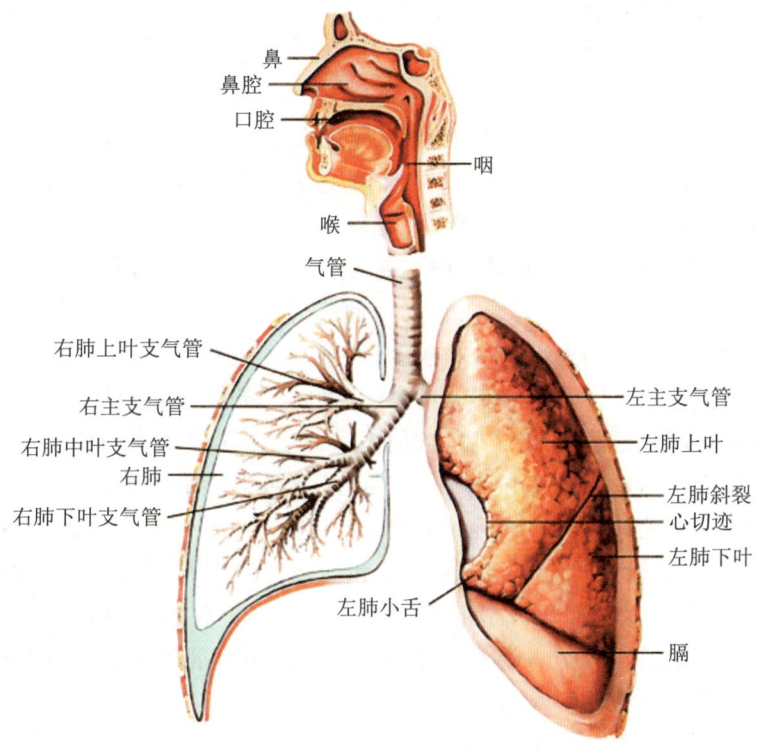

图3-3-1 呼吸系统全貌

任务一 呼吸道

呼吸道包括鼻、咽、喉、气管和支气管等。临床上把鼻、咽、喉称为上呼吸道,气管和各级支气管为下呼吸道。

(一)鼻

鼻是呼吸道的起始部,也是嗅觉器官,分为外鼻、鼻腔和鼻旁窦3部分。

1.外鼻

外鼻位于面部中央,以鼻骨和鼻软骨为支架,外面被覆皮肤,内衬黏膜,分为骨部和软骨部。软骨部的皮肤因富含皮脂腺和汗腺成为痤疮、酒糟鼻和疖肿的好发部位。外鼻与额相连的狭窄部称鼻根,外鼻前下端的隆起部位称鼻尖,鼻尖两侧的半圆形隆起称鼻翼。当呼吸困难时可出现鼻翼扇动。鼻根与鼻尖之间称鼻背。

2.鼻腔

鼻腔由骨和软骨及其表面被覆的黏膜和皮肤构成,位于呼吸道起始部。鼻腔被鼻中隔分为左、右两腔,向前借鼻孔通外界,向后经鼻后孔通鼻咽部。鼻腔以鼻阈为界分为鼻前庭和固有鼻腔。鼻阈是鼻前庭上方的弧形隆起,是皮肤和黏膜的交界处。鼻前庭内面由皮肤覆盖,富含皮脂腺和汗腺,生有鼻毛,有滤过和净化空气的功能。鼻前庭是疖肿的好发部位,此处缺少皮下组织,故发生疖肿时疼痛较为明显。固有鼻腔是鼻腔的主要部分,常简称为鼻腔,每侧鼻腔有顶、底和内、外侧壁。鼻腔顶自前向后由鼻骨、额骨、筛骨筛板和蝶骨体下面构成。鼻腔底即口腔顶,由硬腭构成。

鼻中隔由筛骨垂直板、犁骨和鼻中隔软骨组成支架,表面被覆黏膜而成,构成鼻腔的内侧壁。鼻中隔位置居中者较少,通常偏向一侧。鼻中隔前下部的血管丰富、位置浅表,外伤或干燥刺激均易引起出血,约90%的鼻出血发生于此区,故称易出血区。

鼻腔外侧壁自上而下可见上、中、下3个鼻甲。上鼻甲和中鼻甲由筛骨迷路内侧壁向下卷曲的薄骨片覆以黏膜构成,二者之间称上鼻道;中鼻甲与下鼻甲之间称中鼻道;下鼻甲下方称下鼻道。多数人上鼻甲的后上方有最上鼻甲。最上鼻甲或上鼻甲后上方与蝶骨体之间的凹陷称蝶筛隐窝。切除中鼻甲,在中鼻道中部凹向上方的弧形裂隙称半月裂孔,其前端的漏斗状管道称筛漏斗,通额窦和前筛窦。半月裂孔上方的圆形隆起称筛泡,筛泡内有中筛窦。鼻泪管开口于下鼻道的前上方。鼻黏膜分两部分,位于上鼻甲和与其相对的鼻中隔以及二者上方鼻腔顶部的区域称嗅区,富含接受嗅觉刺激的嗅细胞,其余黏膜部分则富含鼻腺称呼吸区(图3-3-2)。

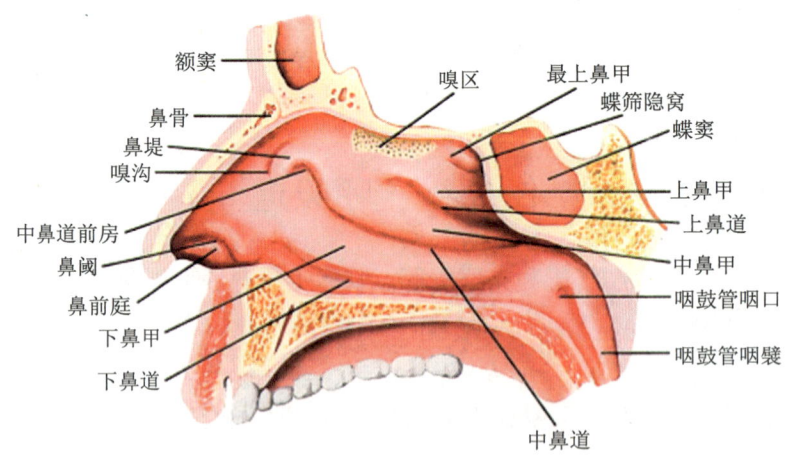

图3-3-2 鼻腔外侧壁(右侧)

3.鼻旁窦

鼻旁窦是指鼻腔周围颅骨内的含气空腔,分别位于额骨、筛骨、蝶骨和上颌骨内,窦壁内衬黏膜并与鼻黏膜相移行,有温暖、湿润空气及对发音产生共鸣的作用,又称副鼻窦

(图3-3-3、图3-3-4)。

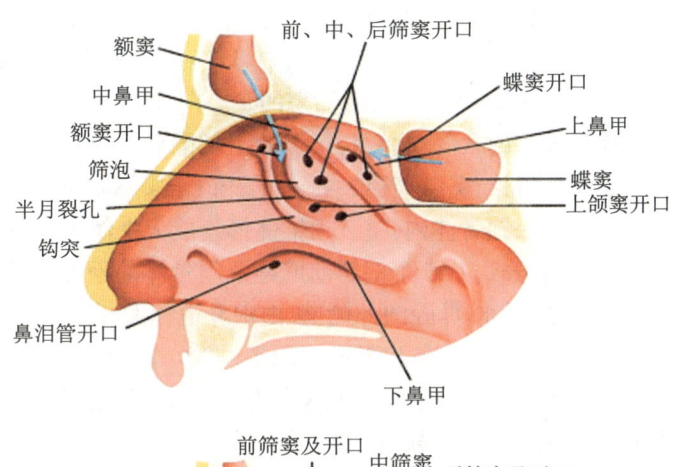

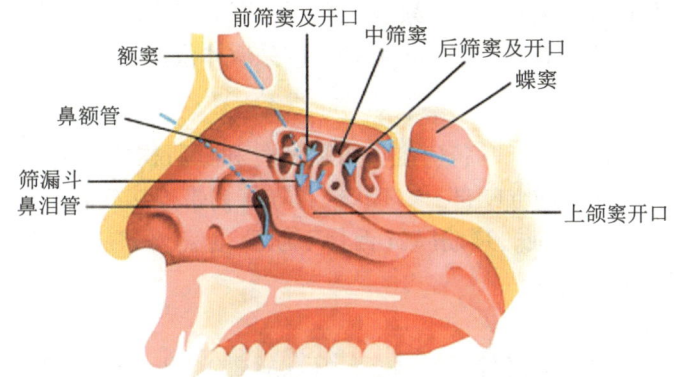

图3-3-3 鼻旁窦开口(上、中、下鼻甲及筛骨内侧壁切除)

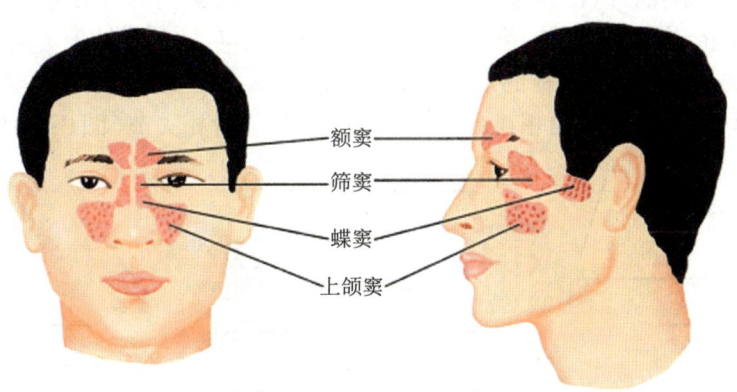

图3-3-4 鼻旁窦体表投影

(1)额窦:额窦位于额骨额鳞的下部内,左右各一,呈三棱锥体形。底向下,尖向上,中隔常偏向一侧,大小不一。一般成人额窦高3.2 cm,宽2.6 cm,前后深度1.8 cm。额窦口在窦底部通筛漏斗,开口于中鼻道。

(2) 筛窦:筛窦是位于筛骨迷路内的海绵状小气房,每侧3~18个。筛窦按部位分为前筛窦、中筛窦和后筛窦。前筛窦和中筛窦均开口于中鼻道;后筛窦位于筛骨迷路的后部,开口于上鼻道。因后筛窦与视神经管毗邻,故后筛窦的感染向周围蔓延可引起视神经炎。

(3) 蝶窦:蝶窦是蝶骨体内的含气空腔,位于鼻腔上部的后方,与筛窦后群毗邻,容积约为7.5 mL,被中隔分为左、右两腔,窦口直径2~3 mm,开口于蝶筛隐窝。

(4) 上颌窦:上颌窦位于上颌骨体内,呈三角锥体形。成人上颌窦平均高3.3 cm、宽2.3 cm、长3.4 cm,容积约为14.67 mL,有5个壁。前壁是上颌骨体前面的尖牙窝,骨质较薄;后外壁较厚,与翼腭窝毗邻;内侧壁即鼻腔的外侧壁,由中鼻道和大部分下鼻道构成;上壁即眶下壁;底壁即上颌骨的牙槽突,常低于鼻腔下壁。因上颌第2前磨牙、第1和第2磨牙根部与窦底壁邻近,仅隔以薄的骨质,有时牙根可突入窦内,此时牙根仅以黏膜与窦腔相隔,故患牙病和上颌窦的炎症或肿瘤时可相互累及。上颌窦开口于中鼻道的半月裂孔。上颌窦的开口位置较高,分泌物不易排出,当窦腔积液时,应采取体位引流。

(二) 喉

喉既是呼吸道,又是发音的器官,主要由喉软骨和喉肌构成。上界是会厌上缘,下界是环状软骨下缘。借喉口通喉咽部,以环状软骨气管韧带连接气管。成年人喉位于第3~6颈椎前方。喉的前方由皮肤、颈筋膜及舌骨下肌群覆盖,喉的后方紧邻喉咽部,两侧有颈血管、神经及甲状腺侧叶。

1. 喉软骨

喉软骨构成了喉的支架,包括甲状软骨、环状软骨、会厌软骨和成对的杓状软骨。

(1) 甲状软骨:甲状软骨是最大的喉软骨,位于环状软骨与会厌软骨之间,构成喉的前壁和侧壁。甲状软骨由呈四边形的左、右软骨板组成,其前缘互相愈合。左右软骨板的融合处称前角,前角上端向前突出,称喉结,成年男子明显。喉结上方有呈"V"形的切迹,称为上切迹。左、右软骨板的后缘游离并向上、下发出突起,分别称为上角和下角。上角较长,借韧带与舌骨大角相连;下角较短,与环状软骨相关节(图3-3-5)。

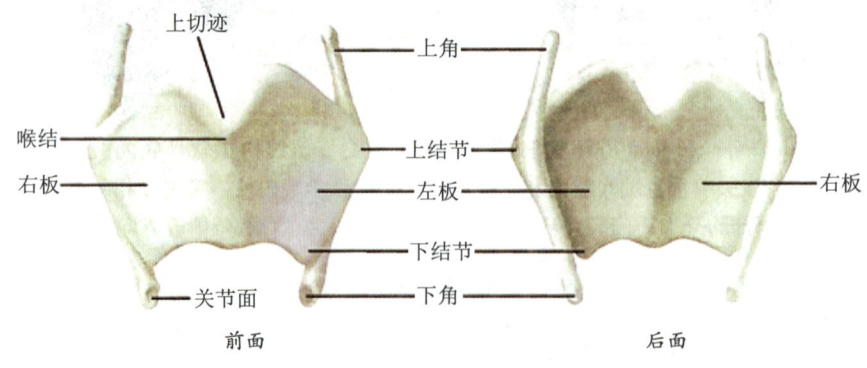

图 3-3-5 甲状软骨(内、外面观)

(2)环状软骨：环状软骨位于甲状软骨的下方。环状软骨由前部低窄的环状软骨弓和后部高阔的环状软骨板构成。环状软骨弓平对第6颈椎高度，是颈部的重要标志之一。环状软骨板上缘两侧各有杓关节面。在环状软骨弓与板的交界处，两侧各有一圆形的甲关节面。环状软骨是喉软骨中唯一完整的软骨环，其作用是支撑呼吸道，保持其畅通，若损伤会造成喉狭窄（图3-3-6）。

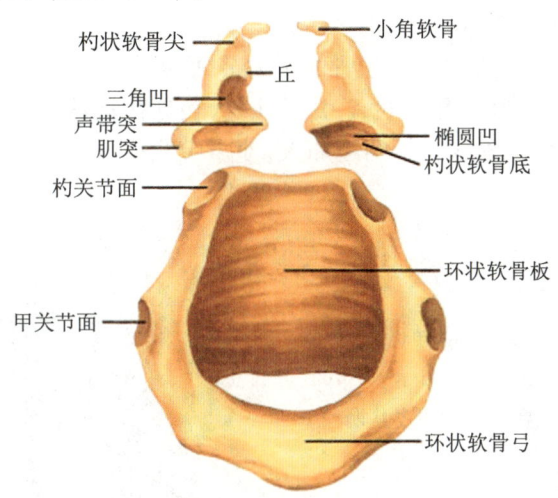

图3-3-6　环状软骨和杓状软骨（前面）

(3)会厌软骨：会厌软骨位于舌骨体后方，形似树叶，上宽下窄，上端游离，下端借甲状会厌韧带连于甲状软骨前角内面的上部。会厌软骨被覆黏膜形成会厌。吞咽运动时，喉随咽上提并向前移动，会厌封闭喉口，阻止食团进入喉腔（图3-3-7）。

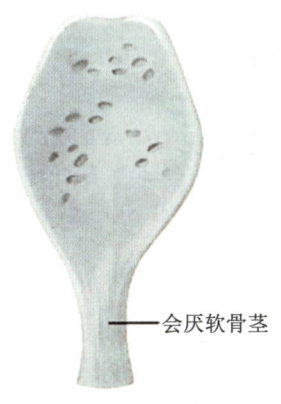

图3-3-7　会厌软骨（后面）

(4)杓状软骨：杓状软骨位于环状软骨板上方中线两侧，形似三棱锥体形，是成对的喉软骨。杓状软骨分为一尖、一底、两突和三个面。杓状软骨底与环状软骨杓关节面形成环杓关节，底面有向前伸出的突起称声带突，是声韧带附着处；向外侧伸出的突起称肌突,大部分喉肌附着于此(图3-3-6)。

2.喉的连结

喉的连结包括喉软骨间的连结及喉与舌骨、气管之间的连结。

(1)甲状舌骨膜:甲状舌骨膜是位于甲状软骨上缘与舌骨之间的结缔组织膜,其中部增厚称甲状舌骨正中韧带。连接甲状软骨上角和舌骨大角的韧带是甲状舌骨外侧韧带,其为常含有麦粒软骨(图3-3-8、图3-3-9)。

(2)环甲关节:环甲关节由环状软骨的甲关节面和甲状软骨下角构成,属于联合关节(图3-3-8、图3-3-9)。在环甲肌的牵引下,甲状软骨在冠状轴上做前倾运动。甲状软骨前倾使甲状软骨前角与杓状软骨间距加大,使声带紧张;甲状软骨复位时,两者间距缩小,使声带松弛。

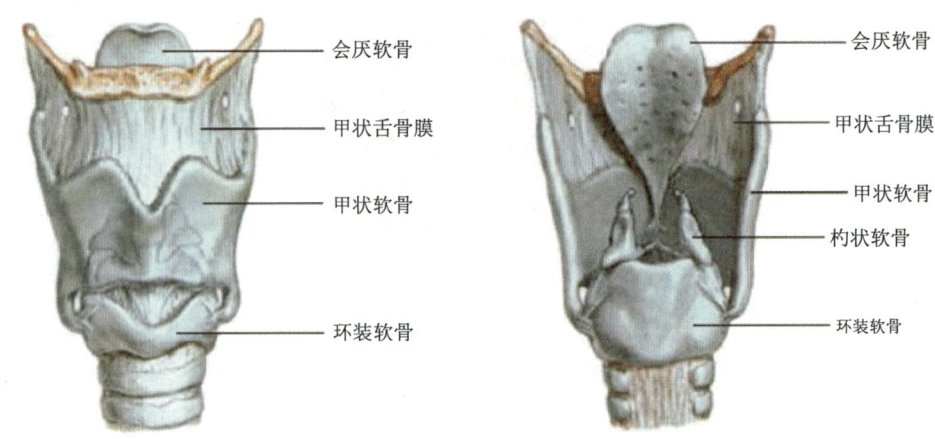

图3-3-8　喉软骨连结(前面、后面)

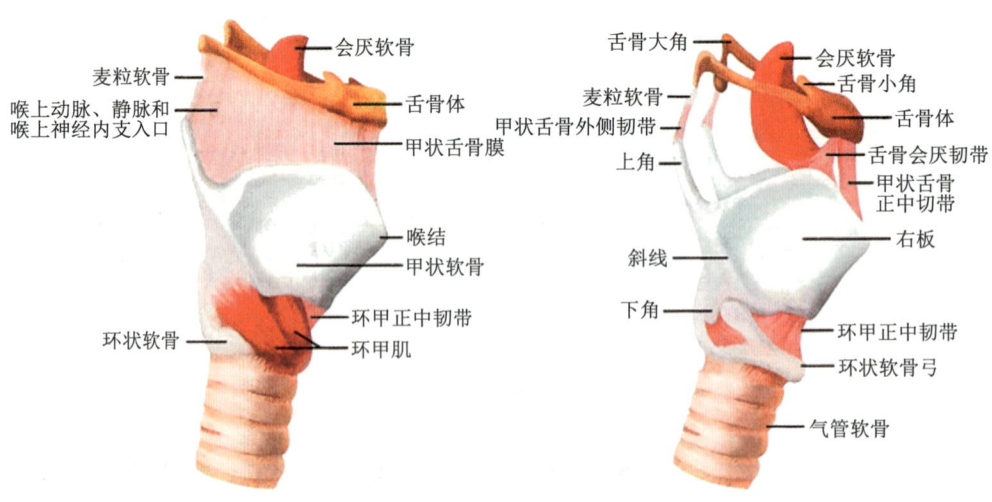

图3-3-9　喉软骨连结(侧面)

(3) 环杓关节：环杓关节由环状软骨板上缘的杓关节面和杓状软骨底的关节面构成。杓状软骨可沿该关节垂直轴做旋内和旋外运动。杓状软骨旋内使声带突互相靠近，缩小声门裂；旋外使声带突互相分开，开大声门裂。环杓关节还可做向前、后、内侧、外侧等方向上的滑动运动。

(4) 方形膜：方形膜起于甲状软骨前角后面和会厌软骨两侧缘，向后附着于杓状软骨前内侧缘，构成喉前庭外侧壁的基础。上缘位于杓状会厌襞内，下缘游离称前庭韧带，即室韧带（图 3-3-10）。

(5) 弹性圆锥：弹性圆锥是喉腔内呈圆锥形的弹性结缔组织膜。弹性圆锥起于甲状软骨前角内面，呈扇形向后、向下止于杓状软骨声带突和环状软骨上缘。弹性圆锥上缘游离增厚，紧张于甲状软骨至声带突之间，称为声韧带，较前庭韧带厚而短（图 3-3-10）。声韧带连同声带肌及覆盖于其表面的喉黏膜一起构成声带。弹性圆锥前面中部弹性纤维增厚称环甲正中韧带。急性喉阻塞时，可在环甲正中韧带处进行穿刺，以建立暂时通气道。

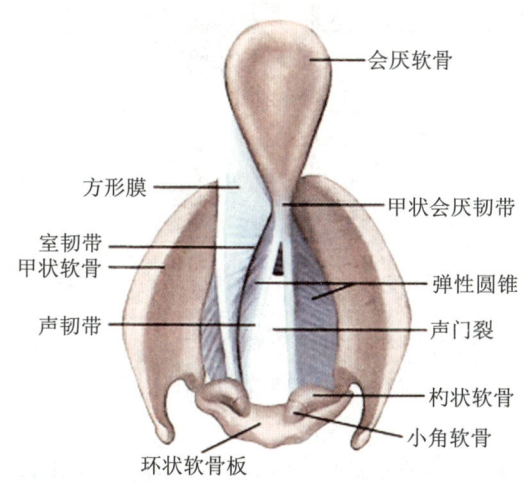

图 3-3-10 方形膜和弹性圆锥（上面）

(6) 环状软骨气管韧带：环状软骨气管韧带是连接环状软骨下缘和第 1 气管软骨环的结缔组织膜。

3. 喉肌

喉肌是发音的动力器官，属于横纹肌。喉肌分为喉外肌和喉内肌。喉外肌的作用是使喉上升或下降。喉肌一般指喉内肌，具有紧张或松弛声带、缩小或开大声门裂以及缩小喉口等作用。喉内肌按其部位分内、外两群，按其功能分声门开大肌和声门括约肌（图 3-3-11、图 3-3-12、图 3-3-13）。

(1) 环甲肌：是唯一的一对喉外肌。环甲肌起于环状软骨弓前外侧面，肌束斜向后上方，止于甲状软骨下角和下缘。环甲肌收缩将增加甲状软骨前角与杓状软骨间距，紧张并拉长声带。

(2)环杓后肌:起于环状软骨板后面,斜向外上方,止于同侧杓状软骨的肌突。环杓后肌收缩能使环杓关节在垂直轴上旋转,拉肌突转向后内下,使声带突转向外上,开大声门裂,紧张声带。

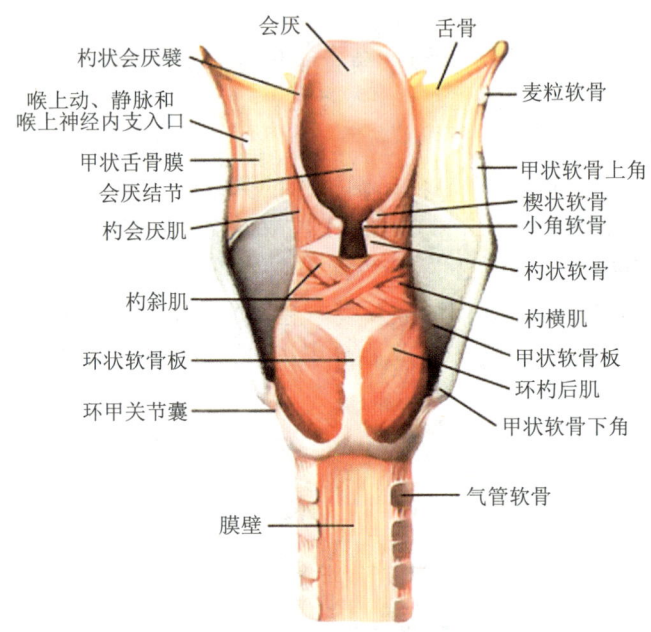

图 3-3-11　喉内肌(后面)

(3)环杓侧肌:起于环状软骨弓上缘和弹性圆锥的外面,自甲状软骨板的内侧向后上方斜行,止于杓状软骨肌突的前面。环杓侧肌收缩牵引肌突向前下方运动,使声带突转向内侧,声门裂变窄。

(4)甲杓肌:起于甲状软骨前角后面,向后止于杓状软骨外侧面。甲杓肌上部肌束位于前庭韧带外侧,收缩能缩短前庭襞;下部肌束位于声襞内,声韧带的外侧,称为声带肌,声带肌收缩使声襞变短并松弛。

(5)杓肌:位于喉的后壁,包括杓横肌、杓斜肌和杓会厌肌。

4.喉腔

喉腔是由喉软骨、韧带、纤维膜、喉肌和喉黏膜等共同围成的管腔。喉腔向上经喉口与咽相通,向下经气管通支气管和肺。喉腔侧壁有上下两对黏膜皱襞,上方的一对称前庭襞,下方的一对称声襞。上述两对皱襞将喉腔分为3部分,即前庭襞上方为喉前庭,声襞下方为声门下腔,前庭襞和声襞之间的部分为喉中间腔(图3-3-14)。

(1)喉口:是喉腔的上口。由会厌上缘、杓状会厌襞和杓间切迹共同围成。连接杓状软骨尖与会厌软骨侧缘的黏膜皱襞称杓状会厌襞。

前庭襞是喉腔侧壁上呈矢状位、粉红色的黏膜皱襞。连于甲状软骨前角后面与杓状

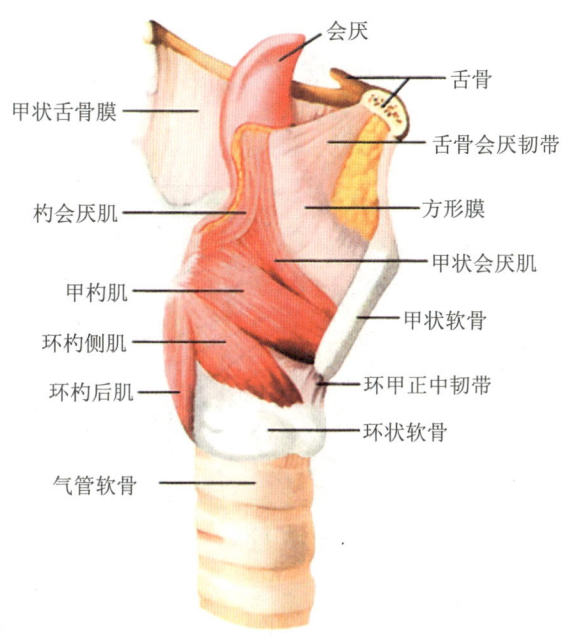

图 3-3-12　喉内肌(侧面)

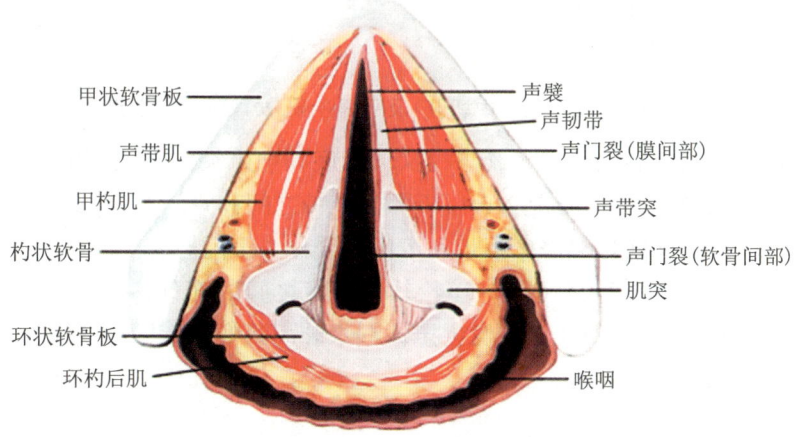

图 3-3-13　喉内肌(通过声带水平切面)

软骨声带突上方的前内侧缘之间。两侧前庭襞之间的裂隙称前庭裂,较声门裂宽。声襞是连于甲状软骨前角后面和杓状软骨声带突之间的黏膜皱襞,位于前庭襞的下方,其较前庭襞更突向喉腔。

(2)喉前庭:喉前庭位于喉口与前庭襞之间,上宽下窄呈漏斗状。前壁中下份有会厌软骨附着,附着处的上方有呈结节状隆起称会厌结节。

(3)喉中间腔:喉中间腔是喉腔中前庭襞与声襞之间的部分,向两侧经前庭襞与声襞

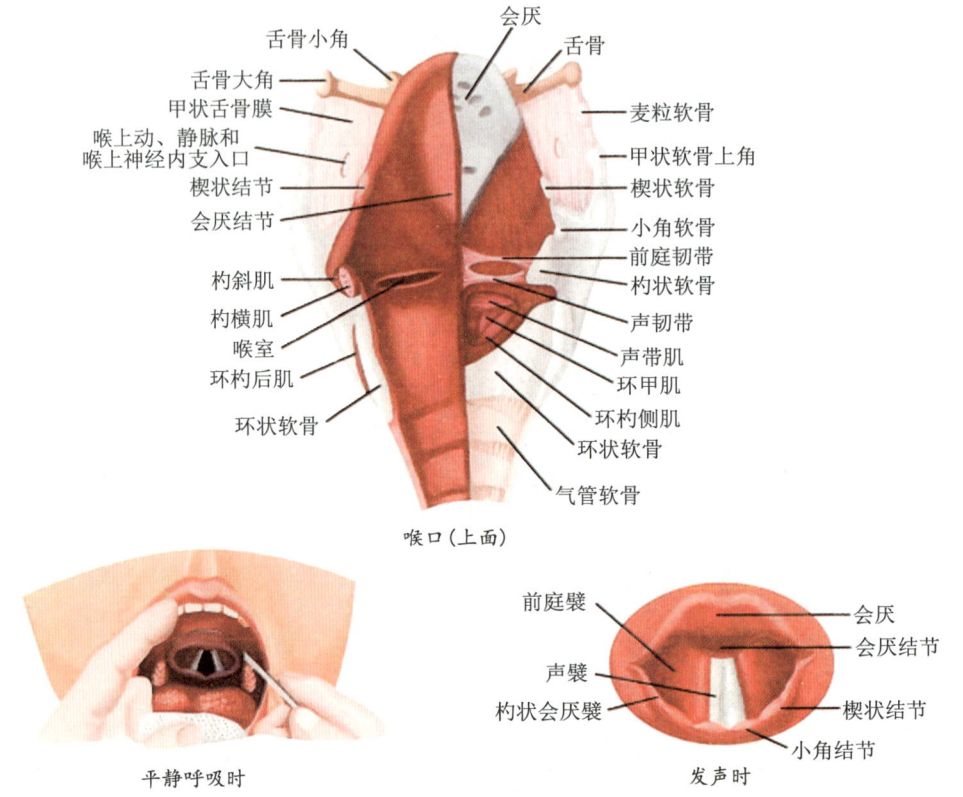

图 3-3-14 喉(后正中切开)及平静呼吸、发声时的声带变化

间的裂隙至喉室。声门裂是两侧声襞与杓状软骨底和声带突之间的裂隙,较前庭裂长而窄,是喉腔最狭窄之处。声门裂前2/3位于两侧声带之间称膜间部,后1/3位于两侧杓状软骨底和声带突之间称软骨间部。声带和声门裂合称为声门。

(4)声门下腔:声门下腔是声襞与环状软骨下缘之间的部分,其黏膜下组织疏松,炎症时易发生喉水肿,尤其婴幼儿更易发生急性喉水肿而致喉阻塞,导致呼吸困难。

(三)气管与支气管

1. 气管

气管位于喉与气管杈之间,成年男、女性气管平均长分别是 10.31 cm 和 9.71 cm。气管起自环状软骨下缘(约平第6颈椎),向下至胸骨角平面(约平第4胸椎体下缘),分叉形成左、右主支气管,分叉处称气管杈(图 3-3-15)。气管以胸廓上口为界,分为气管颈部和气管胸部。在气管杈的内面,有一矢状位向上凸出的半月状嵴称气管隆嵴,略偏向左侧,是支气管镜检查时判断气管分叉的重要标志(图 3-3-16)。

临床联系

气管切开术在颈部进行,病人仰卧,头向后仰,于颈前部环状软骨下方沿正中线纵行切开第3~5气管软骨环气管与软骨环韧带的前壁。据国人研究资料,在气管切开体位,成人颈段有7至11个气管软骨环,甲状腺峡部多位于第1~5气管软骨环前面,甲状腺峡可作为气管切开的参考定位标志。气管切开前准确定位是十分重要的。低位切开可在第4~5气管软骨环或第5~6气管软骨环之间进行,切口部位不宜低于第7气管软骨环,由于气管下段伸入胸腔,与众多的大血管干相邻,故低位切开发生出血并发症的可能性较大。

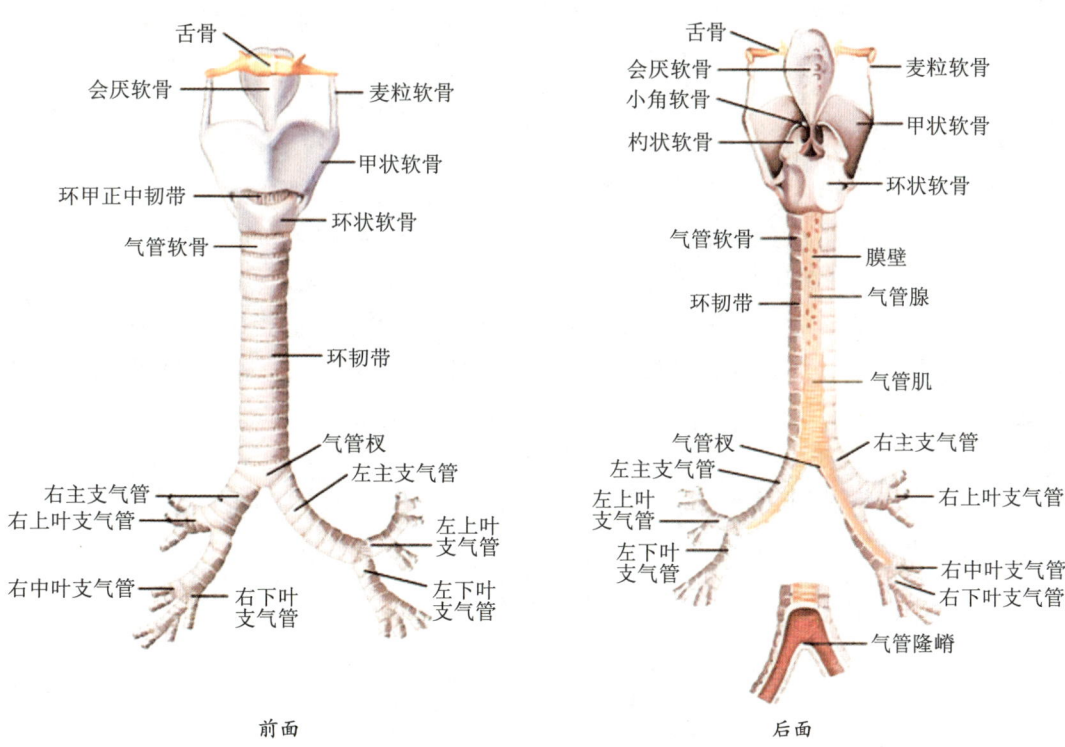

图 3-3-15　气管与支气管

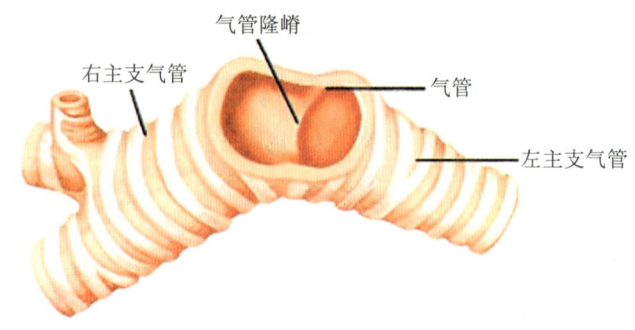

图3-3-16 气管隆嵴

气管由黏膜、气管软骨、平滑肌和结缔组织构成。气管软骨由14~17个呈"C"形的透明软骨环构成。气管软骨后壁缺口由气管的膜壁封闭,该膜壁由弹性纤维和平滑肌构成,这些平滑肌纤维又称气管肌。甲状腺峡多位于第2~4气管软骨环前方,气管切开术常在第3~5气管软骨环处施行。

2.支气管

支气管是气管分出的各级分支,其中一级分支是左右主支气管。

(1)右主支气管:右主支气管是气管杈与右肺门之间的通气管道。成年男、女性的右主支气管平均长分别为2.1 cm和1.9 cm,外径平均是1.5 cm和1.4 cm。气管中线与主支气管下缘间的夹角称嵴下角,男性平均是21.96°,女性平均是24.7°。

(2)左主支气管:左主支气管是气管杈与左肺门之间的通气管道。成年男、女性的左主支气管平均长分别为4.8 cm和4.5 cm,外径平均是1.4 cm和1.3 cm。男性左嵴下角平均是36.4°,女性平均是39.3°。

左、右主支气管的特点:左主支气管细而长,嵴下角大,斜行,通常有7~8个软骨环;右主支气管短而粗,嵴下角小,走行较陡直,通常有3~4个软骨环,因此,经气管坠入的异物多进入右主支气管。

任务二 肺

肺由肺实质和肺间质组成,前者包括支气管树和肺泡,后者包括结缔组织、血管、淋巴管、淋巴结和神经等。

肺位于胸腔内,纵隔的两侧,分为左肺和右肺。正常情况下肺呈浅红色,质柔软呈海绵状,富有弹性。一般成人肺的重量约等于本人体重的1/50,男性平均为1 000~1 300 g,女性平均为800~1 000 g。健康成年男性两肺的空气容量约为5 000~6 500 mL,女性则小于男性。

(一)肺的形态

两肺外形不同,右肺宽短,左肺狭长。肺呈圆锥形,包括一尖、一底、两面、三缘。肺尖即肺的上端,圆钝,经胸廓上口突入颈根部,达锁骨内侧1/3段上方2~3 cm。肺底即肺的下面,与膈相贴,受膈压迫肺底呈半月形凹陷。肋面即肺的外侧面,与胸廓的侧壁和前、后壁相邻。纵隔面即内侧面,与纵隔相邻,其中央的椭圆形凹陷称肺门或第一肺门。肺门是支气管、血管、神经和淋巴管等出入的门户,这些结构被结缔组织包裹称为肺根。两肺根内的结构排列自前向后依次为:肺上静脉、肺动脉、主支气管。两肺根内的结构自上而下排列不同,左肺根内的结构自上而下是左肺动脉、左主支气管、左肺下静脉;右肺根内的结构自上而下是右肺上叶支气管、右肺动脉、右肺下静脉。前缘是肋面与纵隔面在前方的移行处,较锐利,左肺前缘下部有左肺心切迹,切迹下方有一突起称左肺小舌。后缘是肋面与纵隔面在后方的移行处,位于脊柱两侧的肺沟内。下缘是肋面与肺底和肺底与纵隔面的移行处,其位置随呼吸运动而变化(图3-3-17、图3-3-18)。

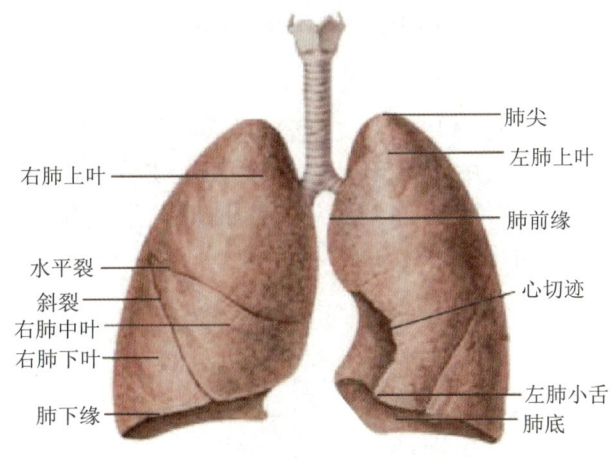

图3-3-17 肺的形态

左肺斜裂由后上斜向前下,将左肺分为上叶和下叶。右肺除了斜裂还有水平裂,将右肺分为上叶、中叶和下叶。肺的表面有被毗邻器官压迫形成的压迹或沟。两肺门前下方均有心压迹。右肺门后方有食管压迹,上方有奇静脉沟。左肺门后方和上方分别有胸主动脉和主动脉弓的压迹。

(二)胎儿肺与成人肺的区别

胎儿和未曾呼吸过的新生儿肺不含空气,比重较大(1.045~1.056),可沉于水底。呼吸者因为肺内含空气,肺的比重较小(0.345~0.746),所以能浮出水面,这在法医鉴定上具有重要意义。

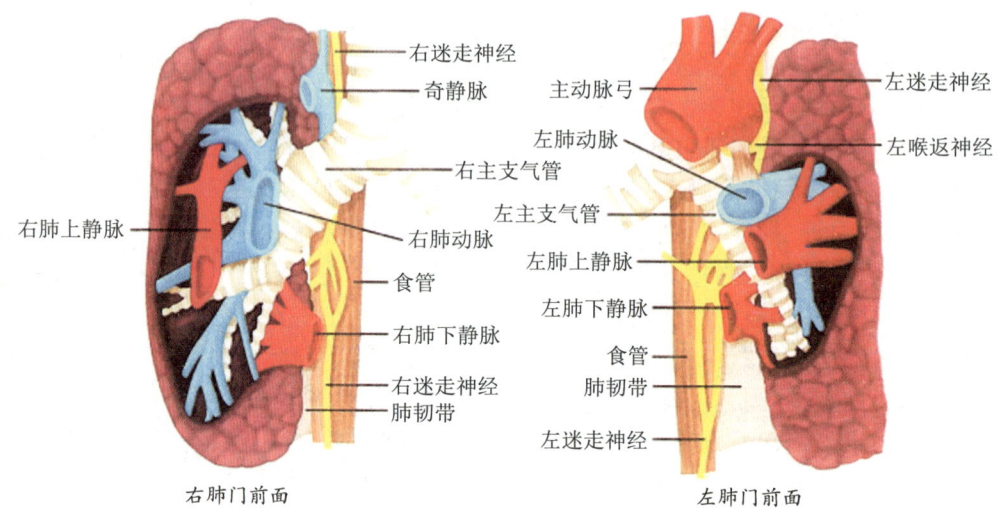

图 3-3-18　肺根的结构

(三) 支气管树

在肺门处，左、右主支气管分出 2 级支气管，进入肺叶，称为肺叶支气管。左肺有上叶和下叶支气管；右肺有上叶、中叶和下叶支气管。肺叶支气管进入肺叶后，再分出 3 级支气管，称为肺段支气管。全部各级支气管在肺叶内反复分支直达肺泡管，共分 23~25 级，形状如树，称为支气管树（图 3-3-19）。

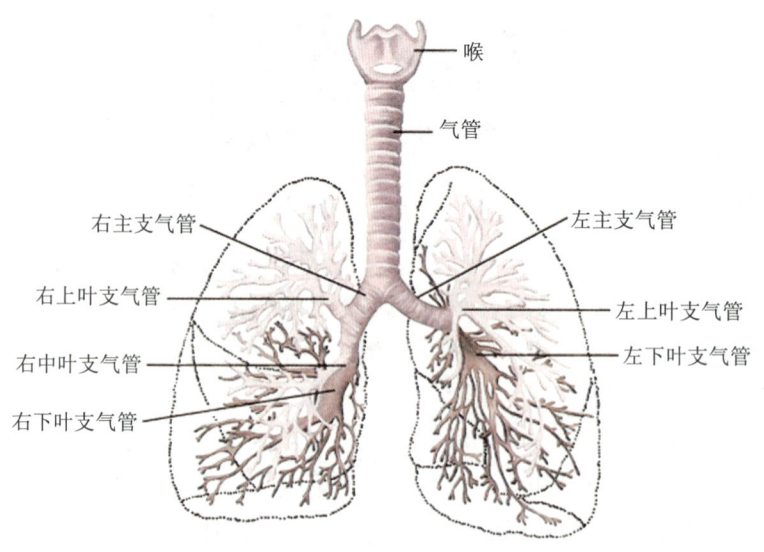

图 3-3-19　支气管树整体观

(四)支气管肺段

肺段间隔以肺静脉属支及疏松结缔组织。支气管肺段具有结构和功能的相对独立性,因此,临床可以以支气管肺段为单位进行手术切除(图3-3-20)。

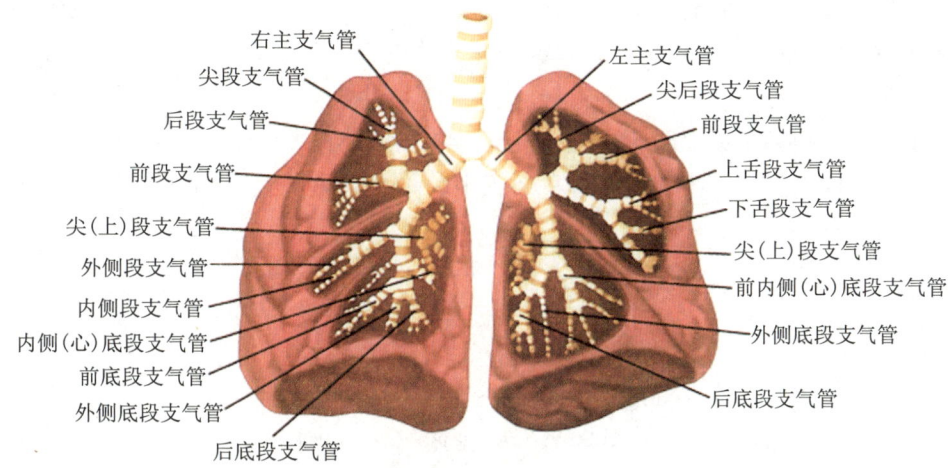

图3-3-20 肺段支气管

任务三 胸膜

胸膜是衬覆于胸壁内面、膈上面、纵隔两侧面和肺表面等部位的一层浆膜。依据衬覆部位的不同,将胸膜分为脏胸膜和壁胸膜。脏、壁两层胸膜间密闭、狭窄、呈负压的腔隙称胸膜腔。脏、壁两层胸膜在肺根表面及其下方互相移行,两层胸膜的移行处在两肺根下方融合,形成三角形的皱襞,称为肺韧带。

(一)脏胸膜

脏胸膜是覆盖于肺表面,并伸入至叶间裂内的一层浆膜,因其与肺实质连接紧密故又称肺胸膜。

(二)壁胸膜

壁胸膜是指覆盖胸壁内面、纵隔两侧面、膈上面及突至颈根部胸廓上口平面以上的胸膜,按其衬覆部位不同分为4部分。

1.肋胸膜

肋胸膜衬覆于肋骨、胸骨、肋间肌、胸横肌及胸内筋膜等诸结构的内面。前缘位于胸骨后方,后缘达脊柱两侧,下缘以锐角移行为膈胸膜,上部移行为胸膜顶。

2.膈胸膜

膈胸膜覆盖于膈的上面,与膈紧密相贴、不易剥离。

3.纵隔胸膜

纵隔胸膜衬覆于纵隔的两侧面,其中部包裹肺根并移行为脏胸膜。纵隔胸膜向上移行为胸膜顶,下缘与膈胸膜相移行,前、后缘连接肋胸膜。

4.胸膜顶

胸膜顶是肋胸膜和纵隔胸膜向上的延续,突至胸廓上口平面以上,与肺尖表面的脏胸膜相邻(图3-3-21)。在胸锁关节与锁骨中内1/3交界处之间,胸膜顶高出锁骨上方约2.5 cm。

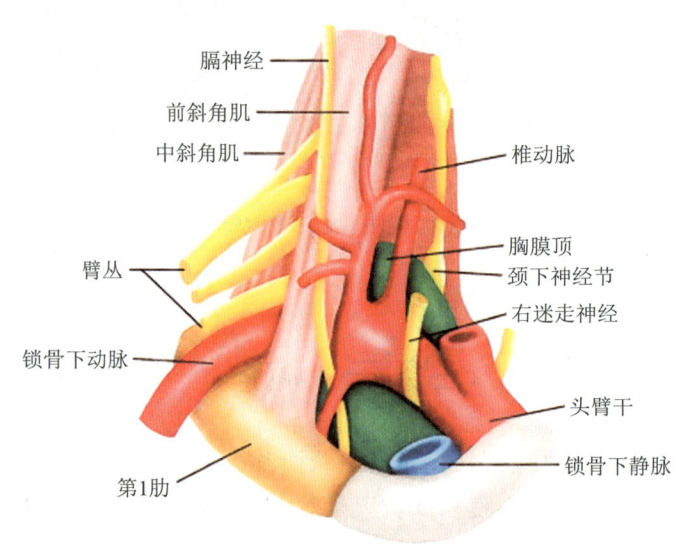

图3-3-21 胸膜顶的位置与毗邻

(三)胸膜腔

胸膜腔是指脏、壁胸膜在肺根处相互移行,二者之间围成的一个封闭的、潜在的腔隙,左右各一,呈负压,互不相通。胸膜腔内仅有少量浆液,可减少呼吸时的摩擦。

(四)胸膜隐窝

胸膜隐窝是不同部分的壁胸膜返折并相互移行处的胸膜腔,即使在深吸气时,肺缘也达不到其中,故称胸膜隐窝。胸膜隐窝包括肋膈隐窝、肋纵隔隐窝和膈纵隔隐窝等。

1.肋膈隐窝

肋膈隐窝是肋胸膜与膈胸膜返折形成的一个半环形间隙,左、右各一,是诸胸膜隐窝中位置最低、容量最大的部位,其深度可达两个肋间隙。胸膜腔积液常先积存于肋膈隐窝。

2.肋纵隔隐窝

肋纵隔隐窝是覆盖心包表面的纵隔胸膜与肋胸膜相互移行处,因左肺前缘有心切迹,故左侧肋纵隔隐窝较大。

3.膈纵隔隐窝

膈纵隔隐窝位于膈胸膜与纵隔胸膜之间,因该隐窝是心尖向左侧突出形成的,故膈纵隔隐窝仅存在于左侧胸膜腔。

胸膜腔穿刺

胸膜腔内有积液时,如果无粘连,积液多聚集于后外侧。穿刺前应进行叩诊或X射线检查,以确定积液的最高水平面及合适的穿刺部位。抽吸积液的穿刺部位,一般选择后外侧第8或第9肋间隙较为安全。穿刺的部位过低,即易于穿过胸膜隐窝及膈肌,伤及腹腔内脏器,特别是在右侧易于伤及肝。穿刺时患者最好取坐位,双手抱对侧肩部。先进行局部麻醉,直达胸膜为止,穿刺针应沿下一肋的上缘进入,以免伤及肋间血管神经。穿刺时应注意,病变时间长久者,胸膜可能增厚。

(五)胸膜与肺的体表投影

各部壁胸膜相互移行返折处称胸膜返折线。肋胸膜与纵隔胸膜前缘的返折线是胸膜前界;肋胸膜与纵隔胸膜后缘的返折线是胸膜后界;肋胸膜与膈胸膜的返折线则是胸膜下界(图3-3-22)。

1.胸膜的体表投影

两侧胸膜下界起始后分别行向外下方,在锁骨中线与第8肋相交,在腋中线与第10肋相交,在肩胛线与第11肋相交,最终止于第12胸椎高度。

2.肺的体表投影

两肺下缘的体表投影相同,在同一部位肺下界一般较胸膜下界高出2个肋的距离。即在锁骨中线,肺下缘与第6肋相交,在腋中线处与第8肋相交,在肩胛线处与第10肋相交,再向内于第11胸椎棘突外侧2 cm左右向上与肺后缘相移行。

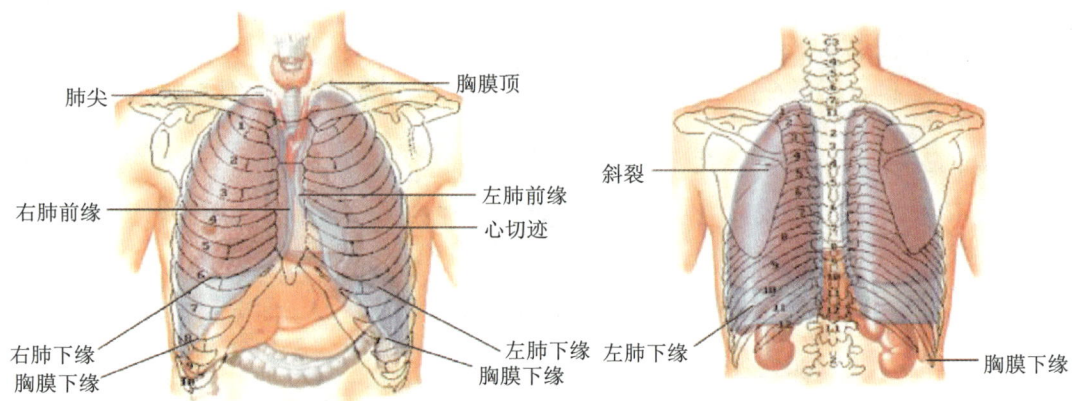

图 3-3-22　胸膜与肺的体表投影

任务四　纵隔

纵隔是两侧纵隔胸膜间的全部器官、结构和结缔组织的总称。纵隔上窄下宽,略偏左,前短后长呈矢状位。纵隔的前界是胸骨,后界是脊柱胸段,两侧是纵隔胸膜,上界是胸廓上口,下界是膈(图3-3-23、图3-3-24)。纵隔分区方法较多,解剖学常用四分法。该方法是在胸骨角水平面将纵隔分为上纵隔和下纵隔。下纵隔以心包为界,分为前、中、后纵隔。

(一) 上纵隔

上纵隔是指胸骨角平面以上的纵隔部分。上纵隔上界是胸廓上口,下界是胸骨角至第4胸椎体下缘的平面,前方是胸骨柄,后方是第1~4胸椎体。上纵隔内自前向后有胸腺、左头臂静脉、右头臂静脉、上腔静脉、膈神经、迷走神经、喉返神经、主动脉弓及其3大分支以及后方的气管、食管、胸导管等(图3-3-25)。

(二) 下纵隔

下纵隔是指胸骨角平面以下的纵隔部分。上界是上纵隔的下界,下界是膈,两侧是纵隔胸膜。下纵隔分3部分,心包前方与胸骨体之间是前纵隔,心包连同其包裹的心脏所在的部位是中纵隔,心包后方与脊柱胸段之间是后纵隔(图3-3-26)。

1.前纵隔

前纵隔位于胸骨体与心包之间,容纳胸腺或胸腺遗迹、纵隔前淋巴结及疏松结缔组

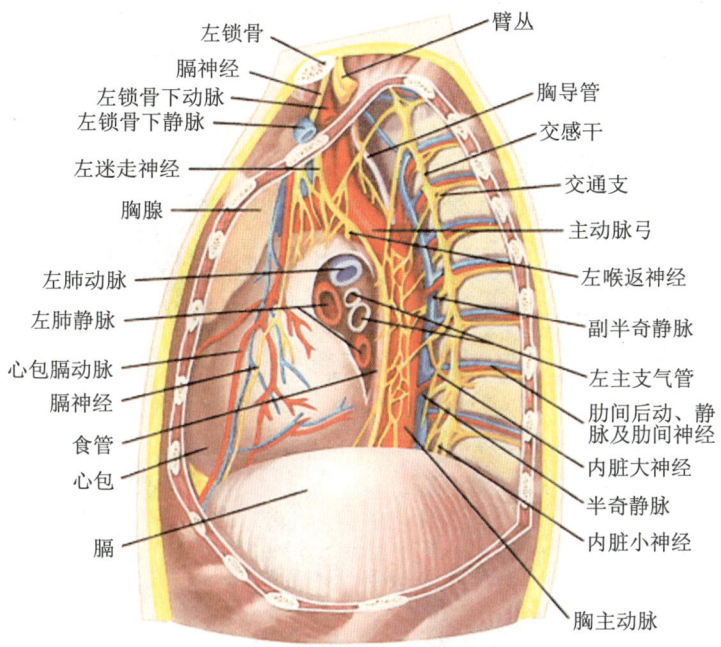

图 3-3-23 纵隔左侧面观

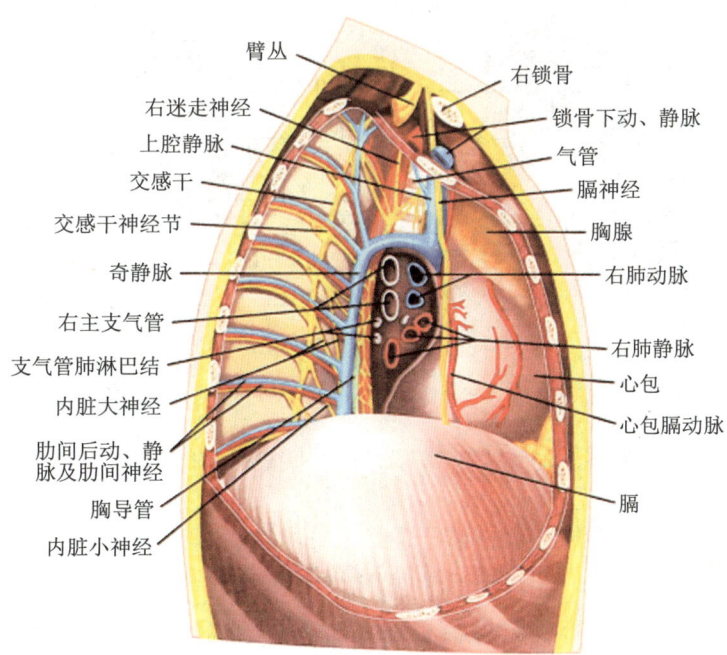

图 3-3-24 纵隔右侧面观

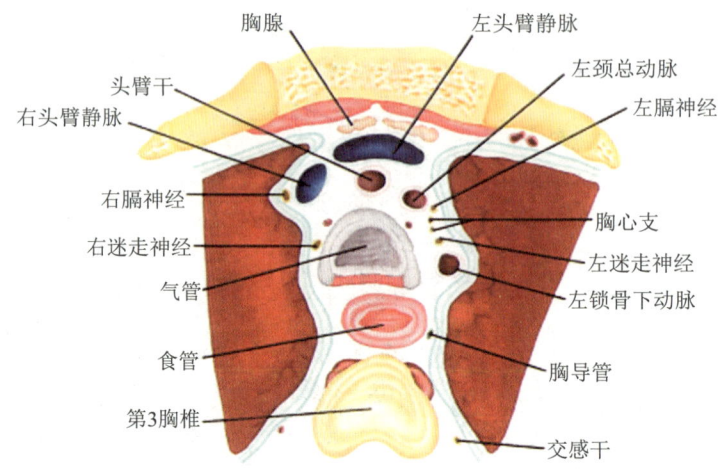

图 3-3-25　上纵隔各结构排列关系

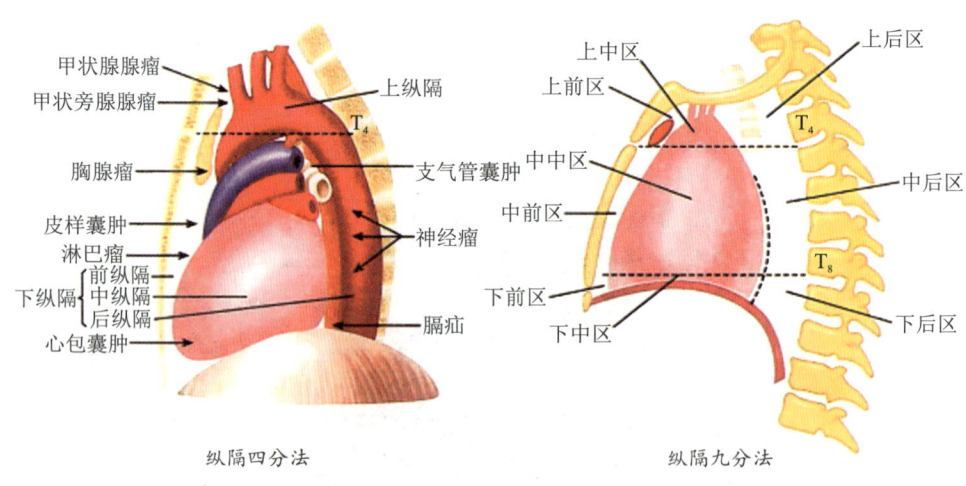

图 3-3-26　纵隔分部及某些病变在纵隔的好发部位

织等。前纵隔是胸腺瘤及淋巴瘤的好发部位。

2.中纵隔

中纵隔位于前、后纵隔之间,容纳心脏及出入心的大血管,如升主动脉、肺动脉干、上腔静脉根部、左肺动脉、右肺动脉、左肺静脉、右肺静脉、奇静脉末端、心包、心包膈血管、膈神经和淋巴结等。中纵隔是心包囊肿的好发部位。

3.后纵隔

后纵隔位于心包与脊柱之间,内含气管杈及左右主支气管、食管、胸主动脉、胸导管、奇静脉、半奇静脉、胸交感干和淋巴结等。后纵隔是支气管囊肿、神经瘤、主动脉瘤及膈疝的好发部位。

纵隔内结缔组织及间隙向上经胸廓上口与颈部的结缔组织及间隙相互延伸,向下经主动脉裂孔及食管裂孔与腹部的结缔组织及间隙相互延伸。因此,纵隔气肿可向上蔓延达颈部,向下蔓延至腹膜后间隙。

【目标考核】

【知识目标考核】

1. 鼻旁窦有哪些?各开口于何处?
2. 喉口是如何构成的?喉腔分哪几部分?各部有何特点?
3. 气管异物多坠入哪侧主支气管?为什么?
4. 出入肺门的结构有哪些?左右肺根内各结构的排列有什么不同?
5. 简述胸膜腔的概念及结构特点。
6. 简述肋膈隐窝的概念及结构特点。
7. 简述肺和胸膜下界的体表投影。

【能力目标考核】

临床执业(助理)医师体格检查考试题目:气管检查(须口述检查内容,汇报检查结果)。

试题分析:气管检查时要向被检查者介绍检查目的,取得配合,被检查者取舒适坐位或仰卧位,使颈部处于自然正中位置。检查者将示指和环指分别置于两侧胸锁关节上,然后将中指置于气管之上,观察中指是否在示指与环指之间。正常情况下,气管位置居中。对于医学生而言,要进行气管检查,首先需要准确定位胸锁关节和气管颈段。

能力考核:在同学身上准确定位两侧胸锁关节和气管颈段。

【素质目标考核】

临床案例:患儿,男性,2岁,因咳嗽2天,呼吸困难伴喉鸣,急诊入院。患儿呼吸费力,鼻翼扇动,口唇发绀,脉搏增快,体温39℃,咽喉红肿,胸部听诊有啰音。诊断:呼吸道急性炎症。若患儿症状加重,为缓解症状,临床上常考虑做气管切开术缓解缺氧情况,请问如何定位切开部位?

问题1：在自己身上和同学身上准确定位甲状软骨、环状软骨、气管颈段。

问题2：查阅资料，讨论分析，如何沟通缓解病人及家属紧张情绪？

问题3：查阅资料，讨论分析，要安全有效完成气管切开术，需具备哪些解剖学知识？

（郭芙莲）

项目四

泌尿系统

【课前导读】

泌尿系统由肾、输尿管、膀胱、尿道组成。临床上常见疾病有肾小球肾炎、肾病综合征、尿路感染、尿路结石、肾结核、泌尿系统肿瘤、泌尿系统损伤、肾功能不全等,常用检查有尿液检查、肾功能检查、泌尿系统体格检查、影像学检查等,治疗有药物治疗、手术治疗等。诊疗过程中涉及的解剖学知识为各器官的位置、形态、结构、毗邻、体表投影。

【学习目标】

1.知识目标

(1)掌握泌尿系统的组成及功能。

(2)掌握肾的形态、位置和结构。

(3)掌握输尿管的走行、分部及狭窄。

(4)掌握膀胱的位置、形态结构、膀胱三角的位置和黏膜特点。

(5)掌握女性尿道的结构特点。

(6)了解肾的血供、肾的组织结构及尿液生成的基本过程。

(7)了解肾的被膜及其固定装置及临床意义。

2.能力目标

(1)具备准确定位肾体表投影的能力。

(2)具备准确定位女性尿道外口的能力。

3.素质目标

爱伤爱患,保护患者隐私:患者出现膀胱尿潴留时,临床上常采用导尿术排尿,在操作时要注意保护病人隐私,尽可能不要损伤尿道及膀胱。在讲膀胱结构时酌情引入案例,培养学生爱伤爱患,具备保护患者隐私的职业素养。

泌尿系统由肾、输尿管、膀胱和尿道组成。肾生成尿液,输尿管输送尿液至膀胱,膀胱暂时储存尿液,尿液经尿道排出体外(图3-4-1)。泌尿系统主要功能是排出机体新陈代谢过程中产生的废物和多余的水,保持机体内环境的平衡和稳定。

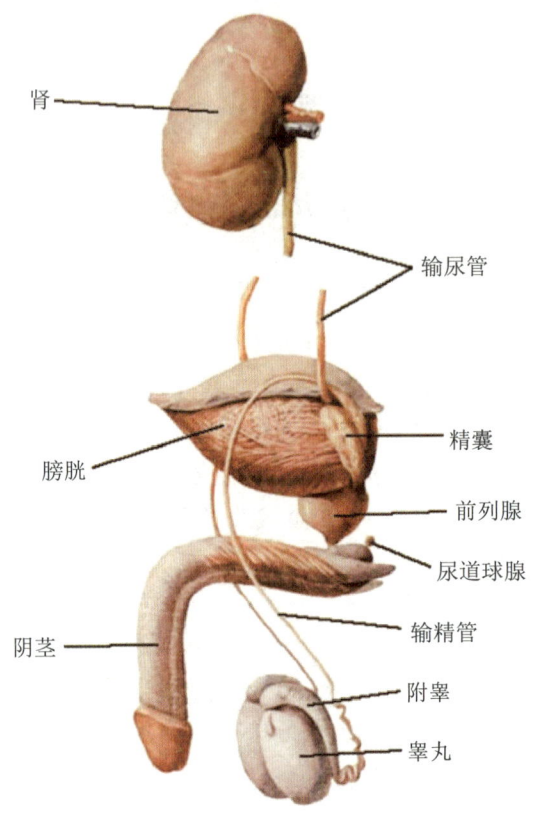

图 3-4-1 男性泌尿生殖系统全貌

任务一 肾

(一) 肾的形态

肾是实质性器官,左、右各一,形似蚕豆,表面光滑,新鲜时呈红褐色,位于腹后壁。肾长(8~14 cm)、(5~7 cm)、厚(3~5 cm),重 134~148 g。因受肝的挤压,右肾低于左肾 1~2 cm。肾分内外侧两缘、前后两面及上下两端。肾的前面凸向前外侧,后面较平坦,紧贴腹后壁。上端宽而薄,下端窄而厚。内侧缘中部的凹陷称肾门,为肾的血管、神经、淋巴管及肾盂出入的门户。出入肾门诸结构为结缔组织所包裹,称肾蒂。因下腔静脉靠近右肾,故右肾蒂较左肾蒂短。肾蒂内各结构自前向后为肾静脉、肾动脉和肾盂末端;自上向下为肾动脉、肾静脉和肾盂。由肾门伸入肾实质的腔隙称肾窦,容纳肾血管、肾小盏、肾大盏、肾盂等结构。肾窦是肾门的延续,肾门是肾窦的开口(图 3-4-2)。

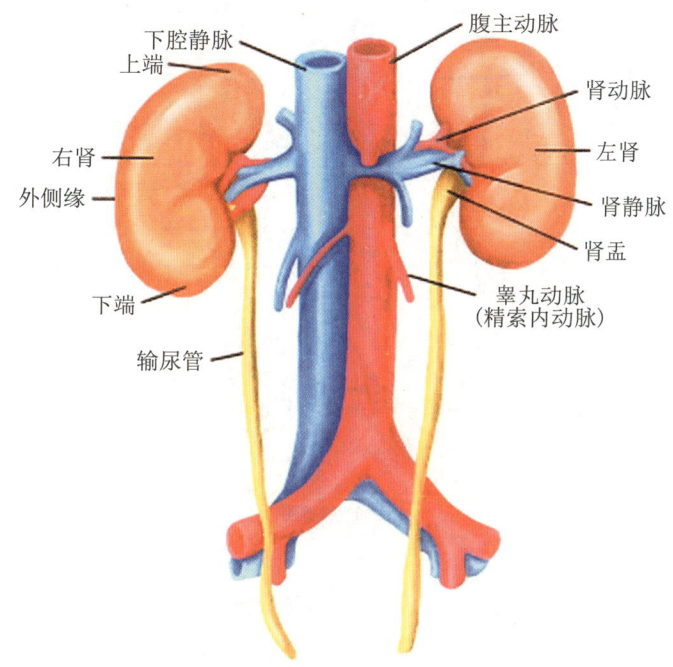

图 3-4-2 肾的形态

(二) 肾的位置与毗邻

肾位于脊柱两侧,腹膜后间隙内,为腹膜外位器官(图3-4-3)。肾的高度:左肾在第11胸椎椎体下缘至第2~3腰椎椎间盘之间;右肾则在第12胸椎椎体上缘至第3腰椎椎体上缘之间。两肾上端相距较近,下端相距较远。左右两侧的第12肋分别斜过左肾后面中部和右肾后面上部。肾门约在第1腰椎椎体平面相当于第9肋软骨前端高度,距后正中线约 5 cm。肾门的体表投影位于竖脊肌外侧缘与第 12 肋的夹角处,称肾区(图3-4-4),肾病病人触压或叩击该处可引起疼痛。

肾上腺位于肾的上方,二者虽共为肾筋膜包绕,但其间被疏松的结缔组织分隔。故肾上腺位于肾纤维膜之外,肾下垂时,肾上腺可不随肾下降。左肾前上部与胃底后面毗邻,中部与胰尾和脾血管接触,下部邻接空肠和结肠左曲。右肾前上部与肝毗邻,下部与结肠右曲相接触,内侧缘与十二指肠降部相邻。两肾后面的上 1/3 与膈相邻,下部自内侧向外侧分别与腰大肌、腰方肌及腹横肌相毗邻(图3-4-5)。

(三) 肾的被膜

通常将肾的被膜分为三层,即由内向外依次为纤维囊、脂肪囊与肾筋膜(图3-4-6、图3-4-7)。

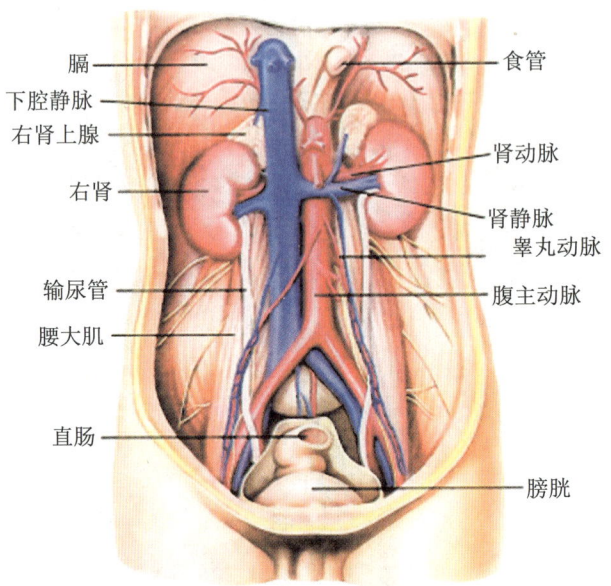

图 3-4-3 肾的位置

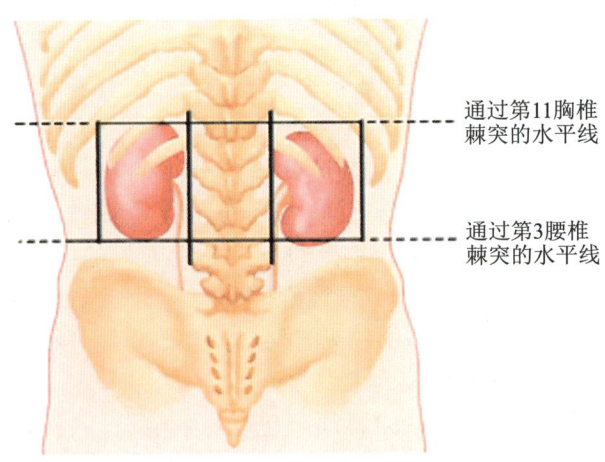

图 3-4-4 肾的体表投影

1. 纤维囊

纤维囊为坚韧而致密的、包裹于肾实质表面的薄层结缔组织膜,由致密结缔组织和弹性纤维构成。肾破裂或部分切除时需缝合此膜。在肾门处,纤维膜分两层,外层贴于肌织膜外面,内层包被肾窦内的结构表面。纤维囊与肌织膜连结疏松,易于剥离,如剥离困难即为病理现象。

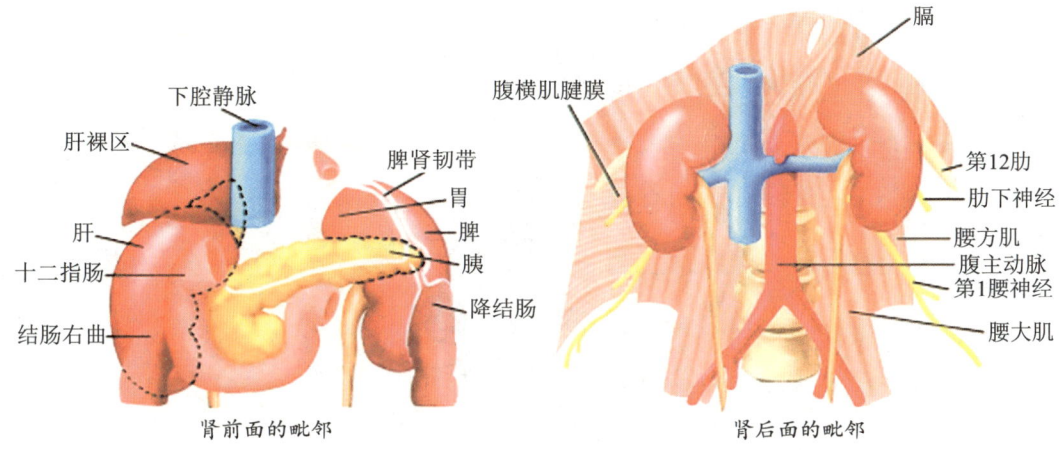

图 3-4-5 肾的毗邻

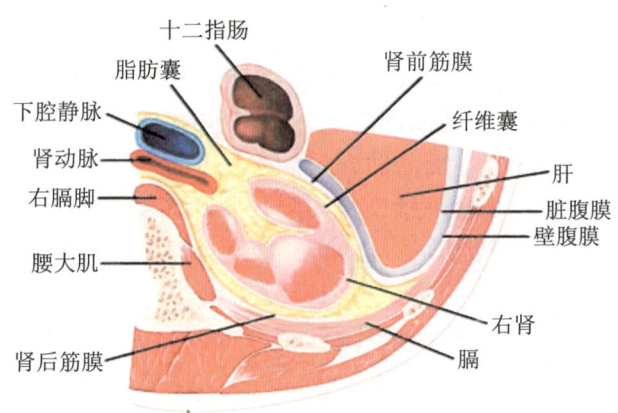

图 3-4-6 肾的被膜(水平切面)

2. 脂肪囊

脂肪囊又称肾床,位于纤维囊外周、紧密包裹肾脏的脂肪层。肾的边缘部脂肪丰富,经由肾门进入肾窦。临床上的肾囊封闭,就是将药液注入肾脂肪囊内。

3. 肾筋膜

肾筋膜位于脂肪囊的外面,包被肾上腺和肾的周围,由它发出的一些结缔组织小梁穿过脂肪囊与纤维囊相连,具有固定肾脏的功能。位于肾前、后面的肾筋膜分别称为肾前筋膜和肾后筋膜,二者在肾上腺的上方和肾外侧缘处均互相愈着,在肾的下方则互相分离,并分别与腹膜外组织和髂筋膜相移行,其间有输尿管通过。在肾的内侧,肾前筋膜包被肾血管的表面,并与腹主动脉和下腔静脉表面的结缔组织及对侧的肾前筋膜相移

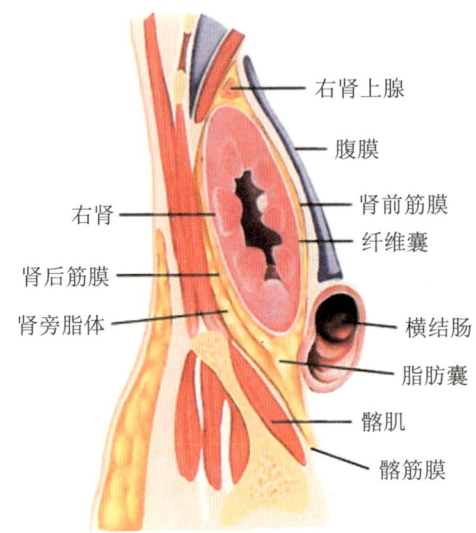

图 3-4-7　肾的被膜(矢状切面)

行。肾后筋膜向内侧经肾血管和输尿管的后方，与腰大肌及其筋膜汇合并向内侧附着于椎体筋膜。肾周间隙位于肾前、后筋膜之间，间隙内有肾、肾上腺、脂肪及营养肾周脂肪的肾包膜血管。肾间隙内不同平面脂肪含量的多寡不同，通常在肾门水平脂肪很丰富，而在肾下及背侧脂肪含量少。肾脏感染常局限在肾周间隙内，有时可沿肾筋膜面扩散。肾周间隙积液时，可推挤肾脏向前内上移位，向下可流至盆腔，还可扩散至对侧肾周间隙。因肾筋膜下方完全开放，当腹壁肌力弱、肾周脂肪少、肾的固定结构薄弱时，可产生肾下垂或游走肾。肾积脓或肾周围炎症时，脓液可沿肾筋膜向下蔓延，达髂窝或大腿根部。

(四) 肾的结构

肾的冠状切面观，肾实质分为肾皮质和肾髓质。肾皮质主要位于肾实质的浅层，厚1.0~1.5 cm，富含血管，新鲜标本为红褐色，并可见许多红色点状细小颗粒，由肾小体与肾小管组成。肾髓质位于肾实质深部，色淡红，约占肾实质厚度的2/3，由15~20个呈圆锥形的肾锥体构成。肾锥体的底朝皮质，尖向肾窦，光滑致密，有许多颜色较深、呈放射状的条纹。肾锥体的条纹由肾直小管和血管平行排列形成。2~3个肾锥体尖端合并成肾乳头，突入肾小盏，每个肾有7~12个肾乳头，肾乳头顶端有许多小孔称乳头孔，终尿经乳头孔流入肾小盏内。伸入肾锥体之间的肾皮质称肾柱。肾小盏呈漏斗形，共有7~8个，其边缘包绕肾乳头，承接排出的尿液。在肾窦内，2~3个肾小盏合成1个肾大盏，再由2~3个肾大盏汇合形成1个肾盂。肾盂离开肾门后向下弯行，约在第2腰椎上缘水平，逐渐变细与输尿管相移行。成人肾盂容积约3~10 mL，平均7.5

mL(图3-4-8)。

(五) 肾段血管与肾段

肾动脉在肾门处分两支,即前支和后支。前支较粗,再分出4个二级分支,与后支一起进入肾实质内。肾动脉的5个分支在肾内呈节段性分布,称肾段动脉。每支肾段动脉分布到一定区域的肾实质,称为肾段。每个肾有5个肾段,即上段、上前段、下前段、下段和后段。各肾段由其同名动脉供应,各肾段间被少血管的段间组织所分隔,称乏血管带。肾段动脉阻塞可导致肾坏死。肾内静脉无一定节段性,互相间有丰富的吻合支(图3-4-9)。

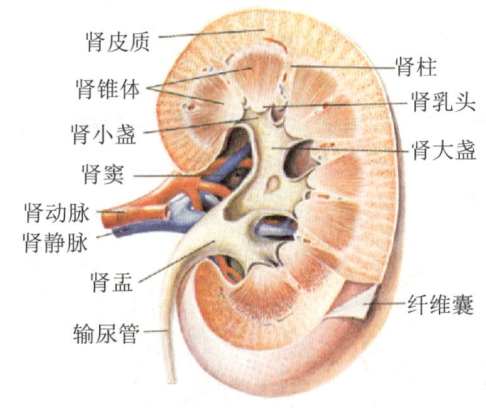

图3-4-8 肾的结构

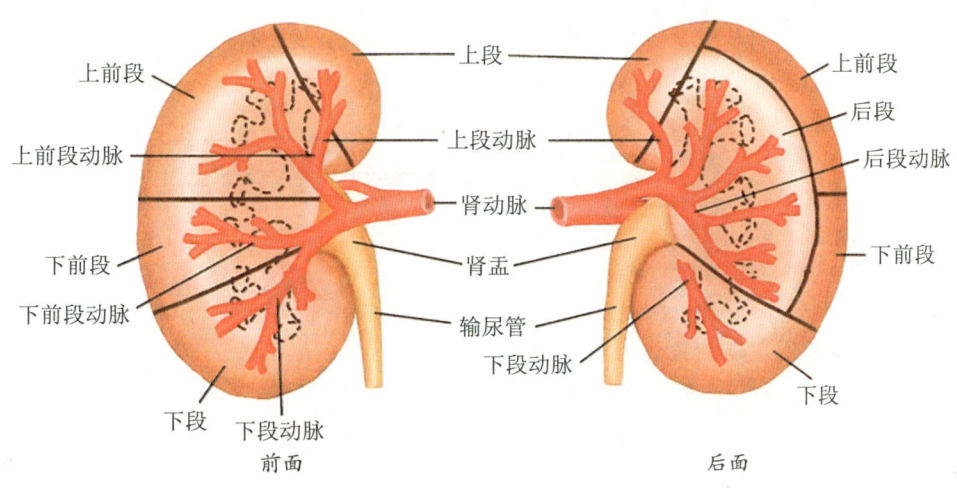

图3-4-9 肾段血管与肾段

肾的畸形与异常

在发育过程中,肾可出现畸形或位置与数量的异常(图 3-4-10)。

1. 马蹄肾　两侧肾的下端互相连结呈马蹄铁形,出现率为 1%~3%。易引起肾盂积水、感染或结石。

2. 多囊肾　胚胎时肾小管与集合管不交通,致使肾小管分泌物排出困难,引起肾小管膨大成囊状。随着囊肿的增大,肾组织会逐渐萎缩、坏死,最终形成肾衰竭。

3. 双肾盂及双输尿管　由输尿管芽反复分支形成。

4. 单肾　一侧发育不全或缺如,国人以右侧为多。先天性单肾发生率约为 0.5%。

5. 低位肾　一侧者多见,两侧者少见,多因胚胎期的肾上升受影响所致。因输尿管短而变形,常易引起肾盂积水、感染或结石。

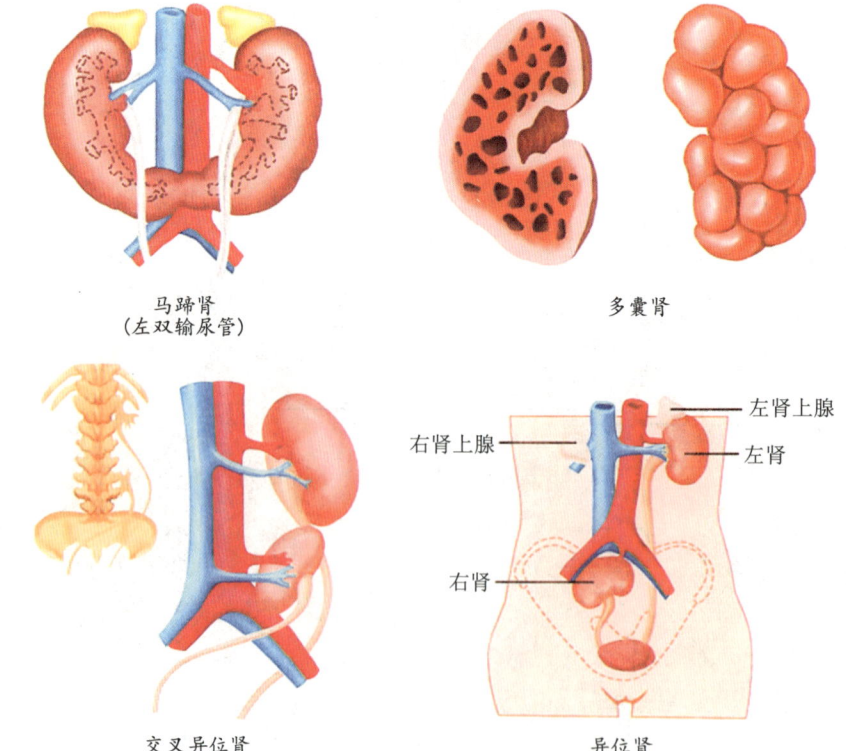

图 3-4-10　肾的畸形与异常

> **临床联系**
>
> 目前肾衰竭晚期最理想的治疗方法是肾移植,肾移植的10年生存率已达60%左右。肾移植技术的成功必须具备以下标准条件:①供肾的生理功能正常,热缺血时间不超过10分钟。供肾者健康,年龄最好在50岁以下。②供肾的动脉、静脉和输尿管能吻合到受体特定部位的血管和膀胱上。③保护好输尿管的动脉,以免术后输尿管坏死。④供肾取出后,立即用2℃~4℃的Collins灌注液进行灌注,直到肾颜色变苍白为止,然后保存于含有高渗透压、高浓度的钾、钙、镁离子的低温营养液中,以降低其新陈代谢,使组织的损伤降低到最低程度。受体的右髂窝是肾移植的首选部位。其方法为:修整好肾周组织、肾血管和输尿管,将供体肾静脉与受体髂外静脉端吻合,供体肾动脉与受体髂内动脉端吻合或与髂外动脉端侧吻合。如有副肾动脉,必须与肾动脉端侧吻合,以免发生副肾动脉供血区域坏死或供血不良。切开膀胱将供体输尿管断端与膀胱黏膜开口吻合。

任务二 输尿管

输尿管是位于腹膜外位的肌性管道。平第2腰椎上缘起自肾盂末端,终于膀胱。长约20~30 cm,管径平均0.5~1.0 cm,最窄处口径只有0.2~0.3 cm。

全长可分为输尿管腹部、输尿管盆部和输尿管壁内部(图3-4-11、图3-4-12)。

(一)输尿管腹部

输尿管腹部起自肾盂下端,经腰大肌前面下行至其中点附近,与睾丸血管(男性)或卵巢血管(女性)交叉,通常位于血管的后方走行,达骨盆入口处。在此处,左侧输尿管越过左髂总动脉末端前方,右侧输尿管则越过右髂外动脉起始部的前方。

(二)输尿管盆部

输尿管盆部自小骨盆入口处,经盆腔侧壁、髂内血管、腰骶干和骶髂关节前方下行,跨过闭孔神经血管束,达坐骨棘水平。男性输尿管走向前、内、下方,经直肠前外侧壁与膀胱后壁之间下行,在输精管后外方与之交叉,从膀胱底外上角向内下斜穿膀胱壁,两侧输尿管达膀胱后壁处相距约5 cm。女性输尿管经子宫颈外侧约2.5 cm处,从子宫动脉后下方绕过,行向下内至膀胱底穿入膀胱壁内。

(三)输尿管壁内部

输尿管壁内部是位于膀胱壁内,长约1.5 cm斜行的输尿管部分。在膀胱空虚时,膀胱三角区的两输尿管口间距约 2.5 cm。当膀胱充盈时,膀胱内压的升高能使内部的管腔闭合,从而阻止尿液由膀胱向输尿管返流。

输尿管全程有三处狭窄:①上狭窄位于肾盂输尿管移行处;②中狭窄位于小骨盆上口,输尿管跨过髂血管处;③下狭窄位于输尿管的壁内部,狭窄处口径只有 0.2~0.3 cm。

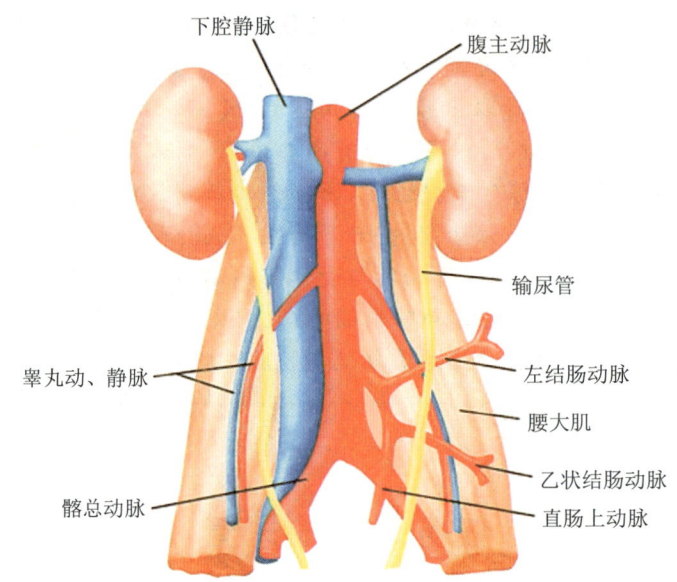

图 3-4-11　男性输尿管走行

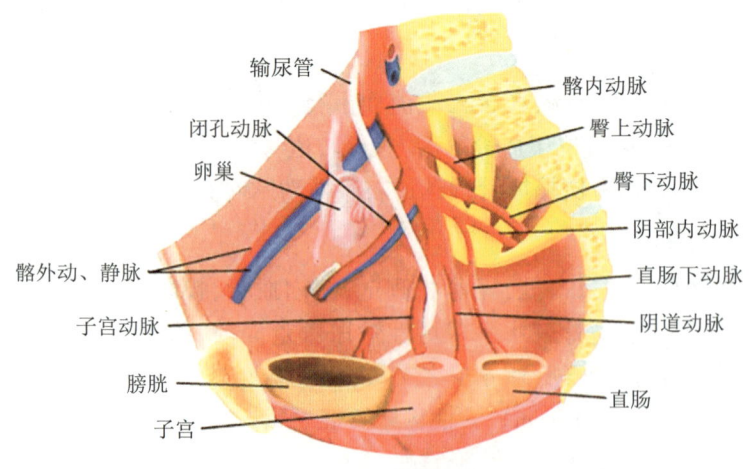

图 3-4-12　女性输尿管走行

> **临床联系：输尿管与子宫动脉的关系**
>
> 在坐骨棘水平，女性输尿管盆部向前、下、内走行，经子宫阔韧带基底附近的结缔组织内至子宫和阴道穹窿的两侧，在距子宫颈2厘米处，从子宫动脉的后下方绕至子宫颈阴道上部外侧2厘米处前行，斜向内侧，经阴道前面至膀胱底，斜行进入膀胱。临床常以"桥下流水"来形容子宫动脉与输尿管的位置关系。在行子宫切除结扎子宫动脉时，应特别注意这种位置关系，以免误结扎输尿管。

任务三　膀胱

膀胱是储存尿液的肌性囊状器官，其形状、大小、位置和壁的厚度随尿液充盈程度而异。通常正常成年人的膀胱容量平均为350～500 mL，超过500 mL时，因膀胱壁张力过大而产生疼痛。膀胱的最大容量为800 mL，新生儿膀胱容量约为成人的1/10，女性的容量小于男性，老年人因膀胱肌张力低而容量增大。

(一)膀胱的形态

空虚的膀胱呈三棱锥体形，分尖、体、底和颈四部。膀胱尖朝向前上方，由此沿腹前壁至脐之间有一皱襞为脐正中韧带。膀胱的后面朝向后下方，呈三角形，称膀胱底。膀胱尖与底之间为膀胱体。膀胱的最下部称膀胱颈，男性与前列腺底、女性与盆膈相毗邻（图3-4-13）。

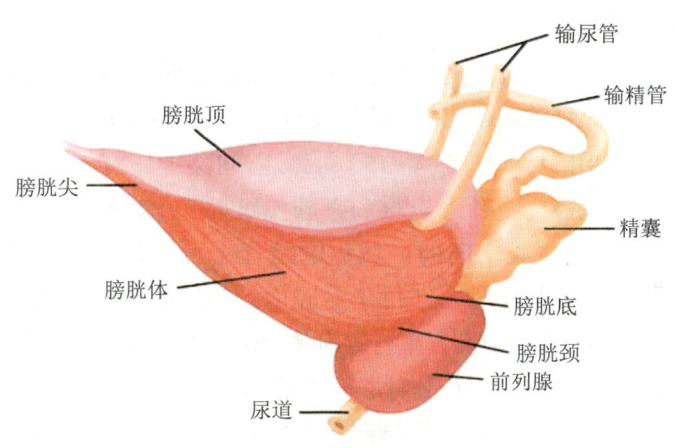

图3-4-13　膀胱侧面观

(二)膀胱的内面结构

膀胱内面被覆黏膜,当膀胱壁收缩时,黏膜聚集成的皱襞称膀胱皱襞。而在膀胱底内面,有一个呈三角形的区域,位于左、右输尿管口和尿道内口之间,此处膀胱黏膜与肌层紧密连接,缺少黏膜下层组织,无论膀胱扩张或收缩,始终保持平滑,称膀胱三角。膀胱三角是肿瘤、结核和炎症的好发部位,膀胱镜检查时应特别注意。两个输尿管口之间的皱襞称输尿管间襞,膀胱镜下所见为一苍白带,是临床寻找输尿管口的标志。在男性尿道内口后方的膀胱三角处,受前列腺中叶推挤形成纵嵴状隆起处称膀胱垂(图3-4-14)。

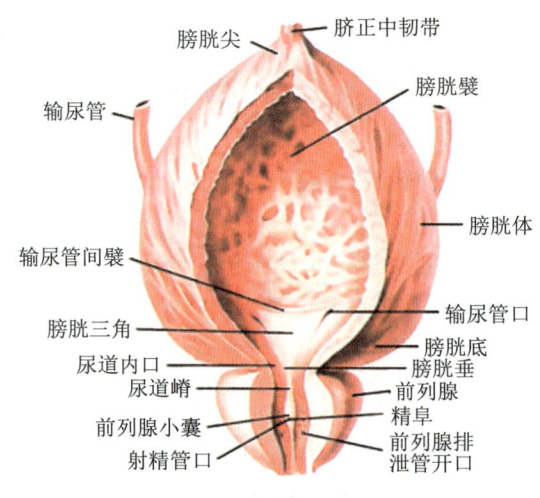

图 3-4-14　膀胱内面观

(三)膀胱的位置与毗邻

膀胱前方为耻骨联合,二者之间称膀胱前隙或耻骨后间隙,在此间隙内,男性有耻骨前列腺韧带;女性有耻骨膀胱韧带,该韧带是女性在耻骨后面和盆筋膜腱弓前部与膀胱颈之间相连的两条结缔组织索(图3-4-15)。此外,间隙中还有丰富的结缔组织与静脉丛。男性膀胱的后方与精囊、输精管壶腹和直肠相毗邻;女性膀胱的后方与子宫和阴道相毗邻。男性两侧输精管壶腹之间的区域称输精管壶腹三角,借结缔组织连结直肠壶腹,称直肠膀胱筋膜。膀胱空虚时全部位于盆腔内,充盈时膀胱腹膜返折线可上移至耻骨联合上方,此时,可在耻骨联合上方施行穿刺术,不会伤及腹膜和污染腹膜腔。新生儿膀胱的位置高于成年人,尿道内口在耻骨联合上缘水平。老年人的膀胱位置较低。耻骨前列腺韧带和耻骨膀胱韧带以及脐正中襞与脐外侧襞等结构将膀胱固定于盆腔。这些结构的发育不良是膀胱脱垂与女性尿失禁的重要原因。

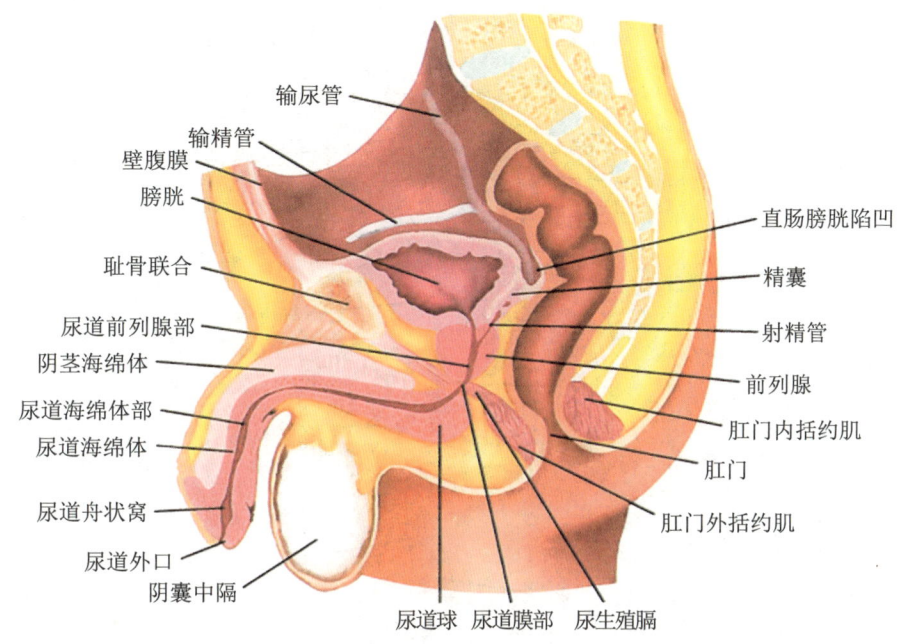

图 3-4-15 膀胱（男性盆腔正中矢状切面）

任务四 尿道

男性尿道见男性生殖系统。女性尿道平均长 3~5 cm，直径约 0.6 cm，较男性尿道短、宽而直。尿道内口约平耻骨联合后面中央或下部，女性低于男性，其走行向前下方，穿过尿生殖膈，开口于阴道前庭的尿道外口。尿道内口周围为平滑肌组成的膀胱括约肌所环绕，穿过尿生殖膈处则被由横纹肌形成的尿道阴道括约肌所环绕。尿道外口位于阴道口的前方、阴蒂的后方 2.0~2.5 cm 处，为尿道阴道括约肌所环绕。在尿道下端有尿道旁腺，也称女性前列腺，其导管开口于尿道周围，尿道旁腺发生感染时可形成囊肿，并可压迫尿道，导致尿路不畅（图 3-4-16）。

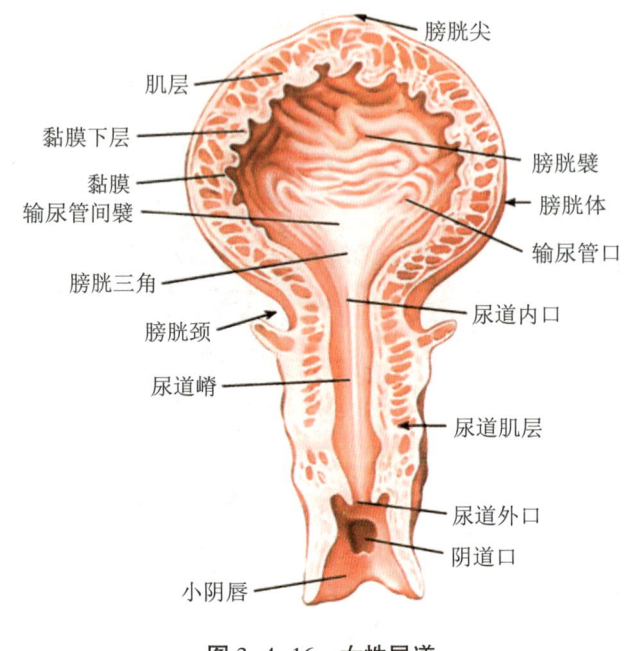

图 3-4-16 女性尿道

【目标考核】

【知识目标考核】
1. 简述肾的位置、形态和构造。
2. 简述输尿管的走行、分部及狭窄部位。
3. 简述膀胱的分部及其内面结构。

【能力目标考核】

临床执业(助理)医师体格检查考试题目：肋脊角(肾门体表投影)叩击痛检查(须口述检查内容，汇报检查结果)。

试题分析：肋脊角叩击痛检查时要向被检查者介绍检查目的，取得配合，被检查者取坐位或侧卧位，检查者用左手掌平放在患者肋脊角处，右手握拳用轻到中等的力量叩击左手背，每叩1~2下，停一停，反复2~3次，两侧进行对比叩击，同时询问被检查者感觉。正常情况下肋脊角叩击痛阴性。对于医学生而言，要进行肋脊角叩击痛检查，首先需要准确定位肋脊角。

考核：1.在同学身上准确定位肋脊角(肾门体表投影)。

2.在泌尿系统影像学检查(三维成像)图片(图3-4-17)上标注出肾、输尿管、膀胱。

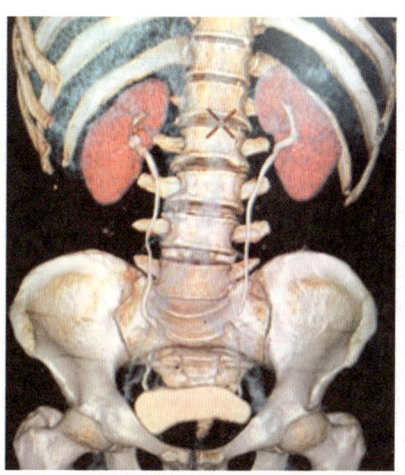

图 3-4-17　泌尿系统三维成像图片

3.请在泌尿系统逆行尿路造影图片(图3-4-18)上标注出肾小盏、肾大盏、肾盂、输尿管。

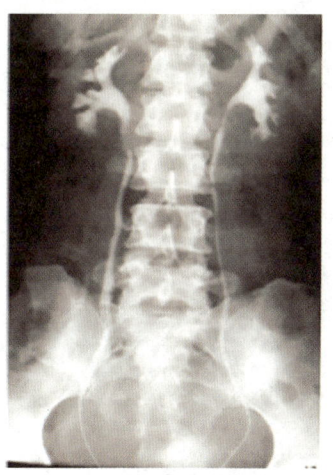

图 3-4-18　逆行尿路造影图片

【素质目标考核】

临床案例：患者，女，33岁。因畏寒、发热、腰痛、尿急、尿频、尿痛2天而入院。

患者于2天前突起畏寒、发热、腰部酸痛，有下坠感，至入院时，已解小便10余次，每次尿量不多，排尿时感下腹疼痛及尿道口灼痛，伴恶心，无呕吐。2年前曾有类似发作1次，经用抗生素治疗而愈。

检查：右肾区有明显叩击痛；血白细胞$3.5×10^9$/L，中性$0.85×10^9$/L，淋巴$0.15×10^9$/L，

尿常规:蛋白(-),白细胞(+++),红细胞(+)。

诊断:急性肾盂肾炎。

素质考核1:查询资料,急性肾盂肾炎的发病机理及症状、治疗方法。

素质考核2:试从解剖学角度分析为什么女性急性肾盂肾炎的发病率明显高于男性。

素质考核3:查询如何预防急性肾盂肾炎。

(李文明)

男性生殖系统

【课前导读】

生殖系统由内生殖器和外生殖器组成,主要功能是繁殖后代、保持第二性征。男性内生殖器由生殖腺(睾丸)、输精管道(附睾、输精管、射精管、男性尿道)和附属腺(精囊、前列腺、尿道球腺)组成。男性外生殖器为阴茎和阴囊。临床上常见疾病有前列腺炎、前列腺增生、附睾炎、不孕症(男性因素)等;常用检查有直肠指诊(触诊前列腺)、影像学检查(B超、MRI)、精液检查等;治疗有药物治疗、手术治疗等。诊疗过程中涉及的解剖学知识为各器官的位置、形态、结构、毗邻、体表定位。

【学习目标】

1. 知识目标

(1) 掌握男性生殖系统的组成及功能。

(2) 掌握睾丸和附睾的位置、形态及功能。

(3) 掌握前列腺的位置、形态结构。

(4) 掌握男性尿道的形态与结构特点。

(5) 了解睾丸的结构。

(6) 了解输精管的行程和分部。

(7) 了解阴囊的结构,阴茎的分部和结构。

2. 能力目标

(1) 在直肠指诊模型上,具备准确定位前列腺的能力。

(2) 理解男性尿道特点在导尿术中的应用。

3. 素质目标

爱伤爱患,保护患者隐私:患者出现会阴外伤时,临床上体格检查时注意保护患者隐私,要有完善的临床诊断思维和精湛的治疗技术,通过案例引入,培养学生爱伤爱患,具备保护患者隐私的职业素养。

任务一　男性内生殖器

男性内生殖器由生殖腺(睾丸)、输精管道(附睾、输精管、射精管、男性尿道)和附属腺(精囊、前列腺、尿道球腺)组成。睾丸产生精子和分泌雄性激素,精子先贮存于附睾内,当射精时经输精管、射精管和尿道排出体外。精囊、前列腺和尿道球腺的分泌液参与精液的组成,供给精子营养并有利于精子的活动(图3-5-1)。

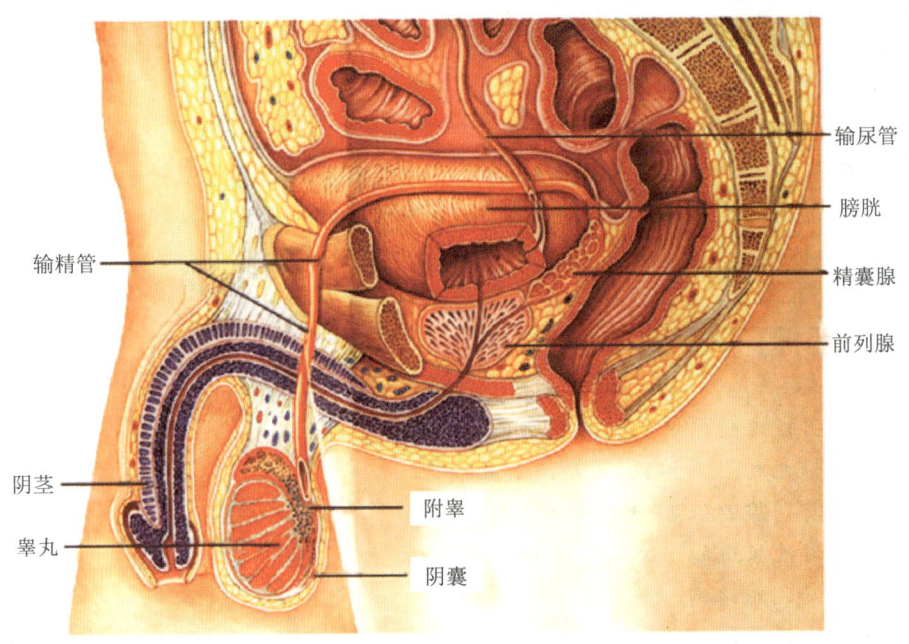

图3-5-1　男性生殖系统概观

(一)睾丸

睾丸为男性生殖腺,是产生精子和分泌雄性激素的器官(图3-5-2)。睾丸位于阴囊内,左右各一,一般左侧略低于右侧。睾丸呈微扁的卵圆形,表面光滑,分前、后缘,上、下端和内、外侧面。前缘游离,后缘有血管、神经和淋巴管出入,与附睾相连。上端被附睾头遮盖,下端游离。外侧面较隆凸,与阴囊壁相贴;内侧面较平坦,与阴囊中隔相依。成人睾丸约重10~15 g。新生儿的睾丸相对较大,性成熟期以前发育较慢,随着性成熟发育迅速;老年人的睾丸萎缩变小。

睾丸表面覆盖浆膜,即鞘膜脏层,其深部是坚韧的白膜。白膜在睾丸后缘增厚进入睾丸,形成睾丸纵隔。纵隔发出许多睾丸小隔,呈扇形伸入睾丸实质并与白膜相连,将睾

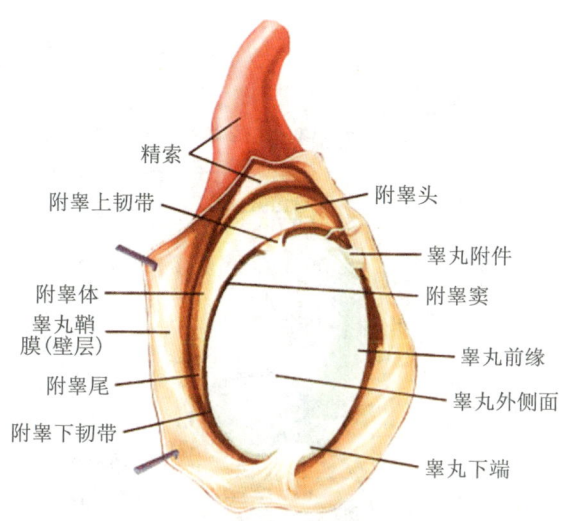

图 3-5-2 睾丸及附睾(右侧)

丸实质分为 100~200 个睾丸小叶。每个小叶内含有 2~4 条盘曲的生精小管,其上皮产生精子。生精小管之间的结缔组织内有分泌雄性激素的间质细胞。生精小管汇合成精直小管,进入睾丸纵隔交织形成睾丸网。睾丸网发出 12~15 条睾丸输出小管,经睾丸后缘上部进入附睾(图 3-5-3)。

临床联系

在胚胎发育至第 3 个月时睾丸下降至髂窝,第 7 个月降至腹股沟管腹环处,第 8~9 个月达腹股沟管皮下环,出生前后进入阴囊。若出生后 3~5 个月内睾丸仍未降入阴囊内(位于腹腔、腹股沟管内或阴囊上部)称为隐睾症。新生男婴均应检查有无隐睾。隐睾多发生于右侧,大多停留在腹股沟管内。由于 1 岁以前睾丸仍有下降的可能,故 1 岁以前隐睾症的发生率仅为 0.8%~1.8%,1 岁后不再自行下降。隐睾症的发生原因之一是引带连接缺陷。隐睾因温度较高,不利于精子的生长,从而影响生育能力,并可能使睾丸恶变的机会增加。隐睾位置较高,睾丸内的生殖细胞较少。电镜显示隐睾的生殖细胞在 2 岁时就开始受损。隐睾症患儿应在发生不可逆损伤前进行治疗,2 岁前可试用激素促进睾丸下降,若不成功则尽快手术治疗,将睾丸纳入阴囊内,以逆转睾丸组织内的退化,同时补充激素,保证睾丸的正常发育。

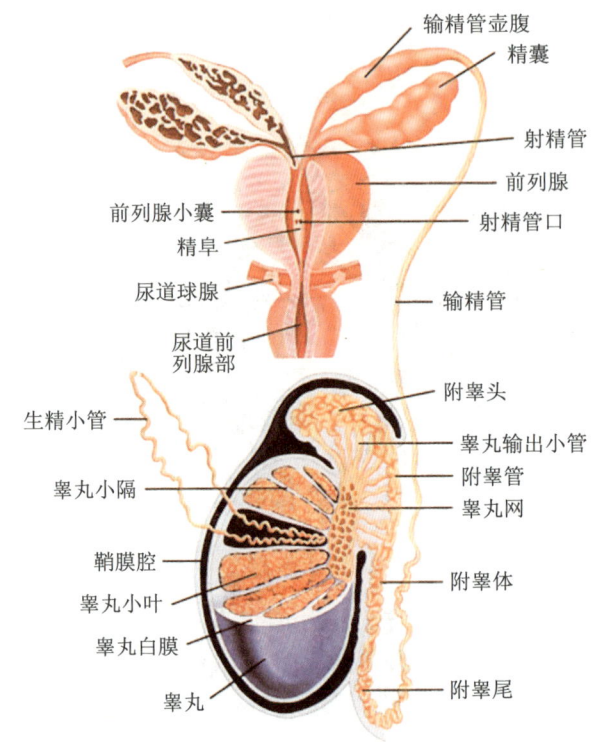

图 3-5-3 睾丸、附睾的结构及排精路径

(二) 附睾

附睾呈新月形,紧贴睾丸上端和后缘。上端膨大为附睾头,中部为附睾体,下端为附睾尾(图 3-5-2)。睾丸输出小管进入附睾后,盘曲形成附睾头,而后汇合成一条附睾管。附睾管迂曲盘绕形成附睾体和尾,附睾尾向后上弯曲移行为输精管(图 3-5-3)。附睾管肌层产生蠕动性收缩,将精子向尾部推动。附睾为暂时储存精子的器官,分泌附睾液营养精子,促进精子进一步成熟。附睾为结核好发的部位。

(三) 输精管和射精管

1. 输精管

输精管是附睾管的直接延续,长度约 50 cm,管壁较厚,肌层较发达,管径约 3 mm,管腔窄小。活体触摸时,呈坚实的圆索状。

输精管依其行程可分为 4 部:①睾丸部:最短,较迂曲,始于附睾尾,沿睾丸后缘、附睾内侧行至睾丸上端。②精索部:介于睾丸上端与腹股沟管皮下环之间,在精索内位于其他结构的后内侧。此段位置表浅,易于触及,又称皮下部,为结扎输精管的理想部位。③腹股沟管部:位于腹股沟管的精索内。④盆部:为输精管最长一段,经腹环出腹股沟管后弯向内下,跨过输尿管末端前内方至膀胱底的后面;两侧输精管在此逐渐接近,膨大形成输精管壶腹(图 3-5-4)。输精管壶腹末端变细,与精囊的输出管汇合成射精管。

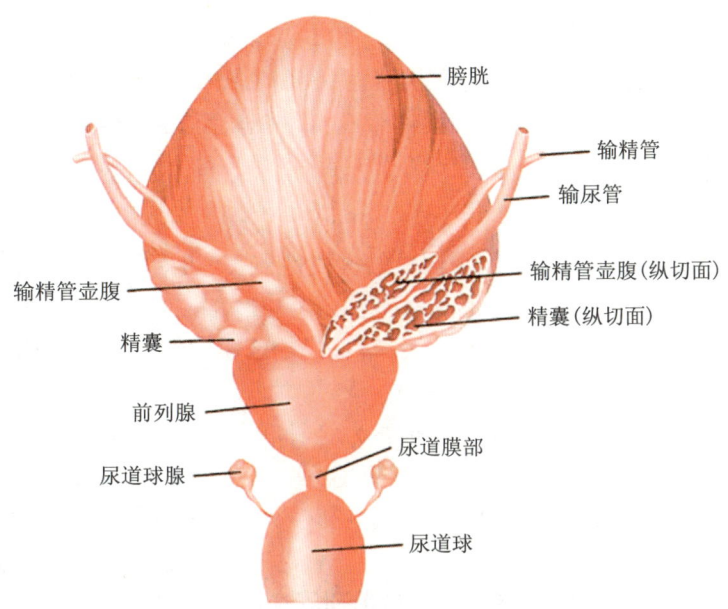

图 3-5-4　膀胱、前列腺、精囊和尿道球腺（后面）

2. 精索

精索是位于睾丸上端和腹股沟管腹环之间的一对柔软的圆索状结构。精索内主要有输精管和睾丸动脉、蔓状静脉丛、输精管血管、神经、淋巴管和腹膜鞘突的残余（鞘韧带）等。精索表面包有三层被膜，从内向外依次为精索内筋膜、提睾肌和精索外筋膜。

3. 射精管

射精管由输精管的末端与精囊的输出管汇合而成，长约 2 cm，向前下穿前列腺实质，开口于尿道前列腺部（图 3-5-5）。射精管管壁有平滑肌纤维，能够产生有力的收缩，帮助精液的排出。

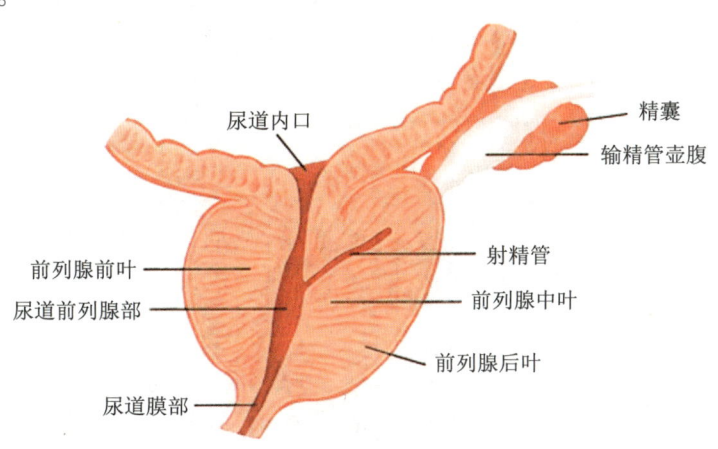

图 3-5-5　前列腺和射精管（纵切面）

(四)精囊

精囊又称精囊腺,为长椭圆形的囊状器官,表面凹凸不平,位于膀胱底的后方,输精管壶腹的下外侧,左右各一,由迂曲的管道组成,其排泄管与输精管壶腹的末端汇合成射精管。精囊分泌的液体参与精液的组成(图 3-5-4、图 3-5-5)。

(五)前列腺

前列腺是由腺组织和平滑肌组织构成的实质性器官,表面包有筋膜鞘,称前列腺囊;囊与前列腺之间有前列腺静脉丛。前列腺形似栗子,重 8~20 g,质韧,色淡红,上端宽大为前列腺底,横径约 4 cm,前后径约 2 cm,垂直径约 3 cm。前列腺的分泌物是精液的主要组成部分。

前列腺位于膀胱与尿生殖膈之间,前方为耻骨联合,后方为直肠壶腹。前列腺上端宽大为前列腺底,与膀胱颈相邻;下端尖细为前列腺尖,与尿生殖膈相贴;底与尖之间的部分为前列腺体。体的后面平坦,中间有一纵行浅沟,称前列腺沟。活体直肠指诊可触及此沟;前列腺肥大时,此沟消失(图 3-5-4)。男性尿道在前列腺底近前缘处进入,经前列腺实质前部下行,由前列腺尖穿出。在近前列腺底的后缘处,射精管穿入前列腺,斜向前下方,开口于尿道前列腺部后壁的精阜上。前列腺的输出管开口于尿道前列腺部后壁尿道嵴两侧(图 3-5-5)。

前列腺分为 5 叶:前叶、中叶、后叶和两侧叶(图 3-5-6)。前叶很小,位于尿道前方和左、右侧叶之间;中叶呈楔形,位于尿道和射精管之间;左、右侧叶分别位于尿道、中叶和前叶两侧;后叶位于中叶和侧叶的后方,是前列腺肿瘤易发部位。

临床联系

小儿前列腺较小,腺部不甚明显。青春期前列腺迅速生长发育成熟。中年以后腺部逐渐退化,结缔组织增生,常形成老年性前列腺肥大。前列腺肥大多发生在中叶和侧叶,压迫尿道,造成排尿困难,甚至尿潴留。

(六)尿道球腺

尿道球腺是一对豌豆大的球形腺体,位于会阴深横肌内。腺的输出管开口于尿道球部。尿道球腺的分泌物参加精液的组成,有利于精子的活动。

(七)精液

精液由输精管道各部及附属腺,特别是前列腺和精囊的分泌物组成,内含精子。精液呈乳白色,弱碱性。健康成年男性一次射精 2~5 mL,如果精子总数少于 15×10^6/mL 是少精子症,可致男性不育症。

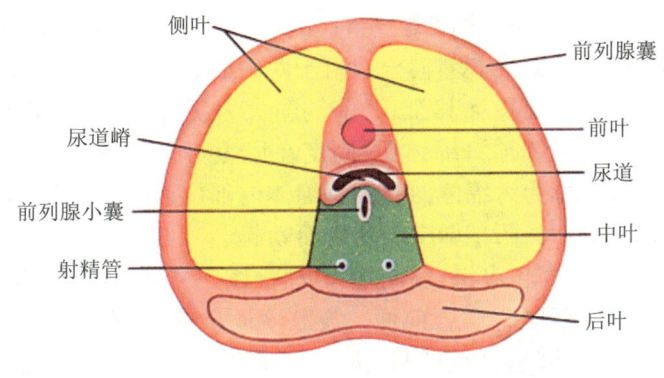

图 3-5-6 前列腺分叶

任务二 男性外生殖器

(一) 阴茎

阴茎为男性交媾器官,分为头、体和根 3 部分。阴茎根埋藏于阴囊和会阴部皮肤深面,固定在耻骨下支和坐骨支。中部为阴茎体,呈圆柱形,被韧带悬于耻骨联合的前下方,为可动部。阴茎前端膨大称阴茎头,尖端有呈矢状位裂隙的尿道外口。头与体交界的狭窄处称为阴茎颈。

阴茎由两条阴茎海绵体和一条尿道海绵体组成,呈圆柱状(图 3-5-7)。阴茎海绵体

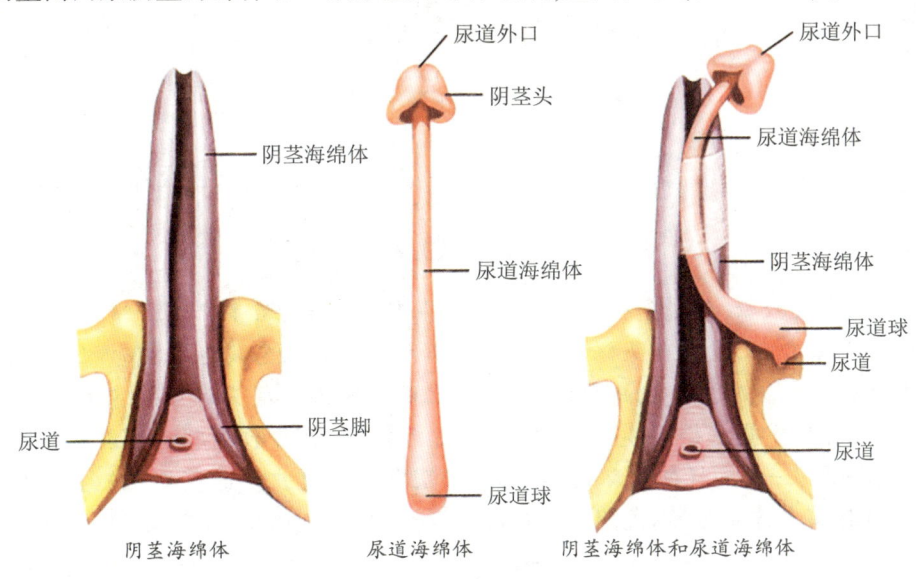

图 3-5-7 阴茎的海绵体

为两端尖细的圆柱体,位于阴茎的背侧,左右各一,两者紧密相连,前端嵌入阴茎头后面的凹陷内。阴茎海绵体后端称阴茎脚,分别附于两侧的耻骨下支和坐骨支。尿道海绵体位于阴茎海绵体的腹侧,尿道贯穿其全长,前端膨大为阴茎头;后端扩大为尿道球,位于两侧的阴茎脚之间,外面包绕球海绵体肌,固定在尿生殖膈的下面。每个海绵体外面都被覆一层坚韧的纤维膜,称为海绵体白膜。海绵体内部由许多海绵体小梁和与血管相通的腔隙组成。当腔隙充血时,阴茎即变粗变硬而勃起。

阴茎的三个海绵体外面包裹深、浅筋膜和皮肤(图3-5-8)。深筋膜在阴茎根处形成阴茎悬韧带,将阴茎悬吊于耻骨联合前面。皮肤薄而柔软,富有伸展性。在阴茎颈前方皮肤形成双层游离的环形皱襞,包绕阴茎头,称为阴茎包皮。包皮内层和阴茎头之间的窄隙称包皮腔,腔内常有包皮垢。包皮与阴茎头腹侧中线处连有一条皮肤皱襞,称包皮系带。行包皮环切术时勿损伤该韧带,以免影响阴茎的勃起。

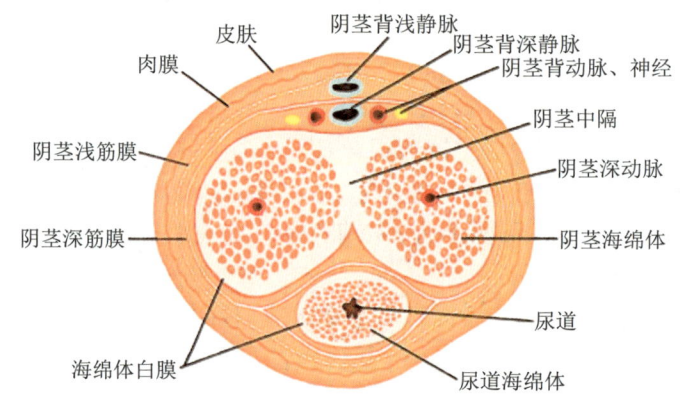

图3-5-8 阴茎中部水平切面

临床联系

幼儿包皮较长,包绕整个阴茎头。随着年龄的增长,阴茎头发育增大,包皮逐渐后缩,包皮口扩大,阴茎头裸露。成年时阴茎头如仍被包皮包绕,但能上翻而露出阴茎头者称包皮过长;包皮口过小,难以上翻显露出阴茎头者,则称为包茎。包皮过长或包茎常影响排尿,包皮腔内易存留污物,污物的长期刺激可能是发生阴茎癌的诱因之一,应行包皮环切术,以露出阴茎头。包皮切除范围达冠状沟处为宜,必须保留包皮系带,以免阴茎勃起时阴茎头向下屈曲并引发疼痛。

(二)阴囊

阴囊是位于阴茎后下方的皮肤囊袋,由皮肤和肉膜组成。皮肤薄而柔软,颜色较深,有少量阴毛,其皮脂腺分泌物有特殊气味。肉膜为浅筋膜,内含有平滑肌纤维,随外界温度变化而舒缩,以调节阴囊内的温度,有利于精子的发育与生存。阴囊皮肤表面沿中线有纵行的阴囊缝,对应的肉膜向深部发出阴囊中隔将阴囊分为左右两腔,容纳两侧的睾丸、附睾及精索等。

阴囊深面有包被睾丸和精索的被膜,由外向内分别为:①精索外筋膜,为腹外斜肌腱膜的延续。②提睾肌,来自腹内斜肌和腹横肌的肌纤维束。③精索内筋膜,为腹横筋膜的延续。④睾丸鞘膜,来自腹膜,分为壁层和脏层。壁层紧贴精索内筋膜内面,脏层包贴睾丸和附睾表面。两层在睾丸后缘处返折移行,二者之间的腔隙即为鞘膜腔,内有少量浆液(图3-5-9)。

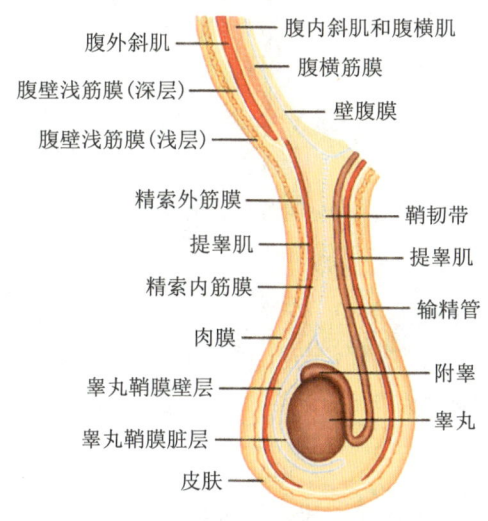

图3-5-9 阴囊结构及其内容模式图

(三)男性尿道

男性尿道兼有排精和排尿功能,起自膀胱的尿道内口,止于阴茎头的尿道外口。成人尿道管径平均5~7 mm,长16~22 cm,分前列腺部、膜部和海绵体部三部分(图3-5-10)。

1.前列腺部

前列腺部为尿道穿过前列腺的部分,长约3 cm,是尿道最宽和最易扩张的部分。此部后壁有一纵行隆起称为尿道嵴,嵴中部隆起称为精阜。精阜中央小凹称为前列腺小囊,两侧各有一个细小的射精管口。精阜两侧的尿道黏膜上有许多细小的前列腺输出管的开口。

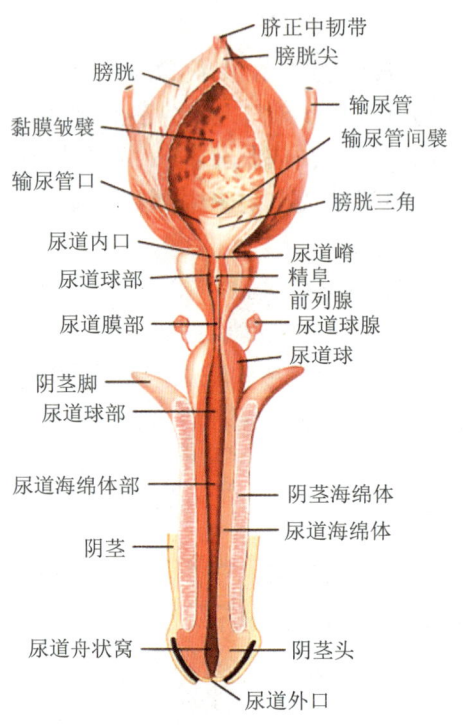

图 3-5-10 膀胱和男性尿道（前面）

2.膜部

膜部为尿道穿过尿生殖膈的部分,长约 1.5 cm;周围有属于横纹肌的尿道外括约肌环绕,该肌有控制排尿的作用。膜部位置比较固定,当骨盆骨折时,易损伤此部。临床上将尿道前列腺部和膜部合称为后尿道。

临床联系

男性尿道全长粗细不等,有 3 个狭窄、3 个膨大和 2 个弯曲。3 个狭窄分别位于尿道内口、尿道膜部和尿道外口,以尿道外口最窄,膜部次之。3 个膨大分别位于尿道前列腺部、尿道球和尿道舟状窝。2 个弯曲,分别是耻骨下弯和耻骨前弯。耻骨下弯是恒定的,位于耻骨联合下方,由尿道前列腺部、膜部和海绵体部的起始段构成。耻骨前弯,位于耻骨联合的前下方,由尿道海绵体构成。向尿道内插入导管或器械时,应将阴茎提起,使之于腹壁间呈 60°的角,耻骨前弯消失,尿道形成一个凹向上的一个大弯曲。导管自尿道外口插入约 20 cm,见有尿液流出,再插入 2 cm 即可。膜部与海绵体部交界处,管壁最薄,尤其是前壁最易受损。距尿道外口7~8 cm处黏膜上有许多尿道腺开口及形成的凹陷,如导管顶端抵至凹陷处,可出现阻力,稍后退并转动导管便可顺利通过。导管达膜部时,因刺激可导致尿道外括约肌收缩,应稍待片刻,使患者会阴部放松,再缓慢插入。老年患者因前列腺增生,可使尿道前列腺部狭窄,造成插管困难,应予注意。

3.海绵体部

海绵体部为尿道穿过尿道海绵体的部分,长12~17 cm,临床上称为前尿道。在尿道海绵体后方,尿道球内的尿道最宽,称尿道球部,尿道球腺开口于此。阴茎头内的尿道扩大成尿道舟状窝。

【目标考核】

【知识目标考核】

1.简述男性生殖系统的组成及主要功能。
2.简述精子的产生和排出体外的途径。
3.简述前列腺位置、形态结构和毗邻。
4.体检时从何处触摸前列腺?前列腺肥大可产生什么后果?
5.男性尿道分几部分?有哪些狭窄和弯曲?有何临床意义?
6.简述男女性尿道在形态结构上的区别。

【能力目标考核】

临床执业(助理)医师考试题目:患者,男,76岁,因尿潴留入院,有夜间排尿次数多、排尿困难和尿线变细的表现,直肠指诊前列腺肥大,准备为患者导尿。

要求:请用普通导尿管为患者(医学模拟人)留置导尿。

考试时间:11分钟。

试题分析:该老年患者因前列腺肥大,导致尿道前列腺部狭窄,排尿困难,尿潴留,需要留置尿管辅助排尿。对于医学生而言,直肠指诊如何定位前列腺是必须掌握的内容,要进行插尿管排尿,需要准确掌握男性尿道的解剖特点,然后根据导尿术的技术要求进行操作。

考核1:在直肠指诊模型上,准确定位前列腺。
考核2:试从解剖学角度分析,为什么男性前列腺肥大会导致排尿困难、尿潴留?

【素质目标考核】

临床案例:患者,男,16岁。从梯子滑下擦伤会阴部1小时,急诊入院。检查发现阴囊皮肤已裂开,右侧睾丸外露,有一木刺插入右侧阴囊根部,插入处伴有出血,损伤处阴囊皮肤感觉消失。

案例解剖学分析：患者阴囊裂开依顺序是损伤了阴囊皮肤、肉膜、精索外筋膜、提睾肌、精索内筋膜及睾丸鞘膜壁层达睾丸鞘膜腔面使睾丸外露。木刺处出血是损伤了蔓状静脉丛或睾丸动脉所致。该患者同时还损伤了生殖股神经和髂腹股沟神经，使右侧阴囊无疼痛感，其他感觉也相应消失。

问题：临床医生接诊到上述患者时，如何和患者沟通取得信任？诊治过程中，如何做才能保护患者隐私？

（李亚光）

项目六 女性生殖系统

【课前导读】

女性生殖系统包括内生殖器和外生殖器。内生殖器由生殖腺(卵巢)、输送管道(输卵管、子宫和阴道)和附属腺(前庭大腺)组成。外生殖器即会阴。卵巢是产生卵子和分泌雌性激素的器官。卵子成熟后排出经输卵管腹腔口进入输卵管,在管内受精迁徙至子宫,植入内膜,发育成为胎儿。分娩时,胎儿由子宫口经阴道娩出。

临床上涉及女性生殖系统的有正常妊娠、正常分娩、异常妊娠、异常分娩、女性生殖系统炎症、肿瘤、子宫内膜异位症、子宫腺肌病、子宫脱垂、不孕症与辅助生殖技术等。常用检查有体格检查、影像学检查(B超)、宫腔镜检查等。治疗有药物治疗、手术治疗等。诊疗过程中涉及的解剖学知识为各器官的位置、形态、结构、毗邻、体表定位。

【学习目标】

1. 知识目标
(1) 掌握女性生殖系统的组成和功能。
(2) 掌握卵巢、输卵管的位置和形态结构。
(3) 掌握子宫的位置、形态结构、固定韧带。
(4) 掌握阴道的位置、毗邻,阴道穹的位置与临床意义。
(5) 掌握乳房的位置、形态结构。
(6) 熟悉会阴的概念。
(7) 了解外生殖器的组成和形态特点。

2. 能力目标
在腹腔镜下,具备识别卵巢、输卵管、子宫的能力。

3. 素质目标
(1) 十月怀胎,感恩母爱:了解妊娠过程中子宫的变化,了解十月怀胎之不易,弘扬母爱的伟大,培养学生感恩之情。
(2) 社会实践:参观生命科学馆,观察了解不同月龄胎儿标本,加强医学生对生命意义的理解和崇高精神的感悟。

任务一　女性内生殖器

(一) 卵巢

卵巢是女性生殖腺,产生卵子和分泌雌性激素。卵巢左右各一,位于盆腔侧壁卵巢窝内(相当于髂内、外动脉夹角处)。呈扁卵圆形,略呈灰红色,分内、外侧面,前、后缘和上、下端。外侧面贴着骨盆侧壁的卵巢窝;内侧面朝向盆腔,与小肠相邻。前缘借卵巢系膜连于阔韧带称为卵巢系膜缘,中部有血管、神经等出入,称为卵巢门;后缘游离称为卵巢独立缘。上端与输卵管末端相接触,称为输卵管端;下端借卵巢固有韧带连于子宫,称为子宫端。

成年女子的卵巢约为 4 cm×2 cm×3 cm,重 5~6 g。幼女的卵巢较小,表面光滑。性成熟期卵巢最大,由于多次排卵,卵巢表面凹凸不平。更年期卵巢逐渐缩小,绝经期卵巢逐渐萎缩。

卵巢在盆腔内的位置主要靠韧带来维持。卵巢悬韧带又称为骨盆漏斗韧带,是起自小骨盆侧缘,向内下至卵巢上端,内含有卵巢血管、淋巴管、神经丛、结缔组织和平滑肌纤维,是寻找卵巢血管的标志。卵巢固有韧带由结缔组织和平滑肌纤维构成,表面盖以腹膜,自卵巢下端连至输卵管与子宫结合处的后下方(图3-6-1)。此外,子宫阔韧带的后层覆盖卵巢和卵巢固有韧带,也起到固定卵巢的作用。

(二) 输卵管

输卵管是输送卵子的肌性管道,左右各一,长 10~14 cm,从卵巢上端连于子宫底的两侧,位于子宫阔韧带上缘内。输卵管由内侧向外侧分为4部。

1. 子宫部

子宫部位于子宫壁内的一段,直径最细,约 1 mm,以输卵管子宫口通子宫腔。

2. 峡部

峡部短而直,壁厚腔窄,血管分布少。输卵管结扎术多在此部施行。

3. 壶腹部

壶腹部粗而长,壁薄腔大,腔面上有皱襞,血供丰富,行程弯曲,约占输卵管全长的2/3,向外移行为漏斗部。卵子多在此受精。

4. 漏斗部

漏斗部为输卵管末端的膨大部分。向后下弯曲覆盖在卵巢后缘和内侧面。漏斗末端中央有输卵管腹腔口开口于腹膜腔。卵巢排出的卵子由此进入输卵管。输卵管腹腔口的边缘有许多细长的突起,称为输卵管伞,盖在卵巢的表面;其中一条较大的突起连于

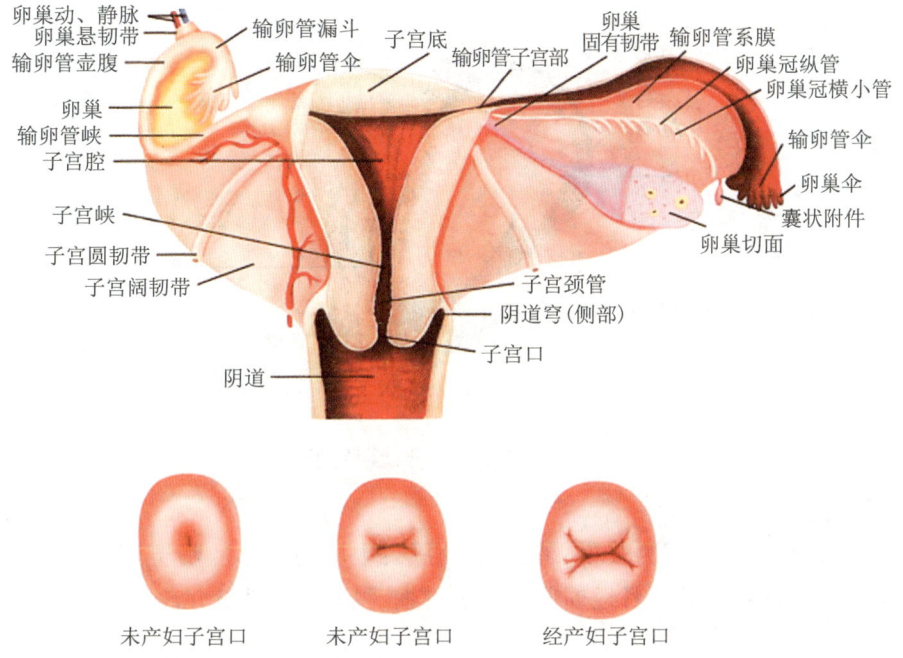

图 3-6-1　女性内生殖器

卵巢,称为卵巢伞。

(三) 子宫

子宫壁厚、腔小,是孕育胚胎、胎儿和产生月经的肌性器官。

1. 子宫形态

成人未孕子宫前后稍扁,呈倒置的梨形,长 7~9 cm,最宽径约 4 cm,厚 2~3 cm。子宫分为底、体、颈三部分。子宫底为输卵管子宫口水平以上隆凸部分;下端狭窄呈圆柱状的部分为子宫颈,成人中长 2.5~3.0 cm,为肿瘤的好发部位;底与颈之间为子宫体。子宫颈分为突入阴道的子宫颈阴道部和阴道以上的子宫颈阴道上部两部分。子宫颈上端与子宫体相接较狭窄部分称为子宫峡,长约 1 cm。在妊娠期间,子宫峡逐渐伸展变长,形成子宫下段;妊娠末期,可延长至 7~11 cm,峡壁逐渐变薄。产科常在此处进行剖宫术,可避免进入腹膜腔,减少感染的机会(图 3-6-2)。

子宫内腔分为两部:上部在子宫体内,称为子宫腔;下部在子宫颈内,称为子宫颈管。子宫腔呈上宽下窄的倒三角形,上两端通输卵管,尖端向下续为子宫颈管。子宫颈管呈梭形,下口通阴道,称为子宫口。未产妇的子宫口多为圆形,已产妇子宫口为横裂状。前、后缘分别称为前唇和后唇。后唇较长,位置也较高。成人未孕时,从子宫口到子宫底距离 6~7 cm,子宫腔长约 4 cm,最宽处 2.5~3.5 cm。

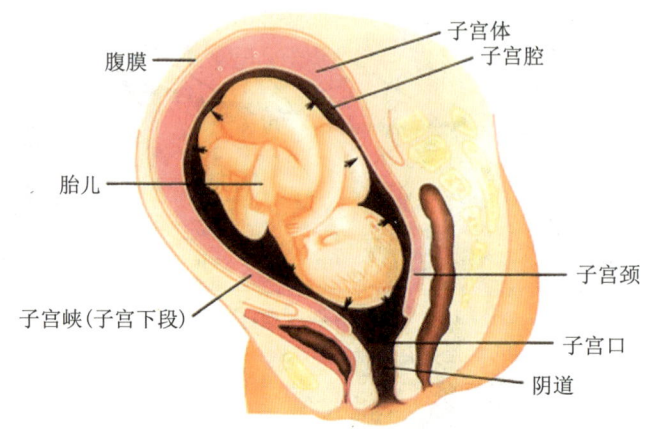

图 3-6-2　妊娠和分娩期的子宫

2.子宫壁的结构

子宫壁分为 3 层,外层为浆膜,是腹膜的脏层;中层为强厚的肌层,由平滑肌组成;内层为黏膜,即子宫内膜,随着月经周期而发生增生、脱落的周期变化。

> **临床联系**
>
> 正常时,受精卵经输卵管子宫口进入子宫,植入子宫内膜中发育成胎儿。若受精卵未能迁入子宫,而在输卵管或腹膜腔内发育,临床上称为异位妊娠。

3.子宫的位置

子宫位于小骨盆中央,在膀胱与直肠之间,下端接阴道,两侧有输卵管和卵巢(二者合称子宫附件)。未妊娠时,子宫底位于小骨盆入口平面以下,朝向前上方;子宫颈的下端在坐骨棘平面的稍上方。直立时,子宫体伏于膀胱上面。当膀胱空虚时,成年人子宫呈轻度前倾前屈位,前倾即整个子宫向前倾斜,子宫长轴与阴道长轴之间形成一个向前开放的钝角,略大于 90°。前屈是指子宫体与子宫颈不在一条直线上,两者间形成一个向前开放的钝角,约 170°。子宫有较大的活动性,膀胱和直肠的充盈程度都可影响子宫的位置。

4.子宫的固定装置

子宫主要靠韧带、盆膈和尿生殖膈的托持以及周围结缔组织的牵拉等作用维持正常位置(图 3-6-3)。如果这些固定装置薄弱或受损,可导致子宫位置异常,形成不同程度的子宫脱垂,子宫口低于坐骨棘平面,严重者子宫颈可脱出阴道。

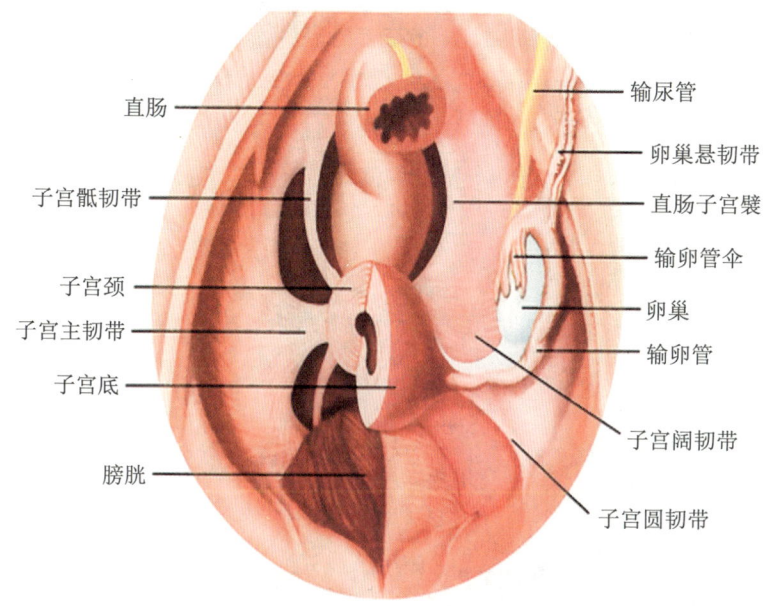

图 3-6-3 子宫的固定装置

子宫韧带有：

(1) 子宫阔韧带：覆盖子宫前、后面的腹膜，自子宫侧缘向两侧延伸至盆侧壁和盆底，形成双层腹膜皱襞，称为子宫阔韧带，略呈冠状位。子宫阔韧带可限制子宫向两侧移动。阔韧带上缘游离，包裹输卵管；上缘外侧 1/3 为卵巢悬韧带。阔韧带的前叶覆盖子宫圆韧带，后叶覆盖卵巢和卵巢固有韧带。前、后叶之间的疏松结缔组织内含有血管、神经和淋巴管等。子宫阔韧带根据附着部位不同，可分为上方的输卵管系膜、后方的卵巢系膜和下方的子宫系膜 3 部分 (图 3-6-4)。

(2) 子宫圆韧带：由平滑肌和结缔组织构成的圆索，起于子宫体前面的上外侧，输卵管子宫口的下方。在阔韧带前叶的覆盖下向前外侧弯行，穿经腹股沟管，散为纤维止于阴阜和大阴唇前端的皮下。主要功能是维持子宫前倾。

(3) 子宫主韧带：又称子宫颈横韧带，由结缔组织和平滑肌构成，位于阔韧带的基部，从子宫颈两侧缘延伸至盆侧壁，较强韧。子宫主韧带是维持子宫颈处于正常位置，防止子宫脱垂的重要结构。

(4) 子宫骶韧带：由平滑肌和结缔组织构成的扁索状韧带，从子宫颈后面的上外侧，向后弯行绕过直肠的两侧，止于第 2、第 3 骶椎前面的筋膜。表面覆盖以腹膜形成弧形的直肠子宫襞。此韧带向后上牵引子宫颈，协同子宫圆韧带，维持子宫的前倾前屈位。

5. 子宫的年龄变化

新生儿子宫高出小骨盆上口，输卵管和卵巢位于髂窝内，子宫颈较子宫体长。性成

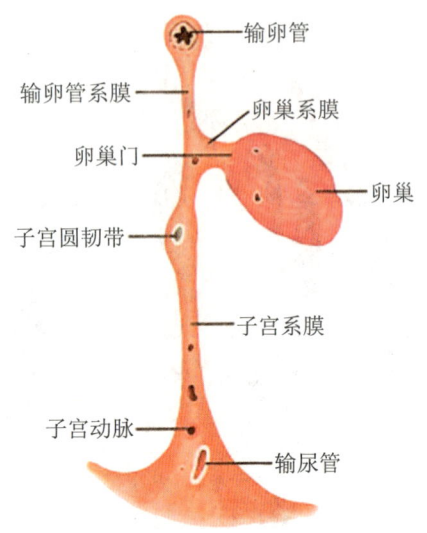

图 3-6-4　子宫阔韧带（纵切面）

熟前期,子宫迅速发育,壁增厚。性成熟期,子宫颈和子宫体长度几乎相等。经产妇的子宫各径、内腔都增大,重量可增加一倍。绝经期后,子宫萎缩变小,壁也变薄。

（四）阴道

阴道是连接子宫和外生殖器的肌性管道,是性交器官,也是月经排出和胎儿娩出的管道,由黏膜、肌层和外膜组成,富伸展性。阴道有前后壁和两个侧壁,前后壁常处于相贴状态。阴道的下部较窄,以阴道口开口于阴道前庭。处女阴道口周围附有黏膜皱襞称处女膜,可呈环形、半月形、伞状或筛状。处女膜破裂后,阴道口周围留有处女膜痕。阴道的上端宽阔,环绕子宫颈阴道部形成环形凹陷,称为阴道穹,分为前部、后部和两个侧部。以阴道后穹最深,与后上方腹膜腔的直肠子宫陷凹相邻,仅隔阴道后壁和一层腹膜。临床上,可经阴道后穹穿刺引流直肠子宫陷凹内的积液进行诊治,具有重要的临床意义。

阴道位于小骨盆中央,前邻膀胱和尿道,后邻直肠,阴道下部穿经尿生殖膈。膈内的尿道阴道括约肌和肛提肌对阴道有闭合括约作用。

（五）前庭大腺

前庭大腺位于大阴唇后部、前庭球后端深面,状如豌豆（图3-6-5）。前庭大腺导管向内侧开口于阴道前庭,分泌液有润滑阴道口的作用。如因炎症导管阻塞,可形成囊肿。

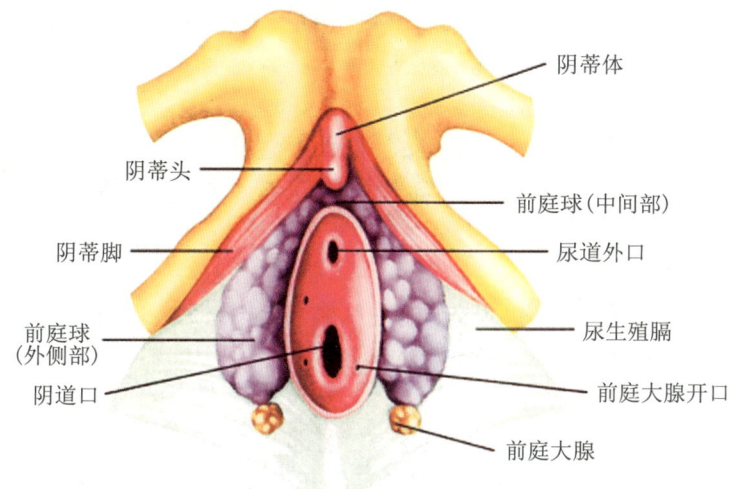

图 3-6-5　阴蒂、前庭球和前庭大腺

任务二　女性外生殖器

女性外生殖器（图 3-6-6），即女阴，包括以下结构：

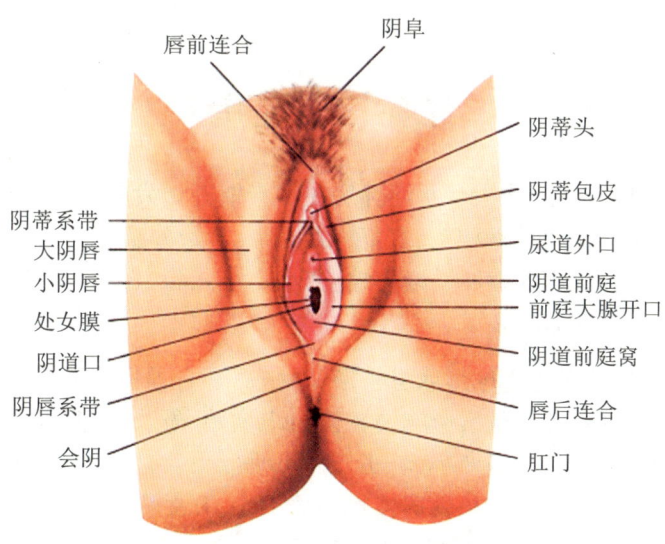

图 3-6-6　女性外生殖器

1.阴阜

阴阜为耻骨联合前面的皮肤隆起,由大量富含皮下脂肪的结缔组织组成。青春期皮肤生长阴毛,分布呈尖端向下的三角形。

2.大阴唇

大阴唇是一对纵长隆起的皮肤皱襞,外侧面颜色较深,前部长有阴毛,内侧面皮下有大量皮脂腺,光滑湿润。大阴唇前端和后端左右互相连合,形成唇前连合和唇后连合。

3.小阴唇

小阴唇位于大阴唇内侧的一对较薄的皮肤皱襞,光滑无毛。两侧小阴唇向前端延伸形成阴蒂包皮和阴蒂系带,后端汇合形成阴唇系带。

4.阴道前庭

阴道前庭是位于两侧小阴唇之间的裂隙,前部有尿道外口,后部有阴道口。小阴唇中后 1/3 交界处,左右各有一个前庭大腺导管的开口。

5.阴蒂

阴蒂由两个阴蒂海绵体组成,后者相当于男性的阴茎海绵体,可勃起。阴蒂脚附着于耻骨下支和坐骨支,向前与对侧者汇合形成阴蒂体,表面盖以阴蒂包皮。露于表面的为阴蒂头,富有神经末梢。

6.前庭球

前庭球相当于男性尿道海绵体,由具有勃起性的静脉丛构成,位于阴道两侧的大阴唇皮下。两侧前端狭窄并相连,位于尿道外口与阴蒂体之间的皮下;后端膨大与前庭大腺相邻。

任务三 乳房

乳房为哺乳动物特有的结构。女性乳房在青春期开始发育生长,妊娠和哺乳期有分泌活动,该分泌功能与女性激素相关,妊娠末期乳腺开始分泌少量乳汁,胎儿娩出后,乳汁量增多,哺乳停止后乳房内腺体逐渐萎缩、变小。小儿和男性的乳房不发达。

(一)形态

成年未孕女性的乳房呈半球形或悬垂形,紧张而富有弹性,其大小、形态个体差异较大。在妊娠期和哺乳期,由于激素影响使腺体组织增殖、发育,乳房胀大呈球形。停止哺乳后,激素减少,乳腺萎缩,乳房变小,乳房开始下垂。更年期后,由于性激素的分泌急剧减少,致乳腺小叶萎缩,脂肪消退,乳房体积显著缩小,松弛下垂。乳房表面中央有乳头,通常位于第4肋间隙或第5肋与锁骨中线相交处。乳头表面有许多小窝,内有输乳孔。乳头周围颜色较深的环形皮肤区,称为乳晕(图 3-6-7)。乳晕表面有许多小隆起,其深面为乳晕腺,可分泌脂性物质以滑润乳头,防止皮肤较薄的乳头和乳晕受损伤而感染。妊娠和哺乳期的乳头、乳晕有色素沉着而颜色变深。

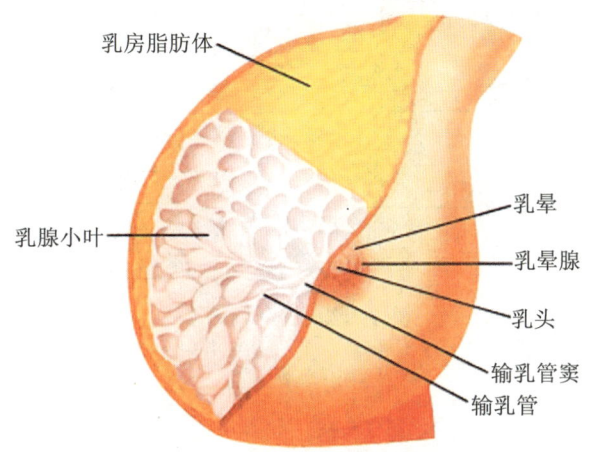

图 3-6-7 成年女性乳房

(二)位置

乳房位于胸大肌和胸肌筋膜的表面,上起自第 2～3 肋,下至第 6～7 肋,内侧至胸骨旁线,外侧可到达腋中线。乳房与胸肌筋膜之间的间隙,称为乳房后间隙,内有疏松结缔组织和淋巴管,无大血管,使乳房可轻度移动,有利于隆乳术时将假体植入。

(三)结构

乳房由皮肤、脂肪组织、纤维组织和乳腺构成。乳腺被结缔组织分隔成 15～20 个乳腺叶,每个乳腺叶又分为若干个乳腺小叶。每个乳腺叶有一排泄管,称为输乳管。输乳管在靠近乳头处膨大为输乳管窦,其末端变细,开口于乳头。乳腺叶和输乳管均以乳头为中心呈放射状排列,故乳房手术切开引流时宜做放射状切口,以免损伤输乳管,乳房后间隙脓肿宜在乳房下缘做一弧形切口引流。

胸壁浅筋膜不仅形成乳腺的包囊,而且还发出许多小的纤维束,向深面连于胸肌筋膜,在浅层连于皮肤,对乳房起支持和固定作用,称为乳房悬韧带或 Cooper 韧带(图 3-6-8)。乳腺癌侵及此韧带时,韧带缩短,牵引皮肤内陷,使皮肤表面呈"酒窝征";另一方面,当乳腺癌肿蔓延累及浅淋巴管时,可导致所涉及范围内的淋巴回流受阻,引起皮肤淋巴水肿,使乳房局部皮肤呈橘皮样。

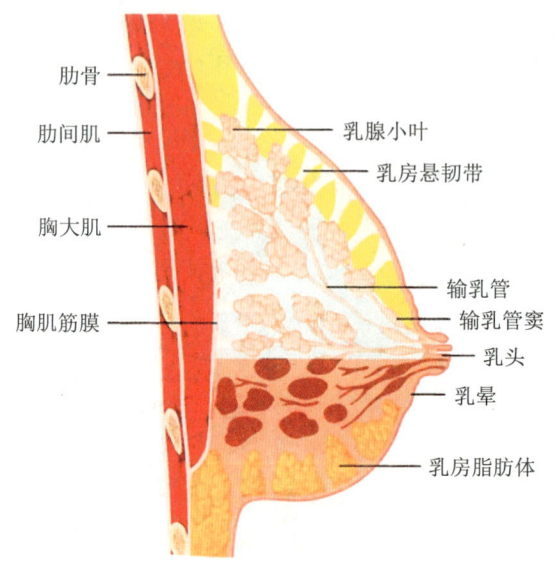

图 3-6-8 女性乳房矢状切面

任务四 会阴

会阴有狭义会阴和广义会阴区分。狭义会阴即临床常称的会阴,指外生殖器与肛门之间的区域,在女性也称产科会阴。女性较男性的短,其深部有重要的会阴中心腱。产科分娩时保护会阴,防止会阴撕裂。广义会阴指盆膈以下封闭骨盆下口的全部软组织,呈菱形,其境界与骨盆下口一致,前为耻骨联合下缘及耻骨弓状韧带,两侧为耻骨弓、坐骨结节及骶结节韧带,后为尾骨尖。通过两侧坐骨结节的连线,将会阴分为前方的尿生殖三角区和后方的肛门三角区。尿生殖区在男性有尿道通过,在女性有尿道和阴道通过;肛门区有肛管通过。

【目标考核】

【知识目标考核】

1. 试述卵子在何处产生,从受精卵到发育成为胎儿并分娩的过程。
2. 简述输卵管的位置、分部,各部有何临床意义。
3. 简述子宫的位置,其正常位置如何,靠哪些结构来维持子宫正常位置,各结构的作用如何。

4. 简述乳房的形态、位置和构造。
5. 进行乳房脓肿切开术时为什么常采用放射状切口？

【能力目标考核】

考核1：在女性盆腔腹腔镜图片（图3-6-9）上标注出卵巢、输卵管、子宫。

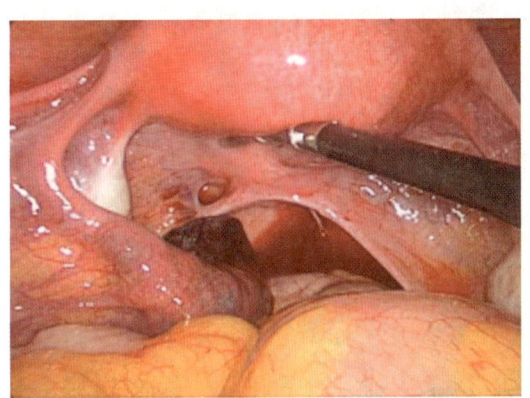

图3-6-9　女性盆腔腹腔镜图片标识

考核2：比较女性内生殖器图片和输卵管造影图片（图3-6-10），识别子宫腔、输卵管腔。

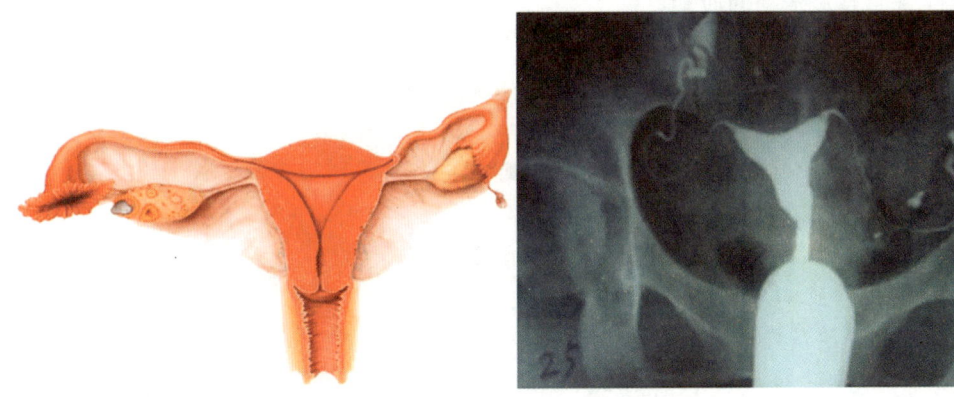

图3-6-10　女性输卵管造影标识

【素质目标考核1】

临床案例： 患者，女，25岁。3周前正常分娩一男婴，目前处于哺乳期。因右侧乳房下内出现一肿块，局部红、肿、热、痛而就诊。查体发现右侧乳房下内1/4象限有一4 cm×3 cm肿块，局部已有波动感。诊断为急性乳腺炎，须进行切开排脓。

案例解剖学分析： 乳房由皮肤、乳腺、脂肪组织和结缔组织构成。乳腺被结缔组织分隔为15~20个乳腺叶。每个腺叶内都有一条输乳管，输乳管以乳头为中心呈放射状排列，开口于乳头。若选择横切口，不仅易切断若干条输乳管，并且切开分隔小叶的纤维隔会促使感染扩散到其他小叶。所以应采用放射状切口,以免切伤输乳管,并使切口限于一个腺小叶内。

考核1:临床医生接诊到上述患者时,如何和患者沟通取得信任?诊治过程中,如何做才能保护患者隐私?

考核2:临床医生接诊到上述患者时,如何向患者科普急性乳腺炎的预防和日常护理?

【素质目标考核2】

实践项目:走近人体,探索生命奥秘

(一)实践名称

走近人体,探索生命奥秘。

(二)实践目的

通过参观生命科学馆,观察了解不同月龄胎儿标本,加强医学生对生命意义的理解和崇高精神的感悟。

(三)实践方案

1.动员

教师讲明此次活动的目的。

2.报名

组织大一医学生参与本次活动,可根据人数分成若干小组。

3.分组参观

明确参观要求,制定实践作业,分组参观。

4.讨论总结

收集实践作业,组织讨论会,总结活动结果。

(四)实践作业

1.在生命科学馆内都看到了什么?

2.查询"生命的起源",分组讨论,把个人感悟写下来。

3.查询"妊娠过程",分组讨论,把个人感悟写下来。

(李亚光)

项目七 腹膜

【课前导读】

腹膜为覆盖于腹、盆腔壁内及腹、盆腔脏器表面的一层薄而光滑的浆膜,呈半透明状。按部位分为壁腹膜和脏腹膜。壁腹膜和脏腹膜互相延续、移行,共同围成不规则的潜在性腔隙,称为腹膜腔,腔内仅有少量浆液。男性腹膜腔为一封闭的腔隙;女性腹膜腔则借输卵管腹腔口,经输卵管、子宫、阴道与外界相通。

临床上腹膜相关疾病有腹膜炎、腹腔积液、腹腔脓肿等。常用检查有体格检查、影像学检查(B超)、腹腔穿刺术等。诊疗过程中涉及的解剖学知识为腹膜的分部、腹膜与脏器的关系、腹膜形成结构的特点、腹膜腔的结构等。

【学习目标】

1. 知识目标
(1) 掌握腹膜的分部、腹膜腔的概念及腹膜的功能。
(2) 掌握腹膜形成的结构,小网膜的位置和分部,大网膜的构成。
(3) 了解腹膜与腹、盆腔脏器的关系。
(4) 了解直肠子宫陷凹、膀胱子宫陷凹、膀胱直肠陷凹位置及临床意义。

2. 能力目标
(1) 在腹腔镜下,具备准确识别大网膜、肠系膜的能力。
(2) 在腹腔镜下,具备定位直肠子宫陷凹、膀胱子宫陷凹、膀胱直肠陷凹的能力。

3. 素质目标

规范操作,爱伤爱患:腹腔积液是临床常见疾病,通过腹腔穿刺术,可以检查积液产生的原因,也可缓解大量积液造成的不适。操作过程中,医生要和患者进行良好的沟通,要严格按照操作要求,规范操作,要有爱伤爱患的意识。

任务一 腹膜概述

(一) 腹膜概述

腹膜为覆盖于腹、盆腔壁内及腹、盆腔脏器表面的一层薄而光滑的浆膜,呈半透明状(图3-7-1)。衬于腹、盆腔壁内的腹膜称为壁腹膜,由壁腹膜返折并覆盖于腹、盆腔脏器表面的腹膜称为脏腹膜。壁腹膜和脏腹膜互相延续、移行,共同围成不规则的潜在性腔隙,称为腹膜腔,腔内仅有少量浆液。男性腹膜腔为一封闭的腔隙;女性腹膜腔则借输卵管腹腔口,经输卵管、子宫、阴道与外界相通。

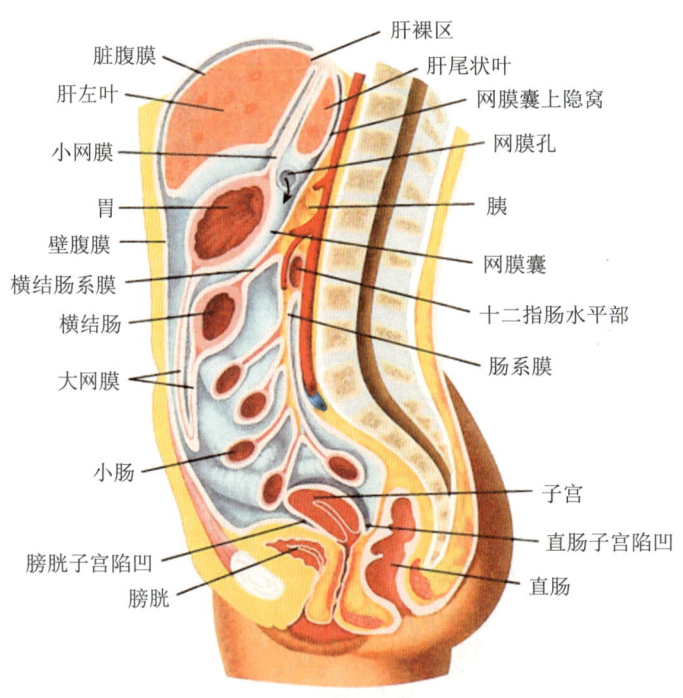

图 3-7-1 腹膜腔和腹腔

腹膜具有分泌、吸收、保护、支持、修复和固定脏器等功能。分泌少量浆液(正常情况下维持约 100~200 mL),可润滑、减少摩擦。

临床联系

腹腔和腹膜腔在解剖学上是两个不同的概念。腹腔是指小骨盆上口以上由腹壁和膈围成的腔。腹膜腔则是由壁腹膜和脏腹膜围成的潜在腔隙。腹膜腔内无任何器官,仅含少量的浆液。腹腔内所有器官实际上均位于腹膜腔之外。临床上通常并不严格区分腹腔与腹膜腔,但有时需要在腹膜腔外进行肾、膀胱等手术,并不需要通过腹膜腔,故对此两者应有明确的概念区分。

一般认为,上腹部,特别是膈下区的腹膜吸收能力较强,所以腹腔炎症或手术后的病人多采取半卧位,使有害液体流至下腹部,以减缓腹膜对有害物质的吸收。腹膜和腹膜腔内浆液中含有大量巨噬细胞,可吞噬细菌和有害物质。腹膜有较强的修复和再生能力,所分泌的浆液中含有纤维素,其粘连作用可促进伤口的愈合和炎症的局限化,但若手术操作粗暴,或腹膜在空气中暴露时间过久,也可因此作用而造成肠纤维性粘连等后遗症。

(二)腹膜与腹、盆腔脏器的关系

根据脏器被腹膜覆盖的情况,可将腹、盆腔脏器分为 3 种类型,即腹膜内位、间位和外位器官(图 3-7-2)。

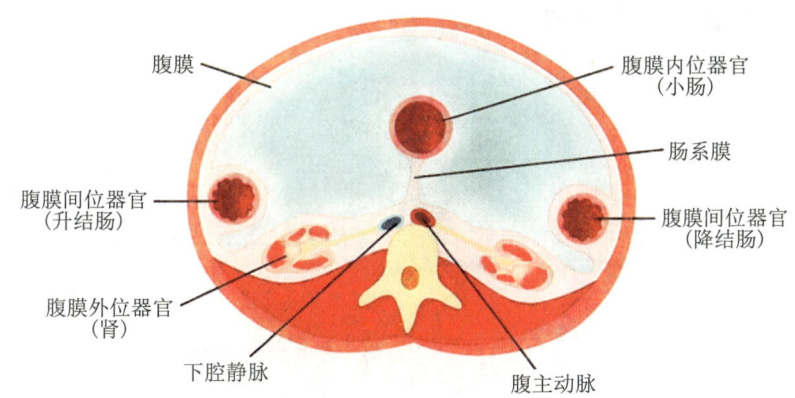

图 3-7-2 腹膜与腹、盆腔脏器的关系

1.腹膜内位器官

脏器表面几乎全部被腹膜覆盖的为腹膜内位器官,如胃、十二指肠上部、空肠、回肠、盲肠、阑尾、横结肠、乙状结肠、脾、卵巢和输卵管等。

2.腹膜间位器官:脏器表面大部分被腹膜覆盖的为腹膜间位器官,如肝、胆囊、升结肠、降结肠、子宫、膀胱和直肠上段等。

3.腹膜外位器官

脏器仅一面被腹膜覆盖的为腹膜外位器官,如肾、肾上腺、输尿管、十二指肠降部和水平部,直肠中下段及胰等。这些器官大多位于腹膜后间隙,临床上又称腹膜后位器官。

> **临床联系**
>
> 掌握脏器与腹膜的关系,对临床手术入路有重要的临床意义。如腹膜内位器官的手术必须通过腹膜腔,而腹膜外位器官和腹膜间位器官可不必打开腹膜腔便可进行手术,从而避免腹膜腔的感染和术后粘连。

任务二 腹膜形成的结构

壁腹膜与脏腹膜之间,或脏腹膜之间互相返折移行,形成许多结构,这些结构不仅对器官起着连接和固定的作用,也是血管、神经等进入脏器的途径。

(一) 网膜

网膜是与胃小弯和胃大弯相连的双层腹膜皱襞,两层间有血管、神经、淋巴管和结缔组织等,包括小网膜和大网膜(图3-7-3)。

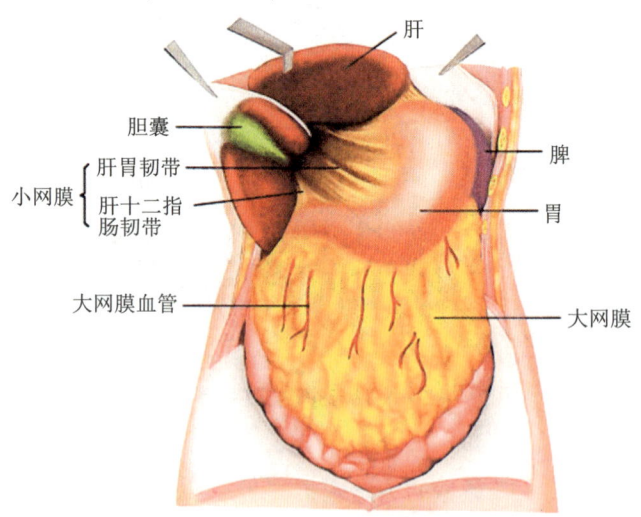

图3-7-3 网膜

1.小网膜

小网膜是由肝门移行于胃小弯和十二指肠上部的双层腹膜结构。由肝门连于胃小弯的部分为肝胃韧带;肝门连于十二指肠上部的部分为肝十二指肠韧带,其内有位于右前方的胆总管、左前方肝固有动脉及两者之间后方的肝门静脉。小网膜的右缘游离,后方为网膜孔,经此孔可进入网膜囊。

2. 大网膜

大网膜是连于胃大弯与横结肠之间的腹膜结构,形似围裙覆盖于空肠、回肠和横结肠的前方。大网膜由4层腹膜构成,前两层由胃和十二指肠上部的前后两层腹膜向下延伸而形成,降至脐平面稍下方;前两层向后返折向上,形成大网膜的后两层,连于横结肠并叠合成横结肠系膜,贴于腹后壁。大网膜前两层与后两层之间的潜在性腔隙是网膜囊的下部,随着年龄的增长,大网膜前两层和后两层常粘连,致使其间的网膜囊下部消失。连于胃大弯和横结肠之间的大网膜前两层形成胃结肠韧带。大网膜内含有血管、脂肪和巨噬细胞,后者有重要的防御功能。

> **临床联系**
>
> 大网膜的长度因人而异,活体上大网膜的下垂部分常常可以移动位置,当腹膜腔内有炎症时,大网膜可包围病灶以防止炎症扩散蔓延,故有腹腔卫士之称。小儿的大网膜较短,一般在脐平面以上,因此当阑尾炎或其他下腹部炎症时,病灶区不易被大网膜包裹而局限化,常导致弥漫性腹膜炎。此外,大网膜供血丰富,是带血供大网膜移植术的常用供体。

3. 网膜囊

网膜囊是小网膜和胃后壁与腹后壁的腹膜之间的一个扁窄间隙,又称小腹膜腔,为腹膜腔的一部分(图3-7-4)。网膜囊借肝十二指肠韧带后方的网膜孔与腹膜腔相交通。网膜囊是腹膜腔的一个盲囊,位置较深,周邻关系复杂,有关器官的病变,相互影响。当胃后壁穿孔或某些炎症导致网膜囊内积液(脓)时,早期常局限于囊内,给诊断带来一定困难,或因体位变化,经网膜孔流到腹膜腔的其他部位,引起炎症扩散。

4. 网膜孔

网膜孔又称Winslow孔,高度平第12胸椎至第2腰椎体,可容纳1~2指。上界为肝尾状叶,下界为十二指肠上部,前界为肝十二指肠韧带,后界为覆盖在下腔静脉表面的腹膜。

(二) 系膜

由于壁、脏腹膜相互延续移行而形成的将器官系连固定于腹、盆壁的双层腹膜结构称为系膜,其内含有出入该器官的血管、神经及淋巴管和淋巴结等。主要的系膜有肠系膜、阑尾系膜、横结肠系膜和乙状结肠系膜等(图3-7-5)。

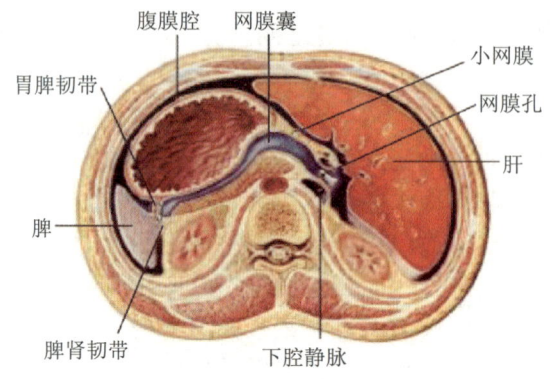

图 3-7-4 网膜囊和网膜孔

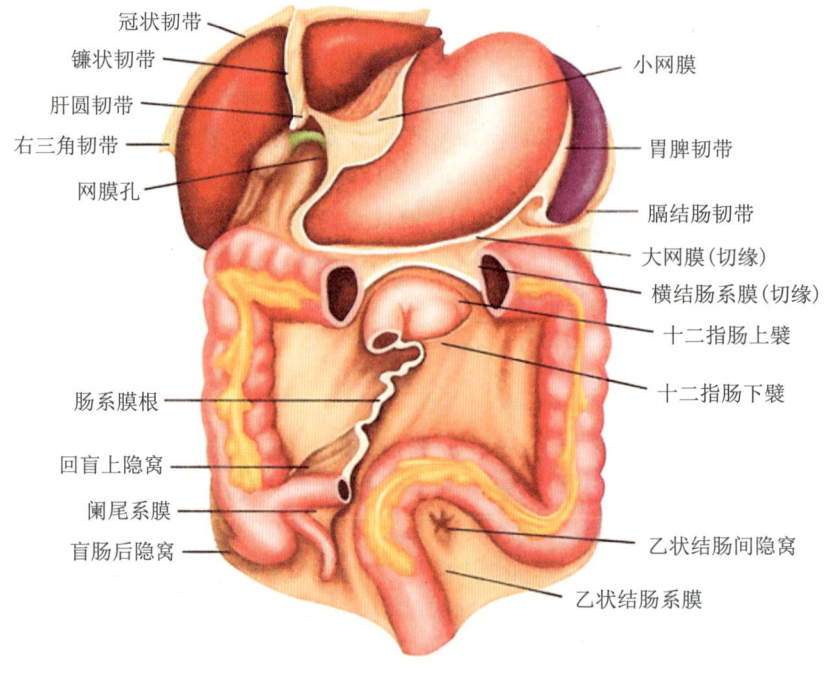

图 3-7-5 系膜

1. 肠系膜

肠系膜是将空肠和回肠系连固定于腹后壁的双层腹膜结构,面积较大,呈扇形。其附着于腹后壁的部分称为肠系膜根,长约 15 cm,起自第 2 腰椎左侧,斜向右下跨过脊柱及其前方结构,止于右骶髂关节前方,肠系膜的肠缘系连空肠、回肠,长达 5~7m,肠系膜的两层腹膜间含有肠系膜上血管及其分支、淋巴管、淋巴结、神经丛和脂肪等。

> **临床联系**
>
> 由于肠系膜根和肠缘的长度相差悬殊,故有利于空肠、回肠的活动,对消化和吸收有促进作用,但活动异常时也易发生肠扭转、肠套叠等急腹症。

2.阑尾系膜

阑尾系膜是将阑尾系连于肠系膜下方的三角形的双层腹膜结构。内有出入于阑尾的血管、淋巴管及神经走行于系膜的游离缘,故阑尾切除时,应从系膜游离缘进行血管结扎。

3.横结肠系膜

横结肠系膜是将横结肠系连于腹后壁的横位双层腹膜结构,其根部起自结肠右曲,向左跨过右肾中部、十二指肠降部、胰等器官的前方,沿胰前缘达到左肾前方,直至结肠左曲。横结肠系膜内含有中结肠血管及其分支、淋巴管、淋巴结和神经丛等。

4.乙状结肠系膜

乙状结肠系膜是将乙状结肠固定于左下腹的双层腹膜结构,其根部附着于左髂窝和骨盆左后壁。该系膜较长,故乙状结肠活动度较大,因而易发生肠扭转。系膜内含有乙状结肠血管、直肠上血管、淋巴管、淋巴结和神经丛等。

(三)韧带

腹膜形成的韧带指连接腹、盆壁与脏器或连接相邻脏器的腹膜结构,多数为双层,少数为单层腹膜构成,对脏器有固定作用。有的韧带内含有血管和神经等。

1.肝的韧带

肝的上方有镰状韧带、冠状韧带、左三角韧带、右三角韧带,下方有肝胃韧带和肝十二指肠韧带,前方有肝圆韧带。

(1)镰状韧带:腹前壁上部和膈下面连于肝上面的呈矢状位的双层腹膜结构,位于前正中线右侧,侧面观形似镰刀。该韧带的下缘游离并增厚,内含肝圆韧带,后者是由胚胎时脐静脉闭锁后形成的遗迹。由于镰状韧带偏中线右侧,脐以上腹壁正中切口需向下延长时,应偏向中线左侧,以避免损伤肝圆韧带及伴其内走行的附脐静脉。

(2)冠状韧带:由膈下面的壁腹膜返折至肝上面所形成的呈冠状位的双层腹膜结构。前层向前与镰状韧带相延续,前、后两层之间无腹膜被覆的肝表面称为肝裸区。冠状韧带左右两端,前后两层彼此黏合增厚形成左、右三角韧带。

2.脾的韧带

脾的韧带包括胃脾韧带、脾肾韧带、脾膈韧带。

(1)胃脾韧带:连于胃底和胃大弯上份与脾门之间的双层腹膜结构,向下与大网膜左侧部相延续。内含胃短血管和胃网膜左血管及淋巴管、淋巴结等。

(2)脾肾韧带:为脾门至左肾前面的双层腹膜结构,内含胰尾、脾血管,以及淋巴、神经等。

(3)脾膈韧带为脾肾韧带的上部,由脾上极连至膈下。

3.胃的韧带

胃的韧带包括肝胃韧带、胃脾韧带、胃结肠韧带和胃膈韧带,前三者已如前述。

胃膈韧带是胃贲门左侧和食管腹段连于膈下面的腹膜结构。

(四)腹膜襞、腹膜隐窝和陷凹

脏器之间或脏器与腹、盆壁之间的腹膜形成的隆起称为腹膜襞,其深部常有血管走行。在腹膜之间或腹膜与腹、盆壁之间形成的凹陷称为腹膜隐窝,较大的隐窝称陷凹。

1.腹后壁的腹膜襞和隐窝(图3-7-5)

皱襞和隐窝的大小、深浅和形态,个体间差异甚大,发达处常是内疝的好发部位。常见的有位于十二指肠升部左侧的十二指肠上襞及其深面的十二指肠上隐窝(国人出现率为50%),十二指肠上隐窝开口朝下,与十二指肠下襞深面的十二指肠下隐窝(国人出现率为75%)开口相对。盲肠后隐窝位于盲肠后方,盲肠后位阑尾常位于其内。乙状结肠间隐窝位于乙状结肠左后方,乙状结肠系膜与腹后壁之间,其后壁内有左输尿管通过。肝肾隐窝位于肝右叶与右肾之间,仰卧位时,是腹膜腔的最低部位。

2.腹前壁的腹膜襞和隐窝(图3-7-6)

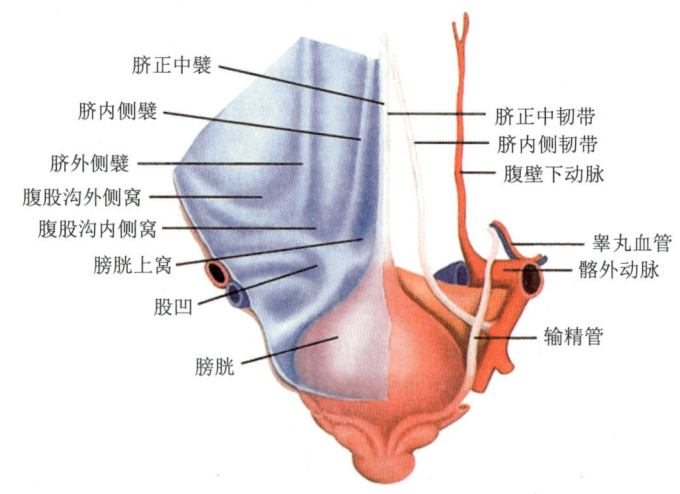

图3-7-6 腹膜襞和隐窝

腹前壁内面的5条腹膜襞均位于脐下。脐正中襞是连于脐与膀胱尖之间的腹膜襞,内含胚胎时期的脐尿管闭锁后形成的脐正中韧带。脐内侧襞位于脐正中襞的两侧,左右各一,内含脐动脉闭锁后形成的脐内侧韧带。脐外侧襞又称腹壁动脉襞,左右各一,位于脐内侧襞的外侧,内含腹壁下动脉和静脉。腹股沟韧带上方,上述5条腹膜襞之间形成了3对浅凹,由中线向外侧依次为膀胱上窝、腹股沟内侧窝以及腹股沟外侧窝。腹股沟内侧窝和外侧窝分别与腹股沟管浅环和深环的位置相对应,与腹股沟内侧窝相对应的腹股沟韧带的下方有一浅凹,称为股凹,是股疝的好发部位。

3.腹膜陷凹

主要的腹膜陷凹位于盆腔内,为腹膜在盆腔脏器之间移行返折形成。男性在膀胱与直肠之间有直肠膀胱陷凹,女性在膀胱与子宫之间有膀胱子宫陷凹,在直肠与子宫之间有直肠子宫陷凹,后者又称 Douglas 腔,较深,与阴道后穹之间仅隔以阴道后壁和腹膜。站立或坐位时,男性的直肠膀胱陷凹,女性的直肠子宫陷凹是腹膜腔的最低部位,故腹膜腔内的积液多聚积于此。临床上可进行直肠穿刺和阴道后穹穿刺以进行诊断和治疗。

【目标考核】

【知识目标考核】

1.何谓腹膜腔?女性腹膜腔通过哪些途径与外界相通?
2.腹膜与腹盆腔脏器的关系分哪几种?
3.腹膜形成的系膜有哪些?结构特点是什么?
4.腹膜形成的陷凹有哪些?有何临床意义?

【能力目标考核】

请结合腹膜学习,在腹腔镜图片(图3-7-7)中标注出看到的结构。

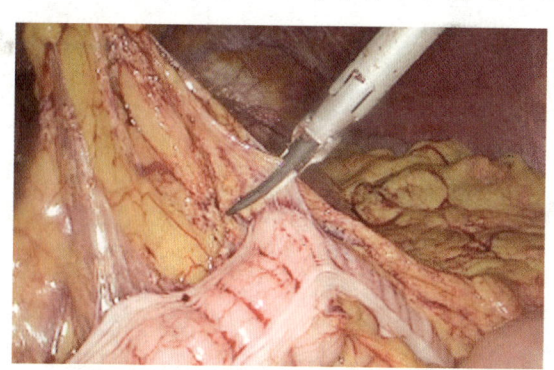

图 3-7-7　腹腔镜图片结构标注

【素质目标考核】

临床执业(助理)医师体格检查考试题目: 腹膜腔穿刺术。

试题分析: 当患者腹膜腔有大量腹腔积液时,需要进行腹腔穿刺术,一方面放腹水,减轻症状;另一方面腹水送检,便于检查病因。在操作过程中,患者需要根据要求,摆好体位,充分暴露腹部;医生在患者腹部准确定位穿刺点,然后进行穿刺术。

问题1: 腹腔穿刺术中如何摆好患者体位,充分暴露腹部,准确定位穿刺点?
问题2: 腹腔穿刺术中如何才能做到爱伤爱患,保护患者隐私?

(李文明)

第四模块

脉管系统

脉管系统是封闭的管道系统，分布于人体各部，包括心血管系统和淋巴系统。心血管系统由心、动脉、毛细血管和静脉组成，血液在其中循环流动。淋巴系统包括淋巴管道、淋巴器官和淋巴组织。淋巴液沿淋巴管道向心流动，最后汇入静脉。因此，淋巴管道可视为静脉的辅助管道。

脉管系统的主要功能是物质运输，即将消化系统吸收的营养物质和肺吸收的氧气运送到全身器官的组织和细胞，同时将组织和细胞的代谢产物、多余的水及二氧化碳运送到肾、肺、皮肤等器官，之后排出体外，以保证身体持续不断地新陈代谢。内分泌器官和分散在体内各处的内分泌细胞所分泌的激素以及生物活性物质亦由脉管系统输送，作用于相应的靶器官，以实现体液调节。此外，脉管系统对维持人体内环境理化特性的相对稳定以及实现防御功能等均具有重要作用。脉管系统还有内分泌功能，心肌细胞、血管平滑肌细胞和内皮细胞等可产生和分泌心钠素、肾素、血管紧张素等多种生物活性物质，以参与机体的功能调节。

项目一

心血管系统总论

【课前导读】

心血管系统由心、动脉、毛细血管和静脉组成，血液在其中按一定方向周而复始地流动。

当心血管系统内血液的量、性状、成分、压力、循环发生改变，心脏的结构功能改变，或者血管通透性改变（如通透性增加）等都会导致疾病，比如临床上重要脏器的充血、淤血，血管内血栓形成、栓塞、梗死，高血压，心脏病，血管炎等。诊疗过程中的检查有体格检查、影像学检查（血管造影、心脏彩超、B超）等。治疗有药物治疗、手术治疗、介入治疗等，都需要心血管系统解剖学基础做支撑。心血管系统的解剖是重点内容，也是难点内容，医学生必须掌握。

【学习目标】

1. 知识目标

掌握心血管系统的组成及体循环和肺循环的途径和意义。

2. 能力目标

通过学习血液循环，具备判断栓子栓塞常见部位的能力。

3. 素质目标

(1)通过行业疾病调研，培养严谨的作风和追求真理的探索精神。

(2)培养扎实学习的作风，为临床工作打下坚实基础。

任务一 心血管系统的组成

心血管系统由心、动脉、毛细血管和静脉组成，血液在其中循环流动。

1. 心

心是推动血液在心血管系统内循环的动力器官。心是中空的肌性器官，有4个腔，即右心房、右心室、左心房和左心室。左、右心房间有房间隔分隔，左、右心室间有室间隔分隔。同侧的心房和心室之间有房室口相通。

2. 动脉

动脉是运送血液离开心室的血管。自心室发出后,在行程中不断分支,越分越细,最后移行为毛细血管。

3. 毛细血管

毛细血管是连于动、静脉末梢之间的细血管,管径 6~8μm,管壁薄,通透性大,数量多,分布广,交织成网,是血液与组织、细胞之间进行物质交换的场所。

4. 静脉

静脉是运送血液回到心房的血管,起于毛细血管,与同级动脉比较,管壁薄、管腔大、容量大。回心过程中,不断接受属支,逐渐汇合成小静脉、中静脉、大静脉,最后到达心房。

任务二　血液循环

血液按一定方向在心血管系统内周而复始地流动称血液循环(图 4-1-1)。其过程是:血液由心室射出,经动脉、毛细血管、静脉,最后返回心房。根据循环途径,可分为肺循环(小循环)和体循环(大循环)两部分。

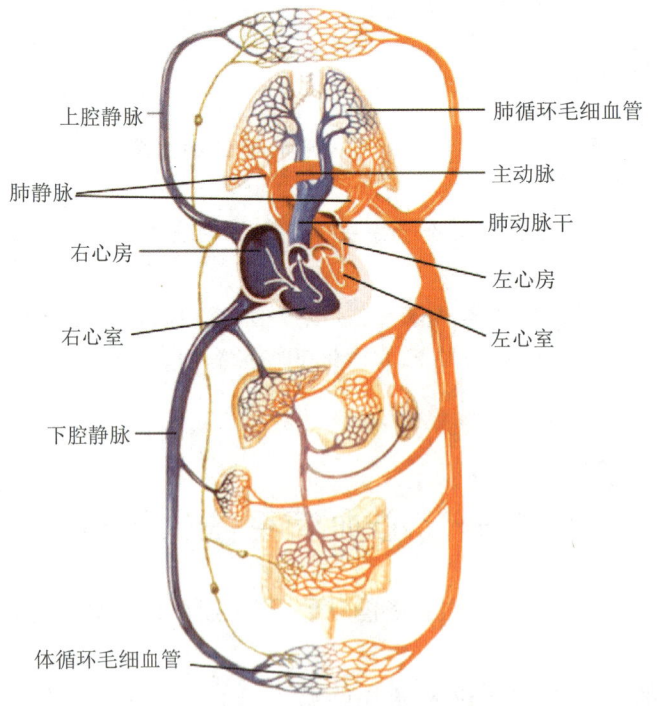

图 4-1-1　血液循环示意图

血液由右心室搏出,经肺动脉干及其各级分支到达肺泡毛细血管进行气体交换,再经肺静脉回至左心房,这一循环途径称肺循环。血液由左心室搏出,经主动脉及其分支到达全身毛细血管,血液在此与周围的组织、细胞进行物质和气体交换,再通过各级静脉,最后经上、下腔静脉及心冠状窦返回右心房,这一循环途径称体循环。肺循环和体循环同时进行。肺循环路程较短,只通过肺,主要使静脉血转变成含氧量高的动脉血。体循环的路程长,流经范围广,以动脉血滋养全身各部,并将全身各部的代谢产物和二氧化碳运回心。

任务三　血管的吻合和侧支循环

人体的血管除经动脉—毛细血管—静脉相通连外,在动脉和动脉之间,静脉和静脉之间,甚至动脉和静脉之间,可借血管支(吻合支或交通支)彼此连结,形成血管吻合(图4-1-2)。

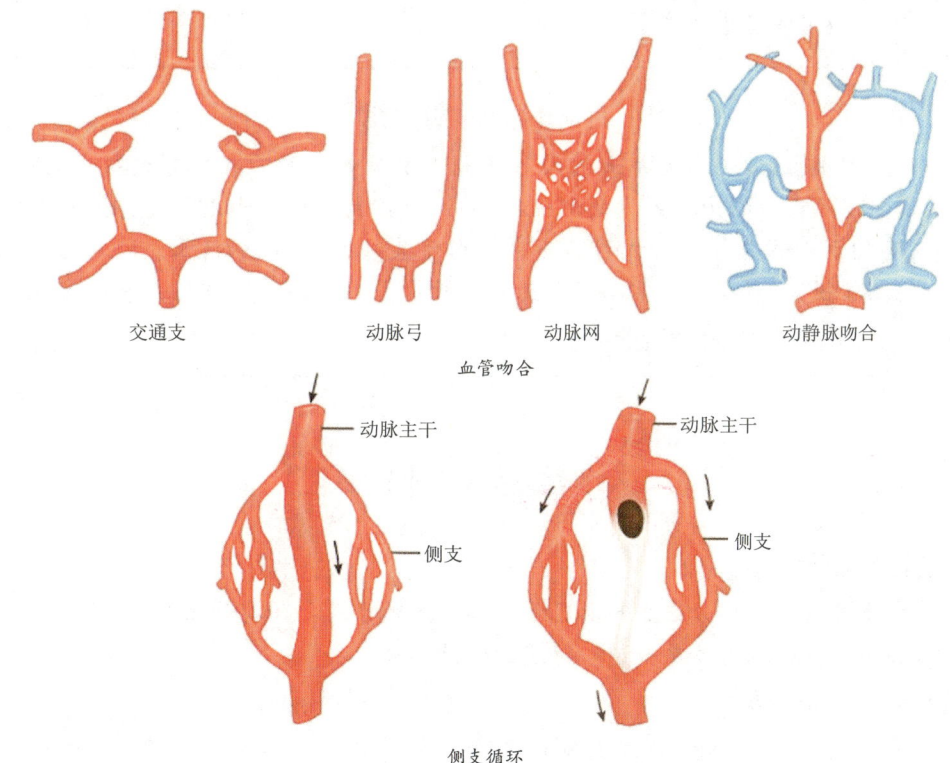

图4-1-2　血管吻合与侧支循环示意图

1.动脉间吻合

在人体许多部位存在动脉间吻合形式,常见的有交通支、动脉网和动脉弓等,如大脑动脉环、膝关节动脉网、掌浅弓、掌深弓等。动脉吻合的意义在于缩短血液循环时间和调节血液流量。

2. 静脉间吻合

静脉间吻合远比动脉间吻合丰富。浅静脉之间有吻合,深静脉之间有吻合,浅、深静脉之间也有吻合。吻合形式除与动脉间的吻合形式相似的之外,还有静脉丛,如直肠静脉丛、子宫静脉丛。静脉间吻合的意义在于保证静脉回流畅通。

3. 动静脉吻合

小动脉和小静脉可借动静脉吻合直接连通。动静脉吻合意义在于缩短循环路径,调节局部血流量和局部温度。

4. 侧支吻合

有的动脉主干在行程中发出与其平行的侧副管(侧支),发自主干不同平面的侧副管彼此吻合称侧支吻合。当主干阻塞时,侧副管因血流量加大而增粗,以保证主干阻塞以下部位的血液供应,这种通过侧副吻合而建立的血液循环被称为侧支循环。侧支循环对保证器官的血液供应有重要意义。

血管的变异和异常

胚胎时期,血管是在毛细血管网的基础上发展起来的。在发育过程中,由于功能需要以及血流动力学因素的影响,有些血管扩大形成主干或分支,有些退化、消失,有的则以吻合管的形式存留下来。由于某种因素的影响,血管的起始或汇入、分支、管径、数目和行程常有不同变化。所以,血管的形态、数值并非所有人都完全一样,有时可出现变异,甚至异常(畸形)。

【目标考核】

【知识目标考核】

1. 脉管系统由哪几部分组成?淋巴系统和心血管系统之间有什么联系?
2. 肺循环和体循环的关系如何?试述它们的循环途径。

【能力目标考核】

心血管系统内的血液是按一定方向周而复始地流动。血液是液态的,它的成分、量、性状、压力、循环等都在一定范围内,超出正常范围,就可能导致疾病。比如当血液性状发生改变(液体变固体),血管内就会出现血栓,血栓脱落会随血液流动造成栓塞、梗死。

考核 1:结合肺循环、体循环血液流动方向,试述下肢大静脉的血栓脱落易栓塞部位,其路径是什么。

考核2：结合肺循环、体循环血液流动方向，试述左心房内血栓脱落易栓塞部位，其路径是什么。

【素质目标考核】

实践项目：心血管疾病调研

(一)实践名称

心血管疾病调研

(二)实践目的

医学生通过调研心血管系统常见疾病(重点是诊疗方法)，为后续学习心血管系统明确重难点。

(三)实践方案

1.动员

教师讲明此次活动的目的。

2.报名

组织医学生参与本次活动，根据人数分成若干小组。

3.分组调研

明确调研内容，制定实践作业，分组进行调研。

4.讨论总结

收集实践作业，总结调研结果。

(四)实践作业

1.常见的心血管疾病有哪些？

2.心血管疾病常用的检查有哪些？试述其解剖学基础。

(王振全)

项目二 心

【课前导读】

心是中空的肌性器官,是血液循环的"动力泵"。心分为左、右心房和左、右心室4个腔隙。同侧的心房和心室之间借房室口相通。心房接纳静脉,心室发出动脉。心的位置、形态和大小受性别、年龄、体型、病理等多种因素的影响。

与心相关的疾病有冠状动脉粥样硬化性心脏病(简称冠心病)、风湿性心脏瓣膜病、高血压性心脏病、心律失常、心肌炎、心包炎等。其检查有心电图、影像学检查(超声心动图、X射线、冠脉造影等)、心肌酶检查等。其诊疗涉及的解剖学知识是心的位置、形态、结构、毗邻、体表投影,冠状动脉的起始、行径、分支及其分布,传导系统的组成及功能,心包的组成及结构。通过本次课的学习,可以为学生在后续诊断学中心脏检查、心电图、心包穿刺术、心肺复苏术、心相关疾病的学习进行铺垫。

【学习目标】

1. 知识目标

(1) 掌握心的位置、外形、结构及体表投影。

(2) 掌握心传导系统的组成、位置及功能。

(3) 掌握左、右冠状动脉的起始、行径、主要分支及其分布。

(4) 掌握心包和心包腔的构成。

(5) 了解房间隔、室间隔缺损的常见部位和临床意义。

(6) 了解心静脉的回流途径、冠状窦的位置与开口。

2. 能力目标

(1) 通过学习心脏的位置,具备准确定位心脏按压部位和心尖的能力。

(2) 通过学习心脏体表投影,具备在体表准确定位心脏的能力,为后续心脏触诊、心脏叩诊做铺垫。

(3) 通过学习冠状动脉,具备识别冠脉造影中血管主干的能力。

3. 素质目标

紧急救助,挽救生命:目前我国心搏骤停的发生率正逐年攀升,且80%发生在院外,已成为青壮年人群的主要杀手;心搏骤停后的5分钟内,如果实施正确的心肺复苏,约有50%的患者可以获救。作为医学生,应该积极学习心肺复苏相关的知识和技能,在遇到心搏骤停的病人时,能够紧急救助,挽救生命。

任务一 心的位置和外形

心位于胸腔中纵隔内,约2/3位于正中线的左侧,1/3位于正中线的右侧(图4-2-1)。上方连接出入心的大血管;下方邻膈;两侧与胸膜腔和肺相邻;后方平对第5~8胸椎,邻近食管、迷走神经和胸主动脉等;前方大部分被肺和胸膜所覆盖,小部分与胸骨体下部左半及左侧第4~6肋软骨相邻,此区称为心包裸区,临床上进行心内注射时,为了不伤及肺和胸膜,常在左侧第4肋间隙靠近胸骨左缘处进针,将药物注射到右心室内。

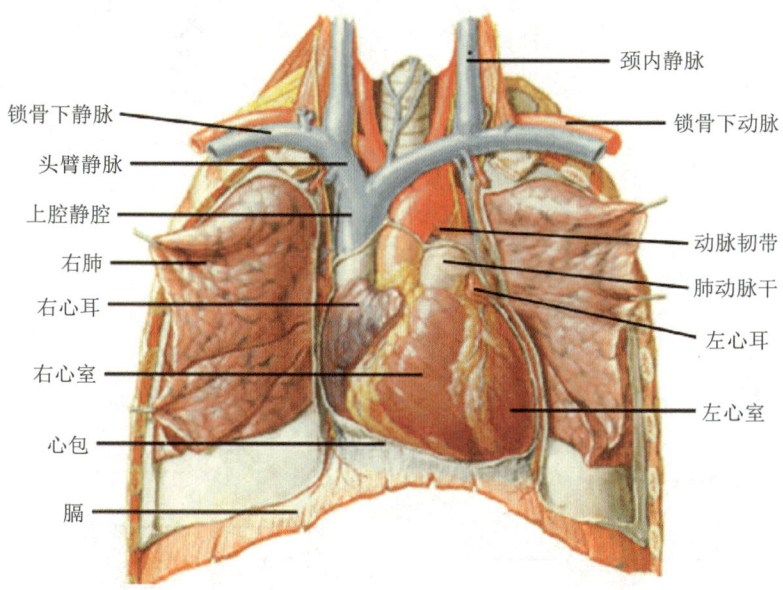

图4-2-1 心的位置

心近似于前后略扁的倒置圆锥体,其大小与本人拳头相近。心的长轴斜向左下,与身体正中线构成45°角。心分为一尖、一底、两面、三缘和四条沟(图4-2-2,图4-2-3)。

心尖:圆钝,由左心室构成,朝向左前下方,与左胸前壁接近,一般在左侧第5肋间隙左锁骨中线内侧1~2 cm处可扪及心尖搏动。

心底:朝向右后上方,大部分由左心房、小部分由右心房构成。连接出入心的大血管。

两面:胸肋面(前面),朝向前上方,大部分由右心房和右心室构成,小部分由左心耳和左心室构成。膈面(下面),朝向后下,近水平位,邻膈,大部分由左心室、小部分由右心室构成。

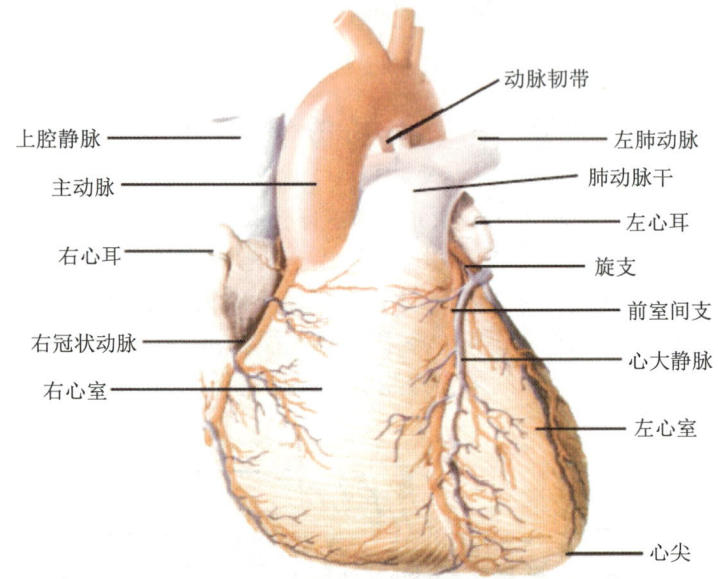

图 4-2-2　心的外形与血管（前面）

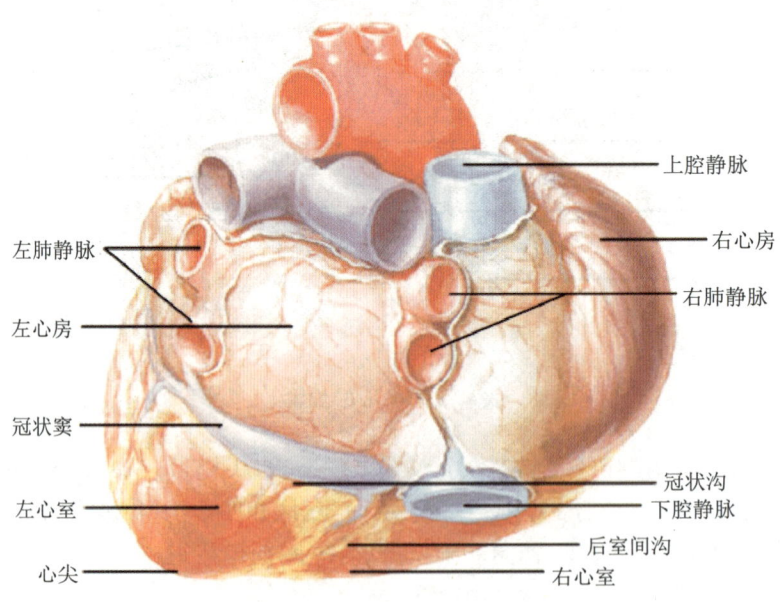

图 4-2-3　心的外形与血管（后面）

三缘：心右缘垂直向下，由右心房构成；心下缘近乎水平，由右心室和心尖构成；心左缘圆钝，绝大部分由左心室构成，仅上方小部分由左心耳构成。

四条沟:冠状沟近似环形,前方被肺动脉干所中断,该沟将右上方的心房和左下方的心室分开。前室间沟和后室间沟分别在心室的胸肋面和膈面,从冠状沟走向心尖的右侧,它们是左、右心室在心表面的分界。前、后室间沟在心尖右侧的会合处稍凹陷,称心尖切迹。在心底,右心房与右上、下肺静脉交界处的浅沟称后房间沟,是左、右心房在心表面的分界。后房间沟、后室间沟与冠状沟的相交处称房室交点,是心表面的一个重要标志。

任务二 心腔的结构

(一)右心房

右心房位于心的右上部,壁较薄。可分为前、后两部(图4-2-4)。前部称为固有心房,后部称为腔静脉窦,二者之间以界沟为界。固有心房的前壁向前内侧的锥形突出部分称右心耳。右心房内,可见纵行肌隆起,称界嵴。从界嵴向前发出至固有心房内面的许多平行肌隆起,称为梳状肌。腔静脉窦内面光滑,其上方有上腔静脉口,下方有下腔静脉口。下腔静脉口的左前方有右房室口,通右心室。下腔静脉口与右房室口之间有一小的圆形开口,称为冠状窦口。右心房的后内侧壁主要由房间隔组成,其下部有一浅凹,称为卵圆窝,是胚胎时期卵圆孔闭合后的遗迹。

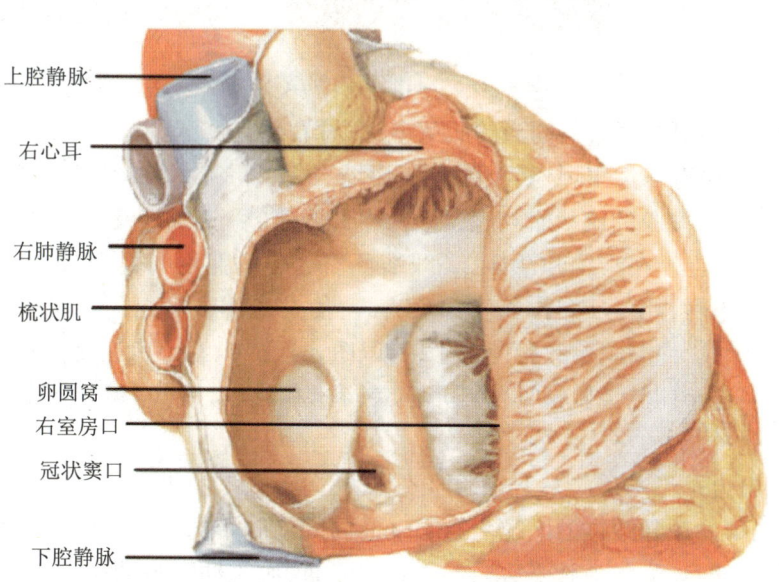

图4-2-4 右心房内部结构

(二)右心室

右心室位于右心房的左前下方,室腔被一弓形的肌性隆起即室上嵴,分成后下方的右心室流入道和前上方的右心室流出道(图4-2-5)。

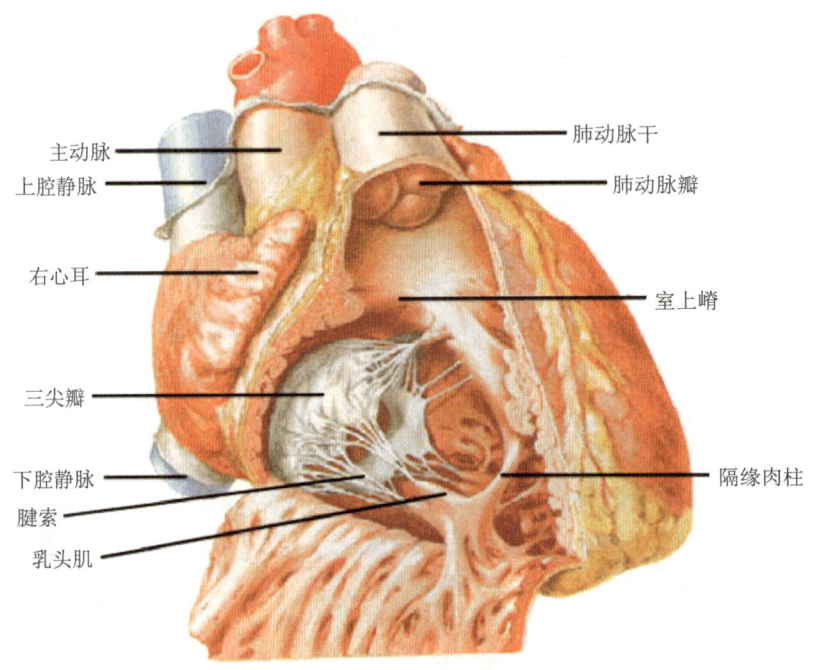

图4-2-5 右心室内部结构

右心室流入道又称窦部,其内面的肌束形成纵横交错的隆起称肉柱。流入道的入口为右房室口,口周缘有三尖瓣环,其上附有3片呈三角形的瓣膜,称为三尖瓣(也称右房室瓣)。从室壁突入室腔的锥状肌隆起,称乳头肌,分前、后、隔侧3群。各乳头肌的尖端借腱索连于三尖瓣上。在结构和功能上,纤维环、三尖瓣、腱索和乳头肌是一个整体,称三尖瓣复合体。当右心室收缩时,血液推顶瓣膜,使三尖瓣合拢封闭右房室口;同时,乳头肌收缩,腱索牵拉,使瓣膜不致翻向右心房,以防止血液向右心房逆流。右心室腔内还有一条从室间隔连至前乳头肌根部的圆形肌束,称为隔缘肉柱(又称节制索),可限制右心室的过度扩张。

右心室流出道是流入道向左上方延伸的部分,向上逐渐变细,形似倒置的漏斗,壁光滑,称为动脉圆锥。动脉圆锥的上端为右心室通向肺动脉干的开口,称肺动脉口,口周围附有3片半月形瓣膜,称肺动脉瓣。当右心室收缩时,血流冲开肺动脉瓣流入肺动脉干;右心室舒张时瓣膜关闭肺动脉口,以阻止血液逆流入右心室。

(三)左心房

左心房位于右心房的左后方,构成心底的大部,是四个心腔中最靠后的一个腔(图 4-2-6)。左心房分前、后两部分。前部即左心耳,突向左前方。后部为左心房窦,较大,腔面光滑。后壁两侧分别有左肺上、下静脉和右肺上、下静脉的开口。前下部借左房室口通左心室。

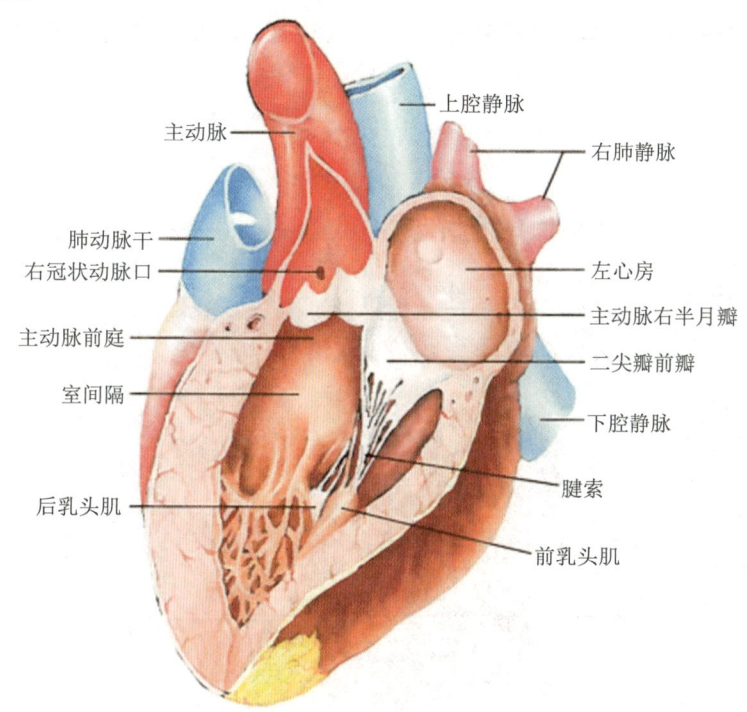

图 4-2-6 左心房和左心室

(四)左心室

左心室位于右心室的左后方,左室壁厚度约为右室壁厚度的 3 倍。室腔以二尖瓣前瓣为界分为左后方的流入道和右前方的流出道两部分(图 4-2-6)。

左心室流入道,又称窦部。入口为左房室口,口周缘有致密结缔组织构成的二尖瓣环,其上附有两个呈三角形的瓣膜,称二尖瓣(又称左房室瓣)。瓣膜有腱索连于前、后乳头肌。二尖瓣环、二尖瓣、腱索和乳头肌形成二尖瓣复合体。

左心室流出道又称主动脉前庭,是左心室的前内侧部分,腔面光滑无肉柱,出口为主动脉口,周缘有 3 个袋口向上、呈半月形的主动脉瓣,分别排列在主动脉口的左、右、后方。与每个瓣相应的主动脉壁向外膨出,瓣膜和动脉壁之间形成的空间,称为主动脉窦,可分为左、右、后 3 个窦。主动脉瓣的功能与肺动脉瓣的功能相似。

任务三　心的构造

(一) 心壁的构造

心壁从内向外由心内膜、心肌和心外膜三层构成,心肌是构成心壁的主要部分(图4-2-7)。

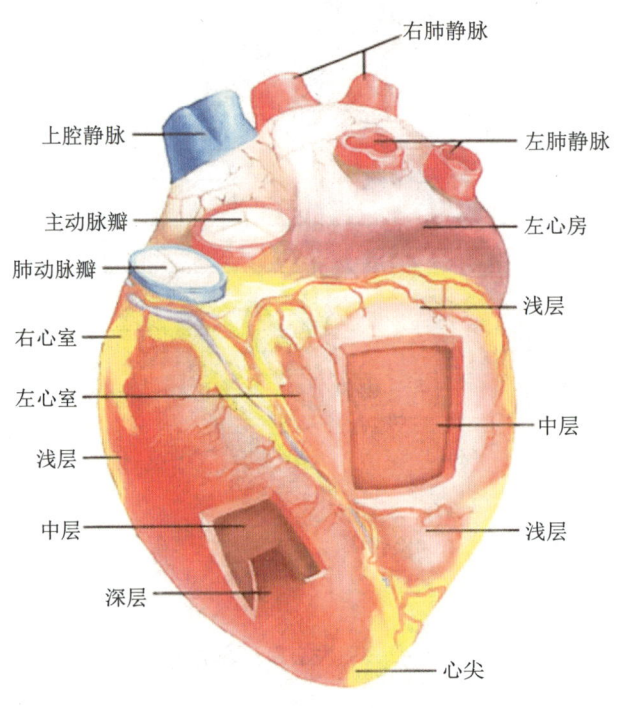

图 4-2-7　心肌

1. 心内膜

心内膜是衬于心各腔内面的一层光滑的薄膜,与血管的内膜相连续。心内膜在房室口和动脉口处向心腔折叠形成心的瓣膜。

2. 心肌

心肌主要由心肌纤维组成,包括心房肌和心室肌两部分。心房肌较薄,心室肌肥厚,左心室肌最厚。心房肌和心室肌不相连续,它们之间有结缔组织形成的支持性结构,称心纤维骨骼,因此心房肌和心室肌可不同时收缩。

3. 心外膜

心外膜是包在心肌外面的一层光滑的浆膜,即浆膜心包的脏层。

(二)心纤维骨骼

心纤维骨骼又称心纤维支架,位于左右房室口、肺动脉口和主动脉口的周围,由致密结缔组织构成(图4-2-8)。心纤维骨骼是心肌纤维和心瓣膜的附着处,构成心脏的支架,在心肌运动时起支持和稳定作用。

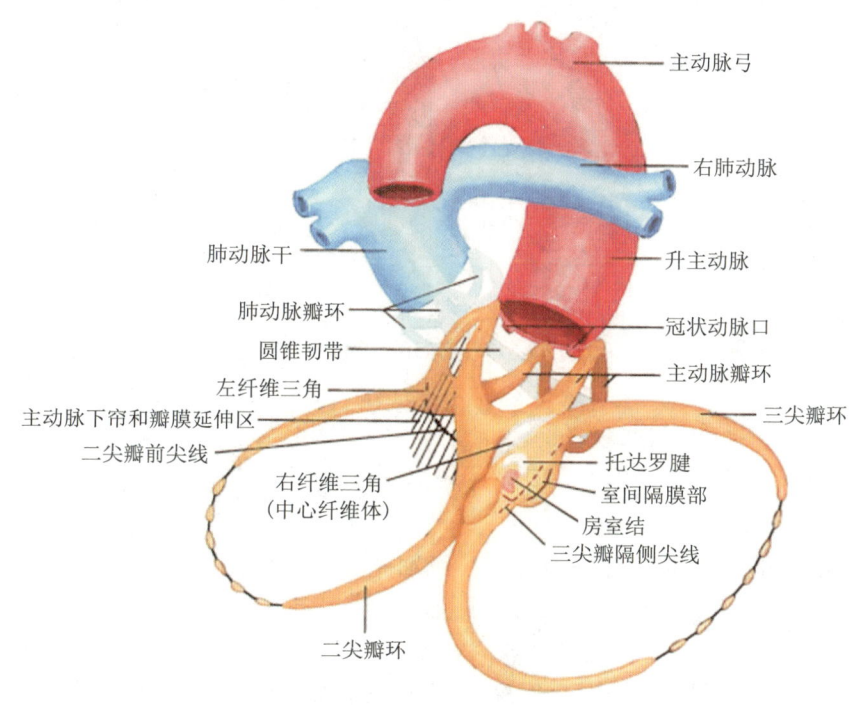

图4-2-8 心纤维骨骼

心纤维骨骼主要包括4个纤维环(二尖瓣环、三尖瓣环、主动脉环、肺动脉环)和左、右纤维三角,室间隔膜部,瓣膜间隔等。

左纤维三角位于主动脉左瓣环与二尖瓣环之间,呈三角形。右纤维三角位于二尖瓣环、三尖瓣环和主动脉后瓣环之间,因其位于心的中央,故又称中心纤维体。

(三)房间隔和室间隔

房间隔位于左、右心房之间,由两层心内膜夹少量心肌和结缔组织构成,在卵圆窝处最薄。室间隔位于左、右心室之间,分为肌部和膜部。肌部较厚,位于左、右心室之间。膜部为不规则的膜性结构,位于心房和心室交界部位,是室间隔缺损的好发部位(图4-2-9)。

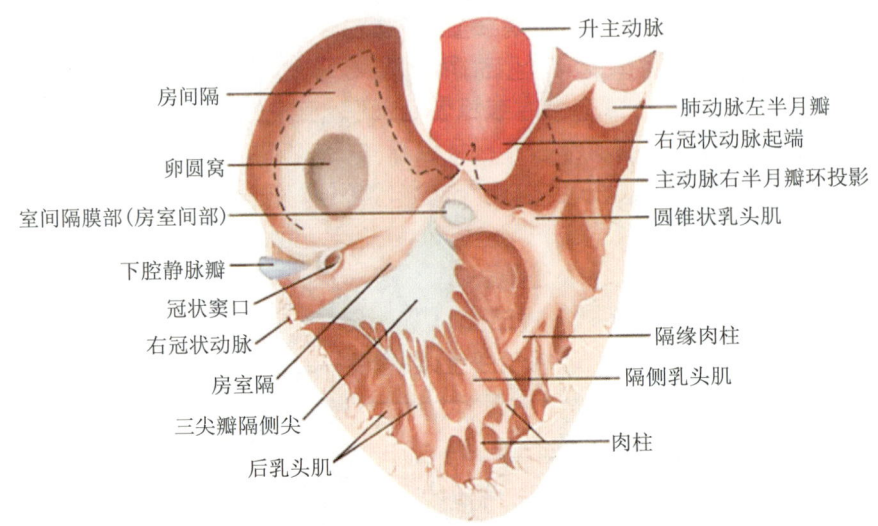

图 4-2-9　房间隔和室间隔

任务四　心的传导系统

心肌细胞按形态和功能可分为普通心肌细胞和特殊分化的心肌细胞两类。前者构成心房壁和心室壁的主要部分,主要功能是收缩;后者具有自律性和传导性,其主要功能是产生和传导冲动,控制心的节律性活动。心的传导系统由特殊分化的心肌细胞所构成,包括窦房结、房室结、结间束、房室束、左右束支和浦肯野纤维网(图 4-2-10)。

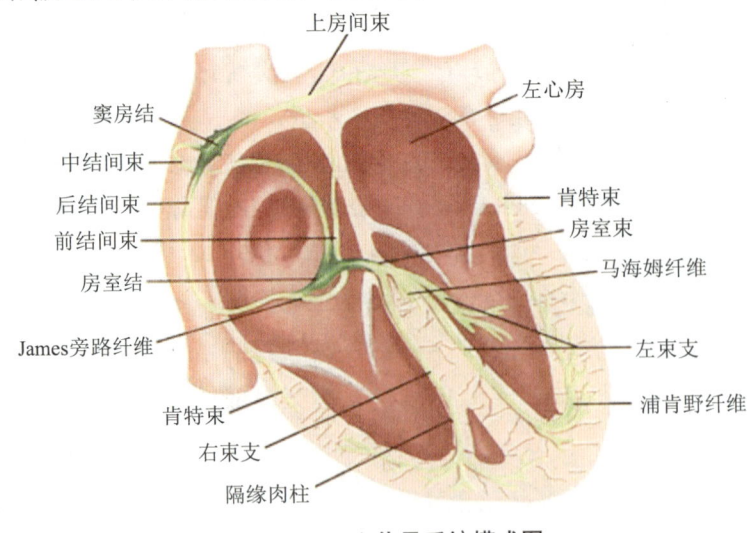

图 4-2-10　心传导系统模式图

（一）窦房结

窦房结是心的正常起搏点，位于上腔静脉与右心房交界处的心外膜深面，呈长椭圆形。

（二）房室结

房室结是重要的次级起搏点，位于冠状窦口与右房室口之间心内膜深面，呈扁椭圆形。房室结的主要功能是将窦房结传来的冲动延搁后传向心室，保证心房收缩后再开始心室的收缩。

（三）结间束

关于窦房结产生的兴奋如何传导到心房肌和房室结的问题至今尚无定论，有学者认为是经窦房结和房室结之间的结间束传导的，并在生理学上证实有结间束存在，但在形态学上的证据尚不充分。

（四）房室束

房室束又称希氏束，从房室结发出后入室间隔，在室间隔上部分为左束支和右束支。左、右束支分别沿室间隔左、右侧心内膜深面下行到左、右心室。左、右束支在左、右心室内逐渐分为许多细小的分支，最后形成浦肯野纤维网，与一般心肌纤维相连。

窦房结发出的冲动，先传给心房肌，引起心房肌兴奋和收缩，同时也传导到房室结，延搁后，再通过房室束和左、右束支传至浦肯野纤维，再到普通心室肌细胞，从而引起心室肌兴奋和收缩。

任务五　心的血管

心的血液供应来自左、右冠状动脉，回流的静脉血，绝大部分经冠状窦汇入右心房。

（一）动脉

1. 左冠状动脉

起自主动脉左窦，经左心耳与肺动脉干之间走向左前方，随即分为前室间支和旋支。前室间支沿前室间沟下行，绕过心尖切迹达后室间沟下部，与右冠状动脉的后室间支吻合。前室间支沿途发出分支到左心室前壁、室间隔前 2/3 和右心室前壁一部分。旋支沿冠状沟左行，绕过心左缘至左心室膈面，分支分布到左心房、左心室侧壁和后壁等。

左冠状动脉分支主要分布到左心房、左心室、室间隔前 2/3 和右心室前壁一部分。

2. 右冠状动脉

起自主动脉右窦，经右心耳和肺动脉干之间入冠状沟，向右下方走行，绕过心右缘至膈面，沿途分布于右心房、右心室，至膈面后继续沿冠状沟向左行，达房室交点处，分为后室间支和右旋支。后室间支沿后室间沟下行，至后室间沟下部与前室间支末梢吻合，分布于膈面的左、右心室壁和室间隔的后 1/3。右旋支较细小，继续向左行，分布于左心室后壁的右侧部分。

右冠状动脉分支主要分布到右心房、右心室、室间隔后 1/3 和左心室后壁的一部分,以及窦房结和房室结。

(二)静脉

心的静脉血由冠状窦、心前静脉和心最小静脉 3 条途径回心,统称心静脉系统。

1. 冠状窦

位于心膈面的冠状沟内,左心房与左心室之间,借冠状窦口开口于右心房。其主要属支有:①心大静脉:在前室间沟内与前室间支伴行,注入冠状窦左端;②心中静脉:起于心尖部,与后室间支伴行,注入冠状窦右端;③心小静脉:在冠状沟内与右冠状动脉伴行,注入冠状窦右端。

2. 心前静脉

有 2~3 条,起于右心室前壁,开口于右心房。

3. 心最小静脉

位于心壁内的小静脉,直接开口于心房或心室腔。

任务六　心包

心包为包裹心和出入心的大血管根部的锥形纤维浆膜囊,分内外两层,外层是纤维心包,内层为浆膜心包(图 4-2-11)。

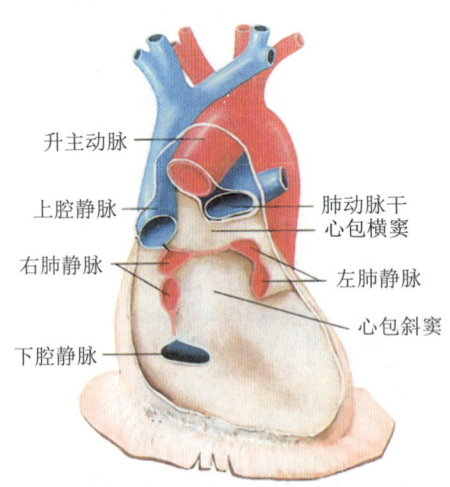

图 4-2-11　心包

（一）纤维心包

纤维心包是一个坚韧的结缔组织囊，向上与出入心的大血管的外膜相移行，下面与膈中心腱紧密相连。

（二）浆膜心包

浆膜心包可分脏、壁两层。脏层覆于心肌的外面，即心外膜；壁层紧贴于纤维心包的内面。两层在出入心的大血管根部相移行，围成的间隙称心包腔，腔内含少量浆液，起润滑作用，减少心搏动时的摩擦。

心包腔在升主动脉、肺动脉干后壁与上腔静脉、左心房前壁之间的间隙称心包横窦；在左心房后壁、左右肺静脉、下腔静脉与心包后壁之间的间隙称心包斜窦；心包前壁与下壁之间的交角处称心包前下窦。三窦均为心包腔的一部分，人体直立时，前下窦位置最低，心包积液长存于此窦中，是心包穿刺的比较安全部位。从剑突与左侧第 7 肋软骨交角处进行心包穿刺，恰可进入该窦。

任务七　心的体表投影

心在胸前壁的体表投影个体差异较大，也可因体位而变化（图 4-2-12）。通常采用下列 4 点及其连线表示：①左上点，于左侧第 2 肋软骨的下缘，距胸骨左缘约 1.2 cm 处；②右上点，于右侧第 3 肋软骨上缘，距胸骨右缘约 1 cm 处；③右下点，在右侧第 7 胸肋关节处；④左下点，于左侧第 5 肋间隙，左锁骨中线内侧 1~2 cm 处。左、右上点连线为心的上界，左、右下点连线为心的下界，右上点与右下点之间微向右凸的弧形连线为心的右界，左上点与左下点之间微向左凸的弧形连线为心的左界。

了解心在胸前壁的投影，对临床诊断有实用意义。

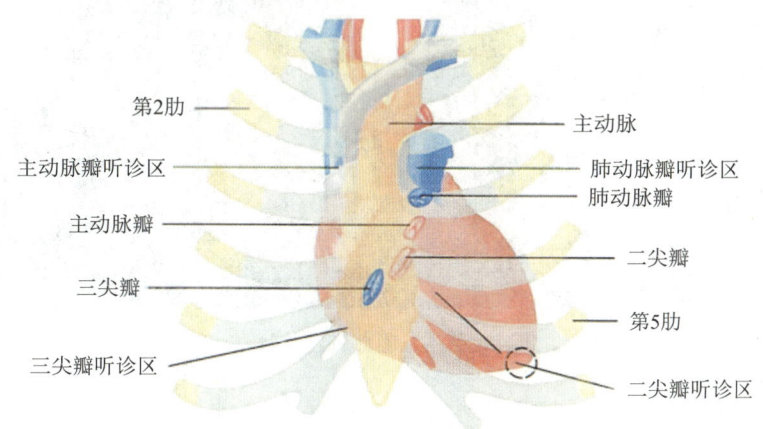

图 4-2-12　心的体表投影

【目标考核】

【知识目标考核】
1. 简述心的位置和毗邻。
2. 如何从心的外形上辨别左、右心房和左、右心室？
3. 心内正常血流方向是怎样的？防止血液逆流的结构有哪些？
4. 简述心传导系统的组成及功能。
5. 简述冠状动脉的起始、主要分支及分布。

【能力目标考核】
1. 请在自己（或同学）身上定位心尖的位置。
2. 冠状动脉粥样硬化性心脏病是临床上的一个常见病，诊断冠状动脉狭窄程度的金指标是冠脉造影检查数据，请分析以下五张图（图4-2-13）的关联之处。

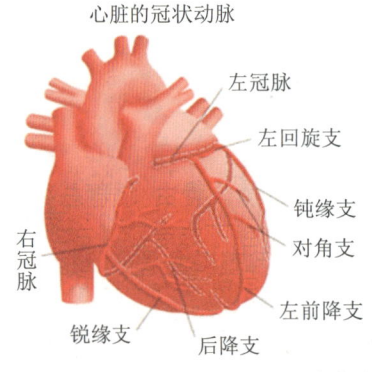
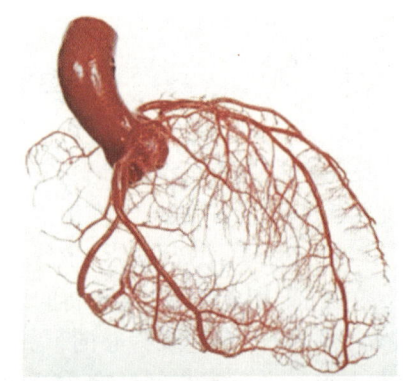
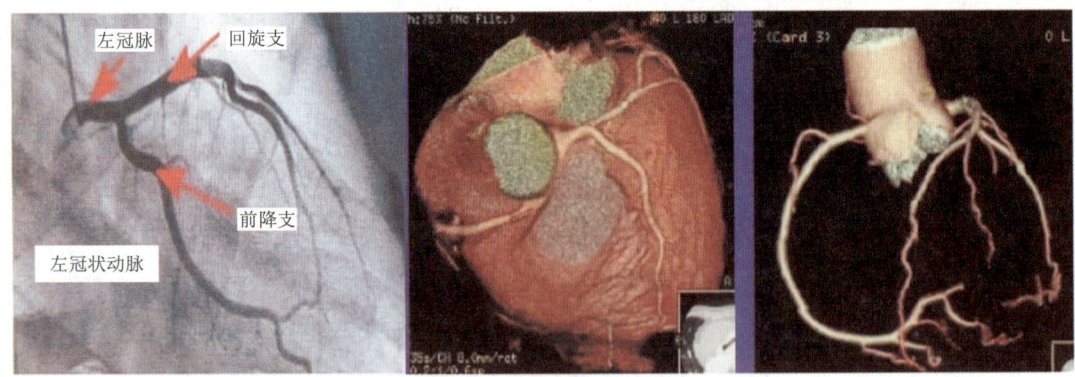

图4-2-13　心血管图片标注

【素质目标考核】
目前我国心搏骤停的发生率正逐年攀升，并成为青壮年人群的主要杀手。据统计我国每年约有54万人死于心搏骤停,相当于每分钟就有1个人死于心脏骤停,其中80%发生在院外。在心脏刚刚骤停的4~6分钟内,如果实施正确的心肺复苏,约有50%的患者可以获救,故将心肺复苏纳入青少年应急救护教育是非常必要的。

2020年8月,由国家教育部和中国红十字总会联合印发的《关于进一步加强和改进新时代学校红十字工作的通知》中指出,把健康教育作为素质教育的重要内容,主动融入相关学科教学与教育活动、课堂教育与课外实践。针对青少年生理、心理特点,积极开展应急救护培训,把学生健康知识、急救知识,特别是心肺复苏纳入教育内容。

考核1:心肺复苏术是执业医师考试的必考点,也是每个医学生必须掌握的一个技能。作为一名医生(或医学生),在医院之外遇到心搏骤停的病人时,该怎么做?

考核2:网络查询心肺复苏术,然后在同学身上体表定位心脏按压部位。

(王振全)

项目三 动 脉

【课前导读】

动脉是指从心脏发出,不断分支成中动脉、小动脉、细动脉,而最后止于毛细血管前的血管,它将血液从心脏运送至身体各处,由于内部压力较大,血流速度较快。动脉管壁较厚,弹力纤维较多,管腔断面呈圆形,具有舒缩性和一定的弹性,可随心脏的收缩、血压的高低而明显地搏动。动脉的器质性疾病(炎症、狭窄或闭塞)或功能性疾病(动脉痉挛),都将引起缺血性临床表现,病程可呈进展性,后果严重。临床上血管的检查有体格检查(脉搏检查、血管杂音听诊、周围血管征检查等)、影像学检查(血管造影检查、三维成像、B超等)。其解剖学基础是血管的起止、分支、走行、分布、形态、定位。

【学习目标】

1. 知识目标

(1)掌握肺动脉干和左、右肺动脉的行径以及动脉韧带的位置。

(2)掌握主动脉分部以及升主动脉和主动脉弓的起止、位置和分支。

(3)掌握颈总动脉和颈外动脉的起始、行径、分支、分布。

(4)掌握锁骨下动脉及其主要分支,腋动脉、肱动脉、肱深动脉、桡动脉、尺动脉的起止、行径和主要分布范围。

(5)掌握掌浅弓和掌深弓的组成、位置、主要分支、分布和体表投影。

(6)掌握胸主动脉及其主要分支,肋间动脉的行径和分布范围。

(7)掌握腹主动脉的起止、行径,主要分支和分布范围。

(8)掌握腹腔干、肠系膜上动脉、肠系膜下动脉以及它们分支的起始、行径和分布范围。

(9)掌握肾上腺中动脉、肾动脉、睾丸或卵巢动脉的行径和分布范围。

(10)掌握髂总动脉、髂内动脉和髂外动脉的起止、行径和分布范围。

(11)掌握子宫动脉的行径、分布及其与输尿管的关系。

(12)掌握股动脉、腘动脉、胫前动脉、胫后动脉、足背动脉及足背动脉弓的起止、行径和分布范围。

(13)熟悉颞浅动脉、面动脉、颈总动脉、锁骨下动脉、肱动脉、尺动脉、桡动脉和股动脉、腘动脉、足背动脉的搏动点、体表投影、压迫止血部位。

2.能力目标

(1)通过动脉学习,能确定动脉的主要压迫止血部位。

(2)通过动脉学习,能在血管成像图片上识别出血管名称(不必判断正常、异常)。

3.素质目标

当生活中遇到出血患者,能迅速处理,达到止血效果。用娴熟的操作技能减轻患者的创伤!

任务一　动脉概述

输送血液离开心的血管均称为动脉。由左心室发出的主动脉及各级分支运送动脉血;而由右心室发出的肺动脉干及其分支则输送静脉血。动脉干的分支离开主干进入器官前的一段称为器官外动脉,入器官后的一段称为器官内动脉。

器官外动脉分布的一些基本规律如下:①动脉的配布与人体的结构相适应,人体左右对称,动脉的分支亦左右对称。②每一大局部(头颈、躯干和上下肢)都有1~2条动脉干。③躯干部在结构上有体壁和内脏之分,动脉亦分为壁支和脏支,其中壁支仍保留着原始的分节状态,如肋间后动脉、腰动脉等(图4-3-1)。④动脉常有静脉和神经伴行,构成血管神经束,有的还包有结缔组织鞘,四肢的血管神经束的行程多与长骨平行。⑤动脉在行程中多居于身体的屈侧、深部或安全隐蔽的部位,如由骨、肌和筋膜所形成的沟或管内,因此不易受到损伤。⑥动脉常以最短的距离到达它所分布的器官,但也有个别的例外,如睾丸动脉,此种特殊情况可以从胚胎发育中得到解释。⑦动脉分布的形式与器官的形态有关。容积经常发生变化的器官如胃、肠等,其动脉多先在器官外形成弓状的血管吻合,再分支进入器官内部。一些位置较固定的实质性器官如肝、肾等,动脉常从其凹侧穿入,血管出入的这些部位常称为"门"。⑧动脉的管径有时不完全取决于它所供血器官的大小,而与该器官的功能有关。例如,肾动脉的管径就大于绝大部分小肠和部分

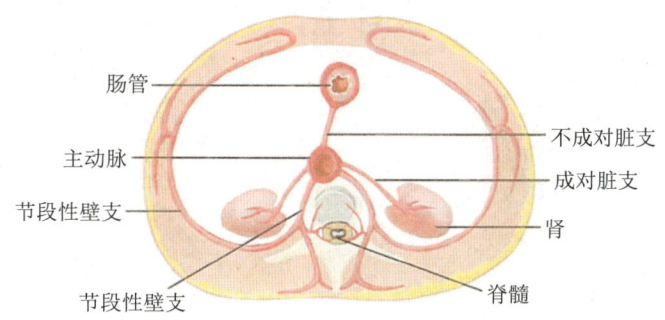

图4-3-1　躯干部动脉分布模式图

结肠的肠系膜上动脉的管径,这与肾的泌尿功能有关。

器官内动脉的分布与器官的构造有关,结构相似的器官其动脉的配布也大致相同。在实质性器官内,有放射型、纵行型和集中型的动脉配布。在有分叶状结构的器官内,如肝、肾、肺等,动脉自"门"进入器官,分支呈放射型分布。由于各分支的分布区与脏器的分叶相当,因此常将其作为器官分叶或分段的基础。肌内动脉常沿肌纤维束走行,其间以横支构成吻合。中空性或管状器官,其动脉呈纵行型、横行型或放射型分布(图4-3-2)。

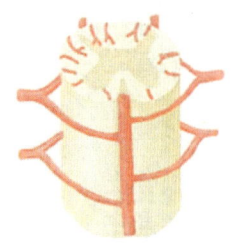 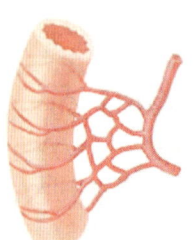 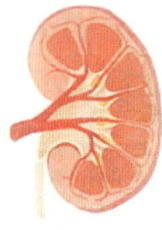 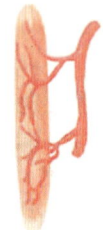

放射型分布(脊髓)　　横行型分布(肠管)　　纵行型分布(输尿管)　　自门进入(肾)　　纵行型分布(肌)

图4-3-2　器官动脉分布图

任务二　肺循环的动脉

肺动脉干位于心包内,为一粗短的动脉干,起自右心室,在主动脉的前方向左后上方斜行,至主动脉弓的下方分为左、右肺动脉(图4-3-3)。左肺动脉较短,在左主支气管的前方横行,而后分上、下两支进入左肺的上、下叶。右肺动脉较长且粗,经升主动脉和上

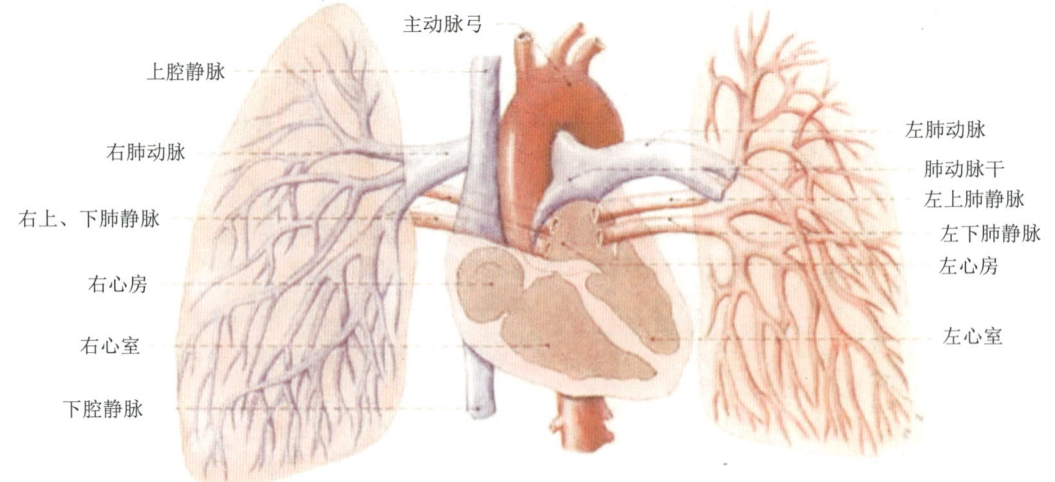

图4-3-3　肺循环的动脉

腔静脉的后方向右横行,至右肺门处分为上、中、下三支分别进入右肺的上、中、下叶。动脉韧带为连于肺动脉干分叉处稍左侧至主动脉弓下缘的纤维性结缔组织索,是胚胎时期动脉导管闭锁的遗迹。动脉导管若在出生后6个月尚未闭锁,则称为动脉导管未闭,是常见的先天性心脏病。

任务三　体循环的动脉

主动脉是体循环的动脉主干(图4-3-4、图4-3-5)。主动脉由左心室发出,其起始段为升主动脉,自起始处向右前上方斜行,达右侧第2胸肋关节高度移行为主动脉弓。升主动脉发出左、右冠状动脉。主动脉弓呈弓形弯向左后方,至第4胸椎体的下缘向下移行为降主动脉。从主动脉弓上发出的分支由右向左分别为头臂干、左颈总动脉和左锁骨下动脉。头臂干为一粗短的动脉干,起始后向右上方斜行至右胸锁关节的后方分为右颈总动脉和右锁骨下动脉(图4-3-4)。主动脉弓壁的外膜下有丰富的神经末梢,可感受血压的变化,称为压力感受器。主动脉弓的下方,靠近动脉韧带处有2~3个粟粒样的小体,称为主动脉小球,是化学感受器,可感受血液中二氧化碳分压、氧分压和氢离子浓度的变化。降主动脉为主动脉弓的延续,自第4胸椎体的下缘至第4腰椎体的下缘。降主动脉在第12胸椎高度穿膈的主动脉裂孔处被分为上方的胸主动脉和下方的腹主动脉两部分。腹主动脉行至第4腰椎体的下缘处分为左、右髂总动脉(图4-3-5)。

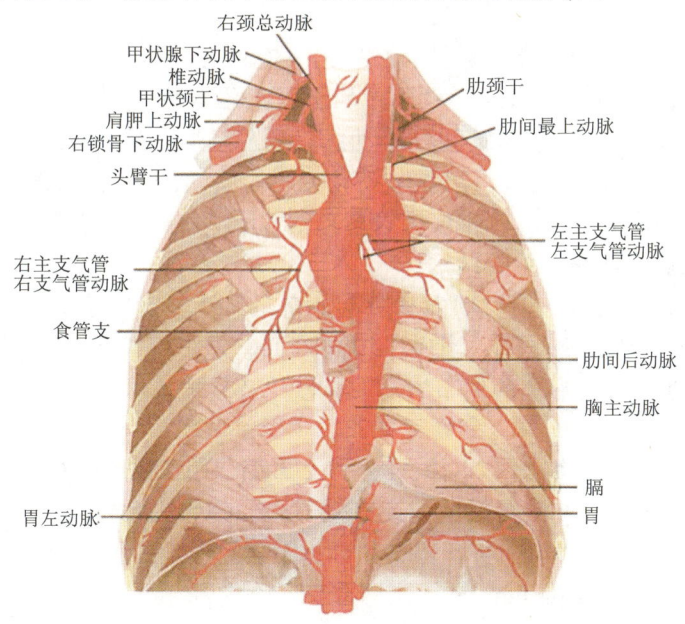

图4-3-4　胸主动脉及其分支

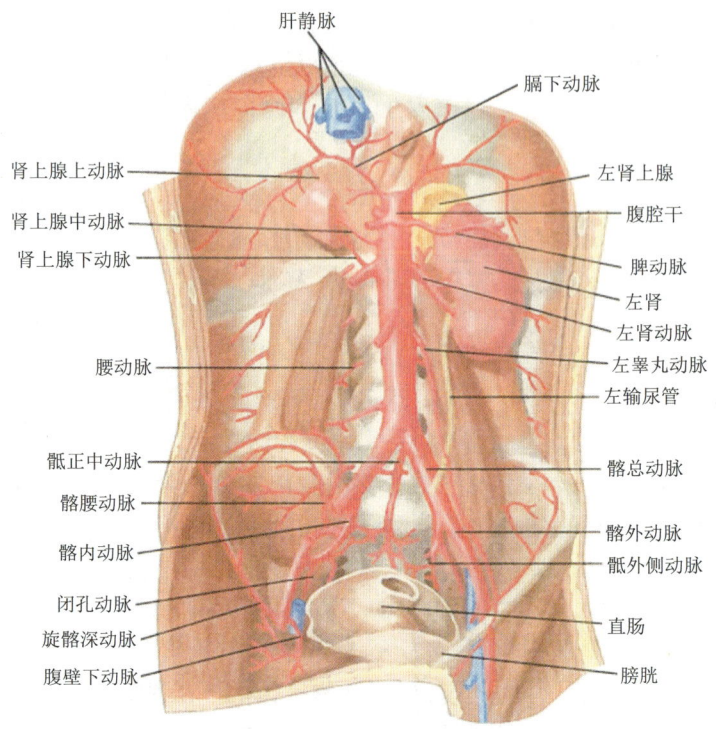

图 4-3-5　腹主动脉及其分支

1.颈总动脉

颈总动脉是头颈部的动脉主干(图 4-3-6)。左颈总动脉起自主动脉弓,右颈总动脉起自头臂干。两侧的颈总动脉均经胸锁关节的后方,沿食管、气管和喉的外侧上行,至甲状软骨上缘的高度,分为颈内动脉和颈外动脉。颈总动脉上段的位置表浅,在活体上可摸到其搏动。当头面部大出血时,可在胸锁乳突肌的前缘,平环状软骨弓的侧方,向后内将该动脉压向其后内方的第 6 颈椎横突,进行急救止血。在颈总动脉分叉处及其附近有颈动脉窦和颈动脉小球两个重要结构。

颈动脉窦是颈总动脉末端与颈内动脉起始部的膨大部分。窦壁的外膜内含有丰富的游离神经末梢,称压力感受器。当血压增高时可引起窦壁扩张,从而刺激窦壁内的压力感受器,进而通过神经系统的调节,反射性地引起心跳减慢和末梢血管扩张,使血压下降。

颈动脉小球是一个扁椭圆形小体,借结缔组织连于颈总动脉分叉处的后方,为化学感受器,可感受血液中二氧化碳分压、氧分压和氢离子浓度的变化。当血中氧分压降低或二氧化碳分压增高时,它可通过神经系统的调节,反射性地促进呼吸加深加快,以保持血中氧气和二氧化碳含量的平衡。

(1)颈外动脉:初居颈内动脉的前内侧,后经其前方转至外侧,上行穿腮腺至下颌颈处分为颞浅动脉和上颌动脉两条终支。

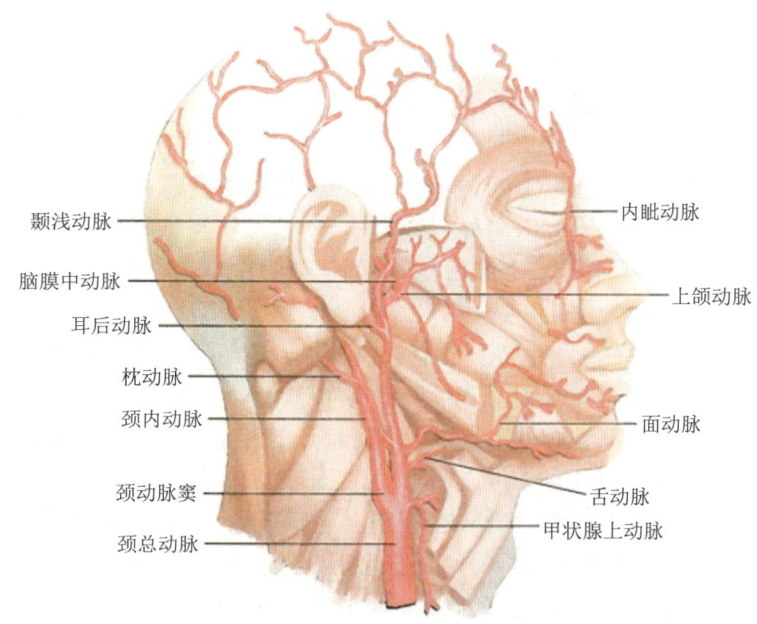

图 4-3-6 颈外动脉及其分支

颈外动脉共有 8 条分支,分别如下:

①甲状腺上动脉:自起始部向前下至甲状腺侧叶的上端,分布于甲状腺和喉。

②舌动脉:在平舌骨大角处发自颈外动脉的前方,行向前内方入舌。

③面动脉:在约平下颌角处起始,向前经下颌下腺的深面,于咬肌止点的前缘绕过下颌骨下缘至面部,沿口角及鼻翼的外侧迂曲上行至内眦,易名为内眦动脉。面动脉分支分布于下颌下腺、面部和腭扁桃体等。面动脉在咬肌前缘绕下颌骨下缘处位置表浅,在活体可摸到其搏动,面部出血时可在此处进行压迫止血。

④颞浅动脉:在外耳门的前方上行,越颧弓的根部至颞部皮下,分支分布于腮腺和额、颞、顶部的软组织。活体上,在外耳门的前上方、颧弓的根部可摸到颞浅动脉的搏动,头皮前部出血时可在此处压迫止血。

⑤上颌动脉:经下颌颈的深面入颞下窝,在翼内、外肌之间行向前内至翼腭窝,沿途分支至外耳道、鼓室、牙及牙龈、鼻腔、腭、咀嚼肌、硬脑膜等处。其中分布于硬脑膜者称脑膜中动脉,其在下颌颈的深面发出,向上穿棘孔进入颅腔,分为前、后两支,紧贴颅骨的内面走行,分布于颅骨和硬脑膜。前支行经颅骨翼点的内面,当翼点部位骨折时该动脉易受损伤,可引起硬脑膜外血肿。

⑥枕动脉:与面动脉的起点相对,在乳突根部的内侧向后行至枕部并分布于此部。

⑦耳后动脉:自二腹肌后腹上缘的高度起始,在达乳突之前上升至耳郭的后方并分布于该处。

⑧咽升动脉:细小,自颈外动脉起始端的内侧壁发出,沿咽侧壁上升至颅底,分支至

咽和颅底等处。

（2）颈内动脉：在颈部无分支，自颈总动脉发出后，垂直上行至颅底，经颈动脉管入颅腔，分支分布于视器和脑（详见"中枢神经系统"）。

2.锁骨下动脉

左、右两侧锁骨下动脉起点不同，左锁骨下动脉起自主动脉弓，右锁骨下动脉起自头臂干，二者均经胸锁关节的后方斜向外行至颈根部，呈弓状经胸膜顶的前方，穿斜角肌间隙至第1肋外侧缘续为腋动脉。上肢出血时，可于锁骨中点上方的锁骨上窝处向后下压迫，将该动脉压向第1肋骨进行止血。

锁骨下动脉（图4-3-7）的主要分支有：①椎动脉，起于前斜角肌的内侧，向上穿第6至第1颈椎的横突孔，经枕骨大孔入颅腔，分支布于脑与脊髓（详见"中枢神经系统"）。②胸廓内动脉，起于锁骨下动脉的下面，椎动脉起点的相对侧，向下行入胸腔，沿第1~6肋软骨的后面（距胸骨外侧缘约1 cm）下降，分支分布于胸前壁、心包、膈和乳房等处。胸廓内动脉行至第6肋间隙处发出两终支：腹壁上动脉较大，为胸廓内动脉的直接延续，穿膈进入腹直肌鞘，在腹直肌的深面下行，到脐附近与腹壁下动脉相吻合，分支营养腹直肌和腹膜；另一终支为肌膈动脉，行于第7~9肋软骨的后面，穿膈后终于最下两个肋间隙，分支分布于下五个肋间隙前部、腹壁诸肌及膈。③甲状颈干，为一短干，在椎动脉的外侧，前斜角肌的内侧缘附近起始，迅即分为甲状腺下动脉、肩胛上动脉等数支，分布于甲状腺、咽、食管、喉、气管以及肩部肌、脊髓及其被膜等处。④肋颈干，起自甲状颈干的外侧，迅即分支分布于颈深肌和第1、2肋间隙的后部。

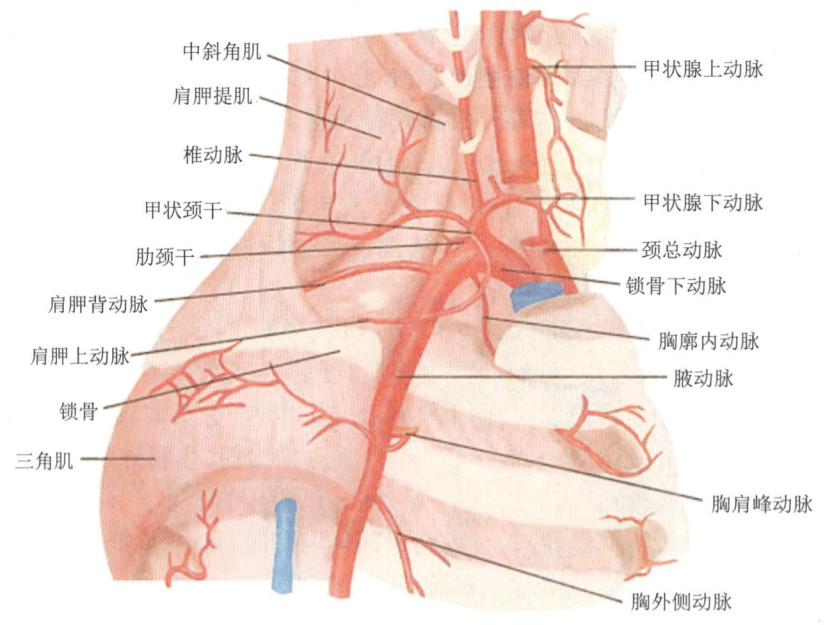

图4-3-7 锁骨下动脉及其分支

(1) 腋动脉(图4-3-8):在第1肋的外侧缘续于锁骨下动脉,经腋窝的深部至背阔肌的下缘移行为肱动脉。其分支有:①胸上动脉,分布于第1、2肋间隙。②胸肩峰动脉,分为数支分布于胸大肌、胸小肌、三角肌和肩关节。③胸外侧动脉,伴胸长神经走行,分布于前锯肌、胸大肌、胸小肌和乳房。④肩胛下动脉,又分为胸背动脉和旋肩胛动脉,前者至背阔肌和前锯肌,后者穿三边孔至冈下窝附近诸肌,并与肩胛上动脉吻合。⑤旋肱后动脉,伴腋神经穿四边孔,绕肱骨外科颈至三角肌和肩关节等处,并与旋肱前动脉吻合。⑥旋肱前动脉,至肩关节及邻近肌。

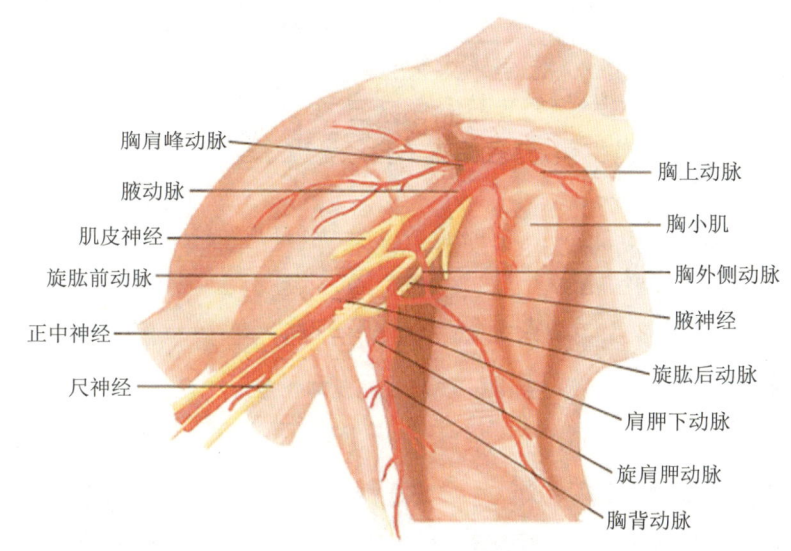

图4-3-8 腋动脉及其分支

(2) 肱动脉(图4-3-9):与正中神经伴行,沿肱二头肌的内侧至肘窝,在平桡骨颈的高度分为桡动脉和尺动脉。肱动脉位置表浅,可在肱二头肌内侧沟处触知其搏动。当前臂和手部出血时,可在臂中部用指压法将该动脉压向肱骨以达到暂时止血的目的。如果使用止血带进行止血,应避开臂部中1/3部,以免因长时间压迫位于桡神经沟内的桡神经造成该神经的损伤。肱动脉最重要的分支是肱深动脉。肱深动脉斜向后外方走行,伴桡神经沿桡神经沟下行,分支营养肱三头肌和肱骨,其终支参与肘关节网的组成。肱动脉还发出尺侧上副动脉、尺侧下副动脉(图4-3-9)、肱骨滋养动脉和肌支,营养臂肌和肱骨。

(3) 桡动脉(图4-3-10、图4-3-11):先行经肱桡肌和旋前圆肌之间,继而在肱桡肌腱与桡侧腕屈肌腱之间下行,绕桡骨茎突至手背,继而穿第1掌骨间隙至手掌,其末端与尺动脉掌深支相吻合形成掌深弓。桡动脉的下段仅被皮肤和筋膜覆盖,是临床触摸脉搏的常用部位,可在桡骨茎突的内上方触摸到其搏动。桡动脉的主要分支包括:①掌浅支,与尺动脉的末端吻合形成掌浅弓;②拇主要动脉,分为3支,分布于拇指掌侧面的两侧缘以及示指桡侧缘。

人体解剖学

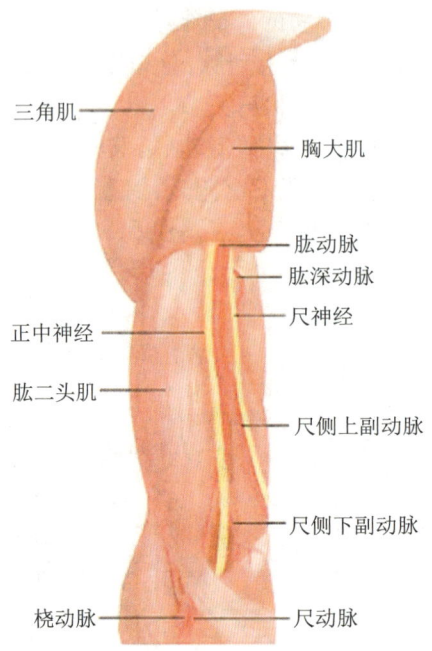

图 4-3-9　肱动脉及其分支

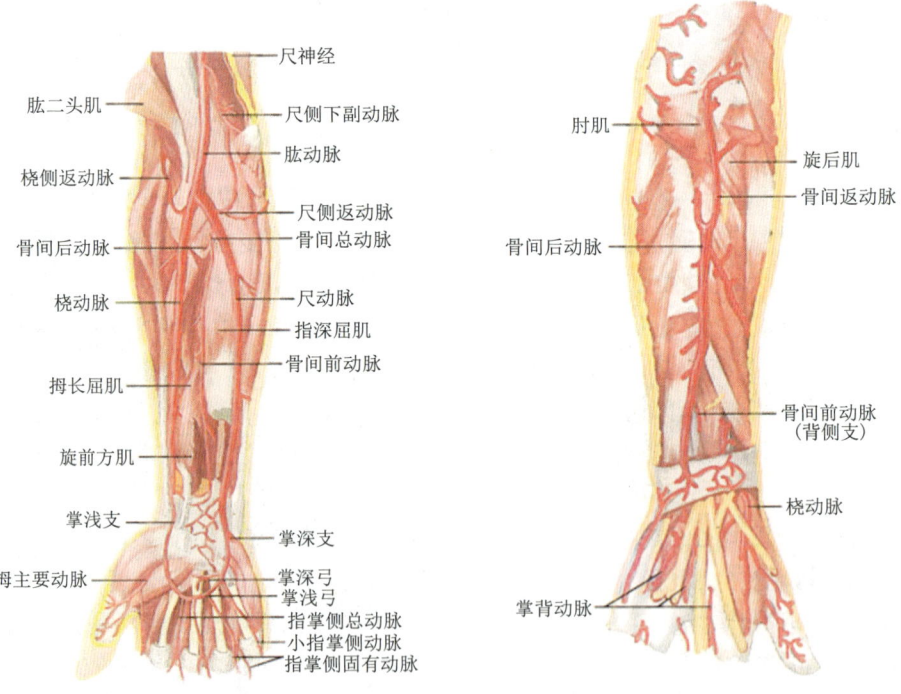

图 4-3-10　前臂的动脉（掌侧面）　　　图 4-3-11　前臂的动脉（背侧面）

(4)尺动脉:在尺侧腕屈肌与指浅屈肌之间下行,经豌豆骨的桡侧至手掌。其末端与桡动脉的掌浅支吻合形成掌浅弓。尺动脉在行程中除分支至前臂的尺侧诸肌和参与形成肘关节网外,其主要分支有:①骨间总动脉,在前臂骨间膜的上缘又分为骨间前动脉和骨间后动脉,分别沿前臂骨间膜的前、后面下降,沿途分支至前臂肌和尺、桡骨。②掌深支,穿小鱼际至掌深部,与桡动脉的末端相吻合形成掌深弓。

(5)掌浅弓和掌深弓:掌浅弓(图4-3-12)由尺动脉的末端与桡动脉的掌浅支吻合而成,位于掌腱膜的深面。弓的凸侧约平掌骨中部,从掌浅弓上发出3条指掌侧总动脉和1条小指尺掌侧动脉。3条指掌侧总动脉行至掌指关节附近,每条再分为两条指掌侧固有动脉,分别分布到第2~5指相对缘;小指尺掌侧动脉分布到小指掌面的尺侧缘。

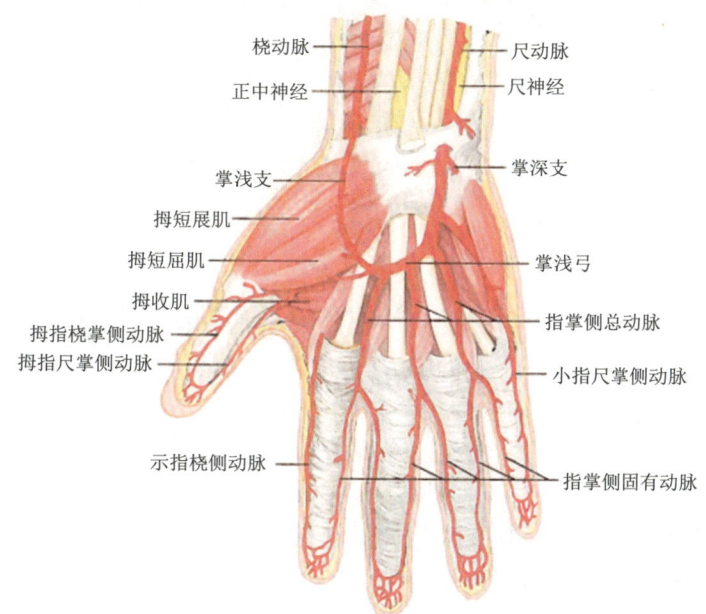

图4-3-12 手的动脉(掌侧面浅层)

掌深弓(图4-3-13)由桡动脉的末端与尺动脉的掌深支吻合而成,位于指深屈肌腱的深面。弓的凸侧在掌浅弓的近侧,约平腕掌关节高度。由弓上发出3条掌心动脉,行至掌指关节附近分别注入相应的指掌侧总动脉。

3.胸主动脉

胸主动脉是胸部的动脉主干,位于胸腔后纵隔内,在第4胸椎的左侧续于主动脉弓,初沿脊柱的左侧下行,逐渐转向其前方,到第12胸椎高度处,穿膈的主动脉裂孔移行于腹主动脉。其分支有壁支和脏支两种。

(1)壁支

①肋间后动脉:共9对,分布于第3肋间隙以下,沿肋沟走行,供应胸壁、腹壁上部、背部和脊髓等处。

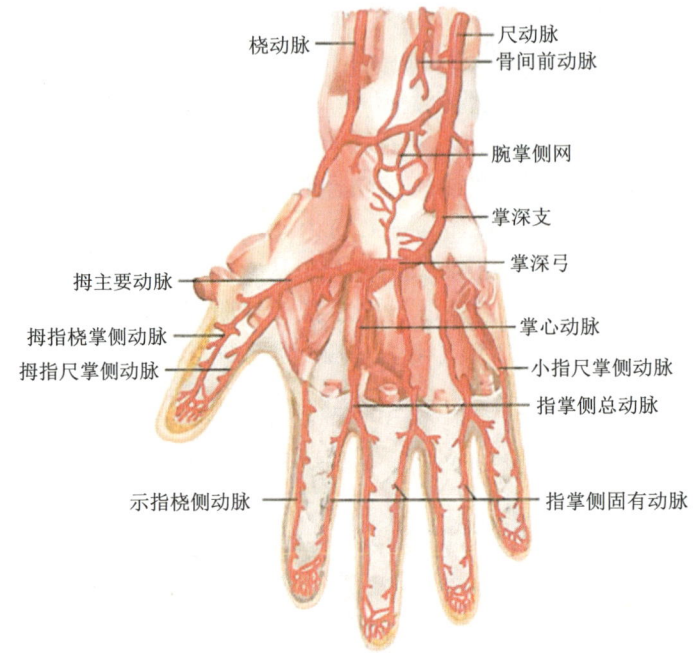

图 4-3-13 手的动脉（掌侧面深层）

②肋下动脉：1对，位于第12肋的下方，供应相应区域。

③膈上动脉：1对，至膈上面的后部。

（2）脏支，较细小，包括支气管动脉、食管动脉和心包支，分布于同名器官。

4.腹主动脉

腹主动脉是腹部的动脉主干。腹主动脉在膈的主动脉裂孔处续于胸主动脉，沿腰椎的前方下降，至第4腰椎体的下缘处分为左、右髂总动脉。腹主动脉亦有壁支和脏支之分。

（1）壁支

①膈下动脉：1对，分布于膈肌及腹壁，该动脉发出肾上腺上动脉以营养肾上腺。

②腰动脉：4对，分布于腰部、腹壁肌、脊髓及其被膜。

③骶正中动脉：1条，发自腹主动脉分叉处的稍后上方，营养骶骨及其周围结构。

（2）脏支：分为成对的和不成对的两种。成对的脏支有肾上腺中动脉、肾动脉、睾丸动脉（男性）或卵巢动脉（女性）；不成对的脏支包括腹腔干、肠系膜上动脉和肠系膜下动脉。

①肾上腺中动脉：在腹腔干起点的稍下方，约平第1腰椎的高度起自腹主动脉的侧壁，分布于肾上腺。该动脉在肾上腺内与肾上腺上动脉和肾上腺下动脉相吻合。

②肾动脉：约平第1~2腰椎椎间盘的高度起于腹主动脉，横行向外经肾门入肾，在进入肾门之前发出肾上腺下动脉至肾上腺。

③睾丸动脉：在肾动脉起始处的稍下方发自腹主动脉的前壁，细而长，沿腰大肌的前面斜向外下行，穿经腹股沟管入阴囊，又称精索内动脉，参与精索的组成，分布于睾丸和附睾。在女性，相对应的动脉称为卵巢动脉，经卵巢悬韧带下行入盆腔，分布于卵巢和输卵管壶腹。

④腹腔干（图4-3-14、图4-3-15）：为粗而短的动脉干，在膈的主动脉裂孔的稍下方起自腹主动脉的前壁，迅即分为胃左动脉、肝总动脉和脾动脉三大分支。

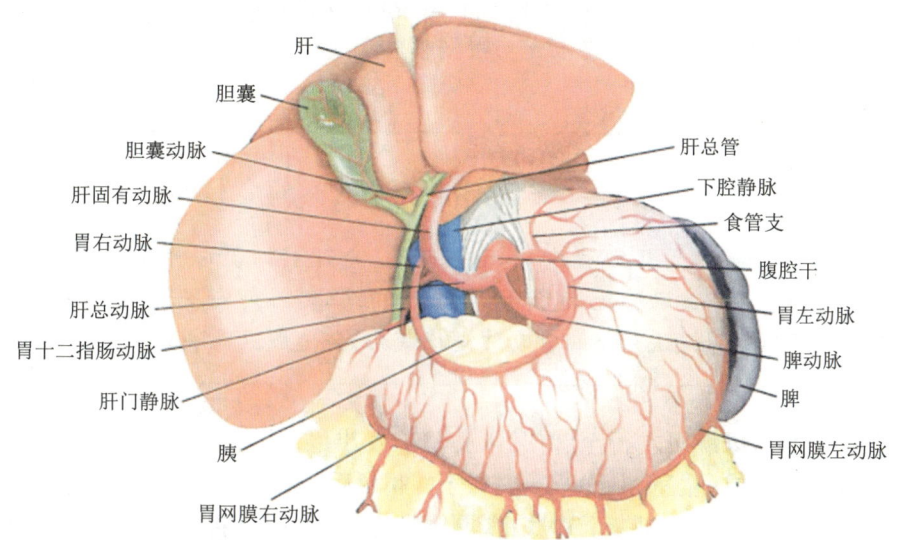

图4-3-14　腹腔干及其分支（胃前面）

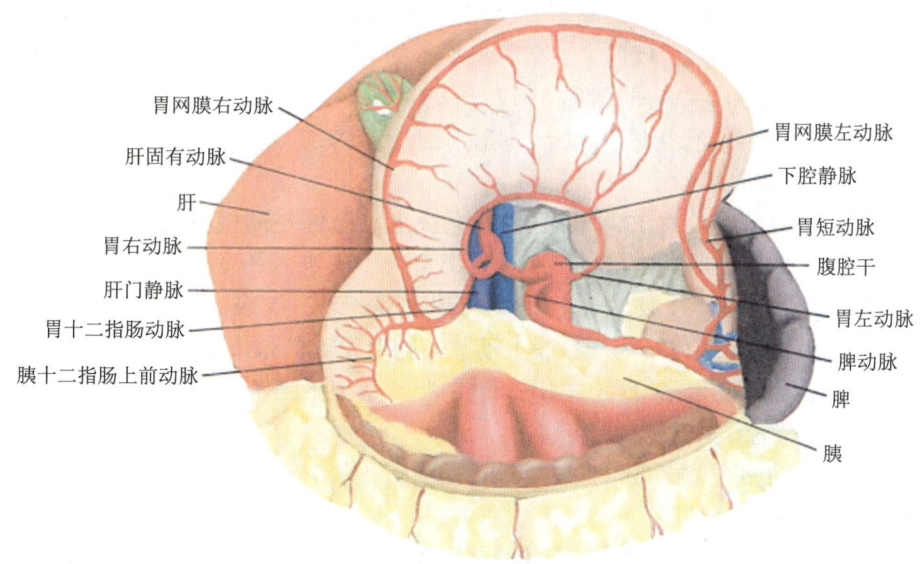

图4-3-15　腹腔干及其分支（胃后面）

胃左动脉：向左上方行至胃贲门附近，然后沿胃小弯在小网膜两层间折向右行，并与胃右动脉吻合，沿途分支至食管的腹段、贲门和胃小弯附近的胃壁。

肝总动脉：向右行至十二指肠上部的上缘后进入肝十二指肠韧带，分为以下两支：一支为肝固有动脉，行于十二指肠韧带内，随后发出胃右动脉沿胃小弯向左行，与胃左动脉吻合，沿途分支分布于胃小弯侧的胃壁。本支入肝门前分为肝左支和肝右支，分布于肝。肝右支发出胆囊动脉分布于胆囊。另一支为胃十二指肠动脉，经十二指肠上部、幽门的后方至胃的下缘又分为胃网膜右动脉和胰十二指肠上动脉。前者沿胃大弯向左行，分布于胃大弯右侧的胃壁和大网膜，终末支与胃网膜左动脉相吻合；后者分前、后两支分布于胰头和十二指肠。

临床联系

胆囊动脉一般起于肝右动脉，本干分两支，分布于胆囊的前后面。胆囊动脉起点变异较多，但胆囊动脉绝大多数(96%)可在胆囊三角内找到，胆囊摘除手术时，不要将肝右动脉误认为是胆囊动脉进行结扎，会造成医疗事故。

脾动脉：沿胰上缘蜿蜒左行至脾门，入脾门前发出以下分支。胰支，为数条细小的分支，分布于胰体和胰尾；胃后动脉，1~2条，行于网膜囊后壁的腹膜后面，经胃膈韧带至胃底；胃短动脉，3~5条，经胃脾韧带至胃底；胃网膜左动脉，分布于胃大弯左侧的胃壁和胃网膜，与胃网膜右动脉相吻合；脾支，为脾动脉入脾的数条分支，分布于脾。

⑤肠系膜上动脉：在腹腔干的稍下方，约平第1腰椎的高度起自腹主动脉的前壁，经胰头和胰体交界处的后方下行，越过十二指肠水平部的前面，进入肠系膜根，然后向右髂窝方向走行，其分支如下（图4-3-16、图4-3-17）。

胰十二指肠下动脉：行于胰头和十二指肠之间，分为前、后支，与胰十二指肠上动脉的前、后支吻合，分支营养胰和十二指肠。

空肠动脉和回肠动脉：共13~18条，由肠系膜上动脉的左侧壁发出，行于肠系膜内，反复分支吻合形成多级动脉弓，由最后一级弓发出直行小支进入肠壁，分布于空肠和回肠，分布于空肠的动脉弓多为1~3级，分布于回肠的动脉弓多为3~5级。

回结肠动脉（图4-3-17）：为肠系膜上动脉右侧壁发出的最下一条分支，斜向右下至盲肠附近，分数支营养回肠末端、盲肠、阑尾和升结肠。其中至阑尾的分支称阑尾动脉，经回肠末端的后方进入阑尾系膜，分支营养阑尾。

右结肠动脉：在回结肠动脉的上方发出，向右行，发出升、降支分别与中结肠动脉和回结肠动脉吻合，分支至升结肠。

中结肠动脉：在胰下缘的附近起于肠系膜上动脉，向前并稍偏右侧进入横结肠系膜，分为左、右支，分别与左、右结肠动脉相吻合，分支营养横结肠。

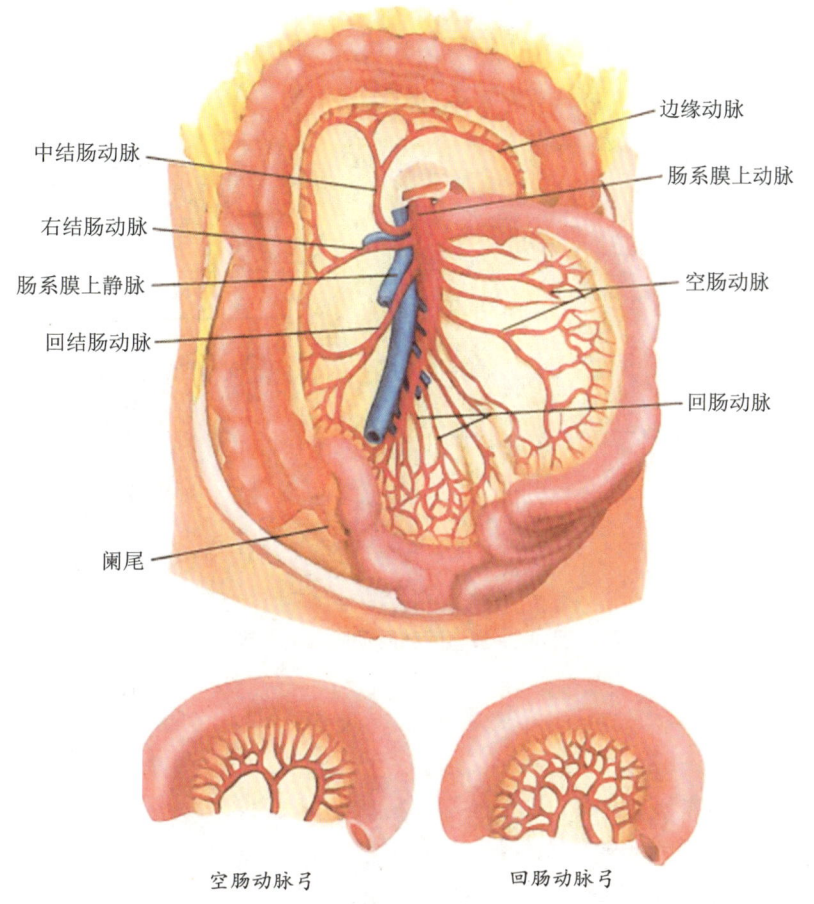

图 4-3-16　肠系膜上动脉及其分支

⑥肠系膜下动脉(图 4-3-18)：在约平第 3 腰椎的高度发自腹主动脉的前壁,行向左下方,分支分布于降结肠、乙状结肠和直肠上部。

左结肠动脉：横行向左,至降结肠的附近分为升、降支,分别与中结肠动脉和乙状结肠动脉吻合,分支分布于降结肠。

乙状结肠动脉：2~3 条,斜向左下方走行,进入乙状结肠系膜内分支营养乙状结肠。乙状结肠动脉与左结肠动脉以及直肠上动脉均有吻合,但一般认为其与直肠上动脉间的吻合不够充分。

直肠上动脉：为肠系膜下动脉的直接延续,在乙状结肠系膜内下行,至第 3 骶椎处分为两支,沿直肠两侧分布于直肠上部,并在直肠的表面和壁内与直肠下动脉的分支吻合。

5.髂总动脉

髂总动脉由腹主动脉分出后,沿腰大肌的内侧下行至骶髂关节处分为髂内动脉和髂外动脉。

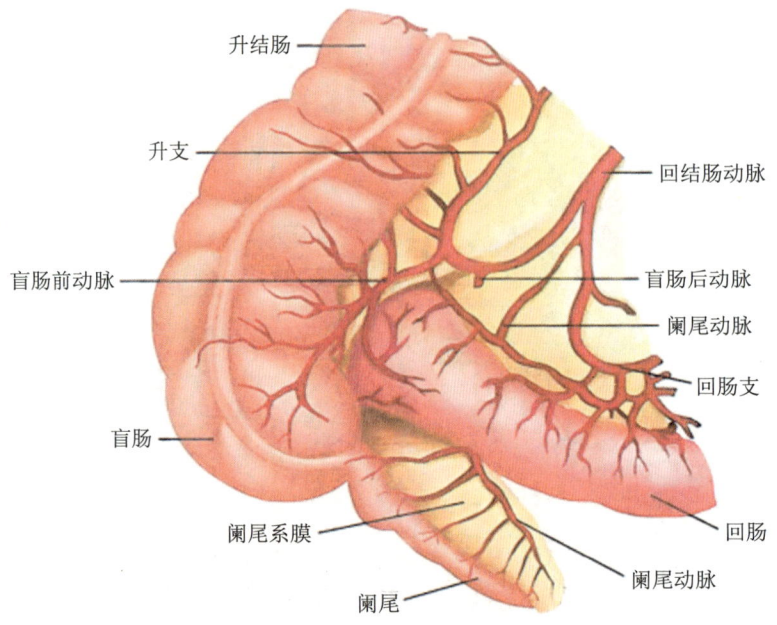

图 4-3-17　回结肠动脉及其分支

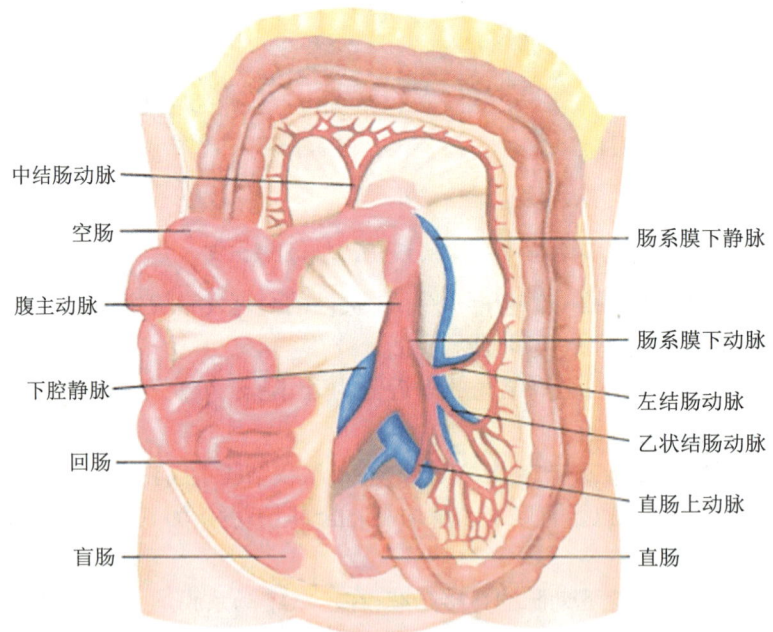

图 4-3-18　肠系膜下动脉及其分支

(1)髂内动脉(图 4-3-19、图 4-3-20、图 4-3-21)：是盆部动脉的主干，为一短干，沿盆腔侧壁下行，分布范围包括盆内脏器以及盆部的肌肉。其分支亦有壁支和脏支两种。

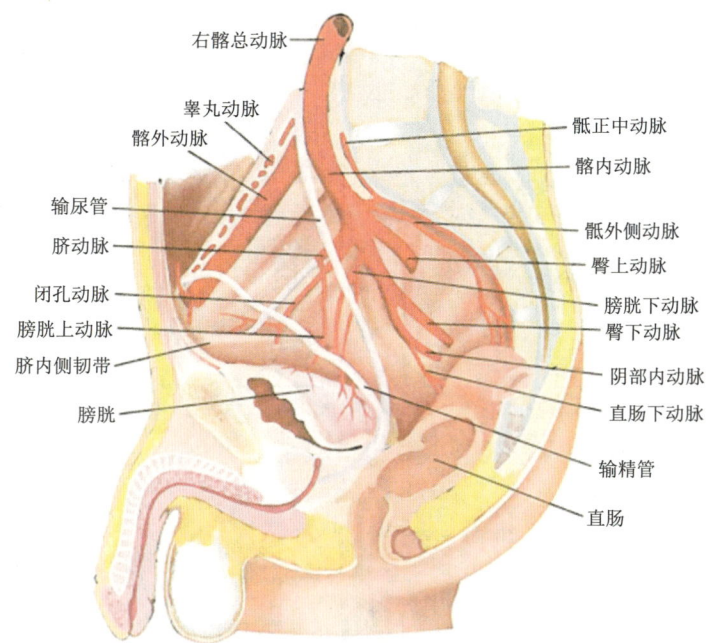

图 4-3-19　盆腔的动脉(右侧,男性)

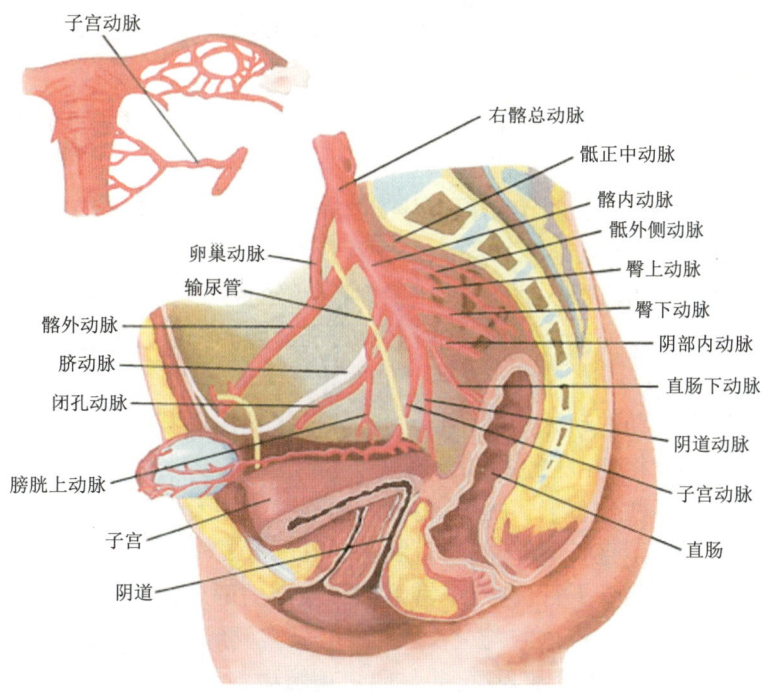

图 4-3-20　盆腔的动脉(右侧,女性)

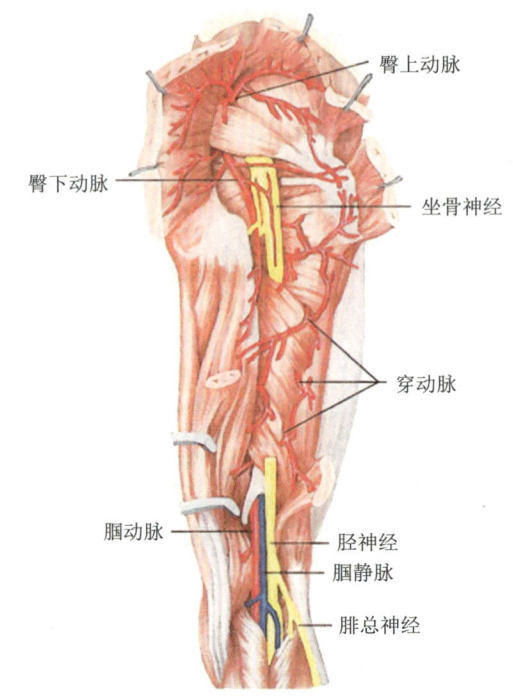

图 4-3-21　臀部和股后部的动脉

①壁支

闭孔动脉:沿骨盆侧壁行向前下,穿闭孔膜至大腿的内侧,分支至大腿内侧群肌和髋关节。

臀上动脉:经梨状肌上孔穿出至臀部,分支营养上部的臀肌和髋关节。

臀下动脉:经梨状肌下孔穿出至臀部,分支营养下部的臀肌和髋关节。

髂腰动脉:由髂内动脉的近端发出,向上沿髂嵴上缘的后端行向外,至髂肌和腰大肌。

骶外侧动脉:沿骶骨外侧缘的前面下行,分布于盆腔后壁以及骶管内结构。

②脏支

脐动脉:是胎儿时期的动脉干,出生后其远侧段闭锁形成脐内侧韧带,近端段管腔未闭,与髂内动脉起始段相连,发出 2~3 条膀胱上动脉,分布于膀胱上、中部。

膀胱下动脉:在男性分布于膀胱底、精囊和前列腺。在女性分布于膀胱和阴道。

直肠下动脉:分布于直肠下部,并与直肠上动脉的分支吻合。

子宫动脉:沿盆腔侧壁下行,进入子宫阔韧带底部的两层腹膜之间,在子宫颈的外侧约 2 cm 处从输尿管的前方跨过并与之交叉,再沿子宫侧缘迂曲上升至子宫底。子宫动脉分支营养子宫、卵巢、输卵管和阴道,并与卵巢动脉吻合。

阴部内动脉:在臀下动脉的前方下行,穿梨状肌下孔出骨盆,继经坐骨小孔至坐骨肛门窝,发出肛动脉、会阴动脉和阴茎背动脉(阴蒂背动脉),分布于肛门、会阴部和外生殖器(图4-3-19、图4-3-20、图4-3-22)。

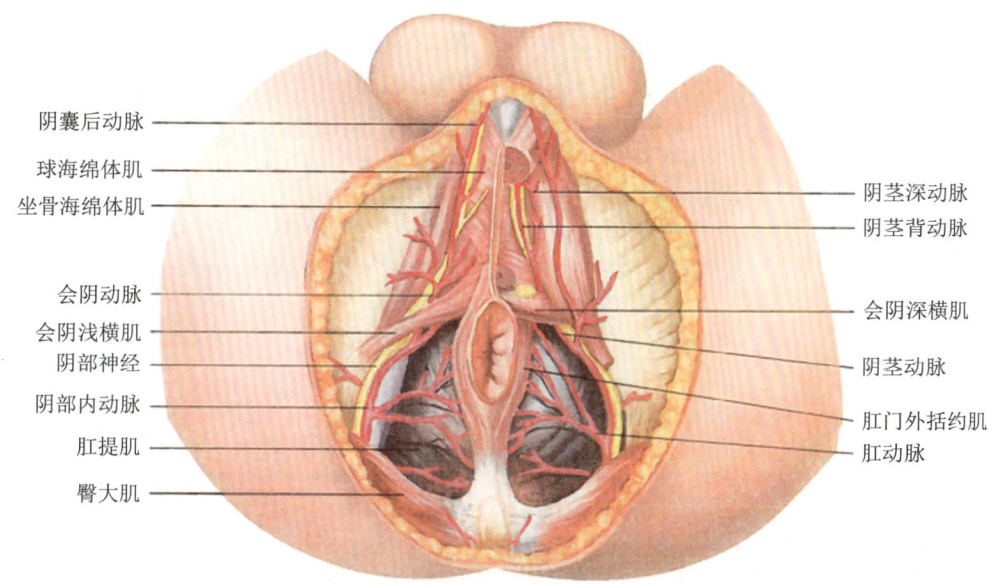

图4-3-22 会阴部的动脉(男性)

(2)髂外动脉:沿腰大肌内侧缘下降,经腹股沟韧带中点的深面至股前部,移行为股动脉(图4-3-19、图4-3-20)。髂外动脉在腹股沟韧带的稍上方发出腹壁下动脉,进入腹直肌鞘,与腹壁上动脉吻合并分布于腹直肌。此外,髂外动脉还发出旋髂深动脉,斜向外上行,分支营养髂嵴及邻近肌。

①股动脉:股动脉是髂外动脉的直接延续,是下肢动脉的主干,在股三角内下行,穿过收肌管后出收肌腱裂孔至腘窝,移行为腘动脉(图4-3-23)。在腹股沟韧带中点的稍下方,股动脉位置表浅,在活体上可摸到其搏动。当下肢出血时,可在该处将股动脉压向耻骨上支进行压迫止血。股动脉的分支营养大腿肌、腹前壁下部的皮肤和外阴部等。股动脉的主要分支为股深动脉。该动脉在腹股沟韧带中点的下方2~5 cm处起于股动脉,行向后内下方。股深动脉发出旋股内侧动脉分布于大腿内侧群肌;旋股外侧动脉至大腿前群肌;穿动脉(3~4条)至大腿后群肌、内侧群肌和股骨。

此外,股动脉还发出腹壁浅动脉、旋髂浅动脉和阴部外动脉,分别至腹前壁下部、髂前上棘附近以及外阴部的皮肤和浅筋膜。

②腘动脉:在腘窝的深部下行,至腘肌的下缘分为胫前动脉和胫后动脉(图4-3-24)。腘动脉在腘窝内发出膝上内侧动脉、膝上外侧动脉、膝中动脉、膝下内侧动脉、膝下外侧动脉5条关节支和肌支至膝关节及邻近肌,并参与膝关节网的形成。

③胫后动脉:发出腓动脉,本干沿小腿后面浅、深层肌之间下行,经内踝的后方转至足底,分为足底内侧动脉和足底外侧动脉两终支(图4-3-24)。胫后动脉的分支营养小腿后群肌、外侧群肌及足底肌。

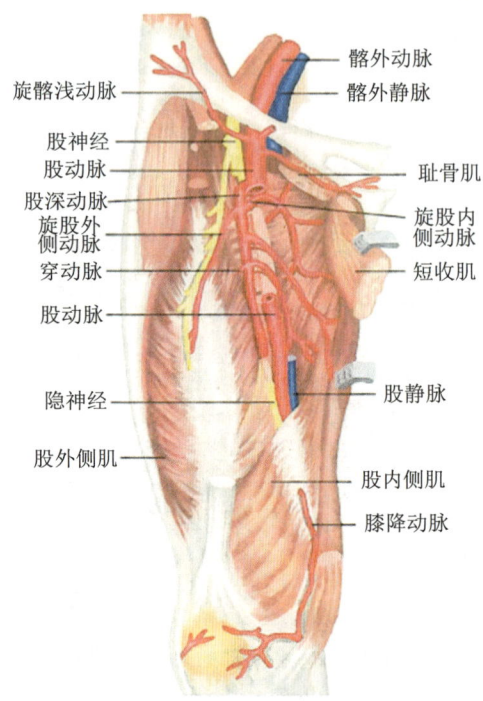

图 4-3-23　股动脉及其分支

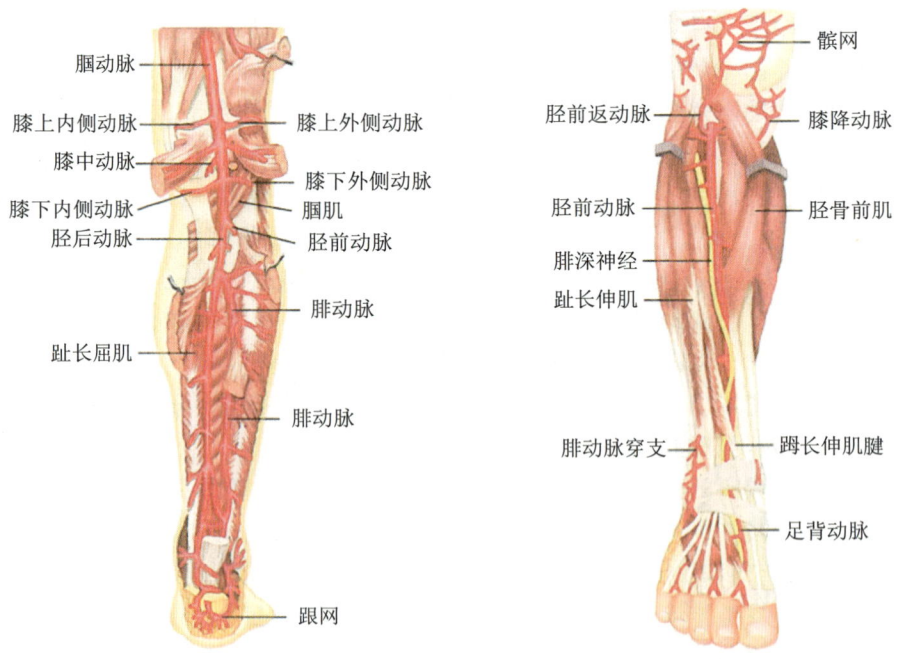

图 4-3-24　小腿的动脉（右侧，后面）　　图 4-3-25　小腿的动脉（右侧，前面）

腓动脉为胫后动脉的重要分支,起于胫后动脉的上部,沿腓骨的内侧下行,分支营养邻近诸肌和胫、腓骨。

足底内侧动脉沿足底的内侧前行,分布于足底的内侧。

足底外侧动脉沿足底的外侧斜至第 5 跖骨底,然后转向内侧至第 1 跖骨间隙,与足背动脉的足底深支吻合,形成足底弓。由弓上发出 4 支跖足底总动脉,后者又各发出 2 支趾足底固有动脉,分布于足趾(图 4-3-26)。

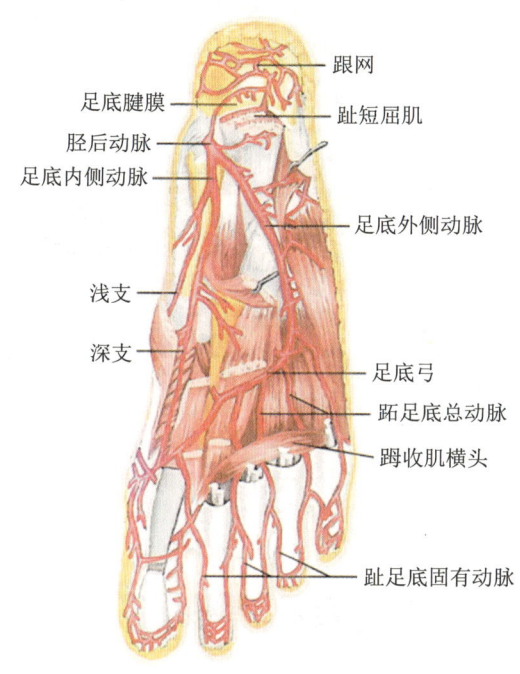

图 4-3-26　足底的动脉(右侧)

④胫前动脉:由腘动脉发出后,穿小腿骨间膜至小腿的前面,在小腿前群肌之间下行,至踝关节的前方移行为足背动脉(图 4-3-25)。胫前动脉沿途分支营养小腿前群肌,并分支参与形成膝关节网。

足背动脉(图 4-3-27)是胫前动脉的直接延续,在𧿹长伸肌腱和趾长伸肌腱之间前行,至第 1 跖骨间隙的近侧,发出第 1 跖背动脉和足底深支两终支。足背动脉的位置表浅,在踝关节的前方,内、外踝前方连线的中点、𧿹趾长伸肌腱的外侧可触知其搏动,足背出血时可在该处压迫足背动脉进行止血。足背动脉的主要分支有以下几条:

足底深支穿第 1 跖骨间隙至足底,与足底外侧动脉末端吻合形成足底深弓。

第 1 跖背动脉沿第 1 跖骨间隙前行,分支至𧿹趾背面的侧缘和第 2 趾背的内侧缘。

弓状动脉沿跖骨底呈弓形向外行,由弓的凸侧缘发出 3 支跖背动脉,后者又向前各分出 2 支细小的趾背动脉,分布于第 2~5 趾的相对缘。

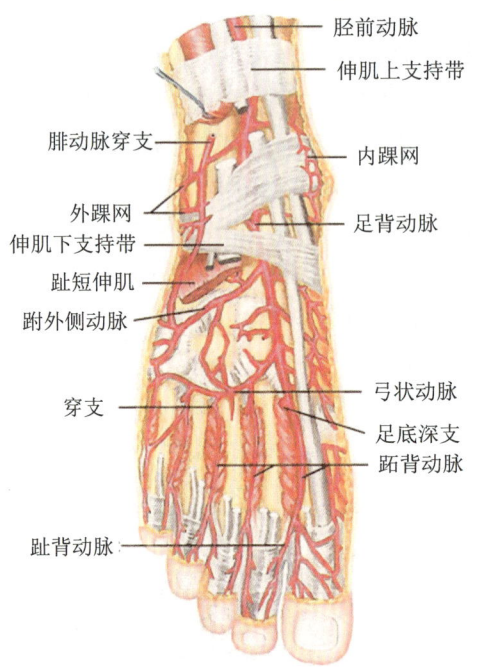

图 4-3-27 足背动脉及其分支

【目标考核】

【知识目标考核】
1.简述颈总动脉的起止、走行、体表投影、主要分支。
2.简述锁骨下动脉的起止、走行、体表投影、主要分支。
3.简述下肢动脉主干的名称、走行。

【能力目标考核】
1.当面部软组织损伤、前臂开放性骨折、手指远端损伤、小腿开放性骨折时出现喷射样出血,请在体表定位压迫止血点。
2.测量血压时需要听诊器在肱动脉处听诊,为了能准确测量血压,请在体表定位肱动脉的听诊部位。

【素质目标考核】
某医院急诊室,进来两人。年轻的小伙小李,由于工作中操作不当,左手食指末端被刀划伤流血不止,一路走来不停地出血,同事非常着急,用卫生纸捂着患者的伤口,小李见到医生后大叫道:"医生,赶紧帮我包扎一下吧,我的血都要流完了。"医生迅速取出换药包,找来绷带在患者的手指近端绑扎,很快就起到了止血作用,待医生帮患者清创缝合后,二人非常感谢医生。

问题1:小李同事的止血方法妥当吗?

问题2:作为急诊室医生,如何和患者沟通,安抚患者急躁的情绪?

(张印坡)

项目四

静 脉

【课前导读】

静脉是运送血液回心的血管,起始于毛细血管,止于心房,在向心汇集的过程中,接受各级属支,逐渐增粗。静脉的数量比动脉多,与伴行的动脉相比,静脉管壁薄而柔软,管径较粗,弹性也小,压力较低,血流缓慢。

临床上静脉采血、输血、输液等操作要以浅静脉位置结构为基础。静脉曲张、肝硬化后侧支循环的建立等都与该部位的静脉解剖结构相关。

【学习目标】

1.知识目标

(1)掌握上腔静脉的组成、起止和行径。

(2)掌握颈内静脉、颈外静脉的起止和行径。

(3)掌握头静脉和贵要静脉的起止、行径、注入部位及临床意义。

(4)掌握下腔静脉和髂总静脉、髂内静脉、髂外静脉的组成、起止和行径。

(5)掌握下腔静脉和髂外静脉的属支。

(6)掌握大、小隐静脉的起止、行径和临床意义。

(7)掌握肝门静脉的组成、行径及属支,门—腔静脉的吻合及临床意义。

(8)了解静脉系的组成概念、回流因素、硬脑膜窦、板障静脉和导静脉的结构特点,左、右肺静脉行径与归宿。

(9)了解上肢深静脉与动脉伴行情况,奇静脉、半奇静脉、副半奇静脉的起止和行径。

(10)了解椎静脉丛的位置和交通。

(11)了解下肢深静脉与动脉伴行情况。

2.能力目标

通过学习静脉,能在上、下肢体表定位浅静脉。

3.素质目标

开展科普,预防大隐静脉曲张:大隐静脉曲张患者年龄多在30~70岁,多发生于持久从事站立工作和体力劳动的人群,如教师、售货员、外科医生等。结合大隐静脉解剖结构的学习,网络查询大隐静脉曲张的病因、临床表现、预防措施等,鼓励医学生积极开展科普宣传,养成良好的生活和工作习惯,预防大隐静脉曲张的发生。

任务一 静脉概述

静脉是运送血液回心的血管,起始于毛细血管,止于心房,在向心汇集的过程中,接受各级属支,逐渐增粗。静脉的数量比动脉多,与伴行的动脉相比,静脉管壁薄而柔软,管径较粗,弹性也小,压力较低,血流缓慢。标本上的静脉管壁塌陷,常含有淤血。在结构和配布方面,静脉有下列特点:①静脉瓣:成对,半月形,游离缘朝向心(图4-4-1)。静脉瓣有保证血液向心流动和防止血液逆流的作用。受重力影响较大的四肢静脉的瓣膜多,而躯干较大的静脉少或无瓣膜。②体循环静脉分为浅、深静脉:浅静脉位于皮下浅筋膜内,又称皮下静脉。浅静脉多不与动脉伴行,最后注入深静脉。临床上常经浅静脉注射、输液、输血、采血和插入导管等。深静脉位于深筋膜深面,与动脉和神经伴行,又称伴行静脉。深静脉的名称和行程与伴行动脉相同,引流范围与伴行动脉的分布范围大体一致。③静脉的吻合比较丰富:浅静脉在手和足等部位吻合成静脉网,深静脉环绕容积经常变动的脏器(如膀胱、子宫和直肠等)形成静脉丛。在器官扩张或受压的情况下,静脉丛仍能保证血流通畅。浅静脉之间,深静脉之间和浅、深静脉之间都存在丰富的交通支,这有利于侧支循环的建立。④结构特殊的静脉:包括硬脑膜窦和板障静脉。硬脑膜窦位于颅内,无平滑肌,无瓣膜,故外伤时出血难以止血。板障静脉位于板障内,无瓣膜,借导血管连接头皮静脉和硬脑膜窦(图4-4-2)。

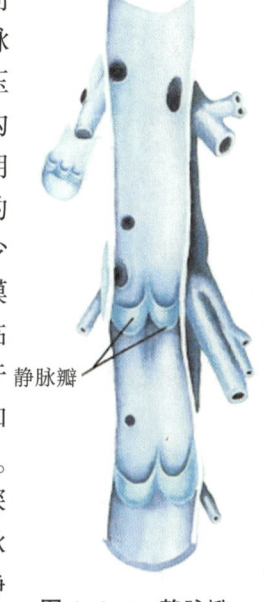

图 4-4-1 静脉瓣

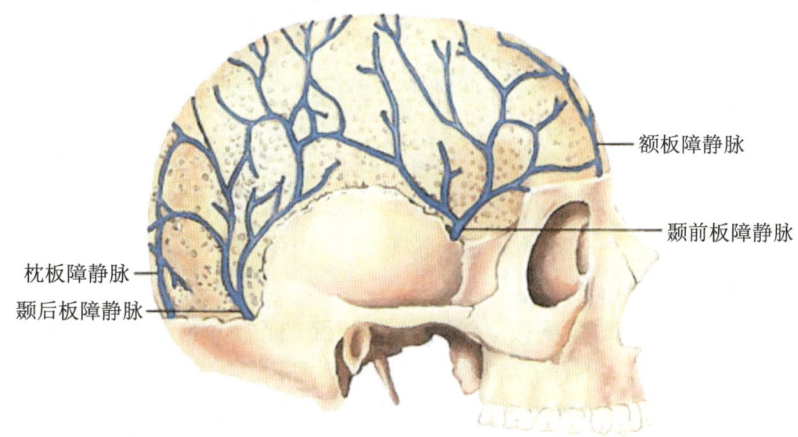

图 4-4-2 板障静脉

静脉血回流的因素：静脉瓣顺血流开放，逆血流关闭，是保证静脉血回流的重要装置；心舒张时心室吸引心房和大静脉的血液。如果心收缩力显著减弱，心室排空不完全，静脉血回流减少；吸气时，胸膜腔负压加大，胸腔内大静脉内压降低，从而促进静脉血回流；脏器运动和动脉搏动有助于静脉血回流。体位改变也对静脉血回流产生影响。静脉血回流受阻可引起组织水肿，表现为体表组织凹陷性水肿、器官肿大、胸膜腔和腹膜腔积液等。全身的静脉分为肺循环的静脉和体循环的静脉。

任务二　肺循环的静脉

肺静脉每侧两条，分别为左上、左下肺静脉和右上、右下肺静脉。肺静脉起自肺门，向内穿过纤维心包，注入左心房后部。肺静脉将含氧量高的血液输送到左心房。左肺上、下静脉分别收集左肺上、下叶的血液，右肺上静脉收集右肺上中叶的血液，右肺下静脉收集右肺下叶的血液。

任务三　体循环的静脉

体循环的静脉包括上腔静脉系、下腔静脉系和心静脉系。下腔静脉系中将收集腹腔内不成对器官（肝除外）静脉血液的血管组成肝门静脉系。

（一）上腔静脉系

上腔静脉系由上腔静脉及其属支组成，收集头颈部、上肢和胸部（心和肺除外）等上半身的静脉血。

1.头颈部静脉（图4-4-3）

浅静脉包括面静脉、颞浅静脉、颈前静脉和颈外静脉，深静脉包括颅内静脉、颈内静脉和锁骨下静脉等。

（1）面静脉（图4-4-4）：位置表浅，起自内眦静脉，在面动脉的后方下行。在下颌角下方跨过颈内、外动脉的表面，下行至舌骨大角附近注入颈内静脉，面静脉收集面前部组织的静脉血。面静脉通过眼上静脉和眼下静脉与颅内的海绵窦交通，并通过面深静脉与翼静脉丛交通，继而与海绵窦交通。

（2）下颌后静脉：由颞浅静脉和上颌静脉在腮腺内汇合而成。上颌静脉起自翼内肌和翼外肌之间的翼静脉丛。下颌后静脉下行至腮腺下端处分为前、后两支，前支注入面静脉，后支与耳后静脉和枕静脉汇合成颈外静脉。下颌后静脉收集面侧区和颞区的静脉血。

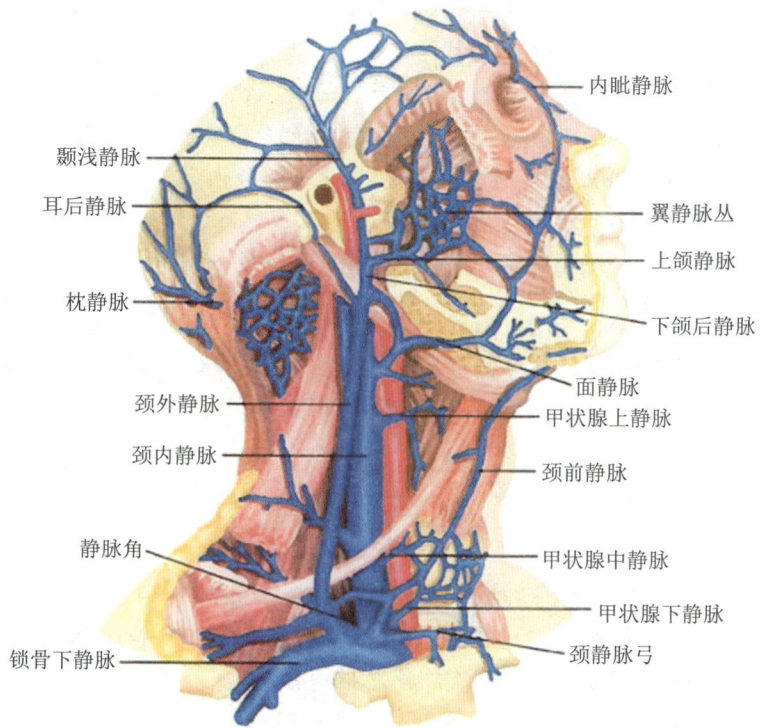

图 4-4-3　头颈部静脉

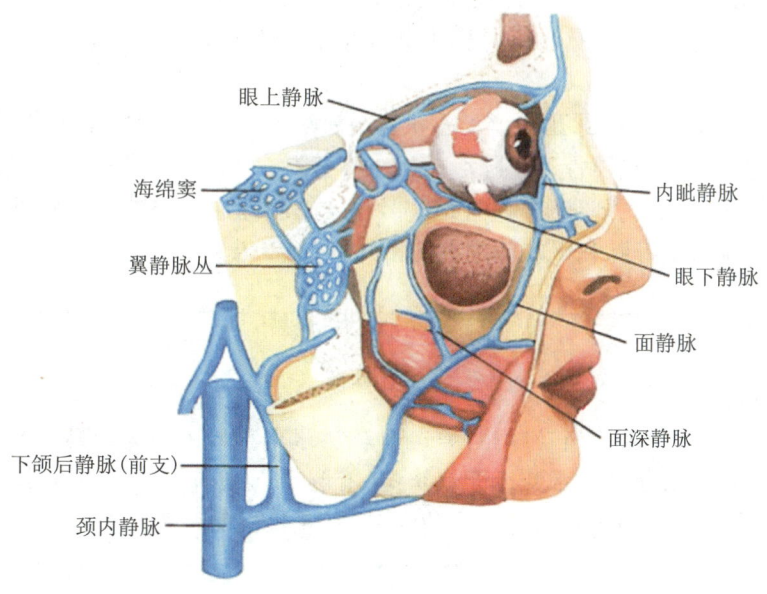

图 4-4-4　面静脉及其交通

> **临床联系**
>
> 面静脉在口角以上部分无瓣膜,当口角以上面部感染处理不当,如挤压化脓时,可导致细菌栓子沿上述交通途径至海绵窦造成颅内的感染。故通常将两侧口角至鼻根的三角区,称为危险三角。

(3)颈外静脉:由下颌后静脉的后支、耳后静脉和枕静脉在下颌角处汇合而成,沿胸锁乳头肌表面下行,在锁骨上方穿深筋膜,注入锁骨下静脉或静脉角。颈外静脉主要收集头皮和面部的静脉血。静脉末端有一对瓣膜,但不能防止血液逆流。

> **临床联系**
>
> 正常人站位或坐位时,颈外静脉常不显露。平卧时可稍见充盈,但仅限于下颌角与锁骨上缘之间的下 2/3 段内。若心脏疾病或上腔静脉阻塞引起回流不畅,半卧 30°~45°时显著充盈,即颈静脉怒张。

(4)颈前静脉:起自颏下方的浅静脉,沿颈前正中线两侧下行,注入颈外静脉末端或锁骨下静脉。左、右颈前静脉在胸骨柄上方常吻合成颈静脉弓,气管切开时应注意颈静脉弓的存在。

(5)颈内静脉:于颈静脉孔处续于乙状窦,在颈动脉鞘内沿颈内动脉和颈总动脉外侧下行,至胸锁关节后方与锁骨下静脉汇合成头臂静脉。颈内静脉的颅内属支有乙状窦和岩下窦,收集颅骨、脑膜、脑、泪器和前庭蜗器等处的静脉血。颅外属支包括面静脉、舌静脉、咽静脉、甲状腺上静脉和甲状腺中静脉等。

> **临床联系**
>
> 颈内静脉壁附着于颈动脉鞘,并通过颈动脉鞘与周围的颈深筋膜和肩胛舌骨肌中间腱相连,故管腔经常处于开放状态,有利于血液回流。颈内静脉外伤时,由于管腔不能闭锁和胸腔负压对血液的吸引,可导致空气栓塞。

(6)锁骨下静脉:在第 1 肋外侧缘续于腋静脉,向内行于腋动脉前下方,至胸锁关节后方与颈内静脉汇合成头臂静脉。两静脉汇合部称静脉角,是淋巴导管的注入部位。锁骨下静脉的主要属支是腋静脉和颈外静脉。临床上可经锁骨上或锁骨下入路做锁骨下静脉导管插入。

2.上肢静脉

(1)上肢浅静脉(图4-4-5、图4-4-6):包括头静脉、贵要静脉、肘正中静脉及其属支。临床上常用手背静脉网、前臂和肘部前面的浅静脉取血、输液和注射药物。

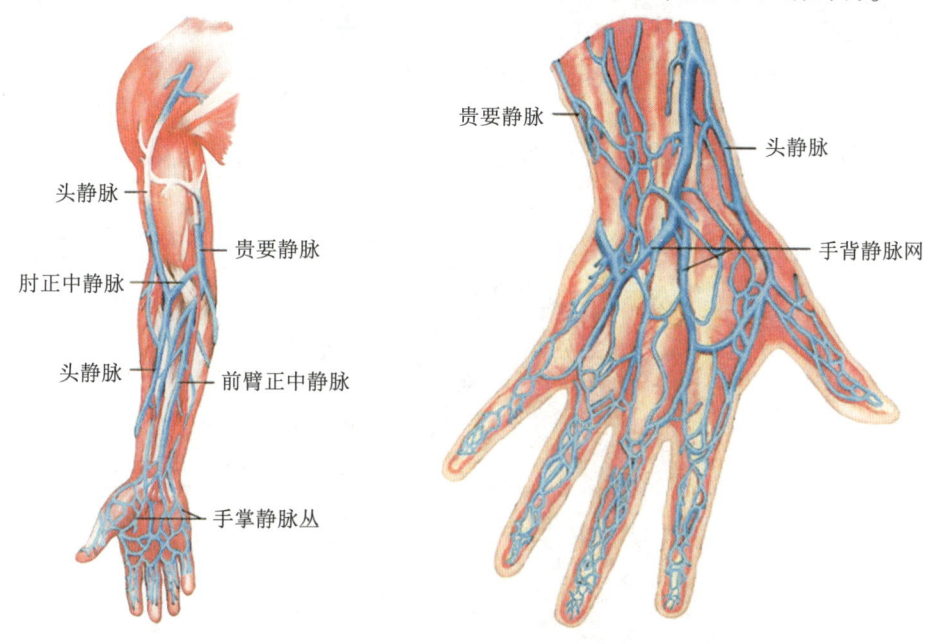

图4-4-5　上肢浅静脉　　　　图4-4-6　手背浅静脉

①头静脉:起自手背静脉网的桡侧,沿前臂下部的桡侧、前臂上部和肘部的前面以及肱二头肌外侧沟上行,再经三角肌与胸大肌间沟行至锁骨下窝,穿深筋膜注入腋静脉或锁骨下静脉。头静脉在肘窝处通过肘正中静脉与贵要静脉交通。头静脉收集手和前臂桡侧浅层结构的静脉血。

②贵要静脉:起自手背静脉网的尺侧,沿前臂尺侧上行,至肘部转至前面,在肘窝处接受肘正中静脉,再经肱二头肌内侧沟行至臂中点平面,穿深筋膜注入肱静脉,或伴肱静脉上行,注入腋静脉。贵要静脉收集手和前臂尺侧浅层结构的静脉血。

临床联系

贵要静脉位置表浅恒定,口径较粗,易于触摸和寻找,临床上经常在贵要静脉穿刺抽血做化验检查。手背静脉、头静脉前臂段及肘正中静脉也是临床上取血、输液常用血管。

③肘正中静脉:变异较多,通常在肘窝处连结头静脉和贵要静脉。

④前臂正中静脉:自手掌静脉丛,沿前臂前面上行,注入肘正中静脉。前臂正中静脉有时分叉,分别注入头静脉和贵要静脉,因而不存在肘正中静脉。前臂正中静脉收集手掌侧和前臂前部浅层结构的静脉血。

(2)上肢深静脉:与同名动脉伴行,且多为两条。由于上肢的静脉血主要由浅静脉引流,深静脉较细。两条肱静脉在大圆肌下缘处汇合成腋静脉。腋静脉位于腋动脉的前内侧,在第1肋外侧缘续为锁骨下静脉。腋静脉收集上肢浅深静脉的全部血液。

3.胸部静脉

胸部静脉(图4-4-7)主要有头臂静脉、上腔静脉、奇静脉及其属支。

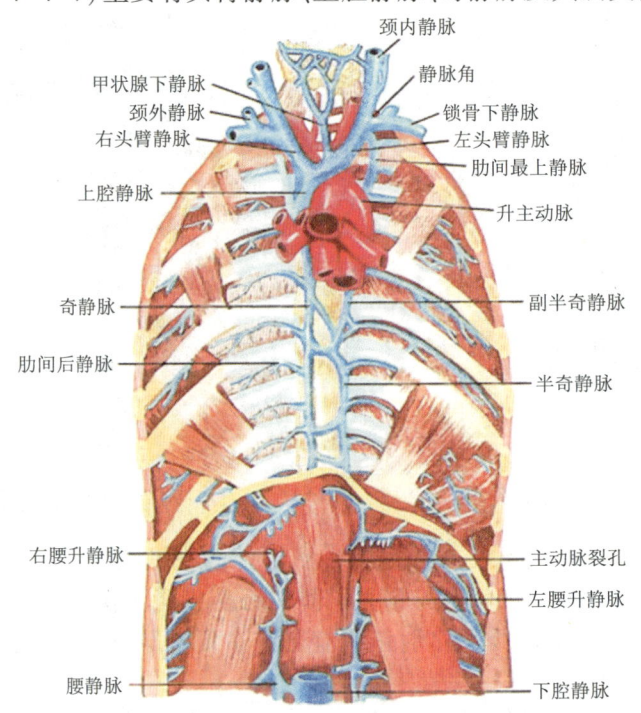

图4-4-7 上腔静脉及其属支

(1)头臂静脉:由颈内静脉和锁骨下静脉在胸锁关节后方汇合而成。左头臂静脉比右头臂静脉长,向右下斜越左锁骨下动脉、左颈总动脉和头臂干的前面,至右侧第1胸肋结合处后方与右头臂静脉汇合成上腔静脉。头臂静脉还接受椎静脉、胸廓内静脉、肋间最上静脉和甲状腺下静脉等。

(2)上腔静脉:左、右头臂静脉汇合而成。沿升主动脉右侧下行,至右侧第2胸肋关节后方穿纤维心包,平第3胸肋关节下缘注入右心房。在穿纤维心包之前,有奇静脉注入。

(3)奇静脉:在右膈脚处起自右腰升静脉,沿食管后方和胸主动脉右侧上行,至第4胸椎体高度向前勾绕右肺根上面,注入上腔静脉。奇静脉沿途收集右侧肋间静脉、食管静脉、支气管静脉和半奇静脉的血液。奇静脉上连上腔静脉,下借右腰升静脉连于下腔静脉,故是沟通上腔静脉系和下腔静脉系的重要通道之一。当上腔静脉或下腔静脉阻塞时,该通道可成为重要的侧副循环途径。

(4)半奇静脉:在左膈脚处起自左腰升静脉,沿胸椎体左侧上行,约达第 8 胸椎体高度,经胸主动脉和食管后方向右跨越脊柱,注入奇静脉。半奇静脉收集左侧下部肋间后静脉、食管静脉和副半奇静脉的血液。

(5)副半奇静脉:沿胸椎体左侧下行,注入半奇静脉或向右跨过脊柱前面注入奇静脉。副半奇静脉收集左侧上部的肋间后静脉的血液。

(6)脊柱静脉(图 4-4-8):椎管内、外有丰富的静脉丛,按部位将其分为椎外静脉丛和椎内静脉丛。椎内静脉丛位于椎骨骨膜和硬脊膜之间,收集椎骨、脊膜和脊髓的静脉血。椎外静脉丛位于椎体前方、椎弓及其突起的后方,收集椎体和附近肌肉的静脉血。

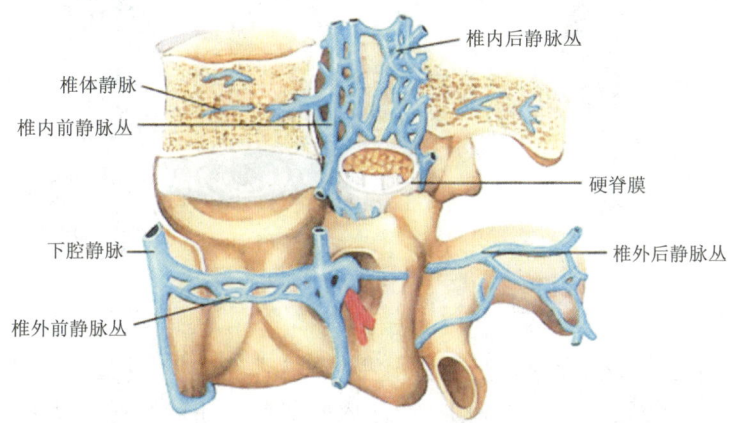

图 4-4-8　脊柱静脉

临床联系

椎内、椎外静脉丛无瓣膜,互相吻合,注入附近的椎静脉、肋间后静脉、腰静脉和髂外侧静脉等。脊柱静脉丛向上经枕骨大孔与硬脑膜窦交通,向下与盆腔静脉丛交通。因此,脊柱静脉丛是沟通上、下腔静脉系和颅内、外静脉的重要通道。当盆、腹、胸腔等部位发生感染、肿瘤或寄生虫时,可经脊柱静脉丛侵入颅内或其他远位器官。

(二)下腔静脉系

下腔静脉系由下腔静脉及其属支组成,收集下半身的静脉血。

1.下肢静脉

下肢静脉比上肢静脉瓣膜多,浅静脉与深静脉之间的交通也较丰富。

(1) 下肢浅静脉(图 4-4-9、图 4-4-10)包括小隐静脉和大隐静脉及其属支。

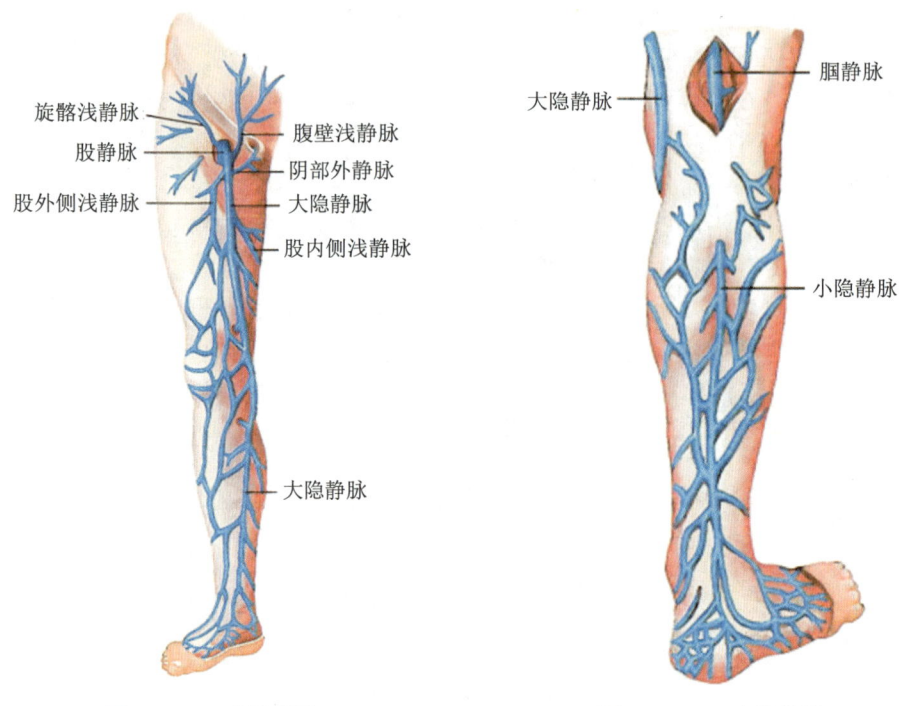

图 4-4-9　大隐静脉　　　　　图 4-4-10　小隐静脉

①小隐静脉:在足外侧缘起自足背静脉弓,经外踝后方,沿小腿后面上行,至腘窝下角处穿深筋膜,再经腓肠肌两头之间上行,注入腘静脉。小隐静脉收集足外侧部和小腿后部浅层结构的静脉血。

②大隐静脉:全身最长的静脉。在足内侧缘起自足背静脉弓,经内踝前方,沿小腿内侧面、膝关节内后方、大腿内侧面上行,至耻骨结节外下方 3~4 cm 处穿阔筋膜的隐静脉裂孔,注入股静脉。大隐静脉在注入股静脉之前接受股内侧浅静脉、股外侧浅静脉、阴部外静脉、腹壁浅静脉和旋髂浅静脉等 5 条属支。大隐静脉收集足、小腿和大腿的内侧部以及大腿前部浅层结构的静脉血。

临床联系

大隐静脉在内踝前方的位置表浅而恒定,是输液和注射的常用部位。大隐静脉和小隐静脉借穿静脉与深静脉交通。穿静脉的瓣膜朝向深静脉,可将浅静脉的血液引流入深静脉。当深静脉回流受阻时,穿静脉瓣膜关闭不全,深静脉血液反流入浅静脉,可导致下肢浅静脉曲张。

（2）下肢深静脉：足和小腿的深静脉与同名动脉伴行，均为两条。胫前静脉和胫后静脉汇合成腘静脉。腘静脉穿收肌腱裂孔移行为股静脉。股静脉伴股动脉上行，经腹股沟韧带后方续为髂外静脉。股静脉接受大隐静脉和与股动脉分支伴行的静脉。

> **临床联系**
>
> 股静脉在腹股沟韧带下方，位于股动脉内侧，位置恒定，借股动脉的搏动可确定股静脉的位置。

2.腹盆部静脉

腹盆部静脉主要有髂外静脉、髂内静脉、下腔静脉和肝门静脉及其属支（图4-4-11、图4-4-12）。

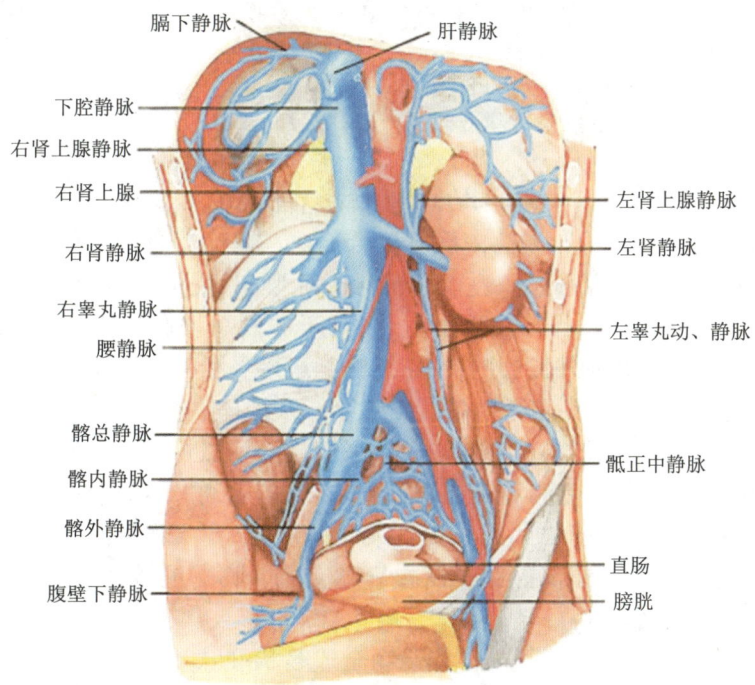

图4-4-11　下腔静脉及其属支

（1）髂外静脉：是股静脉的直接延续。左髂外静脉沿髂外动脉的内侧上行，右髂外静脉先沿髂外动脉的内侧，后沿动脉的后方上行，至骶髂关节前方与髂内静脉汇合成髂总静脉。髂外静脉接受腹壁下静脉和旋髂深静脉。

（2）髂内静脉：沿髂内动脉后内侧上行，与髂外静脉汇合成髂总静脉。髂内静脉的属支与同名动脉伴行。盆内脏器的静脉在器官壁内或表面形成丰富的静脉丛，男性有膀胱静脉丛和直肠静脉丛,女性除这些静脉丛外还有子宫静脉丛和阴道静脉丛。这些静脉丛在盆腔器官扩张或受压迫时有助于血液回流。

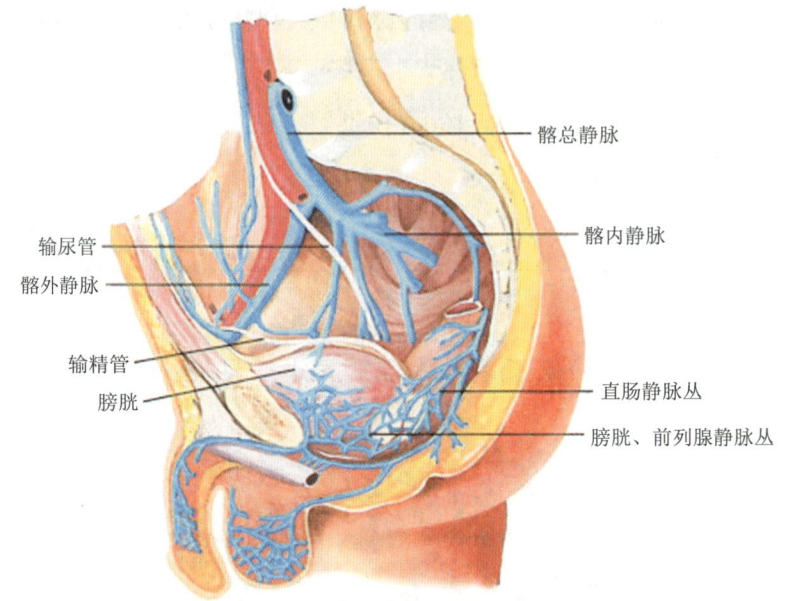

图 4-4-12 盆部静脉(男性)

(3)髂总静脉:由髂外静脉和髂内静脉汇合而成。双侧髂总静脉伴髂总动脉上行至第 5 腰椎体右侧汇合成下腔静脉。左髂总静脉长而倾斜,先沿左髂总动脉内侧,后沿右髂总动脉后方上行。右髂总静脉短而垂直,先行于右髂总动脉后方,后行于动脉外侧。髂总静脉接受髂腰静脉和骶外侧静脉,左髂总静脉还接受骶正中静脉。

(4)下腔静脉:由左、右髂总静脉在第 4 或第 5 腰椎体右前方汇合而成,沿腹主动脉右侧和脊柱右前方上行,经肝的腔静脉沟,穿膈的腔静脉孔进入胸腔,再穿纤维心包注入右心房。下腔静脉的属支分壁支和脏支两种,多数与同名动脉伴行。壁支包括 1 对膈下静脉和 4 对腰静脉,各腰静脉之间的纵支连成腰升静脉。左、右腰升静脉向上分别续为半奇静脉和奇静脉,向下与髂总静脉和髂腰静脉交通。脏支包括睾丸(卵巢)静脉、肾静脉、右肾上腺静脉和肝静脉等。

①睾丸静脉:起自睾丸和附睾的小静脉吻合成蔓状静脉丛。蔓状静脉丛参与构成精索,经腹股沟管进入盆腔,汇成睾丸静脉,左侧以直角注入左肾静脉,右侧以锐角注入下腔静脉。这是精索静脉曲张多发生于左侧的原因之一。因静脉血回流受阻,精索静脉曲张严重者可导致不育。

②卵巢静脉:起自卵巢静脉丛,在卵巢悬韧带内上行,合成卵巢静脉,注入部位同睾丸静脉。

③肾静脉:在肾门处合为一干,经肾动脉前面向内行,注入下腔静脉。左肾静脉比右肾静脉长,跨越腹主动脉的前面。左肾静脉接受左睾丸静脉和左肾上腺静脉。

④肾上腺静脉：左侧注入左肾静脉，右侧注入下腔静脉。

⑤肝静脉：由小叶下静脉汇合而成。肝左静脉、肝中静脉和肝右静脉在腔静脉沟处注入下腔静脉。

(5)肝门静脉系(图4-4-13)：由肝门静脉及其属支组成，收集腹腔内除肝以外不成对脏器的静脉血，起始端和末端分别与毛细血管相连，无瓣膜。

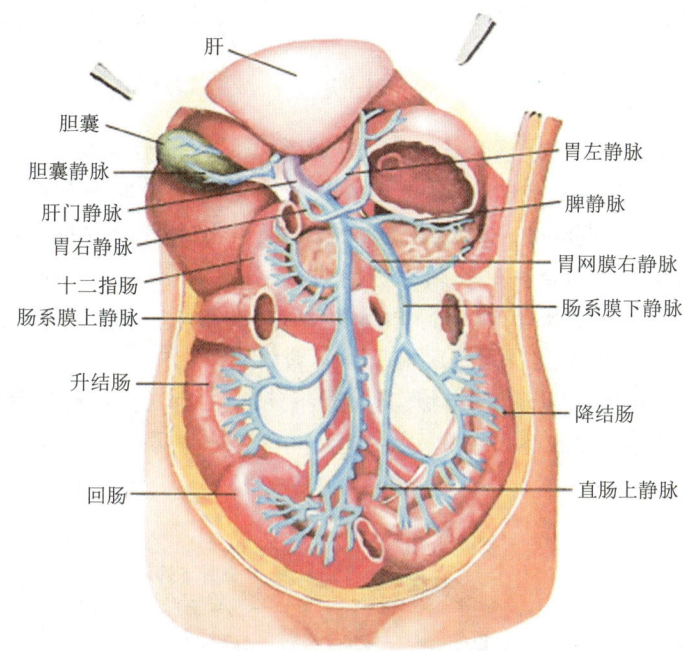

图4-4-13　肝门静脉及其属支

①肝门静脉：多由肠系膜上静脉和脾静脉在胰颈后面汇合而成，经胰颈和下腔静脉之间上行进入肝十二指肠韧带，在肝固有动脉和胆总管的后方上行至肝门，分为两支，分别进入肝左叶和肝右叶。肝门静脉在肝内反复分支，最终注入肝血窦。肝血窦含有来自肝门静脉和肝固有动脉的血液，经肝静脉注入下腔静脉。

②肝门静脉的属支：包括肠系膜上静脉、脾静脉、肠系膜下静脉、胃左静脉、胃右静脉、胆囊静脉和附脐静脉等，多与同名动脉伴行。脾静脉起自脾门处，经脾动脉稍下方和胰后面右行与肠系膜上静脉汇合成肝门静脉。肠系膜下静脉注入脾静脉或肠系膜上静脉。胃左静脉在贲门处与奇静脉和半奇静脉的属支吻合。胃右静脉接受幽门前静脉，幽门前静脉经幽门与十二指肠交界处前面上行，是手术时区别幽门和十二指肠上部的标志。胆囊静脉注入肝门静脉主干或肝门静脉右支。附脐静脉分左、右两支，起自脐周静脉网，沿肝圆韧带侧缘上行注入肝门静脉。

肝门静脉系与上、下腔静脉系之间的交通途径(图4-4-13、图4-4-14)：①通过食管腹段粘膜下的食管静脉丛形成肝门静脉系的胃左静脉与上腔静脉系的奇静脉和半奇静脉之间的交通；②通过直肠静脉丛形成肝门静脉系的直肠上静脉与下腔静脉系的直肠下静脉和肛静脉之间的交通;③通过脐周静脉网形成肝门静脉系的附脐静脉与上腔静脉系的胸腹壁静脉和腹壁上静脉或与下腔静脉系的腹壁浅静脉和腹壁下静脉之间的交通;④通过椎内外静脉丛形成腹后壁前面肝门静脉系的小静脉与上、下腔静脉系的肋间后静脉和腰静脉之间的交通。此外,肝门静脉系在肝裸区、胰、十二指肠、升结肠和降结肠等处的小静脉与上下腔静脉系的膈下静脉、肋间后静脉、肾静脉和腰静脉等交通。

临床联系

正常情况下,肝门静脉系和上、下腔静脉系之间的吻合支细小,血流量较小。如因肝硬化等,肝门静脉回流受阻,由于肝门静脉内缺少功能性瓣膜,其中的血液可以逆流,并通过上述诸吻合途径建立侧支循环,静脉血可分别经上、下腔静脉回流入心。因此可造成吻合部位的细小静脉曲张,甚至破裂出血。如食管静脉丛曲张破裂,造成消化道大出血;直肠静脉丛曲张破裂,造成便血;脐周静脉丛及腹后壁等部位静脉曲张,则引起脐周及腹前壁静脉曲张、腹腔积液等体征。另外,由于消化管吸收的有毒物质、代谢分解产物、药物等不能经过肝门静脉输送至肝内进行分解、解毒,造成有害物质在体内聚积中毒,致使病情进一步恶化,甚至危及生命。

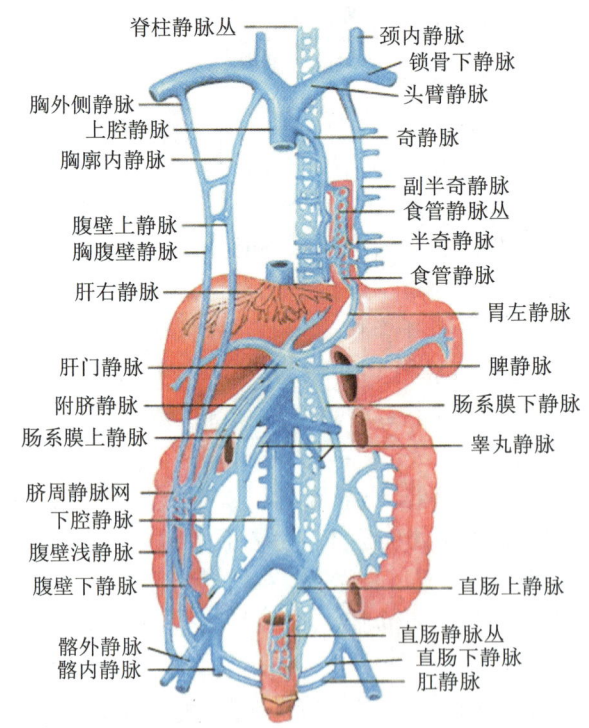

图 4-4-14　肝门静脉系与上、下腔静脉系之间的交通模式图

【目标考核】

【知识目标考核】

1. "危险三角"区疖肿引起颅内感染的途径是什么?
2. 简述上肢主要浅静脉的名称、行径和注入部位。
3. 试述大隐静脉的起始、行径和注入部位。
4. 试述肝门静脉系的组成、主要属支以及与上、下腔静脉系的吻合部位和途径。

【能力目标考核】

临床上肘部抽血化验,需要把针尖插入肘部浅静脉进行抽血,请在体表定位肘部浅静脉。

【素质目标考核】

临床案例1:患者,男,62岁,教师,左下肢发胀,有沉重感数年,现左小腿内侧可见静脉蜷曲成团,踝部水肿,并见一慢性溃疡面(图4-4-15)。临床诊断:左下肢大隐静脉曲张。

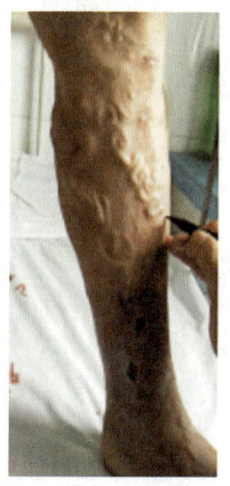

图4-4-15 大隐静脉曲张

问题1:大隐静脉的解剖结构特点是什么?

问题2:查阅资料,写一篇预防大隐静脉曲张的科普宣传稿。

临床案例2:患者,女,28岁,因间断性右下腹疼痛3个月,加重,3天前入院,经各项检查确诊为慢性阑尾炎,通过手背静脉网输液抗炎,治疗效果明显,7天后痊愈出院。

问题:通过手背静脉网输液,药物经过哪些途径到达阑尾?(用箭头表示)

(张印坡)

项目五
淋巴系统

【课前导读】

淋巴系统由淋巴管道、淋巴组织和淋巴器官组成。淋巴系统是心血管系统的辅助系统,其功能是协助静脉引流组织液。同时,淋巴器官和淋巴组织具有产生淋巴细胞、过滤淋巴液和进行免疫应答的功能。

淋巴系统相关疾病有淋巴结核、淋巴结炎、淋巴瘤等,在诊疗过程中涉及淋巴结的检查、淋巴管造影、淋巴结活体组织检查及相关其他诊疗方法,涉及的解剖学知识是淋巴的回流路径、淋巴结的位置、体表定位等。通过本次课程的学习,可以为学生后续学习淋巴结核、淋巴结炎、淋巴瘤等相关知识点进行铺垫。

【学习目标】

1.知识目标

(1)掌握淋巴系统的组成及功能,毛细淋巴管、淋巴管的结构特点,淋巴干的形成和收纳的淋巴范围,右淋巴导管和胸导管的起始、行径、注入部位及收集淋巴范围。

(2)掌握脾的位置、形态结构,淋巴结的结构与功能。

(3)掌握人体各部浅淋巴结位置、引流范围。

(4)熟悉乳腺、食管、胃、直肠、子宫等重要器官的淋巴回流及临床意义。

2.能力目标

(1)通过学习淋巴管道及淋巴回流,具备理解乳腺、食管、胃、直肠、子宫等重要器官癌变时淋巴转移特点的能力。

(2)通过学习脾的位置,具备准确定位脾体表投影的能力。

(3)通过学习人体各部浅淋巴结,具备准确定位人体各部浅淋巴结的能力。

3.素质目标

洁身自爱,预防艾滋病:艾滋病作为一种尚无法治愈但可预防的疾病,从一开始就表现出向世界蔓延的猛烈趋势。世界卫生组织于1987年建立了预防艾滋病的全球预防和控制艾滋病规划署(UHAIDS),作为全球的协作象征,自1988年起规定每年的12月1日为世界艾滋病日。作为医学生,要学习艾滋病的预防和控制,积极进行科普宣传,号召洁身自爱,预防艾滋病。

任务一 淋巴系统概述

淋巴系统由淋巴管道、淋巴组织和淋巴器官组成(图4-5-1)。淋巴管道和淋巴结的淋巴窦内含有淋巴液,简称为淋巴。自小肠绒毛中的中央乳糜池至胸导管的淋巴管道中的淋巴因含乳糜微粒呈白色,其他部位的淋巴管道中的淋巴无色透明。血液流经毛细血管动脉端时,一些成分经毛细血管壁进入组织间隙,形成组织液。组织液与细胞进行物质交换后,大部分(90%)经毛细血管静脉端吸收入静脉,小部分(10%)水分以及大分子物质进入毛细淋巴管,形成淋巴液。淋巴液沿淋巴管道和淋巴结的淋巴窦向心流动,最后汇入静脉。因此,淋巴系统是心血管系统的辅助系统,其功能是协助静脉引流组织液。

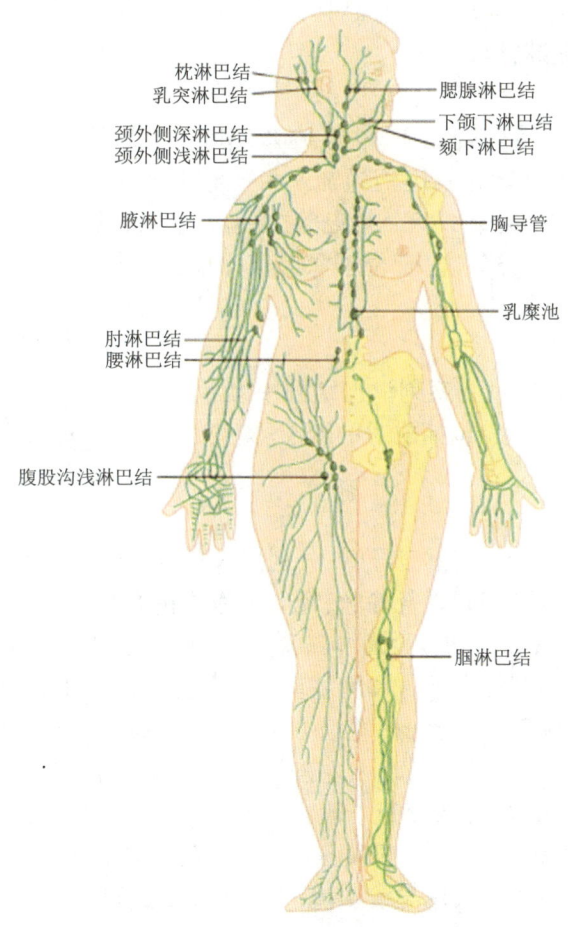

图4-5-1 全身的淋巴管和淋巴结

同时,淋巴器官和淋巴组织具有产生淋巴细胞、过滤淋巴液和进行免疫应答的功能。此外,淋巴系统可吸收消化系统中的脂肪和脂溶性维生素,并将它们运送到静脉循环。

(一)淋巴管道

1.毛细淋巴管

毛细淋巴管(图 4-5-2)以膨大的盲端起始,互相吻合成毛细淋巴管网,然后汇入淋巴管。毛细淋巴管由很薄的内皮细胞构成,基膜不完整。内皮细胞间隙较大,内皮细胞外面有纤维细丝牵拉,使毛细淋巴管处于扩张状态。因此,毛细淋巴管的通透性较大,蛋白质、细胞碎片、脂类、异物、细菌和肿瘤细胞等容易进入毛细淋巴管。肿瘤细胞经淋巴道转移是肿瘤转移的常见途径。上皮、角膜、晶状体、软骨、胎盘、脊髓等处无毛细淋巴管。

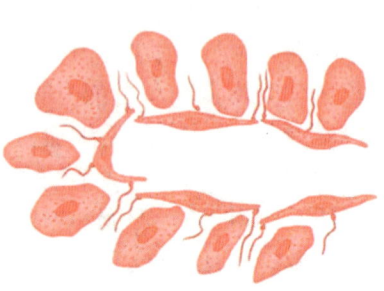

图 4-5-2　毛细淋巴管的结构

2.淋巴管

淋巴管由毛细淋巴管汇合而成,淋巴结串联其中。淋巴管的结构与静脉相似,内有很多单向开放的瓣膜,可防止淋巴液逆流。由于相邻两对瓣膜之间的淋巴管段扩张明显,淋巴管外观呈串珠状或藕节状。淋巴管分浅淋巴管和深淋巴管两类,浅淋巴管位于浅筋膜内,与浅静脉伴行;深淋巴管位于深筋膜深面,多与血管神经伴行。浅、深淋巴管之间存在丰富的交通。

3.淋巴干

全身各部的淋巴管经过一系列淋巴结群中继后,在膈下和颈根部等处汇合成淋巴干(图 4-5-3)。淋巴干共 9 条,包括成对的腰干、支气管纵隔干、锁骨下干、颈干和不成对的肠干。

4.淋巴导管

淋巴干汇合成胸导管和右淋巴导管,分别注入左、右静脉角(图 4-5-3、图 4-5-4)。此外,少数淋巴管注入盆腔静脉、肾静脉、肾上腺静脉和下腔静脉。

(1)胸导管:胸导管是全身最大的淋巴管,在平第 12 胸椎下缘高度起自乳糜池,经主动脉裂孔进入胸腔。沿脊柱右前方和胸主动脉与奇静脉之间上行,至第 5 胸椎高度经食管与脊柱之间向左侧斜行,再沿脊柱左前方上行,经胸廓上口至颈部。在左颈总动脉和左颈内静脉的后方转向前内下方,注入左静脉角。胸导管末端有一对瓣膜,可阻止静脉血逆流入胸导管。在标本上,胸导管末段常含有血液,外观似静脉。乳糜池位于第 1 腰椎前方,呈囊状膨大,接受左、右腰干和肠干。胸导管在注入左静脉角处接受左颈干、左锁骨下干和左支气管纵隔干。胸导管引流下肢、盆部、腹部、左上肢、左胸部和左头、颈部的淋巴,即全身 3/4 部位的淋巴。胸导管与肋间淋巴结、纵隔后淋巴结、气管支气管淋巴结和左锁骨上淋巴结之间存在广泛的淋巴侧支通路。胸导管内的肿瘤细胞可转移至这些淋巴结。胸导管常发出较细的侧支注入奇静脉和肋间后静脉等,故手术误伤胸导管末段后结扎时一般不会引起淋巴水肿。

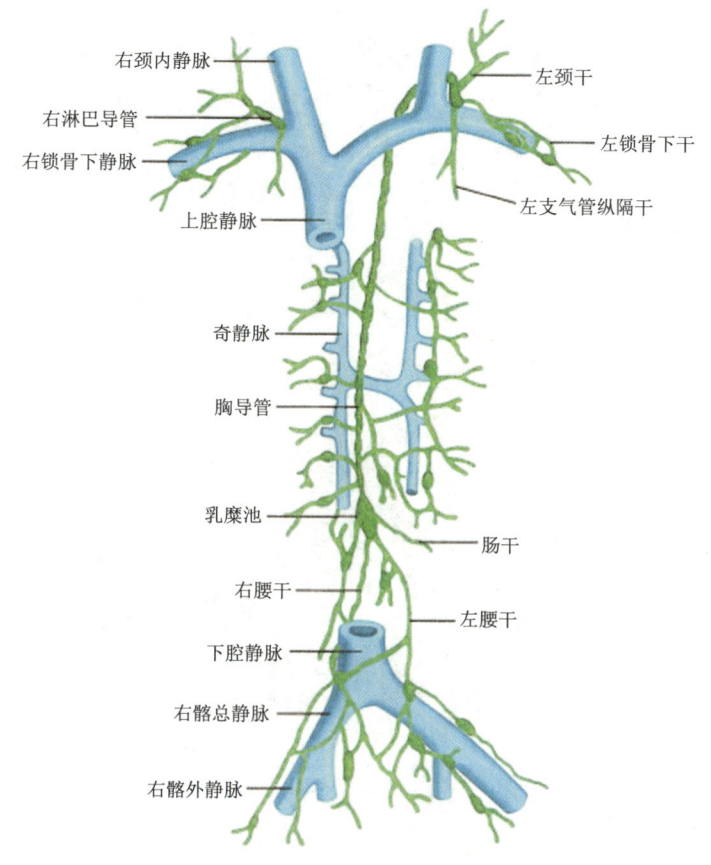

图 4-5-3　淋巴干和淋巴导管

(2) 右淋巴导管:右淋巴导管长 1.0~1.5 cm,由右颈干、右锁骨下干和右支气管纵隔干汇合而成,注入右静脉角。右淋巴导管引流右上肢、右胸部和右头颈部的淋巴,即全身 1/4 部位的淋巴。右淋巴导管与胸导管之间存在着交通。

(二) 淋巴组织

淋巴组织分为弥散淋巴组织和淋巴小结两类。除淋巴器官外,消化、呼吸、泌尿和生殖管道以及皮肤等处含有丰富的淋巴组织,起着防御屏障的作用。弥散淋巴组织主要位于消化道和呼吸道的黏膜固有层。淋巴小结包括小肠黏膜固有层内的孤立淋巴滤泡和集合淋巴滤泡以及阑尾壁内的淋巴小结等。

(三) 淋巴器官

淋巴器官包括淋巴结、胸腺、脾和扁桃体。

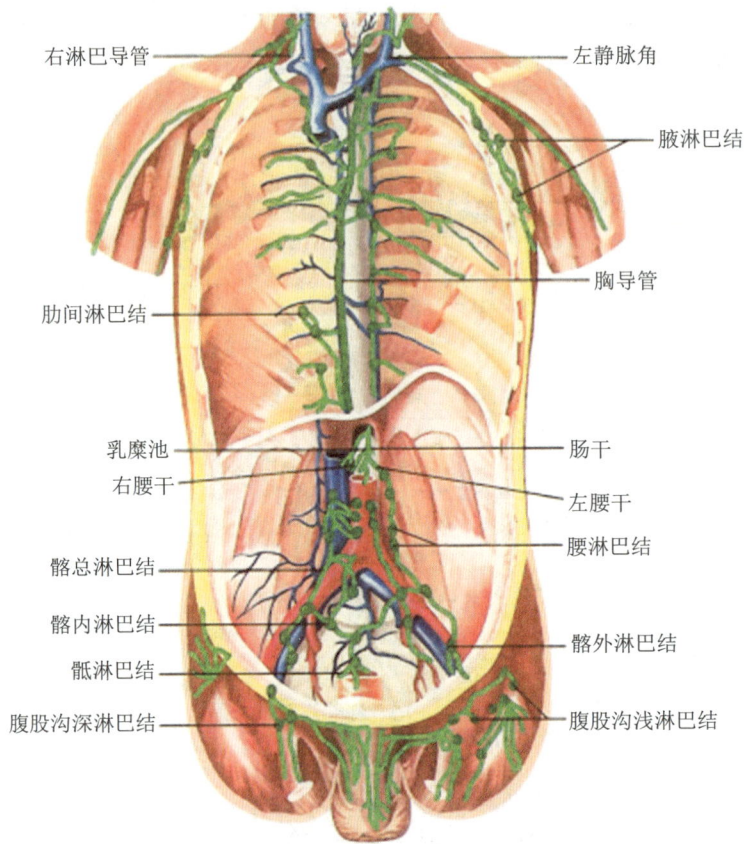

图 4-5-4 胸导管和腹盆部淋巴结

1.淋巴结（图 4-5-5）

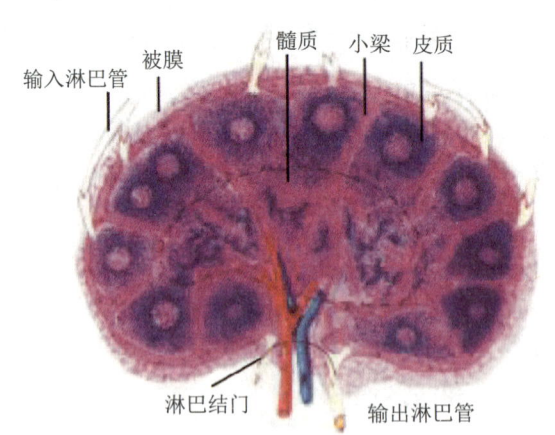

图 4-5-5 淋巴结

为大小不一的圆形或椭圆形灰红色小体，一侧隆凸，另一侧凹陷，凹陷中央处为淋巴结门。淋巴结凸侧连有数条输入淋巴管。淋巴结门有输出淋巴管、神经和血管出入。一个淋巴结的输出淋巴管可成为另一个淋巴结的输入淋巴管。淋巴结多成群分布,数目不恒定,青年人有 400~450 个淋巴结。淋巴结按位置的不同分为浅淋巴结和深淋巴结,浅淋巴结位于浅筋膜内,深淋巴结位于深筋膜深面。淋巴结多沿血管排列,位于关节屈侧和体腔的隐藏部位,如肘窝、腋窝、腘窝、腹股沟、脏器门和体腔大血管附近。淋巴结直径多为 0.2~0.5 cm 大小,不易触及。可触及的淋巴结(如腹股沟浅淋巴结)质地柔软,表面光滑,与周围组织无粘连。

淋巴结的主要功能是滤过淋巴、产生淋巴细胞和进行免疫应答。淋巴结内的淋巴窦是淋巴管道的一个组成部分,故淋巴结对于淋巴引流起着重要作用。

临床联系

引流某一器官或部位淋巴的第一级淋巴结称局部淋巴结,临床通常称哨卫淋巴结。当某器官或部位发生病变时,细菌、毒素、寄生虫或肿瘤细胞可沿淋巴管进入相应的局部淋巴结,该淋巴结进行阻截和清除,从而阻止病变扩散。此时,淋巴结发生细胞增殖、功能旺盛、体积增大等病理变化,致淋巴结肿大。如果局部淋巴结不能阻止病变的扩散,病变可沿淋巴管道向远处蔓延。因此,局部淋巴结肿大常反映其引流范围存在病变。了解淋巴结的位置、淋巴引流范围和途径,对于病变的诊断和治疗具有重要意义。甲状腺、食管和肝的部分淋巴管不经过淋巴结,直接注入胸导管,这可引起肿瘤细胞更容易迅速向远处转移。

2.胸腺

胸腺是中枢淋巴器官,培育、选择和向周围淋巴器官(淋巴结、脾和扁桃体)和淋巴组织(淋巴小结)输送 T 淋巴细胞。胸腺还有内分泌功能。

3.脾

脾(图 4-5-6)是人体最大的淋巴器官,具有储血、造血、清除衰老红细胞和进行免疫应答的功能。

脾位于左季肋部,胃底与膈之间,第 9~11 肋的深面,长轴与第 10 肋一致。正常时在左肋弓下触不到脾。脾的位置可随呼吸和体位不同而变化,站立比平卧时低 2.5 cm。脾由胃脾韧带、脾肾韧带、膈脾韧带和脾结肠韧带支持固定。

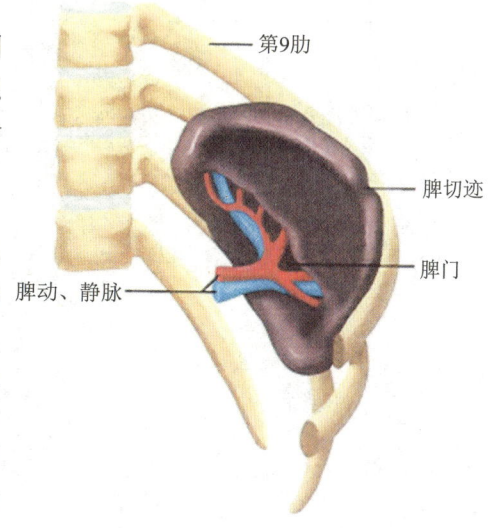

图 4-5-6 脾

脾呈暗红色，质软而脆。脾可分为膈、脏两面，前、后两端和上、下两缘。膈面光滑隆凸，对向膈。脏面凹陷，中央处有脾门，是血管、神经和淋巴管出入之处。在脏面，脾与胃底、左肾、左肾上腺、胰尾和结肠左曲相毗邻。前端较宽，朝向前外方，达腋中线。后端钝圆，朝向后内方，距离正中线 4~5 cm。上缘较锐，朝向前上方，前部有 2~3 个脾切迹。脾肿大时，脾切迹是触诊脾的标志。下缘较钝，朝向后下方。

在脾的附近，特别在胃脾韧带和大网膜中存在副脾，出现率为 10%~40%。副脾的位置、大小和数目不定。因脾功能亢进，在做脾切除术时，应同时切除副脾。

任务二 全身淋巴结的位置和淋巴引流范围

(一) 头颈部的淋巴管和淋巴结

头颈部的淋巴结在头、颈部交界处呈环状排列，在颈部沿静脉纵向排列，少数淋巴结位于消化道和呼吸道周围。

1. 头部淋巴结

头部淋巴结主要引流头面部淋巴，输出淋巴管直接或间接注入颈外侧深淋巴结（图 4-5-7）。

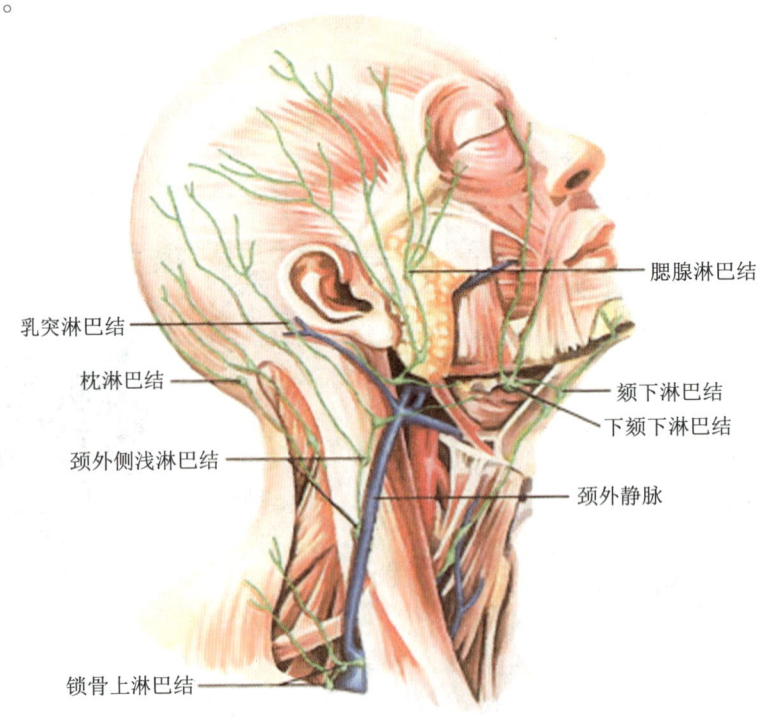

图 4-5-7 头颈部的淋巴管和淋巴结（Ⅰ）

（1）枕淋巴结分浅、深两群，分别位于斜方肌起点表面和头夹肌深面，引流枕部和项部的淋巴。

（2）乳突淋巴结又称耳后淋巴结，位于胸锁乳突肌止点表面，引流颅顶部、颞区和耳郭后面的淋巴。

（3）腮腺淋巴结分浅、深两群，分别位于腮腺表面和腮腺实质内，引流额、颅顶、颞区、耳郭、外耳道、颊部和腮腺等处的淋巴。

（4）下颌下淋巴结位于下颌下腺的附近和下颌下腺实质内，引流面部和口腔器官的淋巴。

（5）颏下淋巴结位于颏下部，引流舌尖、下唇中部和颏部的淋巴。

2. 颈部淋巴结

颈部淋巴结主要包括颈前淋巴结和颈外侧淋巴结（图4-5-7、图4-5-8）。

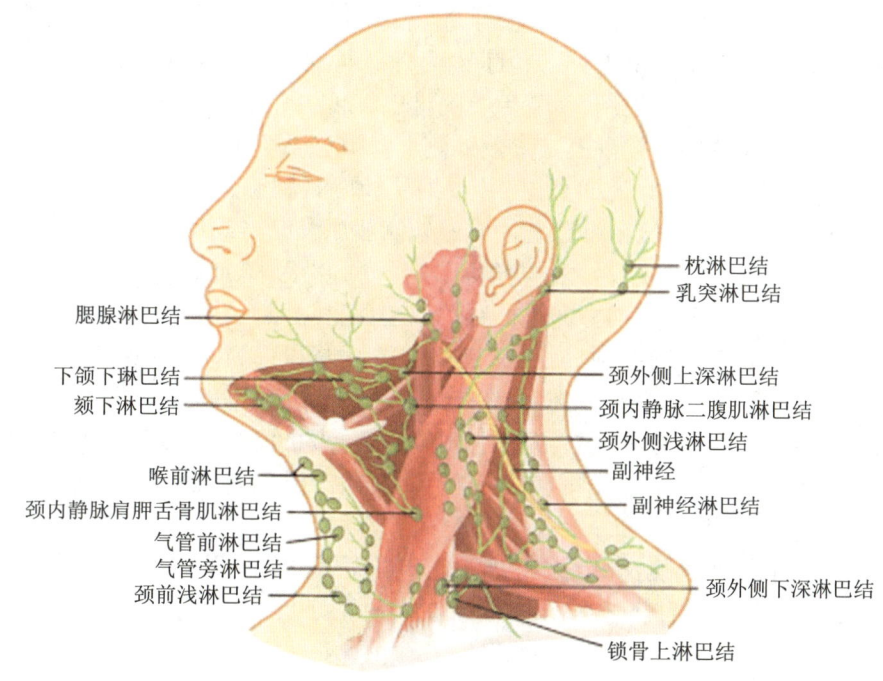

图4-5-8　头颈部的淋巴管和淋巴结（Ⅱ）

（1）颈前淋巴结为引流颈部诸结构淋巴的淋巴结，分浅、深两群。颈前浅淋巴结沿颈前静脉排列，引流颈前部浅层结构的淋巴，输出淋巴管注入颈外侧下深淋巴结。颈前深淋巴结包括喉前淋巴结、甲状腺淋巴结、气管前淋巴结和气管旁淋巴结。

①喉前淋巴结位于喉的前面，引流喉和甲状腺的淋巴，输出淋巴管注入气管前淋巴结、气管旁淋巴结和颈外侧下深淋巴结。

②甲状腺淋巴结位于甲状腺峡部的前面，引流甲状腺的淋巴，输出淋巴管注入气管前淋巴结、气管旁淋巴结和颈外侧上深淋巴结。

③气管前淋巴结位于气管颈部的前面,引流喉、甲状腺和气管颈部的淋巴,输出淋巴管注入气管旁淋巴结和颈外侧下深淋巴结。

④气管旁淋巴结位于气管和食管之间的侧沟内,沿喉返神经排列,引流喉、甲状腺、气管和食管的淋巴,输出淋巴管注入颈外侧下深淋巴结。感染或肿瘤转移可引起气管旁淋巴结肿大,压迫喉返神经,导致声音嘶哑。

(2)颈外侧淋巴结为引流颈部外侧面诸结构淋巴的淋巴结,分为浅、深两群。颈外侧浅淋巴结沿颈外静脉排列,引流颈外侧浅层结构的淋巴,并收纳枕淋巴结、乳突淋巴结和腮腺淋巴结的输出淋巴管,其输出淋巴管注入颈外侧深淋巴结。颈外侧深淋巴结主要沿颈内静脉排列,部分淋巴结沿副神经和颈横血管排列。以肩胛舌骨肌为界,分为颈外侧上深淋巴结和颈外侧下深淋巴结两群。

①颈外侧上深淋巴结主要沿颈内静脉上段排列。位于面静脉、颈内静脉和二腹肌后腹之间的淋巴结称颈内静脉二腹肌淋巴结,引流鼻咽部、腭扁桃体和舌根的淋巴。鼻咽癌和舌根癌常首先转移至该淋巴结。位于颈内静脉与肩胛舌骨肌中间腱交叉处的淋巴结称颈内静脉肩胛舌骨肌淋巴结,引流舌尖的淋巴。舌尖癌常首先转移至该淋巴结。沿副神经排列的淋巴结称副神经淋巴结。颈外侧上深淋巴结引流鼻、舌、咽、喉、甲状腺、气管、食管、枕部、项部和肩部等处的淋巴,并收纳枕、耳后、腮腺、下颌下、颏下和颈外侧浅淋巴结等的输出淋巴管,其输出淋巴管注入颈外侧下深淋巴结或颈干。

②颈外侧下深淋巴结主要沿颈内静脉下段排列。沿颈横血管分布的淋巴结称锁骨上淋巴结,其中位于前斜角肌前方的淋巴结称斜角肌淋巴结。左侧斜角肌淋巴结又称菲尔绍淋巴结。患胸、腹、盆部的肿瘤,尤其是食管腹段癌和胃癌时,癌细胞栓子经胸导管转移至该淋巴结,常可在胸锁乳突肌后缘与锁骨上缘形成的夹角处触摸到肿大的淋巴结。颈外侧下深淋巴结引流颈根部、胸壁上部和乳房上部的淋巴,并收纳颈前淋巴结、颈外侧浅淋巴结和颈外侧上深淋巴结的输出淋巴管,其输出淋巴管合成颈干,左侧注入胸导管,右侧注入右淋巴导管。

咽后淋巴结属于颈外侧深淋巴结上部,位于咽后壁和椎前筋膜之间,引流鼻腔后部、鼻旁窦、鼻咽部和喉咽部的淋巴,输出淋巴管注入颈外侧上深淋巴结。

(二)上肢淋巴管和淋巴结

上肢浅、深淋巴管分别与浅静脉和深血管伴行,直接或间接注入腋淋巴结。

1.肘淋巴结

肘淋巴结分浅、深两群,分别位于肱骨内上髁上方和肘窝深血管周围。浅群又称滑车上淋巴结。肘淋巴结通过浅、深淋巴管引流手尺侧半和前臂尺侧半的淋巴,其输出淋巴管沿肱血管注入腋淋巴结(见图4-5-1)。

2.锁骨下淋巴结

锁骨下淋巴结又称三角胸肌淋巴结,位于锁骨下,三角肌与胸大肌间沟内,沿头静脉排列,收纳沿头静脉上行的浅淋巴管,其输出淋巴管注入腋淋巴结,少数注入锁骨上淋巴结。

3.腋淋巴结

腋淋巴结位于腋窝疏松结缔组织内,沿血管排列,按位置分为5群(图4-5-9)。

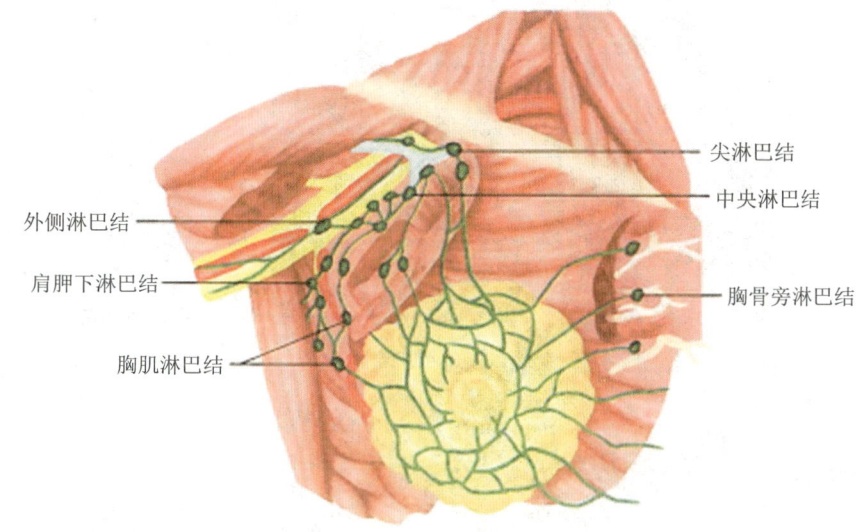

图4-5-9 腋淋巴和乳房淋巴管

(1)胸肌淋巴结位于胸小肌下缘处,沿胸外侧血管排列,引流腹前外侧壁、胸外侧壁以及乳房外侧部和中央部的淋巴,其输出淋巴管注入中央淋巴结和尖淋巴结。

(2)外侧淋巴结沿腋静脉远侧段排列,收纳除注入锁骨下淋巴结以外的上肢浅深淋巴管,其输出淋巴管注入中央淋巴结、尖淋巴结和锁骨上淋巴结。

(3)肩胛下淋巴结沿肩胛下血管排列,引流颈后部和背部的淋巴,其输出淋巴管注入中央淋巴结和尖淋巴结。

(4)中央淋巴结位于腋窝中央的疏松结缔组织中,收纳上述3群淋巴结的输出淋巴管,其输出淋巴管注入尖淋巴结。

(5)尖淋巴结沿腋静脉近侧段排列,引流乳腺上部的淋巴,并收纳上述4群淋巴结和锁骨下淋巴结的输出淋巴管,其输出淋巴管合成锁骨下干,左侧注入胸导管,右侧注入右淋巴导管。少数输出淋巴管注入锁骨上淋巴结。

(三)胸部淋巴管和淋巴结

胸部淋巴结位于胸壁内和胸腔器官周围。

1.胸壁淋巴结

胸后壁和胸前壁大部分浅淋巴管注入腋淋巴结,胸前壁上部的浅淋巴管注入颈外侧下深淋巴结,胸壁深淋巴管注入胸壁淋巴结。胸壁淋巴结包括胸骨旁淋巴结、肋间淋巴结及膈上淋巴结等多组淋巴结。

(1)胸骨旁淋巴结(图4-5-9、图4-5-10)沿胸廓内血管排列,引流胸腹前壁和乳房内侧部的淋巴,并收纳膈上淋巴结的输出淋巴管,其输出淋巴管参与合成支气管纵隔干。

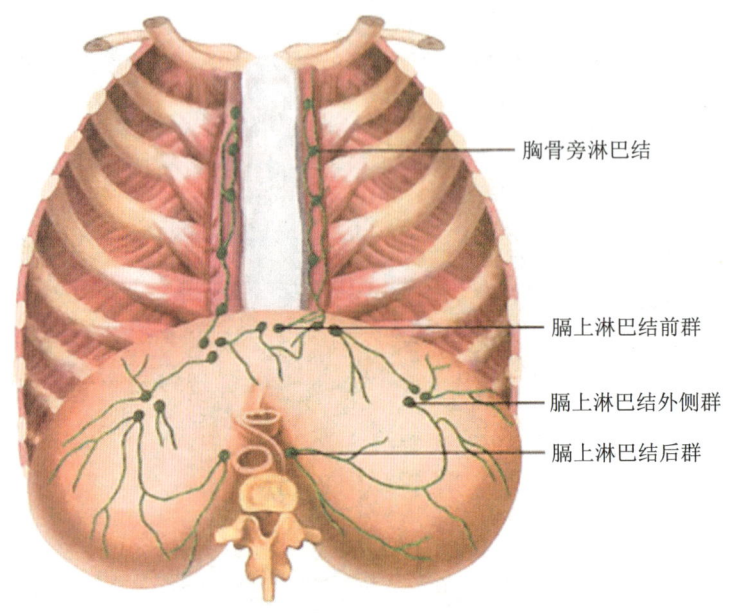

图 4-5-10　胸骨旁淋巴结和膈上淋巴结

(2)肋间淋巴结多位于肋头附近,沿肋间后血管排列,引流胸后壁的淋巴,其输出淋巴管注入胸导管。

(3)膈上淋巴结(图 4-5-10)位于膈的胸腔面,分前群、外侧群、后群 3 群,引流膈、壁胸膜、心包和肝上面的淋巴,其输出淋巴管注入胸骨旁淋巴结和纵隔前后淋巴结。

2.胸腔器官的淋巴结

(1)纵隔前淋巴结位于上纵隔前部和前纵隔内,在大血管和心包的前面,引流胸腺、心、心包和纵隔胸膜的淋巴,并收纳膈上淋巴结外侧群的输出淋巴管,其输出淋巴管参与合成支气管纵隔干。

(2)纵隔后淋巴结位于上纵隔后部和后纵隔内,沿胸主动脉和食管排列,引流心包、食管和膈的淋巴,并收纳膈上淋巴结外侧群和后群的输出淋巴管,其输出淋巴管注入胸导管。

(3)气管、支气管和肺的淋巴结(图 4-5-11)。这些淋巴结引流肺、胸膜脏层、支气管、气管和食管的淋巴,并收纳纵隔后淋巴结的输出淋巴管。在成人身上,由于大量灰尘颗粒沉积在淋巴结内,淋巴结呈黑色。肺淋巴结位于肺叶支气管和肺段支气管分支夹角处,收纳肺内淋巴,其输出淋巴管注入支气管肺淋巴结。支气管肺门淋巴结位于肺门处,又称肺门淋巴结,收纳肺、食管等处的淋巴,其输出淋巴管注入气管支气管淋巴结。气管支气管淋巴结分为上、下两群,分别位于气管权的上、下方,输出淋巴管注入气管旁淋巴结。气管旁淋巴结位于气管两侧,引流喉、甲状腺和气管的淋巴。气管旁淋巴结、纵隔前淋巴结和胸骨旁淋巴结的输出淋巴管汇合成支气管纵隔干。左、右支气管纵隔干分别注入胸导管和右淋巴导管。

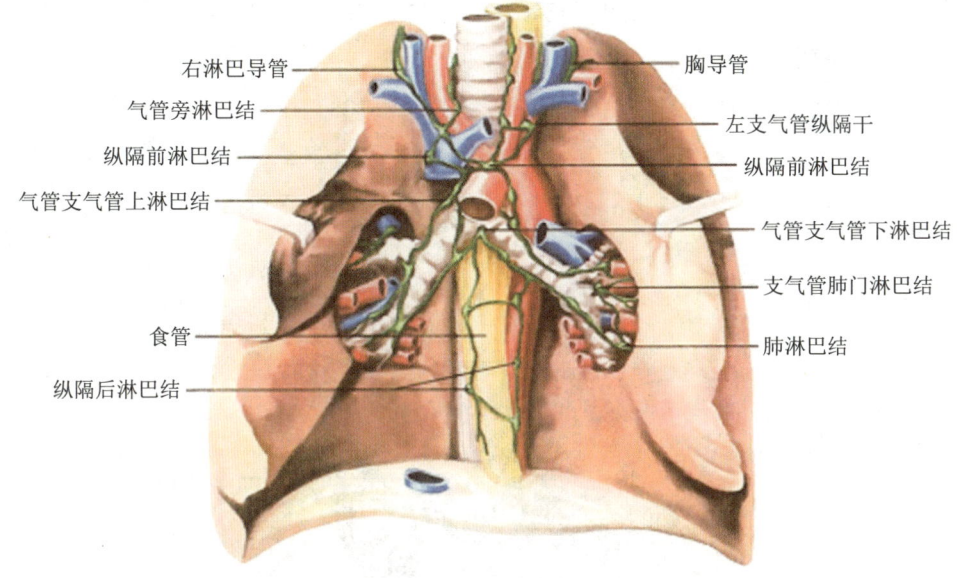

图4-5-11 胸腔器官的淋巴结

(四) 下肢淋巴管和淋巴结

下肢浅、深淋巴管分别与浅静脉和深血管伴行，直接或间接注入腹股沟淋巴结。此外，臀部的深淋巴管沿深血管注入髂内淋巴结。

1. 腘淋巴结

腘淋巴结分浅、深两群，分别沿小隐静脉末端和腘血管排列，收纳足外侧缘和小腿后外侧部的浅淋巴管以及足和小腿的深淋巴管，其输出淋巴管沿股血管上行，注入腹股沟深淋巴结（图4-5-1）。

2. 腹股沟淋巴结

(1) 腹股沟浅淋巴结位于腹股沟韧带下方，分上、下两群。上群与腹股沟韧带平行排列，引流腹前外侧壁下部、臀部、会阴和子宫底的淋巴。下群沿大隐静脉末端分布，收纳除足外侧缘和小腿后外侧部外的下肢浅淋巴管。腹股沟浅淋巴结的输出淋巴管注入腹股沟深淋巴结或髂外淋巴结（图4-5-1）。

临床联系

腹股沟浅淋巴结在体表易触摸到，特别在下肢有感染时，此群淋巴结肿大，更易触及。临床上常切除此淋巴结做活检。

（2）腹股沟深淋巴结位于股静脉周围和股管内，引流大腿深部结构和会阴的淋巴，并收纳腘淋巴结深群和腹股沟浅淋巴结的输出淋巴管，其输出淋巴管注入髂外淋巴结。

（五）盆部淋巴管和淋巴结

盆部淋巴结沿盆腔血管排列（图 4-5-12、图 4-5-13）。

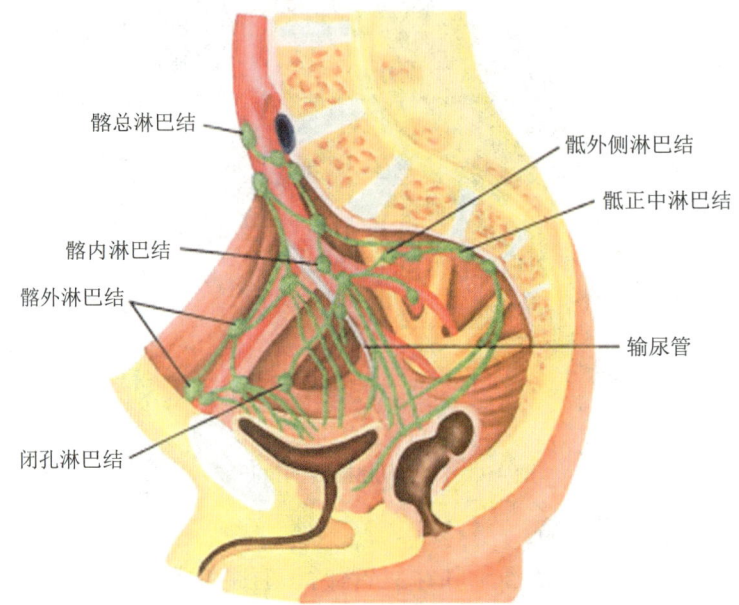

图 4-5-12　男性盆部的淋巴结

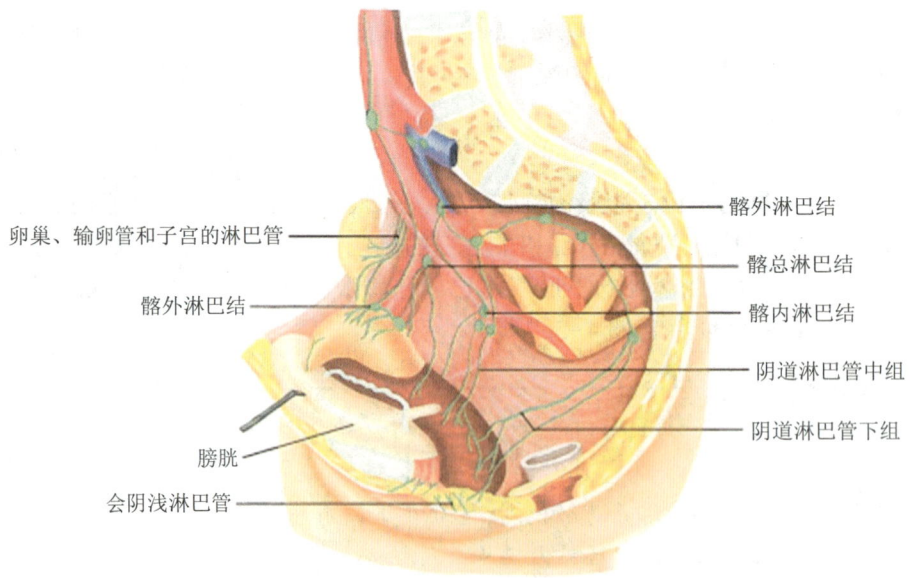

图 4-5-13　女性盆部的淋巴结

1. 骶淋巴结

骶淋巴结沿骶正中血管和髂外血管排列,引流盆后壁、直肠、前列腺或子宫等处的淋巴,其输出淋巴管注入髂内淋巴结或髂总淋巴结。

2. 髂内淋巴结

髂内淋巴结沿髂内动脉及其分支和髂内静脉及其属支排列,引流大部分盆壁、盆腔脏器、会阴深部、臀部和大腿后部深层结构的淋巴,其输出淋巴管注入髂总淋巴结。

3. 髂外淋巴结

髂外淋巴结沿髂外血管排列,引流腹前壁下部、膀胱、前列腺(男)或子宫颈和阴道上部(女)的淋巴,并收纳腹股沟浅、深淋巴结的输出淋巴管,其输出淋巴管注入髂总淋巴结。

4. 髂总淋巴结

髂总淋巴结沿髂总血管排列,收纳上述3群淋巴结的输出淋巴管,其输出淋巴管注入腰淋巴结。

(六)腹部淋巴管和淋巴结

腹部淋巴结位于腹后壁和腹腔脏器周围,沿腹腔血管排列。

1. 腹壁淋巴结

脐平面以上腹前外侧壁的浅、深淋巴管分别注入腋淋巴结和胸骨旁淋巴结,脐平面以下腹壁的浅淋巴管注入腹股沟浅淋巴结,深淋巴管注入腹股沟深淋巴结、髂外淋巴结和腰淋巴结(图4-5-4)。腰淋巴结位于腹后壁,沿腹主动脉和下腔静脉分布,引流腹后壁深层结构和腹腔成对器官的淋巴,并收纳髂总淋巴结的输出淋巴管,其输出淋巴管汇合成左、右腰干。

2. 腹腔器官的淋巴结

腹腔成对器官的淋巴管注入腰淋巴结,不成对器官的淋巴管注入沿腹腔干、肠系膜上动脉和肠系膜下动脉及其分支排列的淋巴结。

(1)沿腹腔干及其分支排列的淋巴结(图4-5-14):胃左、右淋巴结,胃网膜左、右淋巴结,幽门上、下淋巴结,肝淋巴结,胰淋巴结和脾淋巴结引流相应动脉分布范围的淋巴,其输出淋巴管注入位于腹腔干周围的腹腔淋巴结。

(2)沿肠系膜上动脉及其分支排列的淋巴结(图4-5-15):肠系膜淋巴结沿空、回肠动脉排列,回结肠淋巴结、右结肠淋巴结和中结肠淋巴结沿同名动脉排列,这些淋巴结引流相应动脉分布范围的淋巴,其输出淋巴管注入位于肠系膜上动脉根部周围的肠系膜上淋巴结。

(3)沿肠系膜下动脉分布的淋巴结(图4-5-15):左结肠淋巴结、乙状结肠淋巴结和直肠上淋巴结引流相应动脉分布范围的淋巴,其输出淋巴管注入肠系膜下动脉根部周围的肠系膜下淋巴结。

腹腔淋巴结、肠系膜上淋巴结和肠系膜下淋巴结的输出淋巴管汇合成肠干。

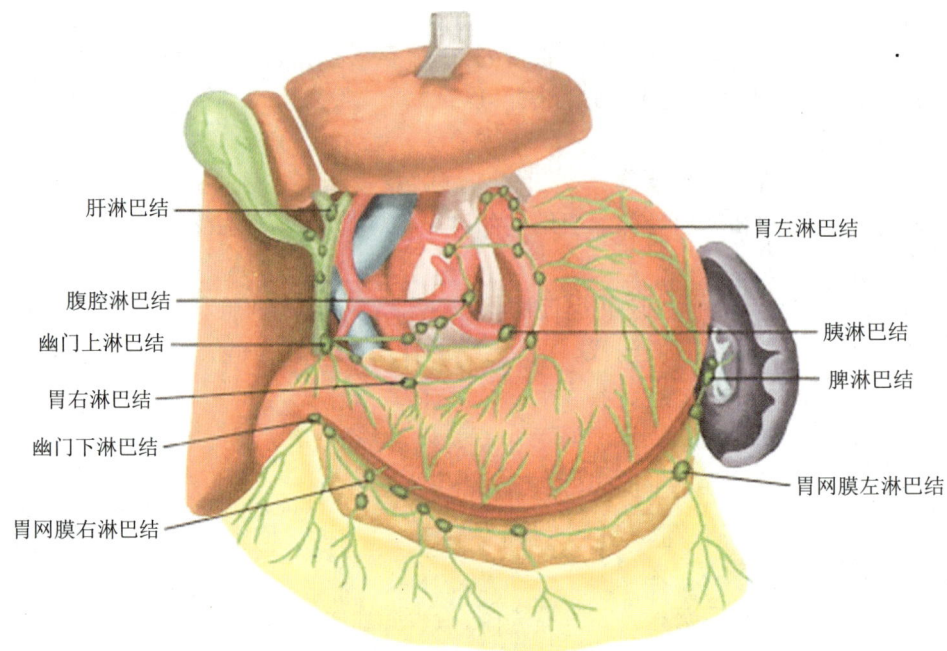

图 4-5-14　沿腹腔干及其分支排列的淋巴结

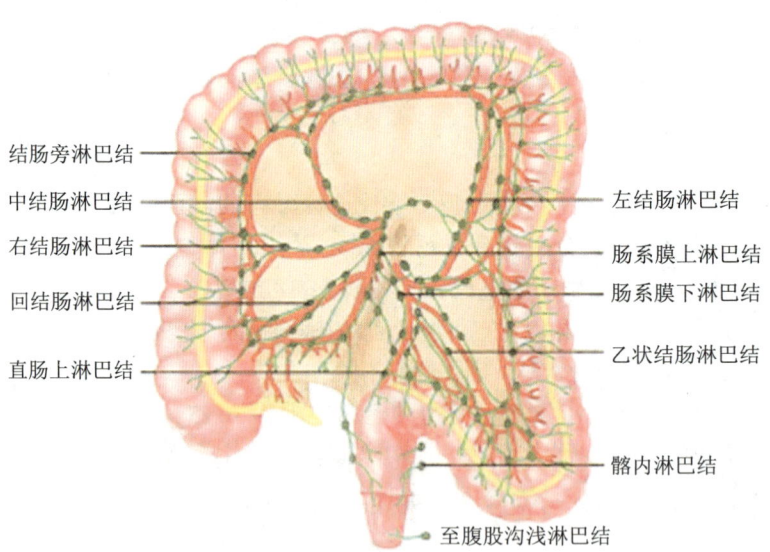

图 4-5-15　大肠的淋巴管和淋巴结

任务三　部分器官的淋巴引流

(一) 食管的淋巴引流

食管颈部的淋巴注入气管旁淋巴结和颈外侧下深淋巴结。食管胸部的淋巴除注入纵隔后淋巴结外,胸上部的淋巴注入气管旁淋巴结和气管支气管淋巴结,胸下部的淋巴注入胃左淋巴结。食管腹部的淋巴管注入胃左淋巴结。食管的部分淋巴管注入胸导管。

> **临床联系**
>
> 食管各段都可发生肿瘤,肿瘤可沿淋巴管转移至以上局部或远处淋巴结。食管胸上段和中段的少数淋巴管,可直接注入胸导管。在食管颈段、胸下段也有这种情况,这种肿瘤细胞可不经过局部淋巴结直接至胸导管,从胸导管进入血液,是形成血源性转移较迅速累及其他器官的原因之一。

(二) 肺的淋巴引流

肺浅淋巴管位于胸膜脏层深面,肺深淋巴管位于肺小叶间结缔组织内、肺血管和支气管的周围,注入肺淋巴结和支气管肺淋巴结。浅、深淋巴管之间存在交通。通过淋巴管,肺的淋巴依次由肺淋巴结、支气管肺淋巴结、气管支气管淋巴结和气管旁淋巴结引流。肺下叶下部的淋巴注入肺韧带处的淋巴结,其输出淋巴管注入胸导管或腰淋巴结。左肺上叶下部和下叶的部分淋巴注入右气管支气管淋巴结上群和右气管旁淋巴结。

(三) 胃的淋巴引流

胃的淋巴引流方向有4个:①胃底右侧部、贲门部和胃体小弯侧的淋巴注入胃上淋巴结;②幽门部小弯侧的淋巴注入幽门上淋巴结;③胃底左侧部、胃体大弯侧左侧部的淋巴注入胃网膜左淋巴结、胰淋巴结和脾淋巴结;④胃体大弯侧右侧部和幽门部大弯侧的淋巴注入胃网膜右淋巴结和幽门下淋巴结。

> **临床联系**
>
> 胃各区的淋巴管之间存在广泛的吻合,故一个区域的癌变,可累及其他区域相应的淋巴结。

(四) 肝的淋巴引流

肝浅淋巴管位于肝被膜的结缔组织内。肝膈面的浅淋巴管多经镰状韧带和冠状韧带注入膈上淋巴结和肝淋巴结,部分淋巴管注入腹腔淋巴结和胃左淋巴结。冠状韧带内的部分淋巴管注入胸导管。肝脏面浅淋巴管注入肝淋巴结。深淋巴管位于门管区和肝静脉及其属支的周围,沿静脉出肝,注入肝淋巴结、腹腔淋巴结和膈上淋巴结。肝浅、深淋巴管之间存在丰富的交通。

(五) 直肠的淋巴引流

齿状线以上的淋巴管引流有4个方向:①沿直肠上血管上行,注入直肠上淋巴结;②沿直肠下血管行向两侧,注入器内淋巴结;③沿肛血管和阴部内血管进入盆腔,注入髂内淋巴结;④少数淋巴管沿骶外侧血管走行,注入骶淋巴结。齿状线以下的淋巴管注入腹股沟浅淋巴结。

> **临床联系**
>
> 直肠的淋巴管与乙状结肠、会阴部等处的淋巴管之间存在广泛的交通支,所以直肠癌可广泛转移。

(六) 子宫的淋巴引流

子宫的淋巴引流方向较广:①子宫底和子宫体上部的淋巴管沿卵巢血管上行,注入腰淋巴结;沿子宫圆韧带穿腹股沟管,注入腹股沟浅淋巴结。②子宫体下部和子宫颈的淋巴管沿子宫血管行向两侧,注入髂内外淋巴结;经子宫主韧带注入沿闭孔血管排列的闭孔淋巴结;沿骶子宫韧带向后注入骶淋巴结。

> **临床联系**
>
> 子宫的淋巴管与膀胱和直肠的淋巴管之间存在广泛的交通,当子宫患有癌肿时,可累及邻近器官,子宫癌切除术时应较广泛地清除有关淋巴结。

(七) 乳房的淋巴引流

乳房的淋巴主要注入腋淋巴结,引流方向有3个:①乳房外侧部和中央部的淋巴管注入胸肌淋巴结;②上部的淋巴管注入尖淋巴结和锁骨上淋巴结;③内侧部的淋巴管注入胸骨旁淋巴结。乳房内侧部的浅淋巴管与对侧乳房淋巴管交通,内下部的淋巴管通过腹壁和膈下淋巴管与肝的淋巴管交通。

临床联系

乳腺癌是妇女发生率较高的一种恶性肿瘤,主要通过淋巴转移,故乳房的淋巴引流有相当重要的临床意义。癌细胞可沿以上途径转移到腋窝、锁骨上、胸骨旁等处的淋巴结,而且还可通过膈转移至肝或腹腔,甚至可经腹膜腔进入骨盆腔。女性乳房的淋巴管十分丰富。与对侧的淋巴管有交通支,癌细胞可从一侧转移到对侧;浅、深淋巴管之间也有丰富的交通吻合支,在乳腺癌根治术中发现约有30%的患者乳房深部淋巴管注入胸肌淋巴结,并强调乳腺癌早期易发现胸肌淋巴结转移。

【目标考核】

【知识目标考核】

1. 简述淋巴系统的组成与功能。
2. 简述头颈部浅淋巴结的名称及配布规律。
3. 简述腋淋巴结的分群、各群的位置及收纳范围。
4. 简述脾的形态、位置。
5. 简述食管的淋巴引流。
6. 简述胃的淋巴引流。
7. 简述直肠的淋巴引流。
8. 简述子宫颈和子宫体下部的淋巴回流。
9. 简述乳腺的淋巴回流。

【能力目标考核】

临床执业(助理)医师体格检查考点:浅表淋巴结检查(要求:触诊定位准确,手法和顺序正确,触及淋巴结需进行描述检查结果,要有职业素养)。

能力考核:请在同学身上准确定位头颈部、腋窝、肘窝、腹股沟、腘窝处浅表淋巴结,并说出具体位置和名称。

【素质目标考核】

临床案例:患者,女,55岁,就诊时主诉3个月以前开始吞咽困难,现已进行性恶化,连喝牛奶也困难了,近1个月来,体重明显减轻。患者感到梗阻部位在颈根部。体格检查:发现在左胸锁乳突肌前缘的深方有一固定的硬块。食管镜检:食管上端有一肿块。食管及颈部肿块活体组织检查:食管癌、淋巴结转移。临床诊断:食管癌、左锁骨上淋巴结转移。

问题:简述食管癌转移到左锁骨上淋巴结的路径。

(陈彦锋)

第五模块

感觉器

感觉器是机体感受环境刺激的装置,是感受器及其附属结构的总称。感受器与感觉器两词有时通用,但其含义并不等同。感受器主要指感受内外环境刺激而产生兴奋的结构,广泛分布于人体各部,有的结构非常简单,仅是感觉神经的游离末梢,如痛觉感受器;有的结构则较复杂,由一些组织结构共同形成的各种被囊神经末梢,如触觉小体、环层小体等。感觉器的结构比感受器复杂,不仅感受装置更为完善,还具有复杂的附属结构,如视器是由眼球(感受器)和眼副器构成,听器由声音感受器和耳的传音结构组成。视器、听器等属特殊感觉器。

感受器的功能是接受相应刺激后,将其转变为神经冲动,由感觉神经和中枢神经系统的传导通路传到大脑皮质,产生相应的感觉;再由高级中枢发出神经冲动经运动神经传至效应器,对刺激做出反应。

在正常状况下,感受器只对某一特异的刺激敏感,如视网膜的特异刺激是一定波长的光;耳蜗的特异刺激是一定频率的声波等。感受器的高度特化是长期进化过程中逐渐演化而来的,也是随着实践不断完善的。它使机体对内、外环境不同的变化做出精确的反应和分析,从而更加完善地适应其生存的环境。感受器是机体产生感觉的媒介器官,是机体认识世界和探索世界的基础。

感受器的种类繁多,形态和功能各异。一般根据感受器所在的部位和接受刺激的来源将其分为三类。①外感受器:分布在皮肤、黏膜、视器和听器等处,感受来自外界环境的刺激,如痛、温、触、压、光、声等刺激;②内感受器:分布在内脏器官和心血管等处,接受体内环境的物理和化学刺激,如渗透压、压力、温度、离子和化合物浓度的变化等;③本体感受器:分布在肌、肌腱、关节、韧带和内耳的位觉器等处,接受机体运动和平衡变化时产生的刺激。

感受器还可根据其特化程度分为以下两类。①一般感受器:分布在全身各部,如分布在皮肤的痛觉、温觉、触觉、压觉感受器;分布在肌、肌腱、关节、内脏及心血管的感受器。②特殊感受器:分布在头部,包括视觉、听觉、嗅觉、味觉和平衡觉的感受器。

项目一 视 器

【课前导读】

视器由眼球和眼副器共同构成。眼球的功能是接受光波刺激,将光刺激转变为神经冲动,经视觉传导通路传至大脑视觉中枢,产生视觉。眼副器位于眼球周围或附近,包括眼睑、结膜、泪器、眼球外肌、眶脂体和眶筋膜等,对眼球起支持、保护和运动作用。

与视器相关的疾病有角膜炎、结膜炎、虹膜炎、青光眼、白内障、视网膜脱落、黄斑变性、视神经炎、眼干燥症、近视眼、远视眼、散光眼、弱视眼等。检查项目有视力和视野检查、眼球运动检查、眼底血管造影、眼眶CT检查、视觉电生理检查等。诊疗涉及的解剖学知识是视器各结构的位置、名称、形态、结构、毗邻关系及功能。通过本次课的学习,可以为学生学习视器相关疾病进行铺垫。

【学习目标】

1.知识目标

(1)掌握视器的组成和功能,眼球壁各层的形态结构和功能,房水产生和循环途径,晶状体的结构特点及调节功能,正常人眼底所见到的解剖学结构,眼睑、结膜的结构特点,眼球外肌的名称和功能。

(2)熟悉泪器的组成及泪道的开口部位,眼的血管和神经分布。

2.能力目标

(1)具备准确定位眼睑、结膜、角膜、巩膜、虹膜的能力。

(2)具备识别眼睑、结膜、角膜、虹膜是否正常的能力。

3.素质目标

关爱眼睛,预防近视:通过了解"全国爱眼日",参观"生命科学馆",科普眼的解剖结构及功能,培养爱眼护眼的良好习惯,避免长期近距离接触电子产品,预防青少年近视,培养医学生科普预防近视的意识。

任务一 眼球

眼球是视器的主要部分,近似球形,位于眶内(图 5-1-1)。眼球借筋膜与眶壁相连,后部借视神经连于间脑的视交叉。

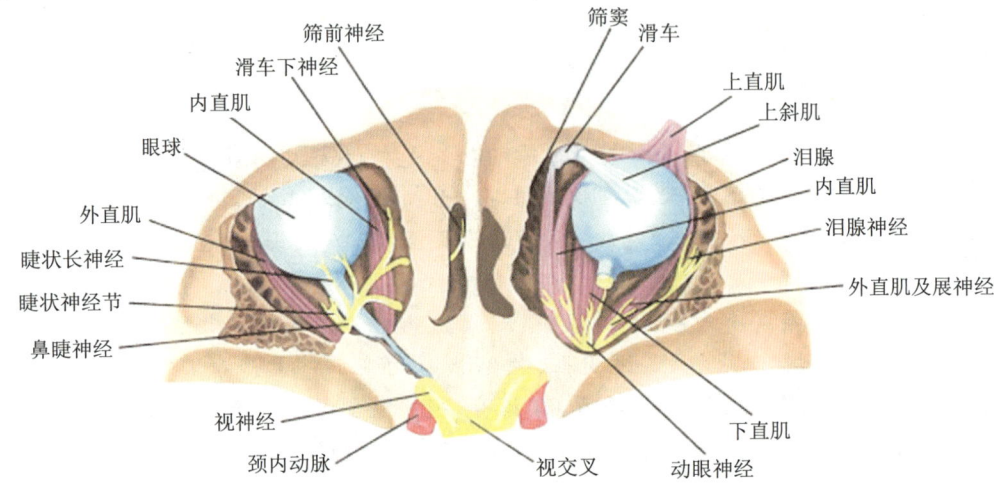

图 5-1-1 眶壁、眼球、视神经及视交叉

眼球由眼球壁和眼球的内容物构成(图 5-1-2)。

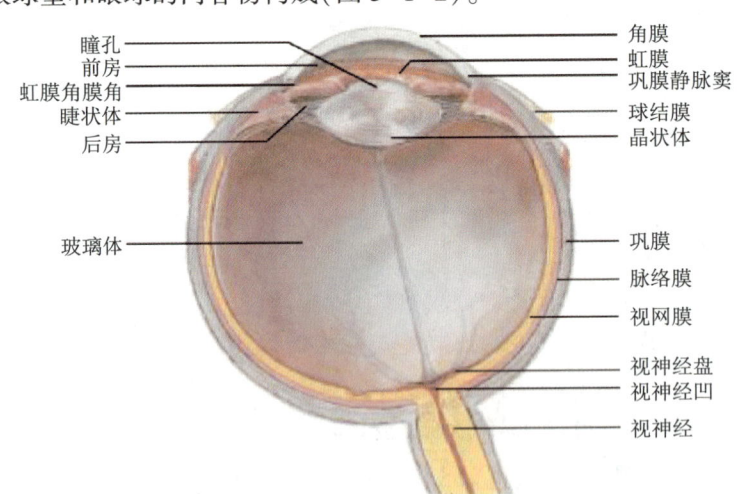

图 5-1-2 左眼球的水平切面

(一) 眼球壁

从外向内依次分为眼球纤维膜、血管膜和视网膜 3 层。

1.眼球纤维膜

眼球纤维膜由坚韧的纤维结缔组织构成,有支持和保护作用。由前向后可分为角膜和巩膜两部分。

(1)角膜占眼球纤维膜的前1/6,无色透明,富有弹性,无血管但富有感觉神经末梢。角膜的曲度较大,外凸内凹,具有屈光作用,其营养来自周围的毛细血管、泪液和房水。角膜炎或溃疡可致角膜混浊,失去透明性,影响视觉。

(2)巩膜占眼球纤维膜的后5/6,乳白色不透明,厚而坚韧,有保护眼球内容物和维持眼球形态的作用。巩膜前缘接角膜缘,后方与视神经的硬膜鞘相延续。在靠近角膜缘处的巩膜实质内,有环形的巩膜静脉窦,为房水流出的通道。巩膜在视神经穿出的附近最厚,向前逐渐变薄,在眼球的赤道附近最薄;在眼外肌附着处再度增厚。巩膜前部露于眼裂的部分,正常呈乳白色,黄色常是黄疸的重要体征;老年人的巩膜因脂肪沉积略呈黄色;先天性薄巩膜呈蔚蓝色。

2.眼球血管膜

眼球血管膜富含血管和色素细胞,呈棕黑色,具有营养眼球内组织及遮光的作用。由前至后分为虹膜、睫状体和脉络膜3部分。

(1)虹膜呈冠状位,位于血管膜最前部,呈圆盘形(图5-1-2、图5-1-3),中央有圆形的瞳孔。角膜与晶状体之间的间隙称眼房。虹膜将眼房分为较大的前房和较小的后房,二者借瞳孔相交通。在前房的周边,虹膜与角膜交界处的环形区域,称虹膜角膜角,又称前房角。

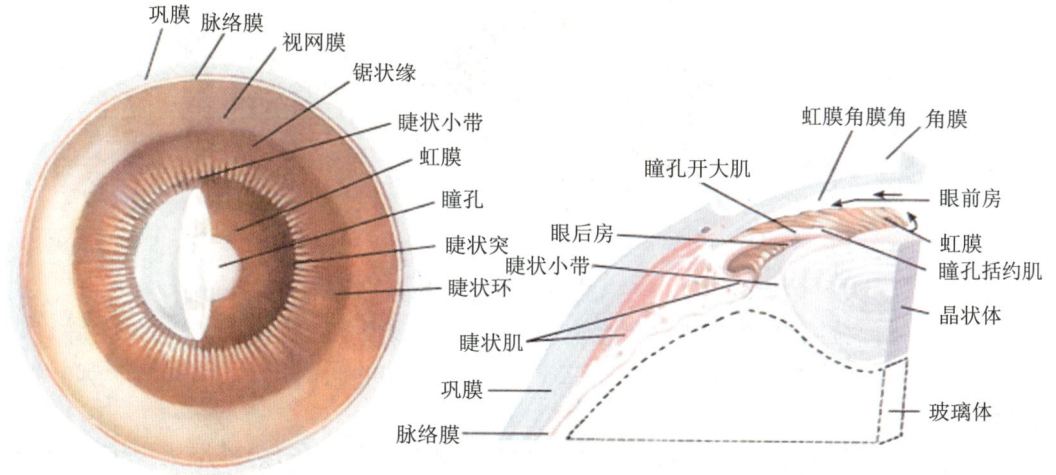

图5-1-3 眼球前半部后面观及虹膜角

虹膜内有环绕瞳孔周缘排列的瞳孔括约肌,呈放射状排列的瞳孔开大肌。在弱光下或视远物时,瞳孔开大;在强光下或近物时,瞳孔缩小以调节光的进入。

在活体上,透过角膜可见虹膜及瞳孔。虹膜的颜色取决于色素的多少,有种族差异,可有黑、棕、蓝和灰色等。白色人种因缺乏色素,虹膜呈浅黄色或浅蓝色;我国人的虹膜多呈棕色。

(2)睫状体是血管膜中部最肥厚的部分,位于巩膜与角膜移行部的内面(图 5-1-2、图 5-1-3)。其后部较为平坦,为睫状环,前部有向内突出呈放射状排列的皱襞,称睫状突,后者发出睫状小带与晶状体相连。在眼球水平切面上,睫状体呈三角形。睫状体内含睫状肌,由副交感神经支配。睫状体有调节晶状体曲度和产生房水的作用。

(3)脉络膜占血管膜的后 2/3,富含血管及色素。外面与巩膜疏松相连,内面紧贴视网膜的色素层,后方有视神经穿过。脉络膜可营养眼球内组织并吸收分散光线。

3.视网膜

视网膜位于眼球血管膜的内面,自前向后分为 3 部分,即视网膜虹膜部、睫状体部和脉络膜部(图 5-1-2)。虹膜部和睫状体部分别贴附于虹膜和睫状体的内面,薄而无感光作用,故称为视网膜盲部。脉络膜部附于脉络膜内面,范围最大,有感光作用,又称为视网膜视部。视部的后部最厚,愈向前愈薄,在视神经的起始处有一境界清楚略呈椭圆形的盘状结构,称视神经盘,又称视神经乳头。视神经盘中央凹陷,称视盘陷凹,有视网膜中央动、静脉穿过,无感光细胞,称生理性盲点。在视神经盘的颞侧稍偏下方约 3.5 mm 处,有一黄色小区,由密集的视锥细胞构成,称黄斑,直径 1.8~2 mm。黄斑中央凹陷称中央凹(图 5-1-4),此区无血管,为感光最敏锐处。

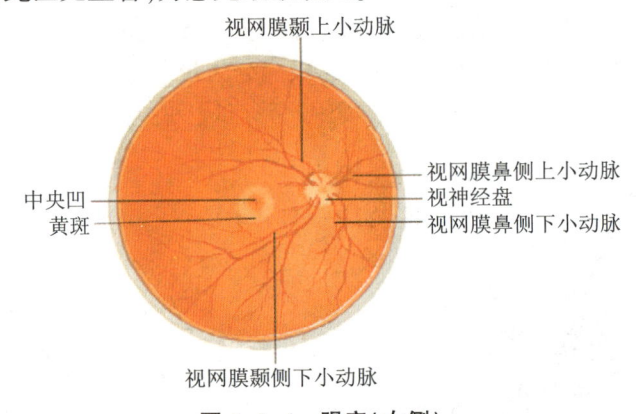

图 5-1-4 眼底(右侧)

视网膜视部分两层,外层为色素上皮层,由单层色素上皮细胞构成(图 5-1-5);内层为神经层,是视网膜的固有结构。两层之间有一潜在性的间隙,是造成视网膜脱离的解剖学基础。

视网膜视部的神经层主要由 3 层神经细胞组成(图 5-1-5)。外层为视锥和视杆细胞,它们是感光细胞,紧邻色素上皮层。视锥细胞主要分布在视网膜的中央部,感受强光和颜色的刺激,在白天或明亮处视物时起主要作用;视杆细胞主要分布于视网膜的周边部,感受弱光刺激,在夜间或暗处视物时起主要作用。中层为双极细胞,将来自感光细胞的神经冲动传导至内层的节细胞,节细胞的轴突向视神经盘处汇集,穿脉络膜和巩膜后构成视神经。

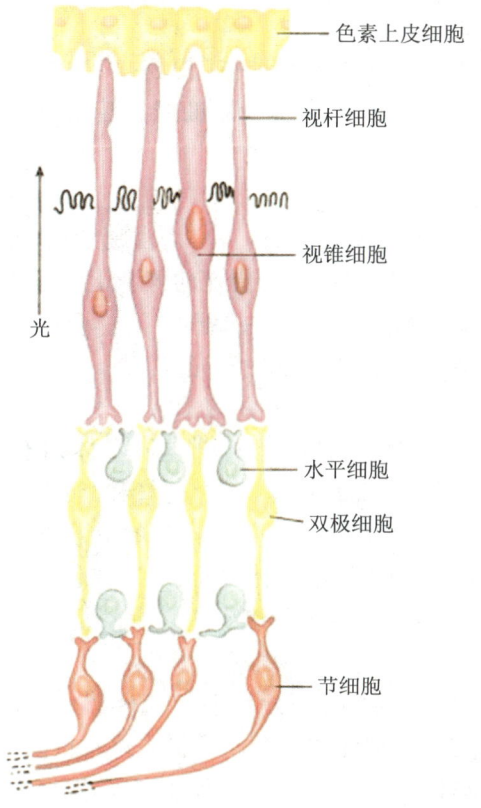

图 5-1-5　视网膜的神经细胞示意图

临床联系

眼底通常是指可见的眼球赤道部的全部结构。临床上不少的全身性疾病，尤其是与循环系统有关的疾病，如动脉硬化、高血压、妊娠毒血症以及颅内压增高导致的疾病等，会导致眼底的改变。正常眼底的结构特点是：视网膜中央动脉色鲜红，血管细而较直，其中中央部有明显的反光带，分支之间不互相吻合，动脉之间不交叉。视网膜中央静脉色紫红，血管较粗且较弯曲，反光带较暗。视网膜中央动脉与静脉粗细比为 2∶3，动静脉间可以交叉，但不会有中断压迫现象。所以从解剖学角度来看，做眼底镜检查应注意：①屈光物质是否正常，有无混浊；②视神经乳头的大小、形状、边缘、颜色，有无隆起和凹陷等；③视网膜中央动静脉血管粗细的比例、弯曲度和管壁情况以及动、静脉有无交叉压迫的现象；④黄斑有无水肿、渗出物、出血或色素等；⑤视网膜有无局部炎症病灶或肿瘤，有无渗出物、出血。

(二) 眼球的内容物

眼球的内容物包括房水、晶状体和玻璃体(图 5-1-2、图 5-1-3)。这些结构透明而无血管，具有屈光作用。它们与角膜合称为眼的屈光装置，使所视物体在视网膜上清晰成像。

1.房水

房水为无色透明的液体，充填于眼房内。房水由睫状体产生，进入眼后房，经瞳孔至眼前房，又经虹膜角膜角进入巩膜静脉窦，借睫前静脉汇入眼上、下静脉。房水的生理功能是为角膜和晶状体提供营养并维持正常的眼内压。病理情况下房水代谢紊乱或循环不畅可造成眼内压增高，临床上称为继发性青光眼。

2.晶状体

晶状体位于虹膜和玻璃体之间，借睫状小带与睫状体相连，呈双凸透镜状，前面曲度较小，后面曲度较大，无色透明，富有弹性，不含血管和神经。晶状体的外面包有高度弹性的薄膜，称为晶状体囊。晶状体本身由平行排列的晶状体纤维组成，周围部较软称晶状体皮质，中央部较硬称晶状体核。晶状体若因疾病或创伤而变混浊，称为白内障。临床上，糖尿病病人常并发白内障及视网膜病变。

3.玻璃体

玻璃体是无色透明的胶状物质，表面被覆玻璃体膜。它填充于晶状体与视网膜之间，约占眼球内腔的后4/5。玻璃体的前面以晶状体及其悬韧带(睫状小带)为界，呈凹面状，称玻璃体凹；玻璃体的其他部分与睫状体和视网膜相邻，对视网膜起支撑作用，使视网膜与色素上皮紧贴。若支撑作用减弱，可导致视网膜剥离。玻璃体混浊时，可影响视力。

临床联系

若眼轴较长或屈光装置的屈光率过强，物像则落在视网膜前，称为近视。反之，若眼轴较短或屈光装置的屈光率过弱，物像则落在视网膜后，称为远视。随年龄增长，晶状体核逐渐增大变硬、弹性减退，睫状肌逐渐萎缩，晶状体的调节能力逐渐减弱，近距离视物困难，出现老视，即"老花眼"。

任务二 眼副器

眼副器为保护、运动和支持眼球的装置，包括眼睑、结膜、泪器、眼球外肌、眶脂体和眶筋膜等结构,有保护、运动和支持眼球的作用。

(一)眼睑

眼睑(图5-1-6)位于眼球的前方,分上睑和下睑,二者之间的裂隙称睑裂。睑裂的内、外侧端分别称内眦和外眦。睑的游离缘称睑缘,又分为睑前缘和睑后缘。

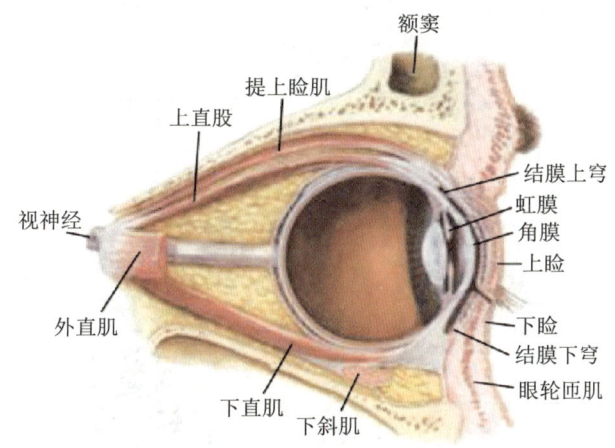

图5-1-6 右眼眶(矢状切面)

睑缘有睫毛2~3行,上、下睑睫毛均弯曲向前,上睑睫毛硬而长,下睑睫毛短而少,睫毛有防止灰尘进入眼内和减弱强光照射的作用。如果睫毛长向角膜,称为倒睫,可引起角膜炎和溃疡等。睫毛的根部有睫毛腺,近睑缘处有睑缘腺。睫毛毛囊或睫毛腺的急性炎症,称睑腺炎。

眼睑由浅至深可分为5层:皮肤、皮下组织、肌层、睑板和睑结膜。眼睑的皮肤细薄,皮下组织疏松,可因积水或出血发生肿胀。睑部感染、肾炎等疾患常伴有眼睑水肿。肌层主要是眼轮匝肌的睑部,该肌收缩可闭合睑裂。眼睑部手术时,切口应与眼轮匝肌纤维方向平行,以利于愈合。在上睑还有上睑提肌,该肌的腱膜止于上睑的上部,可提起上睑。

睑板为一半月形致密结缔组织板,上下各一。睑板的内、外两端借横位的睑内外侧韧带与眶缘相连结。睑内侧韧带较强韧,其前面有内眦动、静脉越过,后面有泪囊,是手术时寻找泪囊的标志。睑板内有麦穗状的睑板腺,与睑缘垂直排列,开口于睑缘(图5-1-7)。睑板腺分泌油样液体,可润滑眼睑,防止泪液外流。若睑板腺导管阻塞,形成睑板腺囊肿,亦称霰粒肿。

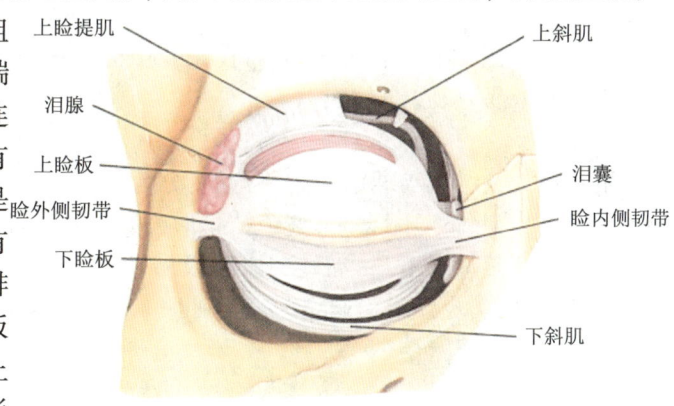

图5-1-7 睑板(右侧)

眼睑的血液供应丰富(图 5-1-8),主要来源有:①颈外动脉发出的面动脉、颞浅动脉、眶下动脉等分支;②眼动脉发出的眶上动脉、泪腺动脉和滑车上动脉等分支。这些动脉在眼睑的浅部形成动脉网,在深部吻合成动脉弓。静脉血回流至眼静脉和内眦静脉。眼睑的手术需注意血管的位置及吻合。

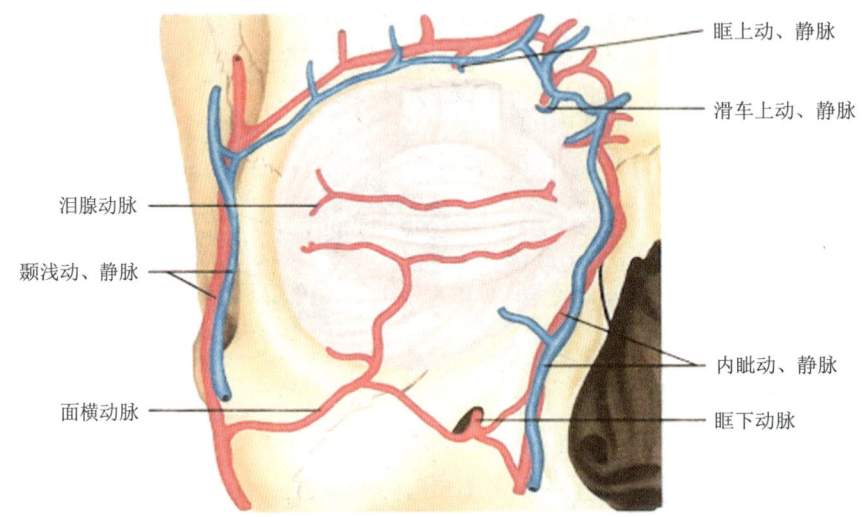

图 5-1-8　眼睑的血管

(二) 结膜

结膜是一层薄而透明、富含血管的黏膜,覆盖在眼球前面及眼睑内面(图 5-1-6)。按所在部位可分为 3 部分。

1. 睑结膜

睑结膜衬覆于上、下睑的内面,与睑板结合紧密。在睑结膜的内表面,可透视深层的小血管和睑板腺。

2. 球结膜

球结膜覆盖在眼球前面,于近角膜缘处移行为角膜上皮,该处与巩膜结合紧密,其余部分连结疏松易移动。

3. 结膜穹

结膜穹为睑结膜与球结膜的移行处,分为结膜上穹和结膜下穹。一般结膜上穹较结膜下穹深。当上、下睑闭合时,整个结膜形成囊状腔隙称结膜囊,经睑裂与外界相通。

结膜病变常局限于某一部位,如沙眼易发于睑结膜和结膜穹,疱疹则多见于角膜缘的结膜和球结膜,炎症常引起结膜充血肿胀。

(三) 泪器

泪器由泪腺和泪道组成(图 5-1-9)。

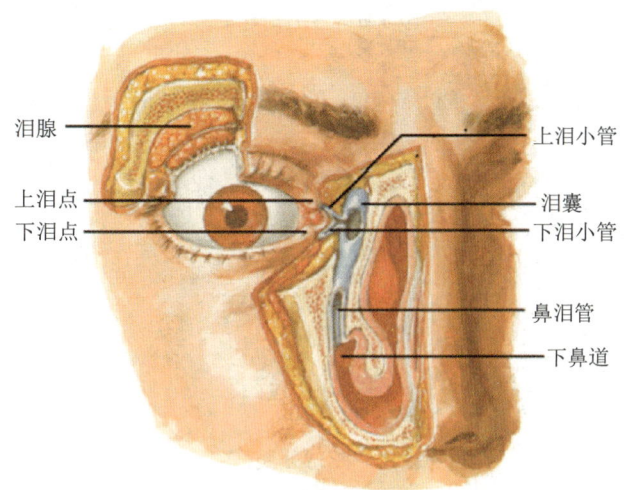

图 5-1-9 泪器

1.泪腺

泪腺位于眼眶外上方的泪腺窝内,长约 2 cm,有 10~20 条排泄管开口于结膜上穹的外侧部。分泌的泪液借眨眼活动涂抹于眼球表面,有防止角膜干燥和冲洗微尘的作用。此外,泪液含的溶菌酶具有灭菌作用。多余的泪液流向内眦处的泪湖,经泪点、泪小管进入泪囊,再经鼻泪管至鼻腔。

2.泪道

泪道包括泪点、泪小管、泪囊和鼻泪管。

(1)泪点:在上、下睑缘近内侧端处各有一隆起称泪乳头,其顶部有一小孔称泪点,是泪小管的开口。沙眼等疾病可造成泪点变位而引起溢泪症。

(2)泪小管:为连结泪点与泪囊的小管,分上泪小管和下泪小管,分别垂直向上、下行,继而几乎成直角转向内侧汇合在一起,开口于泪囊上部。

(3)泪囊:位于眶内侧壁前下部的泪囊窝中,为一膜性囊。上端为盲端,下部移行为鼻泪管。泪囊的前面有睑内侧韧带和眼轮匝肌纤维,少量肌束跨过泪囊的深面。眼轮匝肌收缩时牵引睑内侧韧带可扩大泪囊,使囊内产生负压,促使泪液流入泪囊。

(4)鼻泪管:为一膜性管道,上部包埋在骨性鼻泪管中,与骨膜结合紧密;下部在鼻腔外侧壁黏膜的深面,开口于下鼻道外侧壁。鼻泪管开口处的黏膜内有丰富的静脉丛,感冒时,黏膜充血和肿胀,可导致鼻泪管下口闭塞,泪液向鼻腔引流不畅,故感冒时常有流泪的现象。

(四)眼球外肌

眼球外肌(图 5-1-10、图 5-1-11、图 5-1-12、图 5-1-13)为视器的运动装置,包括运动眼睑的上睑提肌和运动眼球的 4 块直肌、2 块斜肌,均为骨骼肌。

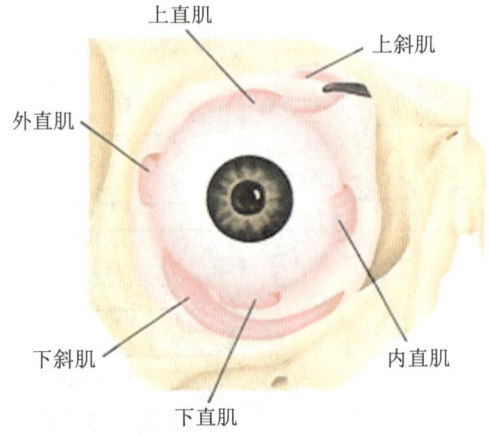

图 5-1-10 眼球外肌(前面观)

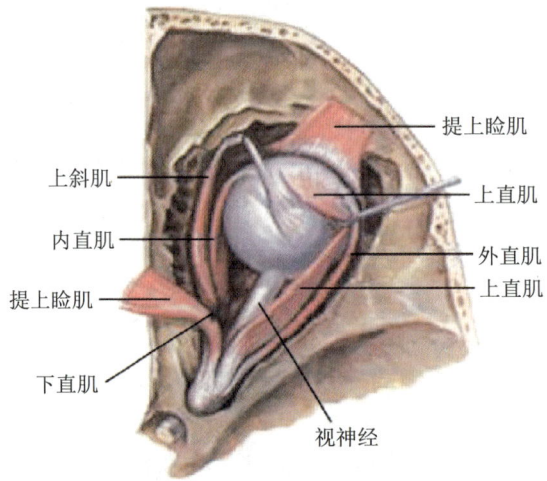

图 5-1-11 眼球外肌(上面观)

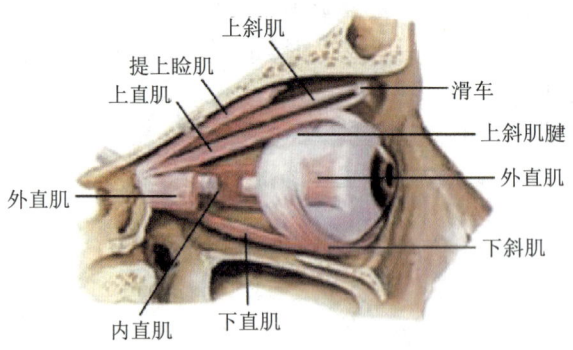

图 5-1-12 眼球外肌(外侧面)

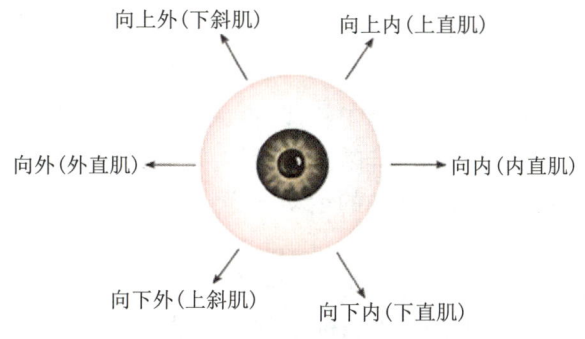

图 5-1-13 眼球的运动

1.上睑提肌

上睑提肌起自视神经管前上方的眶壁,向前行于上直肌上方,止于上睑的皮肤和上睑板。该肌收缩提上睑,开大眼裂,由动眼神经支配。上睑提肌瘫痪可导致上睑下垂。睑板肌是一块薄而小的平滑肌,起于上睑提肌下面的肌纤维之间,在上睑提肌与上直肌、结膜穹之间向前下方走行,止于睑板上缘。睑板肌助提上睑,受颈交感神经支配,该神经麻痹导致霍纳综合征,可出现瞳孔缩小、眼球内陷、上睑下垂等症状。

2.上直肌、下直肌、内直肌、外直肌

运动眼球的4块直肌为上直肌、下直肌、内直肌和外直肌,分别位于眼球的上方、下方、内侧和外侧。各直肌共同起自视神经管周围和眶上裂内侧的总腱环,在赤道的前方,分别止于巩膜的上、下、内侧和外侧。上、下、内、外直肌收缩时,分别使瞳孔转向上内、下内、内侧和外侧。

3.上斜肌和下斜肌

上斜肌位于上直肌与内直肌之间,起于蝶骨体,以细腱通过眶内侧壁前上方的滑车,经上直肌的下方转向后外,在上直肌和外直肌之间止于眼球后外侧赤道后方的巩膜。该肌收缩使瞳孔转向下外方。

下斜肌位于眶下壁与下直肌之间,起自眶下壁的前内侧,斜向后外,止于眼球下面赤道后方的巩膜。该肌收缩使瞳孔转向上外方。

临床联系

眼球的正常运动并非单一肌肉的收缩,而是两眼数条肌肉协同作用的结果。如俯视时,两眼的下直肌和上斜肌同时收缩;仰视时,两眼上直肌和下斜肌同时收缩;侧视时,一侧眼的外直肌和另一侧眼的内直肌共同作用;聚视中线时,则是两眼内直肌共同作用的结果。当某一眼肌麻痹时,会出现斜视和复视现象。

(五)眶脂体与眶筋膜

1.眶脂体

眶脂体为眼眶内的脂肪组织,充填于眼球、眼球外肌与眶骨膜之间,起支持和保护作用(图5-1-6)。在眼球后方,视神经与眼球各肌之间脂肪组织较多,与眼球之间类似关节头与关节窝的关系,允许眼球做多轴的运动,还可减少外来震动对眼球的影响。

2.眶筋膜

眶筋膜包括眶骨膜、眼球筋膜鞘和眶隔(图5-1-6)。

(1)眶骨膜:疏松地衬于眶壁的内面,在面前部与周围骨膜相续连。在视神经管处,硬脑膜分两层,内层为视神经的外鞘,外层续为眶骨膜。在眶的后部,眶骨膜增厚形成总腱环,为眼球外肌提供附着处。

(2)眼球筋膜鞘:是眶脂体与眼球之间薄而致密的纤维膜,又称Tenon囊。该鞘包绕眼球的大部,向前在角膜缘稍后方与巩膜融合在一起,向后与视神经硬膜鞘结合。眼球筋膜鞘的内面光滑,与眼球之间的间隙称为巩膜外隙,眼球在鞘内可灵活地运动。眼肌筋膜呈鞘状包绕眼球外肌。

(3)眶隔为上睑板上缘和下睑板下缘的薄层结缔组织,分别连于眶上缘和眶下缘,与眶骨膜延续。

任务三 眼的血管和神经

(一)眼的动脉

眼球和眶内结构的血液供应主要来自眼动脉(图5-1-14、图5-1-15)。眼动脉起自颈内动脉,在视神经的下方经视神经管入眶,先居视神经的下外侧,然后在上直肌的下方越至眶内侧前行,走在上斜肌和内直肌之间,终支出眶,终于滑车上动脉。在行程中眼动脉发出分支供应眼球、眼球外肌、泪腺和眼睑等。主要分支如下:

1.视网膜中央动脉

视网膜中央动脉是供应视网膜内层的唯一动脉。其发自眼动脉,行于视神经的下方,在距眼球约10~15 mm处,穿入视神经鞘,走行0.9~2.5 mm后,继而行于视神经中央,在视神经盘处分为上、下2支,进而再分成视网膜鼻侧上下和视网膜颞侧上下4支小动脉,分布至视网膜鼻侧上、鼻侧下、颞侧上和颞侧下4个扇形区。临床上,用检眼镜可直接观察这些血管。黄斑中央凹0.5 mm范围内无血管分布。

视网膜中央动脉是终动脉,在视网膜内的分支之间无吻合,亦不与脉络膜内的血管吻合,但行于视神经鞘和视神经内的分支间有吻合。视网膜中央动脉阻塞时可导致眼全盲。

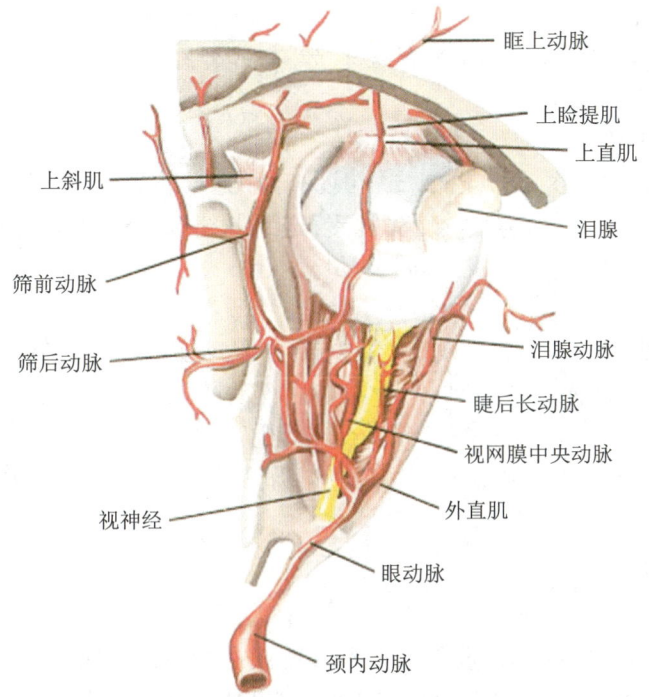

图 5-1-14 眼的动脉

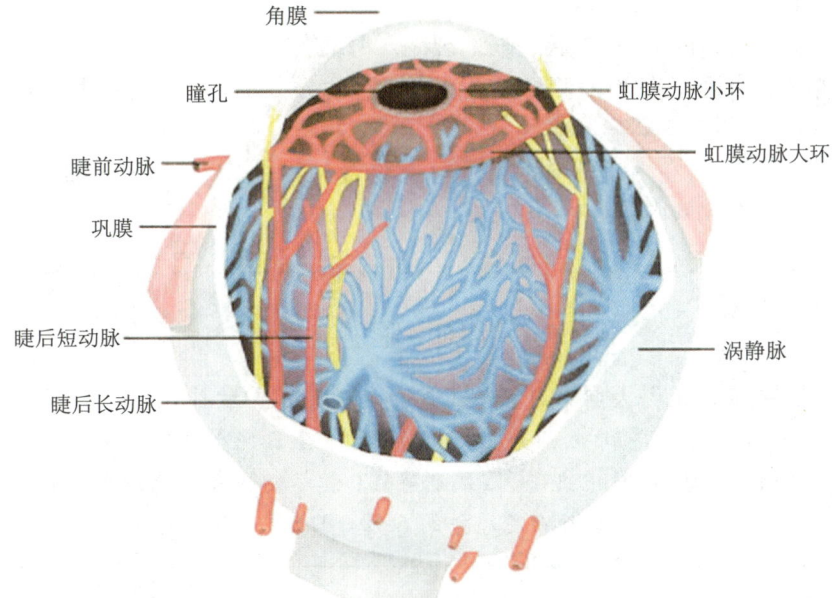

图 5-1-15 虹膜的动脉和涡静脉

2.睫后短动脉

睫后短动脉又称脉络膜动脉,有很多支,在视神经周围垂直穿入巩膜,分布于脉络膜。

3.睫后长动脉

睫后长动脉又称虹膜动脉,有 2 支,在视神经的内、外侧穿入巩膜,在巩膜与脉络膜间前行至睫状体,发出 3 支:①回归动脉支,进入脉络膜与睫后短动脉吻合;②睫状肌支,至睫状肌;③虹膜动脉大环支,与睫前动脉吻合。

4.睫前动脉

睫前动脉由眼动脉的各肌支发出,共 7 支,在眼球前部距角膜缘 5~8 mm 处穿入巩膜,在巩膜静脉窦的后面入睫状肌,发分支与虹膜动脉大环吻合,营养巩膜的前部、虹膜和睫状体。睫前动脉在进入巩膜前,分支至球结膜。

另外,眼动脉还发出泪腺动脉、筛前动脉、筛后动脉以及眶上动脉等分支至相应的部位。

(二)眼的静脉

1.眼球内的静脉

视网膜中央静脉与同名动脉伴行,收纳视网膜的静脉血。涡静脉是眼球血管膜的主要静脉,多数为 4 条,即 2 条上涡静脉和 2 条下涡静脉,分散在眼睫前静脉收集眼球前部虹膜等处的静脉血。这些静脉以及眶内的其他静脉,最后均汇入眼上、下静脉。

2.眼球外的静脉

眼上静脉起自眶内上角,向后经眶上裂注入海绵窦。

眼下静脉起自眶下壁和内侧壁的静脉网,向后分 2 支,一支经眶上裂注入眼上静脉,另一支经眶下裂汇入翼静脉丛。

眼静脉内无瓣膜,在内眦处向前与面静脉吻合,向后注入海绵窦。面部感染可经眼静脉侵入海绵窦引起颅内感染。

全国爱眼日

1992 年,天津医科大学眼科教授王延华与流行病学教授耿贯一首次向全国倡议设立爱眼日,倡议得到响应并将每年的 5 月 5 日定为"全国爱眼日"。1996 年,原卫生部、教育部、团中央、中国残联等 12 个部委联合发出通知,将爱眼日活动列为国家节日之一,并重新确定每年的 6 月 6 日为"全国爱眼日"。

(三)眼的神经

视器的神经支配来源较多。视神经起于眼球后极的内侧约 3 mm 处,行向后内,经视神经管入颅中窝,连于视交叉。眼球外肌由动眼神经、滑车神经、展神经支配。眼球内肌的瞳孔括约肌和睫状肌受动眼神经支配,瞳孔开大肌受交感神经支配。视器的感觉神经则来自三叉神经的眼神经。眼睑内的眼轮匝肌则受面神经支配。泪腺由面神经的副交感神经纤维支配。

【目标考核】

【知识目标考核】

1. 简述眼球壁各层的结构及眼球内容物。
2. 简述眼球外光线经何途径到达视网膜成像,成像特点是什么。
3. 简述房水的产生和循环途径、临床意义。
4. 当眼视近处与远处物体时,晶状体如何发挥调节作用?
5. 简述眼球外肌有哪些及主要作用。

【能力目标考核】

1. 从体表能看到眼的部分结构,在图 5-1-16 上识别出眼睑、角膜、巩膜、虹膜、瞳孔。

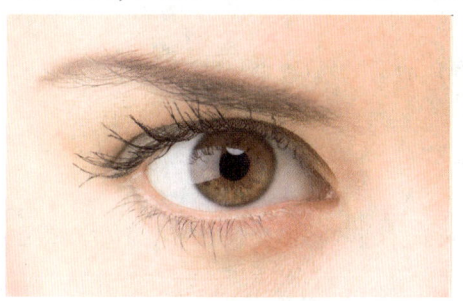

图 5-1-16　眼结构标注

2. 在眼底(图 5-1-17)上标注出能见到的主要的结构:视神经盘、黄斑、视网膜中央动脉、视网膜中央静脉。

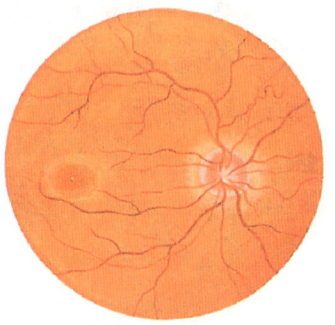

图 5-1-17　眼底标注

人体解剖学

【素质目标考核1】

临床案例:患者,男,12岁,小学五年级学生。因上课时发现看不清黑板上的字迹1月余来医院就诊。经眼科检查左眼视力4.7,右眼视力4.5。患者看远处模糊,看近处清楚。其他检查无发现异常。初步诊断为轻度近视。

问题1:何谓"近视"?

问题2:近视的原因主要有哪些?

问题3:如何预防近视?

【素质目标考核2】

实践项目:关爱眼睛,预防近视

(一)实践名称 关爱眼睛,预防近视

(二)实践目的 通过了解"全国爱眼日",参观"生命科学馆",学习眼的解剖结构及功能,培养爱眼护眼的良好习惯,避免长期近距离接触电子产品,预防青少年近视。培养医学生科普预防近视的意识。

(三)实践方案

1.动员

教师讲明此次活动的目的。

2.报名

组织医学生参与本次活动,分成若干小组。

3.开展科普,分组参观

科普眼的解剖结构及功能,了解"全国爱眼日",制定实践作业,分组参观生命科学馆。

4.讨论总结

收集实践作业,总结实践结果。

(四)实践作业

1.通过本次实践活动,学习到什么?

2.作为一名临床医生,积极开展近视防控科普也是工作的一部分,请查询资料,总结出预防近视的方法有哪些。

(周媛媛)

项目二 前庭蜗器

【课前导读】

前庭蜗器包括前庭器和听器,二者虽功能不同,但在结构上关系密切。前庭蜗器又称耳,包括外耳、中耳和内耳3部分。外耳和中耳是声波的收集和传导装置,内耳接受声波和位觉的刺激。听觉感受器和位觉感受器位于内耳。

前庭蜗器相关疾病有耵聍栓塞、耳鸣、耳聋、中耳炎、鼓膜穿孔、耳部肿瘤、耳部畸形等。在诊疗过程中涉及耳郭检查、耳镜检查、影像学检查(CT、MRI)、活体组织检查、咽鼓管功能检查、听力测试、前庭功能检查等。涉及的解剖学知识是耳的位置、形态、结构、毗邻、血液供应、神经支配等。通过本次课的学习,可以为学习耳相关疾病进行铺垫。

【学习目标】

1.知识目标

(1)掌握耳的组成和功能;外耳道的位置、形态结构和幼儿外耳道的特点;鼓膜的位置、形态结构;鼓室的位置,6个壁的形态结构及重要毗邻;咽鼓管的形态结构、位置及幼儿咽鼓管的特点;骨迷路和膜迷路的分部及形态结构;位觉感受器和听觉感受器的位置及功能。

(2)掌握声波传导的途径。

(3)了解耳郭的形态结构,听小骨的位置、形态结构,乳突小房及乳突的位置,内耳道的位置及通过结构。

2.能力目标

通过学习耳,具备准确识别耳郭外形、鼓膜形态结构的能力。

3.素质目标

科普宣传,关爱耳聋患者:通过参观生命科学馆,科普耳的解剖结构及功能,培养用耳的良好习惯,避免过度戴耳机及其他损伤听力的行为。耳聋患者是社会弱势群体,培养学生关爱耳聋患者的意识,保护尊重耳聋患者,不要歧视,培养良好医德。

任务一 外耳

外耳包括耳郭、外耳道和鼓膜3部分。

（一）耳郭

耳郭位于头部的两侧，凸面向后，凹面朝向前外（图5-2-1、图5-2-2）。耳郭的上方大部以弹性软骨为支架，外覆皮肤，皮下组织少。下方为耳垂，无软骨，仅含结缔组织和脂肪，为临床常用采血的部位。

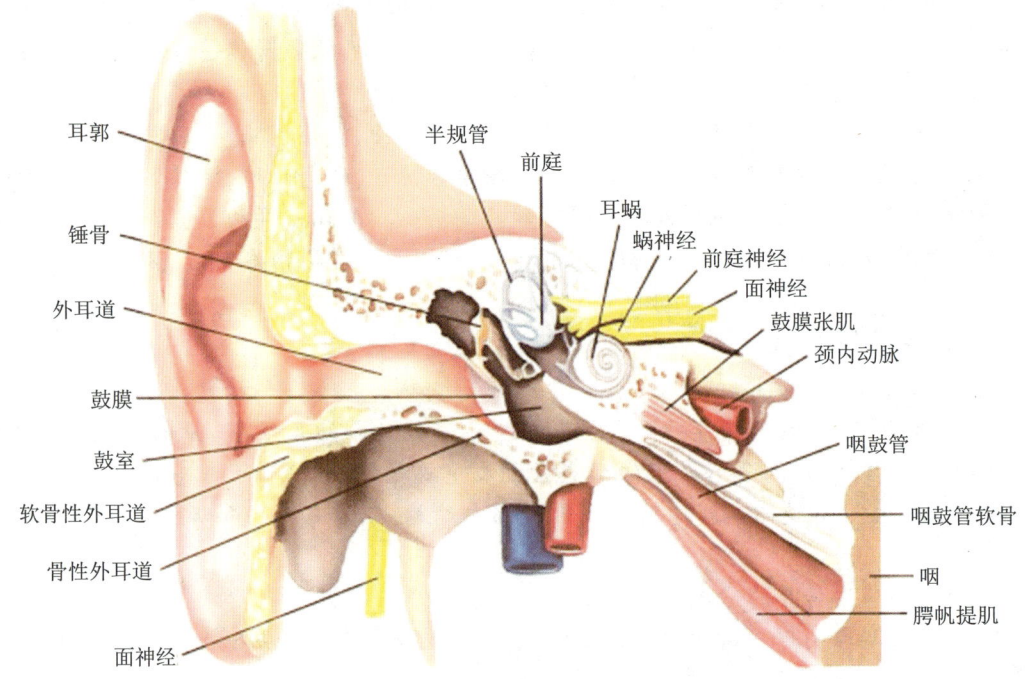

图 5-2-1 前庭蜗器全貌

耳郭的前外面高低不平，卷曲的游离缘称耳轮。耳轮的前方有一与其平行的弧形隆起，称对耳轮。对耳轮的上端分叉形成对耳轮上、下脚。两脚之间的三角形浅窝称三角窝。耳轮和对耳轮之间的狭长凹陷称耳舟。对耳轮前方的深窝称耳甲，耳甲被耳轮脚分为上部的耳甲艇和下部的耳甲腔。耳甲腔通入外耳门。耳甲腔的前方有一突起称耳屏，后方的对耳轮下部有一突起，称对耳屏。耳屏与对耳屏之间有一凹陷，称为耳屏间切迹。对耳屏的下方为耳垂。耳郭的外部形态为中医耳针定穴的标志。

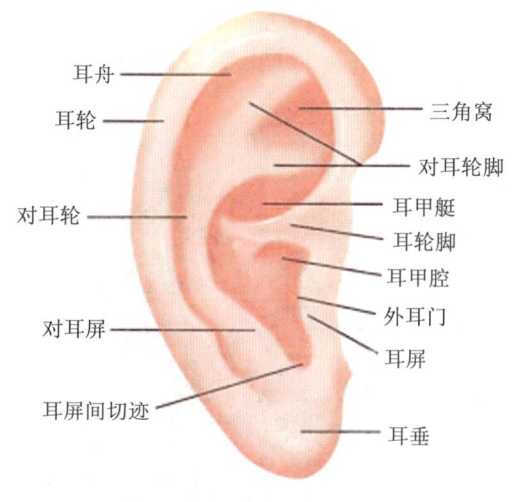

图 5-2-2　耳郭

(二) 外耳道

外耳道是从外耳门至鼓膜的管道。成人长约 2.0～2.5 cm。外耳道外 1/3 为软骨部，与耳郭的软骨相延续；内 2/3 为骨性部，是由颞骨鳞部和鼓部围成的椭圆形短管。两部交界处较为狭窄。外耳道呈弯曲状，由外向内，先向前上，继而稍向后，然后弯向前下。检查鼓膜时，成人须将耳郭向后上方牵拉，使外耳道变直，方可窥见。婴儿因颞骨尚未骨化，其外耳道几乎全由软骨支持，短而直，鼓膜近于水平位，检查时须将耳郭拉向后下方。

外耳道表面覆盖皮肤，内含感觉神经末梢、毛囊、皮脂腺及耵聍腺。因皮下组织少，皮肤与软骨膜、骨膜结合紧密，不易移动，故外耳道皮肤疖肿时，疼痛剧烈。耵聍腺分泌的黏稠液体为耵聍。如耵聍凝结成块阻塞外耳道，则为耵聍栓塞，影响听力。

(三) 鼓膜

鼓膜在中耳鼓室的外侧壁中叙述。

任务二　中耳

中耳由鼓室、咽鼓管、乳突窦和乳突小房组成，为一含气的不规则腔道，大部分位于颞骨岩部内。中耳向外借鼓膜与外耳道相隔，向内毗邻内耳，向前以咽鼓管通向鼻咽部。

(一) 鼓室

鼓室是颞骨岩部内含气的不规则小腔。鼓室由 6 个壁围成，内有听小骨、韧带、肌、血管和神经等。鼓室内面及上述结构均被覆有黏膜，此黏膜与咽鼓管和乳突窦、乳突小房的黏膜相延续。

1.鼓室的壁

(1)外侧壁:大部分由鼓膜构成,故又名鼓膜壁(图 5-2-3、图 5-2-4)。在鼓膜的上方为骨部。

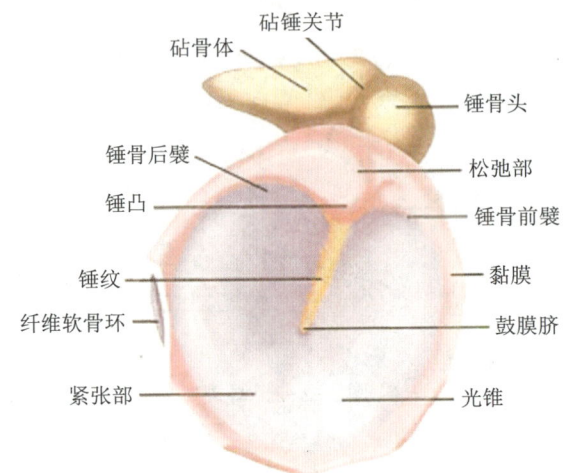

图 5-2-3 鼓膜(右侧)

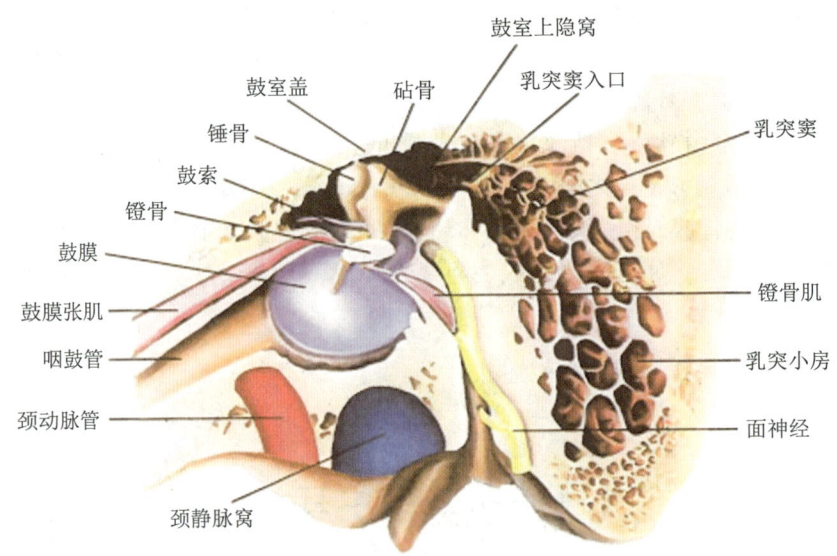

图 5-2-4 鼓室外侧壁

鼓膜位于外耳道与鼓室之间,为椭圆形半透明薄膜,直径约 1 cm,与外耳道底形成约 45°~50°的倾斜角。小儿的鼓膜更为倾斜,几乎呈水平位。鼓膜边缘的大部分附着于颞骨上,中心向内凹陷,称鼓膜脐,为锤骨柄末端附着处。由鼓膜脐沿锤骨柄向上,鼓膜向前、后分别形成锤骨前襞和锤骨后襞。两襞之间,鼓膜上 1/4 的三角形区,薄而松弛,称为松弛部,活体呈淡红色;鼓膜下 3/4 区,坚实紧张,为紧张部,活体呈灰白色。紧张部前下方有一三角形的反光区,称光锥。

鼓膜的组织结构分3层。外层为复层鳞状上皮,与外耳道的皮肤相续连;中层为纤维层,鼓膜的松弛部无此层;内层为黏膜,与鼓室黏膜相连续。

临床联系

临床上做耳镜检查时,可窥见光锥。中耳的一些疾患可引起光锥改变或消失,严重时可使鼓膜穿孔,影响听力。

---

(2)上壁又称盖壁,由颞骨岩部前外侧面的鼓室盖构成,分隔鼓室与颅中窝。盖壁向后延伸形成乳突窦的上壁。中耳患疾时可侵犯此壁,引起耳源性颅内并发症。

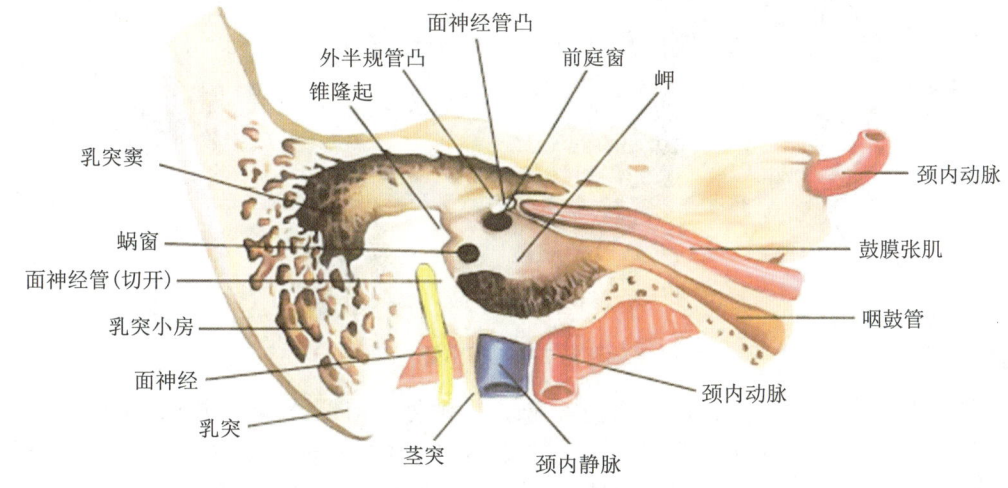

图 5-2-5　鼓室内侧壁

(3)下壁亦称颈静脉壁,为一薄层骨板,分隔鼓室与颈静脉窝内的颈静脉球。部分人的鼓室下壁未骨化,仅借黏膜和纤维结缔组织分隔鼓室和颈静脉球。这种情况施行鼓膜或鼓室手术时,易伤及颈静脉球而发生严重出血。

(4)前壁也称颈动脉壁,即颈动脉管的后壁。此壁甚薄,借骨板分隔鼓室与颈内动脉。此壁上部为颞骨岩部和鳞部的交界处,有两个小管,上方为鼓膜张肌半管,下方为咽鼓管半管。

(5)内侧壁又称迷路壁,与内耳相隔。其中部有圆形的隆起,称岬,耳蜗第一圈的隆凸形成。岬的后上方有一卵圆形小孔,称前庭窗,通向前庭。在活体,由镫骨底及其周缘的韧带将前庭窗封闭。岬的后下方有一圆形小孔,称蜗窗,在活体上由第二鼓膜封闭。前庭窗的后上方有一弓形隆起,称面神经管凸,内藏面神经。面神经管壁骨质甚薄,中耳炎或手术时易伤及面神经(图 5-2-5)。

(6)后壁为乳突壁,上部有乳突窦的入口,鼓室借此连通乳突内的乳突小房。中耳炎易侵入乳突小房而引起乳突炎。乳突窦入口的下方有一锥状突起,称锥隆起,内藏镫骨肌。面神经管由鼓室内侧壁经锥隆起的上方转至后壁,然后垂直向下,达茎乳孔。在茎乳孔的上方约6 mm处有鼓索神经自面神经管穿出,经鼓索后小管进入鼓室(图5-2-4、图5-2-5)。

2.鼓室内的结构

(1)听小骨有3块,即锤骨、砧骨和镫骨(图5-2-6)。

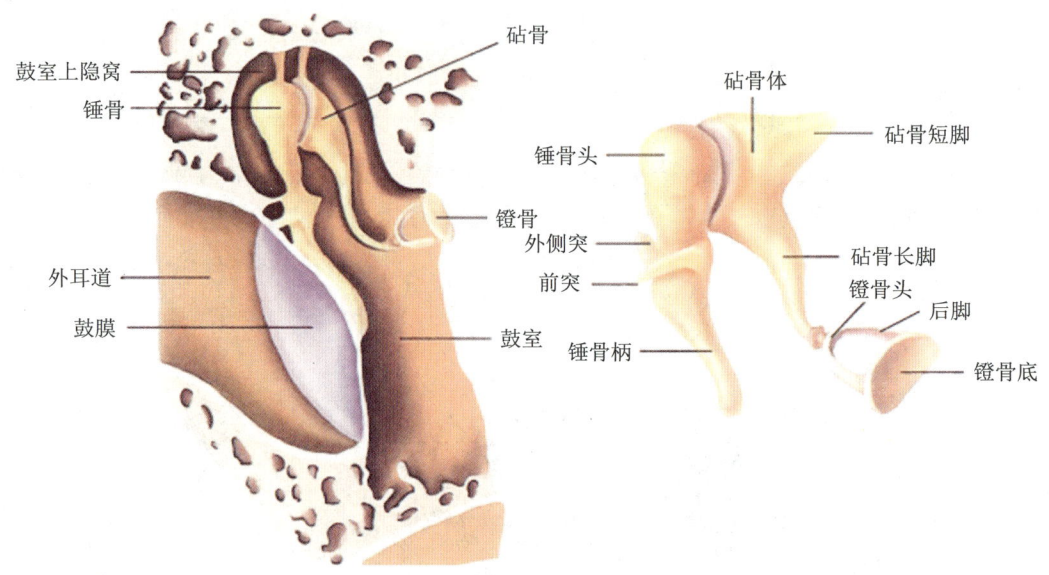

图5-2-6 听小骨

①锤骨:形如小锤,分头、柄、外侧突和前突。锤骨头与砧骨体形成砧锤关节,位于鼓室上隐窝,并借韧带连于上壁。锤骨柄附于鼓膜脐的内面,柄的上端有鼓膜张肌附着。前突有韧带连于鼓室前壁,外侧突为鼓膜紧张部与松弛部分界的标志。

②砧骨:形如砧,分体和长、短两脚。体与锤骨头形成砧锤关节,长脚与镫骨头形成砧镫关节,短脚以韧带连于鼓室壁。

③镫骨:形似马镫,分为头、颈、前后两脚和一底。底借韧带连于前庭窗的周边,封闭前庭窗。

锤骨借柄连于鼓膜,镫骨底封闭前庭窗,它们在鼓膜与前庭窗之间以关节和韧带连结成听小骨链,组成杠杆系统。当声波冲击鼓膜时,听小骨链相继运动,使镫骨底在前庭窗做向内或向外的运动,将声波的振动转换成机械能传入内耳。当炎症引起听小骨粘连和韧带硬化时,可使听觉减弱。

运动听小骨的肌有鼓膜张肌和镫骨肌(图5-2-4)。

①鼓膜张肌:位于咽鼓管上方的鼓膜张肌半管内,起自咽鼓管软骨部上壁的内面和蝶骨大翼,止于锤骨柄的上端。该肌收缩可紧张鼓膜,受三叉神经的下颌神经支配。

②镫骨肌:位于锥隆起内,肌腱经锥隆起尖端穿出进入鼓室,止于镫骨颈。该肌是鼓膜张肌的拮抗肌,收缩时解除鼓膜的紧张状态,受面神经支配。镫骨肌瘫痪常引起听觉过敏。

鼓索和鼓室丛(见"神经系统")。

(二)咽鼓管

咽鼓管(图5-2-4)为连通鼻咽部与鼓室的通道,长3.5~4.0 cm,斜向前内下方。咽鼓管分为骨部和软骨部。两部交界处,称咽鼓管峡,是咽鼓管管腔的最窄处,内径仅1~2 mm。

咽鼓管骨部约占咽鼓管全长的外1/3,以颞骨的咽鼓管半管为基础,此部向后外侧开口于鼓室前壁的咽鼓管鼓室口。

咽鼓管软骨部约占咽鼓管全长的内2/3,软骨部紧连骨部,向前内侧开口于鼻咽部侧壁的咽鼓管咽口,平对下鼻甲的后方。咽鼓管咽口平时关闭,当吞咽或打哈欠时,此口张开,空气进入鼓室。

咽鼓管的功能是使鼓室的气压与外界的大气压相等,以保持鼓膜内外压力平衡。幼儿咽鼓管较成人短而平,管径也较大,故咽部感染易经咽鼓管侵入鼓室。

(三)乳突窦和乳突小房

乳突窦位于鼓室上隐窝的后方,向前开口于鼓室后壁的上部,向后与乳突小房相连通,为鼓室和乳突小房之间的通道(图5-2-4、图5-2-5)。乳突小房为颞骨乳突部内的许多含气小腔,大小不等,互相连通,腔内覆盖黏膜,与乳突窦和鼓室的黏膜相连续。中耳炎可经乳突窦侵犯乳突小房而引起乳突炎。另外,耳内手术可经乳突小房入路。

> **临床联系**
>
> 中耳虽分为几部分,但在解剖结构上均可视为一个整体。因为解剖位置紧邻,黏膜相连,故一旦感染必然相互影响。发生急性化脓性中耳炎,如治疗不及时或处理不当,都有可能导致乳突炎等并发症。尤其是小儿,由于鼓室上壁的岩鳞缝尚未闭合,中耳炎有可能引发颅内并发症。

任务三 内耳

内耳位于颞骨岩部的骨质内,介于鼓室和内耳道底之间(图5-2-7)。其形状不规则,构造复杂,又称迷路,由骨迷路和膜迷路两部分组成。骨迷路与膜迷路之间充满外淋巴,膜迷路内充满内淋巴,内、外淋巴互不相通。

(一)骨迷路

骨迷路是颞骨岩部骨密质围成的不规则腔隙(图5-2-8),分为耳蜗、前庭和骨半规管3部分,从前向后依次沿颞骨岩部长轴排列,它们互相通连,其长度约为18.6 mm。

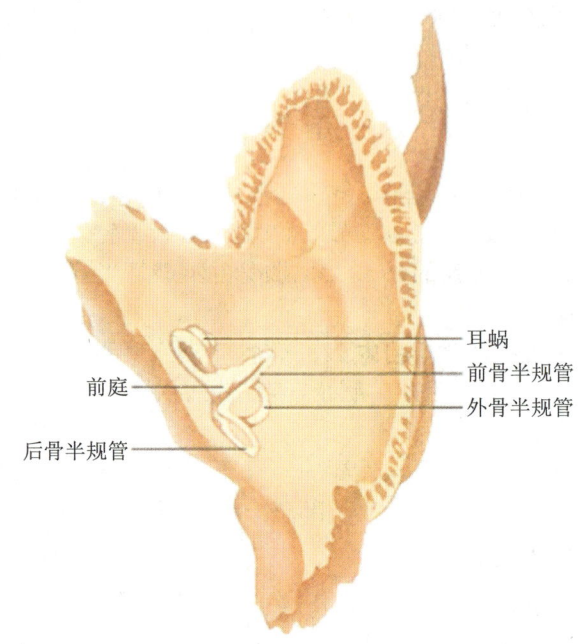

图5-2-7　内耳在颞骨岩部的投影

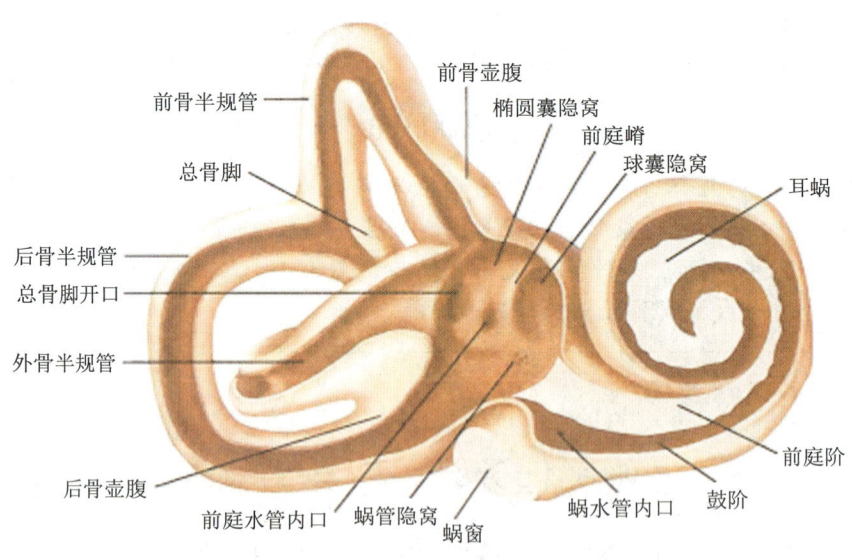

图5-2-8　骨迷路

1. 前庭

前庭（图5-2-8）位于骨迷路的中部，近似椭圆形腔隙，长约5 mm。其前部较窄，有一孔连通耳蜗；后上部较宽，有5个小孔通骨半规管。前庭的外侧壁即鼓室的内侧壁，有前庭窗和蜗窗。前庭的内侧壁即内耳道底，有前庭蜗神经通过。在内侧壁上有自前上向后下的前庭嵴。在前庭嵴的后上方有椭圆囊隐窝，在前庭嵴的前下方有球囊隐窝，分别容纳椭圆囊和球囊。前庭嵴的下部分开，在分叉处内有一小的凹面，为蜗管隐窝，容纳蜗管的前庭盲端。在椭圆囊隐窝靠近总骨脚开口处的前方有前庭水管内口，由此通向后下至内耳门后外侧的前庭水管外口。前庭水管是一骨性管道，内淋巴管经此管至内淋巴囊。内淋巴囊位于颞骨岩部后面近前庭水管外口处的硬脑膜内。

2. 骨半规管

骨半规管（图5-2-8）为3个半环形的骨管，相互垂直排列。前骨半规管弓向上方，埋于颞骨岩部弓状隆起的深面，与颞骨岩部的长轴垂直。外骨半规管弓向外侧，当头前倾30°角时，呈水平位，是3个半规管中最短的一个。后骨半规管弓向后外方，是3个半规管中最长的一个，与颞骨岩部的长轴平行。每个骨半规管皆有两个骨脚连于前庭，其中一个骨脚膨大称壶腹骨脚，膨大部称骨壶腹；另一骨脚细小称单骨脚。因前、后半规管的单骨脚合成一个总骨脚，故3个骨半规管共有5个口连于前庭。

3. 耳蜗

耳蜗由蜗轴和蜗螺旋管构成，螺旋管（图5-2-9）是由骨密质围成的骨管，围绕蜗轴盘曲约两圈半，管腔的底部较大，通向前庭，行向蜗顶的管腔逐渐细小，以盲端终于蜗顶。骨螺旋板由蜗轴突向蜗螺旋管内，此板未达蜗螺旋管的外侧壁，其空缺处由膜迷路的蜗管填补封闭。故蜗螺旋管的管腔可分为3部分：近蜗顶侧的管腔为前庭阶，中间为膜性的蜗管，近蜗底侧者为鼓阶，终于封闭蜗窗的第二鼓膜。前庭阶和鼓阶内均含外淋巴，在蜗顶处借蜗孔彼此相通。蜗孔在蜗顶处，由骨螺旋板和膜螺旋板与蜗轴围成，是前庭阶

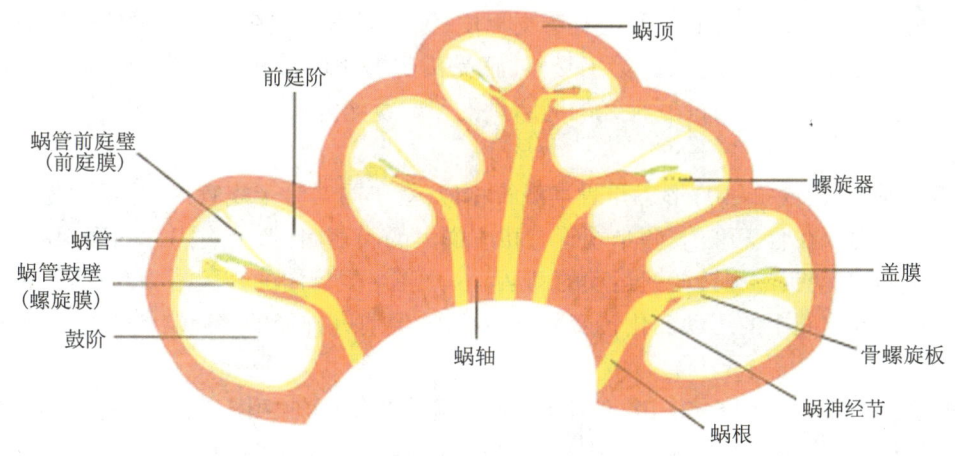

图5-2-9 耳蜗轴切面

和鼓阶的唯一通道。

(二) 膜迷路

膜迷路是套在骨迷路内封闭的膜性管和囊（图 5-2-10），借纤维束固定于骨迷路的壁上。由椭圆囊和球囊、膜半规管及蜗管 3 部分组成。它们之间相通连，其内充满着内淋巴。

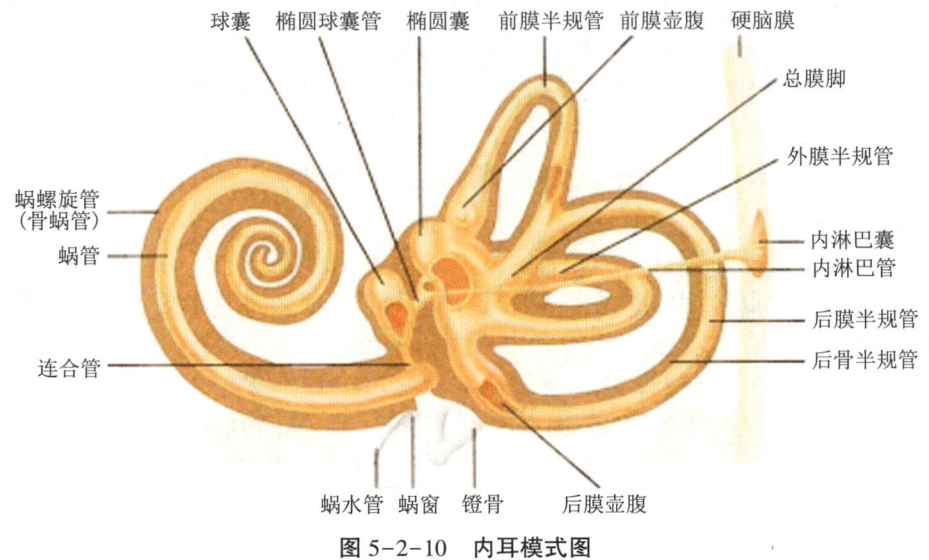

图 5-2-10　内耳模式图

1. 椭圆囊和球囊

椭圆囊和球囊（图 5-2-10）位于骨迷路的前庭部。椭圆囊位于椭圆囊隐窝处，呈椭圆形，椭圆囊后壁上有 5 个开口，连通 3 个膜半规管。前壁借椭圆球囊管与球囊相连，由此管发出内淋巴管，穿前庭水管至颞骨岩部后面，在硬脑膜下扩大为内淋巴囊。球囊较椭圆囊小，位于椭圆囊前下方的球囊隐窝处，下端借连合管连于蜗管。

在椭圆囊上端的底部和前壁上有感觉上皮，称椭圆囊斑。在球囊内的前上壁亦有感觉上皮，称球囊斑。二者均属位觉感受器，感受头部静止的位置及直线变速运动引起的刺激。其神经冲动分别沿前庭神经的椭圆囊支和球囊支传入。

2. 膜半规管

膜半规管（图 5-2-10）形态与骨半规管相似，套于同名骨半规管内，管径约为骨半规管的 1/4~1/3。在骨壶腹内，膜半规管有相应膨大的膜壶腹，壁上有隆起的壶腹嵴，是位觉感受器，能感受头部旋转变速运动的刺激。3 个膜半规管内的壶腹嵴相互垂直，可分别将头部在三维空间中的运动变化转变成神经冲动，经前庭神经的壶腹支传入。

3. 蜗管

蜗管（图 5-2-9、图 5-2-10）位于耳蜗内，蜗管盘绕蜗轴两圈半，其前庭端借连合管与球囊相连通，顶端终于蜗顶，为盲端，故蜗管为盲管。在水平断面上，蜗管呈三角形，有上壁、外侧壁和下壁：上壁为蜗管前庭壁（前庭膜），将前庭阶和蜗管分开；外侧壁为蜗螺旋管内表面骨膜的增厚部分,富有血管,称血管纹,一般认为与内淋巴的产生有关;下壁由骨螺旋板和蜗管鼓壁(螺旋膜,又称基底膜)组成,与鼓阶相隔。在螺旋膜上有螺旋器又称Corti器,是听觉感受器。

(三)内耳的血管、淋巴和神经

1.内耳的血管

内耳的血管由迷路动脉和茎乳动脉供血。迷路动脉多发自小脑下前动脉或基底动脉,少数发自小脑下后动脉和椎动脉的颅内段。在内耳道底分为前庭支和蜗支,前庭支分布于椭圆囊、球囊和半规管,蜗支分布于蜗螺旋管。茎乳动脉发自耳后动脉,分布到部分半规管。颈椎肥大、椎动脉血运受阻、基底动脉供血不足等均可影响内耳的血液供应,产生眩晕。内耳的静脉汇入岩上、下窦或横窦。

2.内耳的淋巴

内耳是否有固定的淋巴管尚无定论。外淋巴所含的成分与脑脊液相似,其来源、产生、循环和吸收尚不清楚。内淋巴类似细胞内液,过去认为内淋巴由蜗管外侧壁的血管纹分泌产生,现在认为由外淋巴的滤过液生成。

3.内耳的神经

内耳的神经包括前庭神经和蜗神经。前庭神经由前庭神经节中枢突组成,周围突有3支,分布于椭圆囊斑、球囊斑及壶腹嵴。蜗神经由蜗螺旋神经节细胞的中枢突组成,经蜗轴纵管,穿内耳道底筛状区的螺旋孔,经内耳门入颅,周围突穿经骨螺旋板和基底膜,分布于螺旋器。

任务四 声音的传导

声音的传导分空气传导和骨传导两条路径。正常情况下以空气传导为主。

1.空气传导声波

经外耳道传至鼓膜,引起鼓膜振动,继而使听小骨链随之运动,将声波转换成机械振动并加以放大,经镫骨底传至前庭窗,引起前庭阶的外淋巴波动。外淋巴波动经前庭膜传至内淋巴,内淋巴的波动刺激基底膜上的螺旋器,产生神经冲动,再经蜗神经传入中枢,产生听觉(图5-2-11)。前庭阶外淋巴的波动也引起鼓阶外淋巴的波动,传至蜗窗时,第二鼓膜外凸而缓冲波动。

鼓膜穿孔时,声波引起鼓室内的空气振动,直接波及第二鼓膜,引起鼓阶的外淋巴波动,使基底膜振动以兴奋螺旋器。通过这条途径,能产生部分听觉。

2.骨传导指声波经颅骨传入内耳的过程

声波的冲击和鼓膜的振动可经颅骨和骨迷路传入,使耳蜗内的外淋巴和内淋巴波动,刺激基底膜上的螺旋器产生神经兴奋,引起较弱听觉。

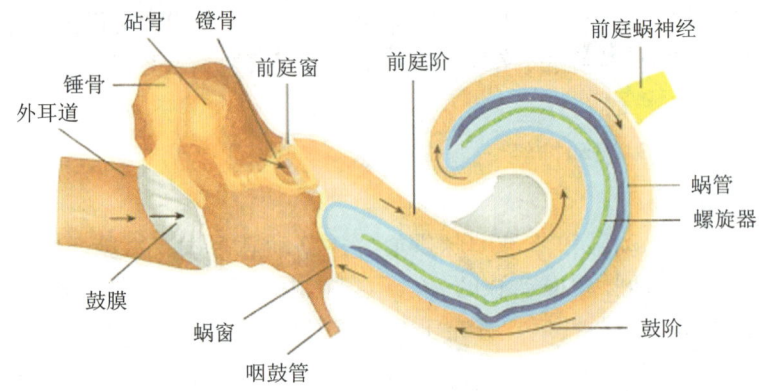

图 5-2-11　声波的传导

外耳和中耳的疾患引起的耳聋为传导性耳聋,此时骨传导尚可部分代偿其功能,故不会产生完全性耳聋。内耳、蜗神经、听觉传导通路及听觉中枢的疾患引起的耳聋,为神经性耳聋,此时空气传导和骨传导途径虽属正常,但均不能引起听觉,称完全性耳聋。

【目标考核】

【知识目标考核】

1. 简述前庭蜗器的分部及功能。
2. 简述鼓膜的位置和形态,其两侧的压力是如何调节的。
3. 简述鼓室的位置、各壁的名称和毗邻结构。
4. 简述内耳分几个部分,内耳有哪些感受器,这些感受器有何功能。
5. 简述声波的空气传导。

【能力目标考核】

在正常鼓膜图片(图 5-2-12)上标注锤骨柄、鼓膜松弛部、鼓膜紧张部、光锥。

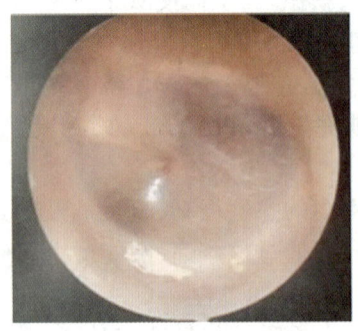

图 5-2-12　鼓膜标注图

【素质目标考核1】

临床案例：患者,男,5岁,右侧听力下降伴外耳道流脓5天,全身发热2天,到医院就诊。经问诊患儿1月前曾有上呼吸道感染情况发生,检查右耳鼓膜穿孔,血常规显示白细胞升高,听力下降,诊断为右耳化脓性中耳炎伴鼓膜穿孔。

问题1：在临床上引起小儿中耳炎常见的原因是什么?

问题2：为什么小儿容易患中耳炎?

【素质目标考核2】

实践项目:科普宣传 关爱耳聋患者

(一) 实践名称

科普宣传 关爱耳聋患者

(二) 实践目的

通过了解"全国爱耳日",参观生命科学馆,学习耳的解剖结构及功能,培养用耳的良好习惯,避免过度戴耳机及其他损伤听力的行为。耳聋患者是社会弱势群体,培养学生关爱耳聋患者的意识,保护尊重耳聋患者,不要歧视,培养良好医德。

(三) 实践方案

1.动员

教师讲明此次活动的目的。

2.报名

组织医学生参与本次活动,分成若干小组。

3.开展科普,分组参观

科普耳的解剖结构及功能,了解"全国爱耳日",制定实践作业,分组参观生命科学馆。

4.讨论总结

收集实践作业,总结实践结果。

(四) 实践作业

1.通过本次实践活动,学习到什么?

2.作为一名临床医生,积极开展预防耳聋的科普也是工作的一部分,请查询资料,总结出预防耳聋的方法有哪些。

(周媛媛)

第六模块 神经系统

周围神经系统是一个完整的结构系统。周围神经中的不同纤维成分分布于身体的不同部位,部分神经纤维分布于躯干和四肢的骨骼肌和皮肤,另有部分纤维分布于内脏、心血管和腺体组织。

从功能上分析,脊神经、脑神经和内脏神经均可分为感觉神经和运动神经两大结构成分。感觉神经将神经冲动由外周感受器向中枢内传导,又称为传入神经;运动神经将神经冲动由中枢神经系统传出至外周的效应器,故又称为传出神经。内脏神经的传出神经部分对效应器活动的支配不受大脑意识层面的控制,表现为不受主观意志的调控,故又将该部分称为自主神经系统或植物神经系统。根据内脏运动神经中不同部分的形态学特点及对效应器的不同作用又可以将其分为交感神经和副交感神经两大部分。

周围神经系统主要由分布于身体各处的神经、神经节、神经丛和神经终末装置等构成。躯体神经多呈条索状走行并分布于全身的骨骼肌和皮肤,内脏神经大部分以相互交织形成的神经丛形式分布于平滑肌、心肌和腺体。在周围神经系统的某些特定部位有神经元胞体聚集形成的结构,称为神经节。神经节可分为脑神经节、脊神经节和内脏运动神经节,其中脑神经节、脊神经节属于感觉性神经节,内脏运动神经节又可以分为交感神经节和副交感神经节。

项目一
神经系统总论

【课前导读】

神经系统是人体各系统中结构和功能最为复杂,并起主导作用的调节系统。神经系统协调人体各系统器官的功能活动,使人体成为一个有机的整体,维持内环境的稳定,适应外环境的变化,并且能认识及改造外界环境。

神经系统的复杂功能是与神经系统特殊的形态结构分不开的,在学习神经系统各部分结构之前需要对神经系统总论进行学习。

【学习目标】

1.知识目标
(1)掌握神经系统的区分、神经系统的常用术语。
(2)了解神经系统的功能、神经元的形态结构及分类、突触的概念。
2.能力目标
具备辨别中枢和周围神经系统的能力。
3.素质目标
关注帕金森病,关爱老人健康:每年4月11日是"世界帕金森病日",通过学习帕金森病,培养学生关爱老人、预防神经退行性疾病的意识。

任务一 神经系统的区分

神经系统(图6-1-1)分为中枢部和周围部,在结构和功能上为统一整体。中枢部包括位于颅腔内的脑和位于椎管内的脊髓,又称中枢神经系统。周围部是指与脑相连的脑神经和与脊髓相连的脊神经,遍布全身各处,又称周围神经系统。周围神经又可根据其在各器官、系统中所分布的不同对象,分为躯体神经和内脏神经。躯体神经分布于体表、骨、关节和骨骼肌,内脏神经分布于内脏、心血管、平滑肌和腺体。根据功能不同又分为感觉神经和运动神经,感觉神经将神经冲动自感受器传向中枢,故又称传入神经;运动神经是将神经冲动自中枢传向周围的效应器,故又称传出神经。内脏神经中的传出神经即内脏运动神经,支配心肌、平滑肌和腺体,其活动不受人的主观意志控制,故又称自主神经或植物神经,它们又可分为交感神经和副交感神经。

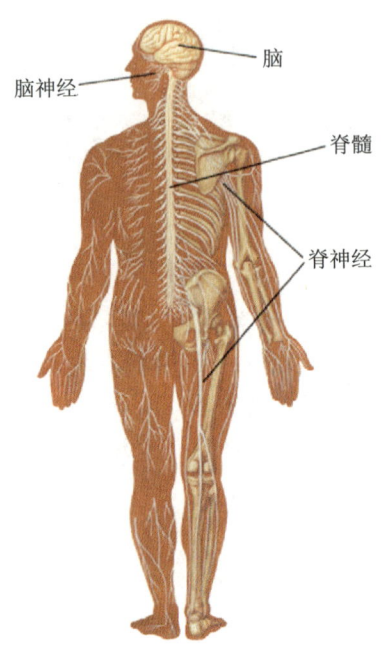

图6-1-1　神经系统

任务二　神经系统的组成

神经系统主要由神经组织构成,神经组织有两种主要的细胞成分,即神经细胞或称神经元和神经胶质细胞或称神经胶质。

(一)神经元

神经元是神经系统结构和功能的基本单位,具有感受刺激和传导神经冲动的功能。

1.神经元的构造

神经元的大小和形态差异较大,其胞体有圆形、梭形和锥体形等,胞体的直径从4～150 μm不等,每个神经元都包括胞体和突起(图6-1-2)。

(1)胞体为神经元的代谢中心,细胞核大而圆,核仁明显。胞浆内含有神经细胞所特有的尼氏体、神经原纤维以及发达的高尔基复合体和丰富的线粒体。

(2)突起是神经元的胞体向外突起的部分,按其形态构造分为树突和轴突。树突通常有多个,为胞体向外伸出的树枝状突起,一般较短,局限于胞体附近,结构大致与胞体相似。树突基部较宽,向外逐渐变细并反复分支,其小分支上有大量的微小突起,称树突棘,是接受信息的装置。

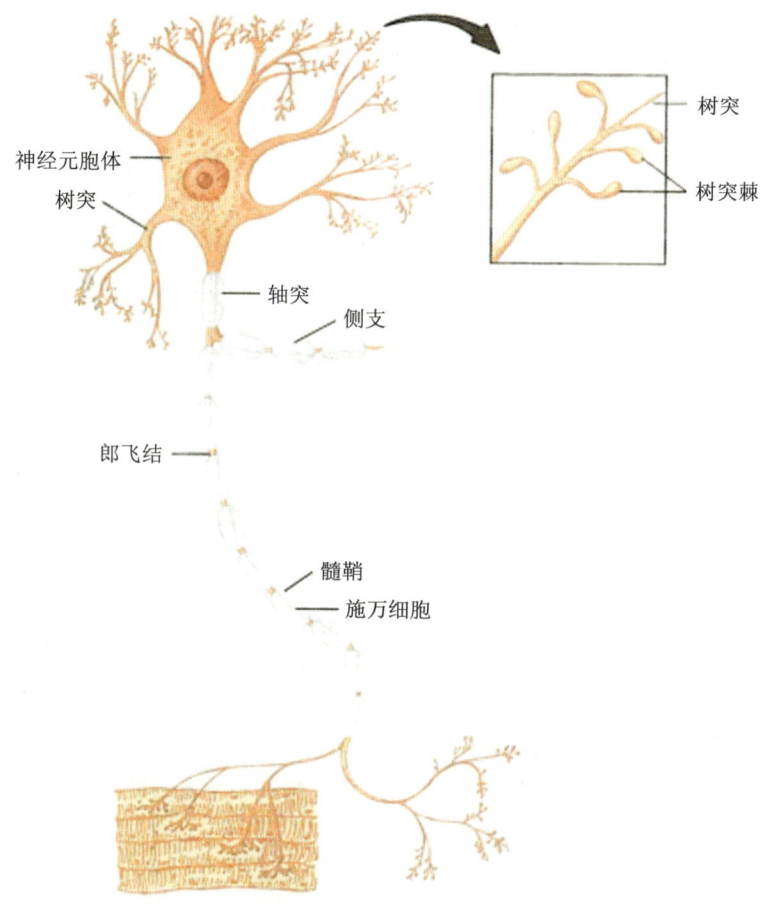

图 6-1-2 神经元的构造

轴突是由胞体发出的一条细长突起,其粗细全长均匀一致,有的可呈直角发出侧支。轴突起始处有一特化区称轴丘,轴突和轴丘处无尼氏体。小型细胞的轴突短而细,大细胞的轴突较长,有的可达 1 m 以上。轴突远端发出许多终末分支,其末端为轴突终末,可与其他细胞构成突触。轴突的功能主要是传导由胞体发出的冲动,将其传递给其他的神经元或细胞,如肌细胞、腺细胞等。

2.神经元的分类

根据神经元突起的数目不同可分为以下几种:①假单极神经元。自胞体发出一个突起,但很快呈T形分叉为两支,一支至周围的感受器称周围突,另一支入脑或脊髓称中枢突。如脑神经节、脊神经节中的感觉神经元。②双极神经元。自胞体两端各发出一个突起,其中一个抵达感受器,称周围突;另一个进入中枢部,称中枢突。如位于视网膜内的双极细胞、内耳的前庭神经节和蜗神经节内的感觉神经元。③多极神经元。具有多个树突和一个轴突,如中枢部内的绝大部分神经元(图6-1-3)。

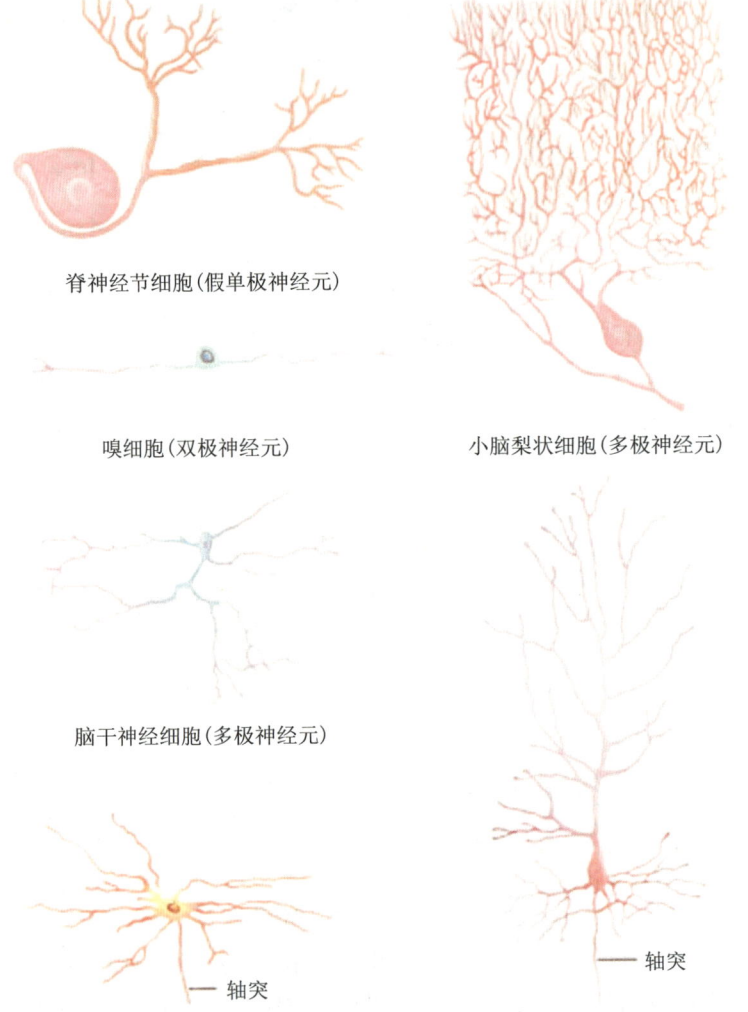

图 6-1-3　神经元的分类

依据神经元的功能和传导方向不同将神经元分为:①感觉神经元(又称传入神经元),将内、外环境的各种刺激传向中枢部,如假单极和双极神经元;②运动神经元(又称传出神经元),将冲动自中枢部传向身体各部,支配骨骼肌或管理心肌、平滑肌和腺体的活动,如多极神经元;③联络神经元(又称中间神经元),是在中枢部位于感觉和运动神经元之间的多极神经元。此类神经元的数量很大,占神经元总数的99%,在中枢神经内构成复杂的网络系统,以不同的方式对传入的信息进行贮存、整合和分析并将其传至神经系统的其他部位。根据轴突的长短不同,可将中间神经元分为两类:一类是高尔基Ⅰ型细胞,轴突较长,将冲动从中枢部某一部位传向其他部位,因此也称为接替性或投射性中间神经元。另一类是高尔基Ⅱ型细胞，轴突较短，常在特定局限的小范围内传递信息，又称局部中间神经元。

根据神经元合成、分泌化学递质的不同，可将神经元分为：①胆碱能神经元，位于中枢神经的躯体运动核团和部分内脏运动核团或神经节；②单胺能神经元，广泛分布于中枢和周围神经系统，如儿茶酚胺能（分泌去甲肾上腺素、多巴胺等）、5-羟色胺能和组胺能神经元；③氨基酸能神经元，主要分布于中枢神经系统，以 γ-氨基丁酸、谷氨酸等为神经递质，后者也是初级传入的主要递质；④肽能神经元，广泛分布于中枢和周围神经系统，以各种肽类物质（如生长抑素、P 物质、脑啡肽等）为神经递质。

3.神经纤维

神经元较长的突起被髓鞘和神经膜所包裹，称为神经纤维。被髓鞘和神经膜共同包裹的神经纤维称有髓纤维（图 6-1-4），仅为神经膜所包裹的则为无髓纤维（图 6-1-5）。神经纤维的传导速度与髓鞘厚薄和神经纤维直径的大小成正比，即神经纤维越粗、髓鞘越厚，其传导电信号的速度就越快。

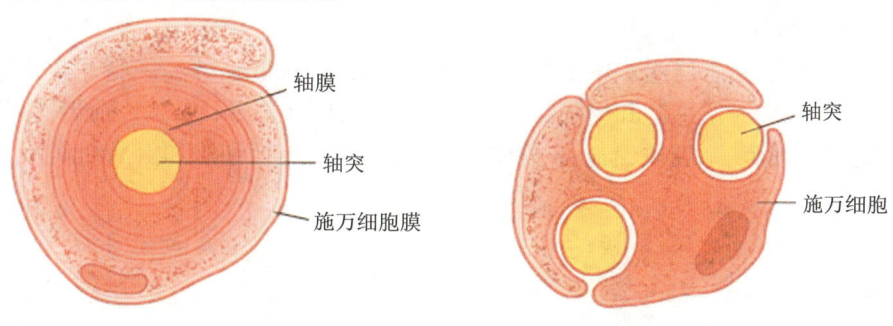

图 6-1-4　有髓纤维　　　　　图 6-1-5　无髓纤维

4.突触

突触是神经元与神经元之间或神经元与效应细胞之间传递信息的特化的接触区域，通过它可实现细胞与细胞间的联络。根据连接方式不同可分为轴—树突触、轴—体突触、轴—轴突触、树—树突触和体—体突触等。根据传递方式不同可分为化学突触和电突触。一个神经元可以与一个或多个神经元发生突触，如人的大脑皮质每个神经元平均有 30 000 个突触。

化学突触（图 6-1-6）以释放化学递质为中介，是神经系统内信息传递的主要方式。化学突触包括 3 个部分：突触前膜、突出后膜和突触间隙。化学突触的传递为单向性，时间上有突触延迟。

电突触是以电位扩布的方式进行信息传递的突触。在低等脊椎动物和某些无脊椎动物中有丰富的电突触，在哺乳动物的上橄榄核、前庭核、大脑和小脑皮质、中脑、嗅球、视网膜也存在电突触。电突触的电阻低，传导速度快，双向性传导，可使相接触的神经元或细胞的功能同步，形成功能合胞体。

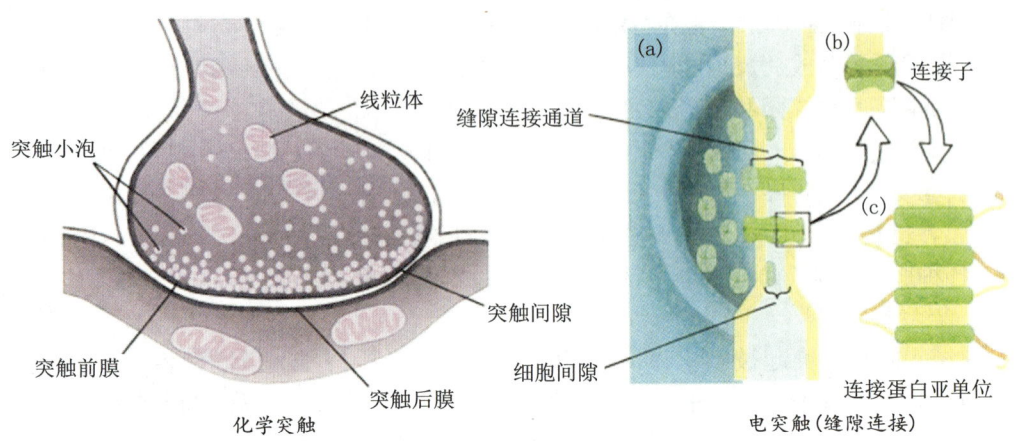

图 6-1-6 突触

(二) 神经胶质细胞

神经胶质细胞是神经组织中的另一类主要细胞,其数量是神经细胞的数十倍,可分为中枢神经系统的胶质细胞和周围神经系统的胶质细胞(图 6-1-7)。前者有星形胶质细胞、少突胶质细胞、小胶质细胞、室管膜细胞等,后者有施万细胞和卫星细胞等。

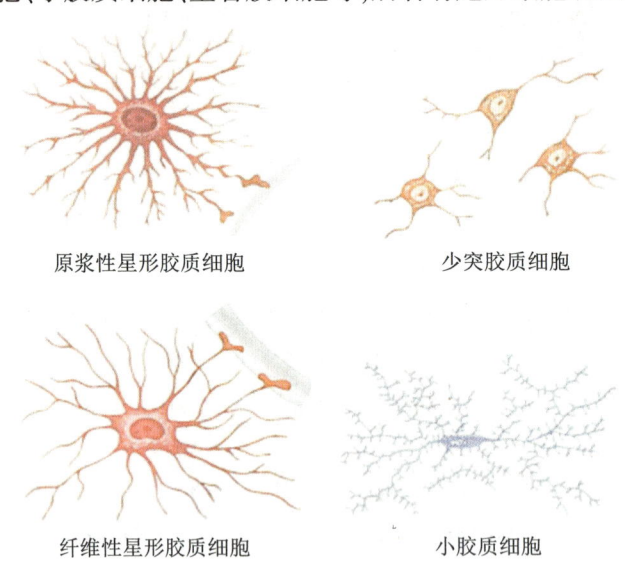

图 6-1-7 神经胶质细胞

一般认为神经胶质细胞是神经系统的辅助细胞,主要对神经元起支持、营养、保护和修复的作用。神经胶质细胞在神经系统中所起的作用不亚于神经细胞,神经系统的复杂功能是由神经细胞和神经胶质细胞共同完成的。

任务三　神经系统的常用术语

在中枢和周围神经系统中,神经元胞体和突起在不同部位有不同的组合编排方式,故用不同的术语表示。

在中枢部,神经元胞体及其树突的聚集部位,在新鲜标本中色泽灰暗,称为灰质,分布于大脑和小脑表面的灰质称皮质。形态和功能相似的神经元胞体聚集成团或柱称神经核。神经纤维在中枢部聚集的部位称白质,因髓鞘含类脂质色泽明亮而得名。位于大脑和小脑皮质深部的白质称髓质。白质中,凡起止、行程和功能基本相同的神经纤维集合在一起称为神经束。

在周围部,神经元胞体聚集处称神经节。神经纤维在周围部聚集为粗细不等的神经(图6-1-8)。神经内的每条神经纤维由称为神经内膜的结缔组织包绕;若干神经纤维聚集为一条神经束,包被神经束的结缔组织称神经束膜;由若干神经束汇聚成一条神经,包裹在神经外面的结缔组织称神经外膜。一条神经内的若干神经束,在行程中常反复编排、重新组合。了解神经内神经束的编排组合,对外伤后的对位缝合很重要,对位准确有利于神经的再生和功能的恢复。

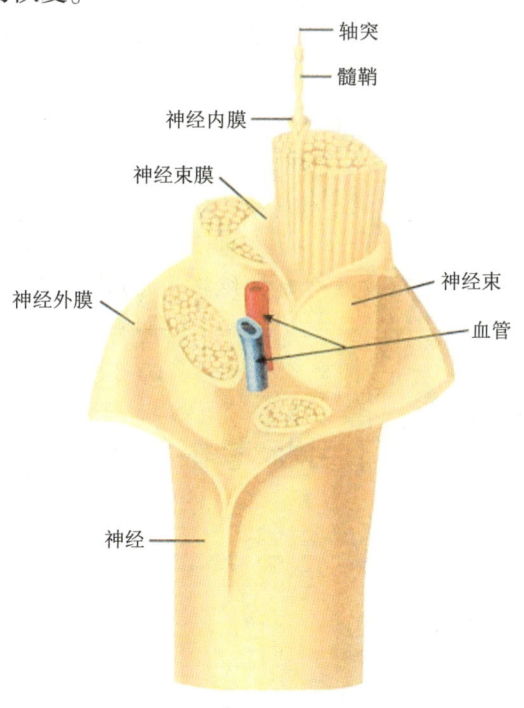

图6-1-8　神经

任务四　神经系统的活动方式

神经系统在调节机体的活动中,对内、外环境的各种刺激做出适宜的反应,称为反射,反射的结构基础是反射弧。反射弧由感受器、传入神经、中枢、传出神经和效应器构成。反射是神经系统的基本活动方式。整个神经系统是由亿万个细胞组成的庞大而复杂的信息网络,它通过各种反射来维持机体内环境的稳定以及内环境与外环境的统一。

巴甫洛夫的经典性条件反射学说

诺贝尔奖获得者、俄国生理学家伊凡·巴甫洛夫(1849—1936)是最早提出经典性条件反射的人。他在研究消化现象时,观察了狗的唾液分泌,即对食物的一种反应特征。他的实验方法是,把食物显示给狗,并测量其唾液分泌。在这个过程中,他发现如果随同食物反复给一个中性刺激,即一个并不自动引起唾液分泌的刺激,如铃响,这狗就会逐渐"学会"在只有铃响但没有食物的情况下分泌唾液。一个原是中性的刺激与一个原来就能引起某种反应的刺激相结合,使动物学会对那个中性刺激做出反应,这就是经典性条件反射的基本内容。

巴甫洛夫所做工作的重要性是不可估量的。他的研究公布以后不久,一些心理学家,如行为主义学派的创始人华生,开始主张一切行为都以经典性条件反射为基础。无论如何,人们一致认为,相当一部分的行为,用经典性条件反射的观点可以作出很好的解释。

巴甫洛夫认为学习是大脑皮层暂时神经联系的形成、巩固与恢复的过程。

【目标考核】

【知识目标考核】
1. 简述神经系统的组成及功能。
2. 简述神经元的基本结构和功能。

【能力目标考核】
简述灰质、白质、神经核和神经节。

【素质目标考核】

关注帕金森病,关爱老人健康

从 1997 年开始,每年的 4 月 11 日被确定为"世界帕金森病日"。这一天是帕金森病的发现者英国内科医生詹姆斯·帕金森博士的生日。全球现有 570 万帕金森病患者,我国患病人数约 260 万,居世界第一,每年还增加 10 万新发病患者。65 岁以上老年人帕金森病患病率 1.7%,70 岁以上患病率 3.5%,帕金森病已成为中老年人"第三杀手"。

帕金森病是一种常见的神经功能障碍疾病,主要影响中老年人,多在 60 岁以后发病,最终导致生活不能自理。由于帕金森病早期会有颤抖、走路不稳、肢体乏力等症状,往往会被误认为是老年人的正常现象,且帕金森病在临床表现上与很多疾病极为相似,容易被误诊。该病在我国仍处于认知度低、就诊率低、诊断率低的现状。

在此,呼吁广大医学生早学习帕金森病,对患者能做到"早发现、早诊断、早治疗",科学认知,积极干预,有效延缓进程,提高患者的生活质量。

考核:利用网络查询帕金森病的相关知识,如何做到对该病的"早发现、早诊断、早治疗"?

(邓同兴)

项目二

脊 髓

【课前导读】

脊髓是中枢神经的低级部分,起源于胚胎时期神经管的末端,原始神经管的管腔形成脊髓中央管。在构造上保留着节段性,与分布于躯干和四肢的31对脊神经相连。脊髓与脑的各部之间有着广泛的纤维联系,正常状态下,脊髓的活动是在脑的控制下进行的,但脊髓本身也能完成许多反射活动。

与脊髓相关的疾病有脊髓炎、脊髓外伤、脊髓空洞症等。检查项目有影像学检查(CT、MRI)、脑脊液检查等。治疗方式有药物治疗、康复治疗、手术治疗等。诊疗涉及的解剖学知识有脊髓的位置、形态、结构、毗邻关系及功能。通过本次课的学习,为学生学习脊髓相关疾病进行铺垫。

【学习目标】

1. 知识目标

(1) 掌握脊髓的位置、外形、结构,脊髓节段的概念。

(2) 了解脊髓的功能。

2. 能力目标

(1) 通过学习脊髓的位置和外形,具备准确定位脊髓的能力。

(2) 通过学习脊髓的内部结构,具备理解不同结构损伤后临床表现的能力。

3. 素质目标

大爱无疆,以身试药:"糖丸之父"顾方舟,曾舍命携幼子试药,研制出救命无数的脊灰疫苗。通过学习"糖丸之父"顾方舟的事迹,培养学生大爱无疆、无私奉献的精神。

任务一　脊髓的位置和形态

脊髓位于椎管内,外包3层被膜,与脊柱的弯曲一致。脊髓上端在枕骨大孔处与延髓相连,下端变细呈圆锥状称脊髓圆锥,尖端约平对第1腰椎下缘(新生儿可达第3腰椎下缘),全长约42~45 cm,最宽处横径为1.0~1.2 cm,重20~25g。软脊膜由此向下续为一条结缔组织细丝,即终丝,其下端附于第1尾椎的背面,起固定脊髓的作用。

脊髓呈前后稍扁的圆柱形,全长粗细不等,有两个梭形膨大部(图6-2-1)。上方的称颈膨大,从第4颈髓节段至第1胸髓节段。下方的称腰骶膨大,从第1腰髓节段至第3骶髓节段。两个膨大的形成是由于此处神经细胞和纤维数目增多,与四肢的出现有关。膨大的发展与四肢的发展相适应,人类的上肢功能特别发达,因而颈膨大比腰骶膨大明显。

脊髓表面有6条平行的纵沟。前面正中较明显的沟称前正中裂,后面正中较浅的沟为后正中沟,这两条纵沟将脊髓分为左右对称的两半。脊髓的前外侧面有一对前外侧沟,有脊神经前根的根丝附着;后外侧面有一对后外侧沟,有脊神经后根的根丝附着。此外,在颈髓和胸髓上部,后正中沟和后外侧沟之间,还有一条较浅的后中间沟,是薄束和楔束在脊髓表面的分界标志。

脊髓在外形上没有明显的节段标志,每一对脊神经前、后根的根丝所附着的一段脊髓即是一个脊髓节段。由于有31对脊神经,故脊髓可分为31个节段;即颈髓(C)8个节段、胸髓(T)12个节段、腰髓(L)5个节段、骶髓(S)5个节段和尾髓(Co)1个节段。

胚胎早期,脊髓几乎与椎管等长,脊神经根基本呈直角与脊髓相连。从胚胎第4个月起,脊柱的生长速度快于脊髓,致使脊髓的长度短于椎管。由于脊髓上端连于延髓,位置固定,导致脊髓节段的位置高于相应的椎骨,出生时脊髓下端已平对第3腰椎,至成人则达第1腰椎下缘。由于脊髓的相对升高,腰、骶、尾部的脊神经根,在穿经相应椎间孔合成脊神经前在椎管内几乎垂直下行。这些脊神经根在脊髓圆锥下方,围绕终丝聚集成束形成马尾。因第1腰椎以下已无脊髓,故临床上进行脊髓蛛网膜下隙穿刺抽取脑脊液或麻醉时,常选择第3、4腰椎棘突间进针,以免损伤脊髓。

成人脊髓的长度与椎管的长度不一致,所以脊髓的各个节段与相应的椎骨不在同一高度(图6-2-2)。成人上颈髓节段(C_1~C_4)大致平对同序数椎骨,下颈髓节段(C_5~C_8)和上胸髓节段(T_1~T_4)约平对同序数椎骨的上1块椎骨,中胸髓节段(T_1~T_4)约平对同序数椎骨的上2块椎骨,下胸髓节段(T_9~T_{12})约平对同序数椎骨的上3块椎骨,腰髓节段约平对第10~12胸椎,骶髓、尾髓节段约平对第1腰椎。了解脊髓节段与椎骨的对应高度,对判断脊髓损伤的平面及手术定位,具有重要的临床意义。

人体解剖学

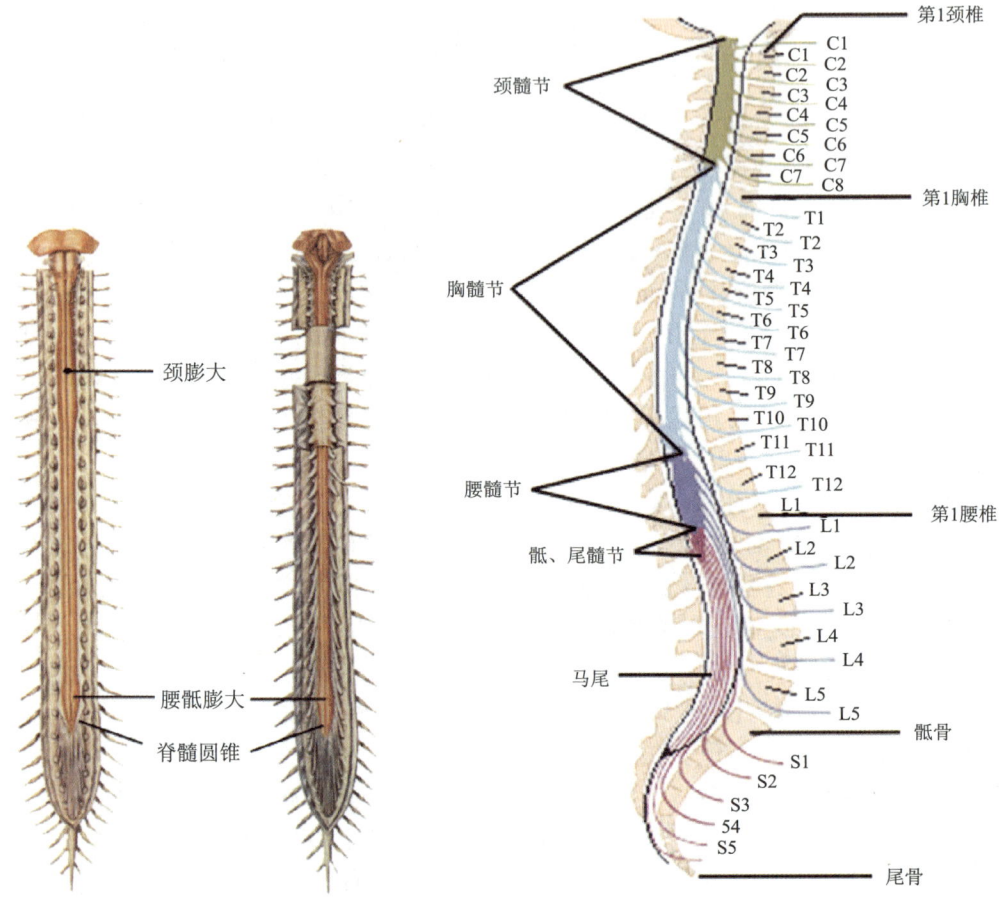

图 6-2-1　脊髓的外形

图 6-2-2　脊髓节段与椎骨序数的关系模式图

任务二　脊髓的内部结构

脊髓由围绕中央管的灰质和位于外围的白质组成。在脊髓的横切面上,可见中央有一细小的中央管,围绕中央管周围的是呈"H"形的灰质,灰质的外围是白质(图 6-2-3、图 6-2-4、图 6-2-5)。

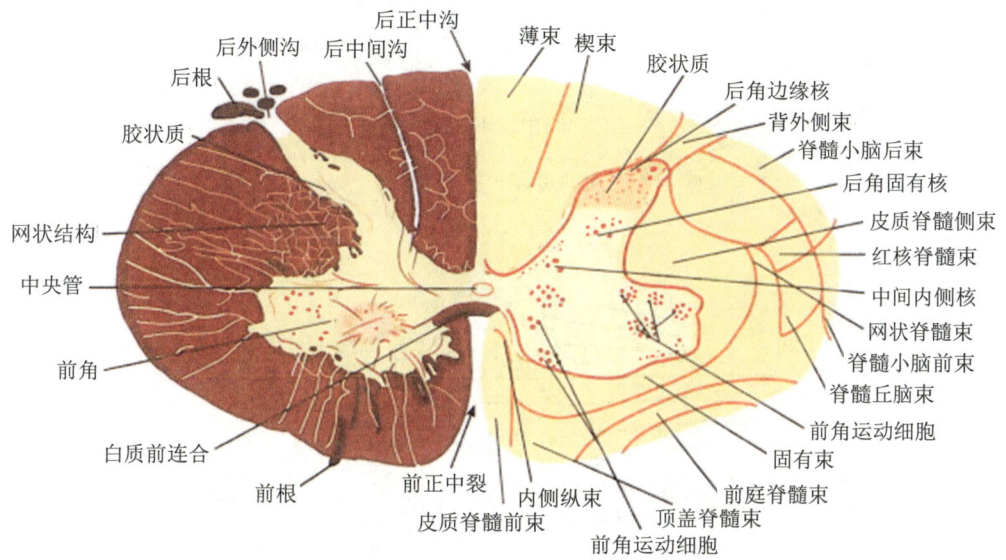

图 6-2-3　新生儿脊髓颈膨大部的水平切面

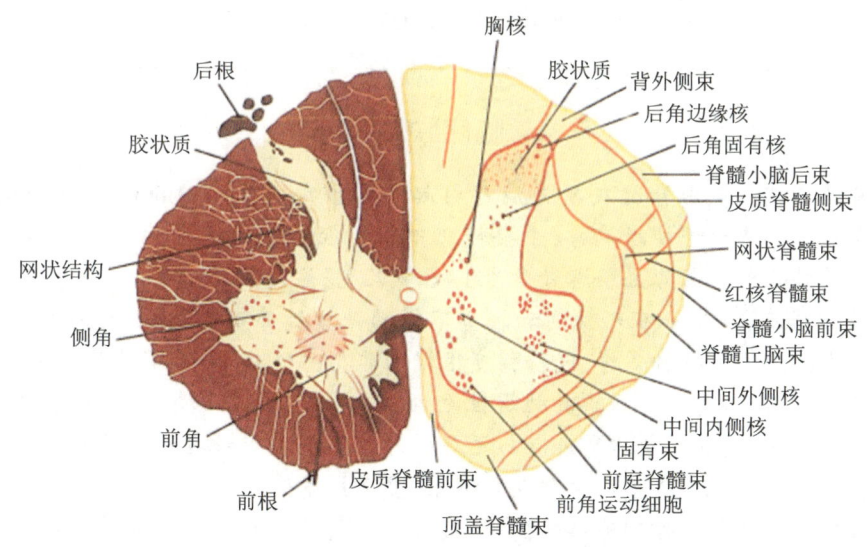

图 6-2-4　新生儿脊髓胸部的水平切面

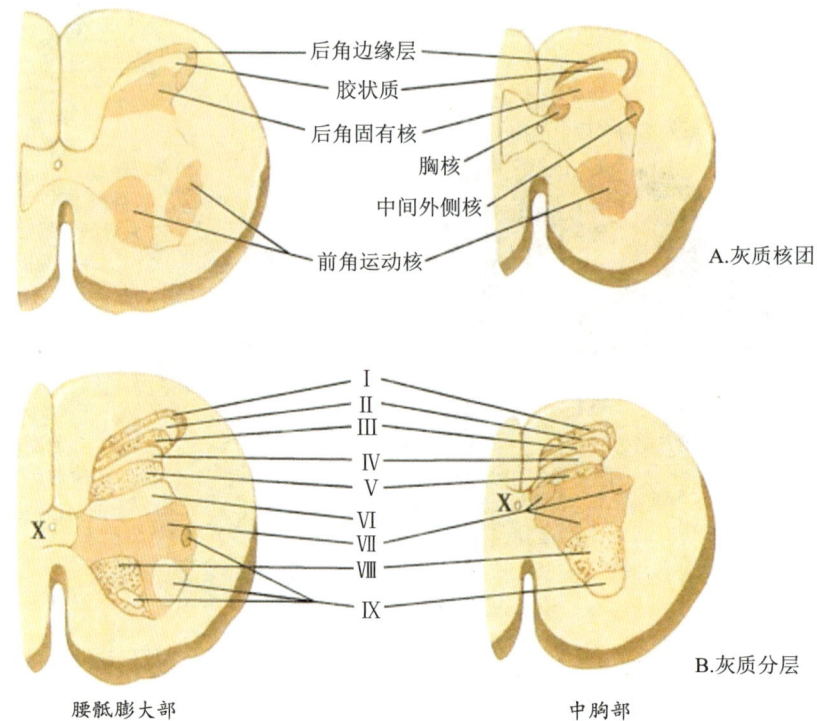

图 6-2-5 脊髓灰质主要核团及 Rexed 分层模式图

临床联系

脊髓灰质炎是由脊髓灰质炎病毒引起的严重危害儿童健康的急性传染病。脊髓灰质炎病毒为嗜神经病毒，主要侵犯中枢神经系统的运动神经细胞，以脊髓前角运动神经元损害为主。患者多为1~6岁儿童，主要症状是发热，全身不适，严重时肢体疼痛，发生分布不规则和轻重不等的弛缓性瘫痪，俗称小儿麻痹症。脊髓灰质炎临床表现多种多样，包括程度很轻的非特异性病变、无菌性脑膜炎（非瘫痪性脊髓灰质炎）和各种肌群的弛缓性无力（瘫痪性脊髓灰质炎）。由于脊髓前角运动神经元受损，脊髓灰质炎患者与之有关的肌肉失去了神经的调节作用而发生萎缩，同时皮下脂肪、肌腱及骨骼也萎缩，使整个机体变细。

目前尚无药物可控制瘫痪的发生和发展，主要是对症处理和支持治疗。治疗原则是减轻恐惧，减少骨骼畸形，预防及处理合并症，康复治疗。口服脊灰减毒活疫苗推广后，全球消灭脊灰行动取得了令人瞩目的成绩。但是实现全球消灭脊灰的目标尚存在许多障碍和挑战。

在纵切面上灰质纵贯成柱,在横切面上,有些灰质柱呈突起状称为角。每侧的灰质,前部扩大为前角(柱);后部狭细为后角(柱);前、后角之间的区域为中间带,在胸髓和上腰髓($T_1 \sim L_3$),中间带外侧部向外伸出侧角(柱);中央管前、后的灰质分别称为灰质前连合和灰质后连合,连接两侧的灰质。

白质借脊髓的纵沟分为3个索,前正中裂与前外侧沟之间为前索,前、后外侧沟之间为外侧索,后外侧沟与后正中沟之间为后索。在灰质前连合的前方有纤维横越,称白质前连合。在后角基部外侧与白质之间,灰、白质混合交织,称网状结构,在颈部比较明显。

(一)灰质

1.前角

纵观呈连续的柱状,也称前柱,主要由运动神经元组成,其轴突自脊髓前外侧沟穿出构成脊神经前根。临床上的脊髓前角灰质炎,是指前角运动细胞受到病毒侵犯,致使相应肌瘫痪,常见于小儿,故称小儿麻痹症。

2.后角

纵观呈连续的柱状,也称后柱,内含中间神经元,统称后角细胞。它们接受后根感觉纤维传来的神经冲动,其轴突有的进入对侧白质形成长距离的上行纤维束,将后根传入的神经冲动传导到脑。也可在脊髓节段内和节段间起联络作用。

3.侧角

又称侧柱。仅见于脊髓胸第1到腰第3节段,是交感神经的低级中枢,其轴突随前根穿出,构成内脏运动的交感神经成分。在脊髓骶第2~4节段,相当于侧角的部位,有副交感神经元核团,称为骶副交感核,是副交感神经在脊髓的中枢,其轴突也随前根穿出,构成内脏运动的副交感神经成分。

(二)白质

脊髓白质的神经纤维可分为传入纤维、传出纤维、上行纤维、下行纤维和脊髓固有纤维。

传入纤维由脊神经节神经元的中枢突组成,经后根进入脊髓,分内、外侧两部分。内侧部纤维粗,沿后角内侧部进入后索,组成薄束、楔束,主要传导本体感觉和精细触觉,其侧支进入脊髓灰质。外侧部主要由细的无髓和有髓纤维组成,这些纤维进入脊髓上升或下降1~2节段,在胶状质背外侧聚集成背外侧束(或称Lissauer束),由此束发出侧支或终支进入后角。后根外侧部的细纤维主要传导痛觉、温觉、粗触压觉和内脏感觉信息。

传出纤维由灰质前角运动神经元发出的纤维和侧角发出的交感节前纤维组成,经前根至周围神经。上行纤维起自脊髓,将后根的传入信息和脊髓的信息上传至脊髓以上的脑区。下行纤维起自各脑区的神经元,下行与脊髓神经元发生突触联系。

脊髓固有纤维(脊髓固有束)执行脊髓节段内和节段间的联系。

1.上行纤维(传导)束

又称感觉传导束,主要是将后根传入的各种感觉信息向上传递到脑的不同部位。

(1)薄束和楔束(图6-2-6):占据白质后索,薄束在后正中沟两旁,楔束在薄束的外侧。是脊神经后根内侧部的粗纤维在同侧脊髓后索的直接延续。薄束起自同侧第5胸节及以下的脊神经节细胞,止于延髓的薄束核;楔束起自同侧第4胸节及以上的脊神经节细胞,止于延髓的楔束核。这些细胞的周围突分别至肌、腱、关节和皮肤的感受器。薄束在第5胸节以下占据后索的全部,在第4胸节以上只占据后索的内侧部,楔束位于后索的外侧部。薄、楔束传导同侧躯干及上下肢的肌、腱、关节的本体感觉(位置觉、运动觉和震动觉)和皮肤的精细触觉(如通过触摸辨别物体纹理粗细和两点距离)信息。当脊髓后索病变时,本体感觉和精细触觉的信息不能向上传至大脑皮质。病人闭目时,不能确定关节的位置和方向,运动时出现感觉性共济失调。此外,病人精细触觉丧失。

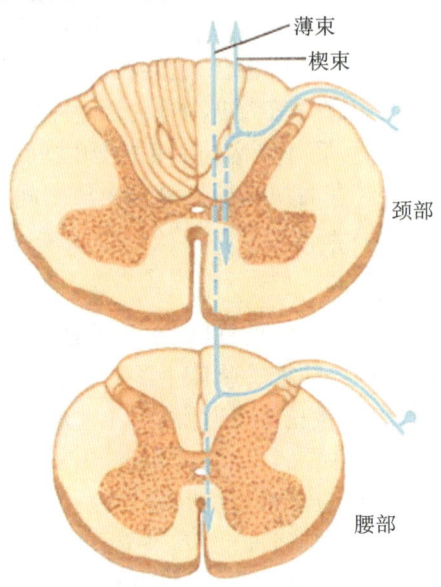

图6-2-6 薄束和楔束

(2)脊髓丘脑束:分为脊髓丘脑侧束和脊髓丘脑前束(图6-2-7)。脊髓丘脑侧束位于外侧索的前半部,主要传递痛、温觉信息。脊髓丘脑前束位于前索,前根纤维的内侧,主要传递粗觉、压觉信息。脊髓丘脑束主要起自脊髓灰质,纤维经白质前连合交叉至对侧时上升1~2节段(即边交叉边上升),或先上升1~2节段后再经白质前连合,交叉至对侧外侧索和前索上行,止于背侧丘脑。当一侧脊髓丘脑侧束损伤时,损伤平面1~2节段以下的对侧身体部位痛、温觉减退或消失。

2.下行纤维(传导)束

即运动传导束,起自脑的不同部位,直接或间接止于脊髓前角或侧角。管理骨骼肌的下行纤维束分为锥体系和锥体外系,前者包括皮质脊髓束和皮质核束(见"脑干"章节),后者包括红核脊髓束、前庭脊髓束等。

(1)皮质脊髓束(图6-2-8)起于大脑皮质中央前回躯体运动中枢的运动神经元,下行至延髓锥体交叉处,大部分(约75%~90%)纤维交叉至对侧,称为皮质脊髓侧束,未交叉的纤维在同侧下行为皮质脊髓前束,另有少量未交叉的纤维在同侧下行加入至皮质脊髓侧束,称皮质脊髓前外束,它们的功能是传导随意运动的冲动。

①皮质脊髓侧束在脊髓外侧索后部下行,直至骶髓(约S_4),纤维依次经各节段灰质中继后或直接终于同侧前角运动神经元,主要是前角外侧核,支配上、下肢骨骼肌的随意运动。

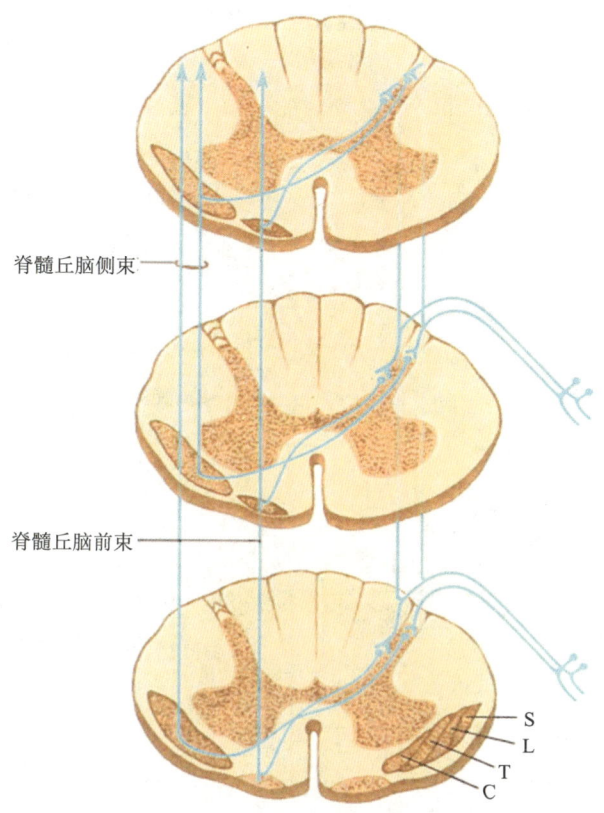

图 6-2-7 脊髓丘脑侧束和前束

②皮质脊髓前束在前索最内侧下行,直达脊髓中胸部,大多数纤维逐节经白质前连合交叉,中继后终于对侧前角运动神经元。部分不交叉的纤维,中继后终于同侧前角运动神经元和前角内侧核,支配双侧躯干肌的随意运动。

皮质脊髓束的纤维到达脊髓灰质后,大部分纤维通过中间神经元间接地影响前角运动神经元。也有纤维直接与前角外侧核的运动神经元(主要是支配肢体远端小肌肉的运动神经元)相突触。

(2)红核脊髓束位于皮质脊髓束的腹侧,自中脑红核,纤维交叉至对侧,在脊髓外侧索内下行,其纤维经脊髓后角神经元中继后止于前角运动细胞。此束有兴奋屈肌运动神经元、抑制伸肌运动神经元的作用,它与皮质脊髓束一起对肢体远端肌肉运动发挥重要影响。

(3)前庭脊髓束起于前庭神经核,在同侧前索外侧部下行,止于前角运动神经元。主要兴奋同侧伸肌运动神经元,抑制屈肌运动神经元,在调节身体平衡中起作用。

(4)网状脊髓束起自脑桥和延髓的网状结构,大部分在同侧下行,行于白质前索和外侧索前内侧部,止于前角运动神经元。与调节肌张力和运动协调有关。

(5)顶盖脊髓束主要起自中脑上丘,向腹侧行,于中脑导水管周围灰质腹侧经被盖背侧交叉越边,在前索内下行,终止于颈髓上段。有完成视觉、听觉的姿势反射运动的功能，与兴奋对侧、抑制同侧颈肌的运动神经元形成多突触联系。

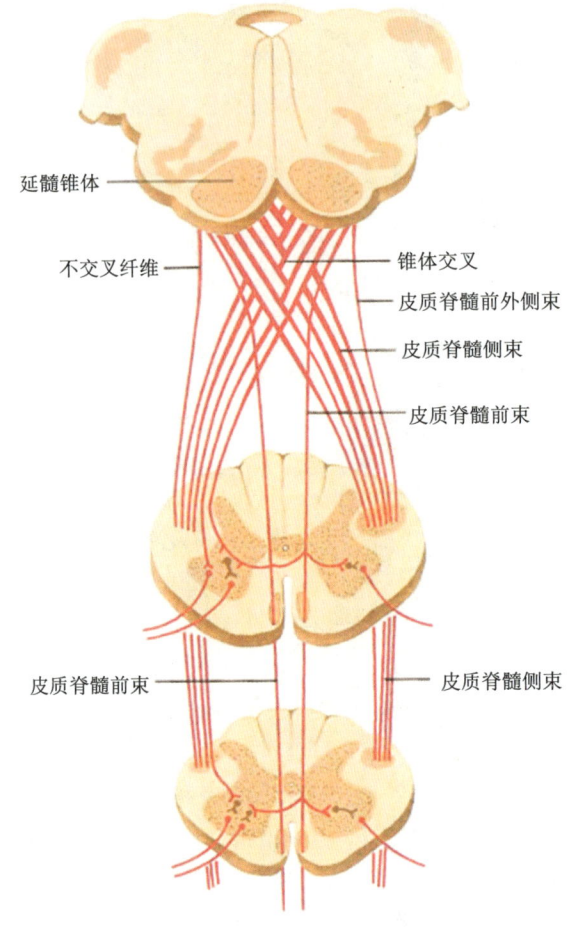

图 6-2-8　皮质脊髓束

（6）内侧纵束位于前索，为一复合的上、下行纤维，在脑干起于不同的核团（见"脑干"章节），进入脊髓的为内侧纵束降部，中继后影响前角运动神经元。其作用主要是协调眼球的运动和头部的姿势。

任务三　脊髓的功能和脊髓反射

（一）脊髓的功能

脊髓是神经系统的低级中枢，其功能基本且重要，是高级中枢功能的基础，一些高级中枢的功能通过脊髓得以实现。脊髓的功能有以下几个方面：①经后根，接受身体大部分区域的躯体和内脏感觉信息，这些信息在脊髓中继，进行初步的整合和分析。中继后的信息一部分向上传递至高级中枢,一部分传给运动神经元和其他脊髓神经元。②发出上行传导通路,将中继后的感觉信息以及脊髓自身的信息上传到高级中枢。③经前根,发出运动纤维,管理躯体运动和内脏活动,是躯体和内脏运动的低级中枢。④脊髓反射的中枢。⑤通过下行传导通路,中继上位中枢下传的信息,接受上级中枢的控制和调节,完成高级中枢的功能。

(二)脊髓反射

脊髓反射是指脊髓固有的反射,正常情况下,反射活动在脑的控制下进行。

1.牵张反射

牵张反射是指有神经支配的骨骼肌,在受到外力牵拉伸长时,引起受牵拉的同一块肌肉收缩的反射(图6-2-9)。肌肉被牵拉,肌梭和腱器官的感受器受到刺激而产生神经冲动,经脊神经后根进入脊髓,兴奋α运动神经元,反射性地引起被牵拉的肌肉收缩。牵张反射有两种类型:腱反射和肌紧张。腱反射是指快速牵拉肌腱发生的牵张反射,如膝反射、跟腱反射、肱二头肌反射等。肌紧张是指缓慢持续牵拉肌腱发生的牵张反射,表现为受牵拉的肌肉发生持续性收缩。肌紧张是维持躯体姿势的最基本的反射活动,是姿势反射的基础。

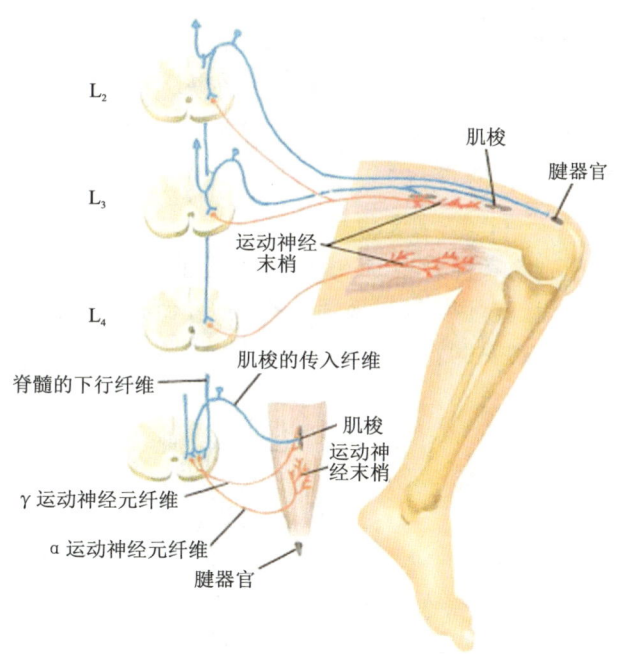

图6-2-9 牵张反射模式图

临床联系：脊髓常见损伤的一些表现

1. 脊髓完全横断

当外伤致脊髓突然完全横断后，横断平面以下全部感觉和随意运动丧失，反射消失，处于无反射状态，称为脊髓休克。数周至数月后，各种反射可逐渐恢复。由于传导束很难再生，脊髓又失去了脑的易化和抑制作用，因此恢复后的深反射和肌张力比正常时高，横断平面以下的感觉和随意运动不能恢复。表现为肌张力增高，腱反射亢进，不能随意控制排便、排尿反射等。

2. 脊髓半横断

出现布朗—塞卡综合征。表现为损伤平面以下，同侧肢体痉挛性瘫痪，位置觉、震动觉和精细触觉丧失，损伤节段下 1~2 个节段平面以下的对侧痛、温觉丧失。

3. 脊髓前角损伤

主要伤及前角运动神经元，表现为这些细胞所支配的骨骼肌呈弛缓性瘫痪，无感觉异常，如脊髓灰质炎。

4. 脊髓中央部损伤

如脊髓空洞症或髓内肿瘤。若病变侵犯了白质前连合，则阻断了传导痛、温觉的脊髓丘脑束在此的交叉纤维，引起损伤平面以下双侧对称分布的痛、温觉消失，而本体感觉和精细触觉无障碍（因后索完好），这种现象称感觉分离。

---

2. 屈曲反射

当肢体某处皮肤受到伤害性刺激时，该肢体出现屈曲反应的现象（图 6-2-10）。屈曲反射是一种保护性反射，其强度与刺激强度有关。当刺激强度足够大时，在同侧肢体发生屈曲反射的基础上出现对侧肢体伸直的反射活动，称为对侧伸直反射。

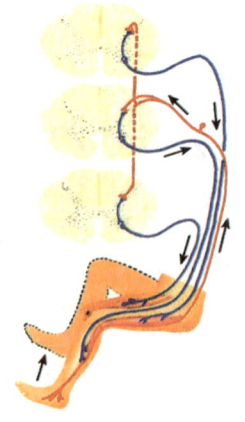

图 6-2-10 屈曲反射模式图

【目标考核】

【知识目标考核】
1. 简述脊髓的位置和外形。
2. 简述脊髓内部结构。
3. 简述脊髓节段与椎骨的对应关系。

【能力目标考核】
1. 在断层标本和磁共振MRI（图6-2-11）上标注脊髓。

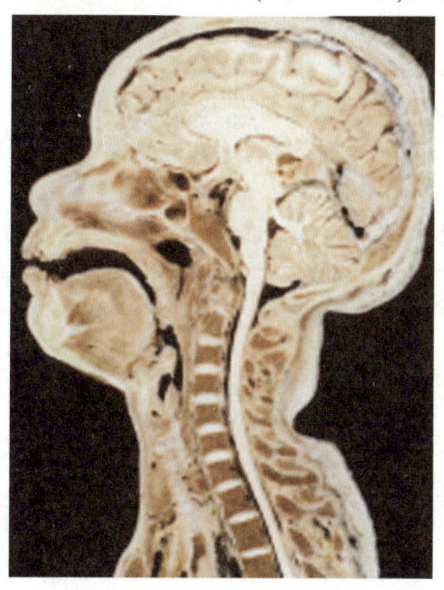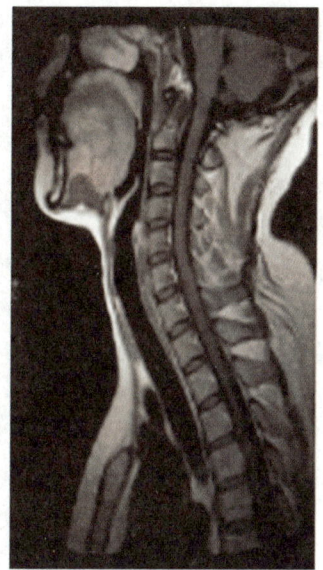

图6-2-11 脊髓图片

2. 脊髓后索病变可能损伤何结构，有何表现？
3. 一侧脊髓外侧索病变可能损伤何结构，病人有何表现？

【素质目标考核1】

临床案例：患者，男，27岁，瓦工，施工中自脚手架上失足跌下，下落过程中与钢管发生碰撞，发生胸椎骨折。经查体发现患者以胸式呼吸为主，皮肤感觉区障碍上界达肋弓下缘水平，第6胸椎附近棘突畸形且有压痛，上腹壁反射（+），中、下腹壁反射（-），左侧肢体的运动及深感觉在胸髓第8平面消失，右侧肢体的痛觉及温度觉在胸髓第10平面消失，左半身肋弓下缘水平以下呈痉挛性瘫痪，膀胱充盈。诊断：脊柱骨折致脊髓左侧（T_8）布朗—塞卡综合征。

问题1：为什么损伤部位在第6胸椎而神经损伤却在第8胸髓？
问题2：为什么感觉消失有的在患侧，有的在健侧？

【素质目标考核2】

"糖丸之父"顾方舟

曾舍命携幼子试药,研制出救命无数的脊髓灰质炎疫苗的顾方舟,中国医学科学院北京协和医学院原院长,著名医学科学家、病毒学家。他在中国首次分离出脊髓灰质炎病毒,成功研制出首批脊髓灰质炎活疫苗和脊髓灰质炎糖丸活疫苗。

他为脊髓灰质炎的防治奉献了一生,最终实现我国全面消灭脊髓灰质炎并长期维持无脊髓灰质炎状态,为几代中国人带来了健康,为中国公共卫生事业作出了巨大贡献。

现如今,在没有脊髓灰质炎的日子里,你我可能永远无法想象1955年脊灰黑暗笼罩下中国孩子曾遭受的苦难与折磨:四肢变形、终身瘫痪……

患儿的哀号、瘫痪、死亡,使顾方舟陷入深深的自责中……

怎么办?中国没有药救,国外亦没有好方法。面对如此窘境,顾方舟经过长时间的考虑和实验,毅然决然采取了减活疫苗路线。为了孩子,他选择豁出去!历尽千辛万苦,第一批脊髓灰质炎疫苗终于生产出来并在猴子身上试验成功!

但问题来了,在猴子身上试验成功并不等于人体试验成功……

怎么办?顾方舟毅然决然地喝下了第一瓶疫苗,顾方舟真的是用生命在做试验,一旦疫苗失效,等待顾方舟的只有两条路,终身瘫痪或者死亡,庆幸的是,他闯过了这一关,10天之后,试药的人员安然无恙。

过了成年人这关,还有孩子,对成人有效,对孩子不一定,顾方舟含泪给自己家孩子喝下全中国第一批脊灰疫苗。经过10天非人的煎熬,孩子一切正常,试验成功。中国脊灰疫苗Ⅰ期人体试验,就这样进行了,就这样成功了。

他们是用生命在做试验,接下来,更大规模的人体试验接连进行,中国的脊髓灰质炎疫苗终于成功了!接下来,顾方舟又不断对疫苗进行各种改良,1994年,中国彻底告别了脊髓灰质炎。

这一切,源于顾方舟一生的奉献……

所有的孩子甚至所有的中国人,都应该铭记顾老的"功勋"!

问题:作为医学生,我们学习过"糖丸之父"顾方舟的事迹后,有何感想?

(江　丽)

项目三 脑

【课前导读】

脑位于颅腔内,由胚胎时期神经管的前部分化发育而成,是中枢神经系统的最高级部位。成人脑分为6部分:端脑、间脑、小脑、中脑、脑桥和延髓。

与脑相关的疾病有脑炎、颅脑外伤、脑血栓形成、脑梗死、脑出血等;检查项目有影像学检查(CT、MRI)、脑脊液检查等;治疗有药物治疗、手术治疗、康复治疗等。诊疗涉及的解剖学知识是脑的位置、形态、结构、毗邻关系、体表定位及功能。通过本次课的学习,为学生学习脑相关疾病进行铺垫。

【学习目标】

1.知识目标

(1)掌握脑干的位置、组成、形态结构。

(2)掌握间脑的位置和分部,背侧丘脑的分部和特异性中继核的纤维联系,下丘脑和后丘脑的主要结构。

(3)掌握小脑的位置和分部,小脑的分区,小脑扁桃体的临床意义。

(4)掌握大脑半球外形、分叶及各叶重要沟回,大脑皮质的功能定位,端脑的内部结构。

(5)熟悉第三脑室、第四脑室的位置和交通。

(6)了解脑干、背侧丘脑、下丘脑的功能。

(7)了解边缘系统的概念及功能。

2.能力目标

通过学习脑,具备在影像片上准确识别脑干、小脑、间脑、端脑位置的能力。

3.素质目标

培养临床思维能力和医患沟通能力:通过小脑性共济失调病例,让学生讨论总结临床医生接诊该类病人的临床思维,分析出学习要点,帮助学生建立完善的临床思维;掌握建立良好医患关系的方法,培养学生医患沟通的能力。

任务一　脑干

脑干自下而上由延髓、脑桥和中脑3部分组成。位于颅后窝前部,上接间脑,下续脊髓、延髓和脑桥的腹侧,邻接颅后窝前部枕骨的斜坡,背面与小脑相连。延髓、脑桥和小脑之间围成的室腔为第四脑室。脑干表面附有第Ⅲ~Ⅶ对脑神经根(图6-3-1、图6-3-2)。

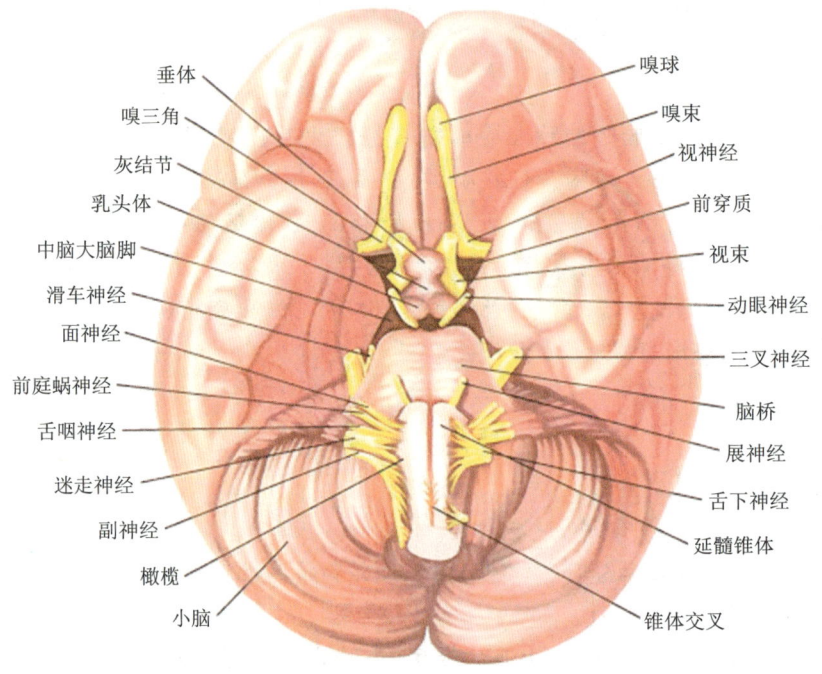

图6-3-1　脑的底面

(一)脑干的外形

1.脑干的腹侧面

(1)延髓(图6-3-3):形似倒置的圆锥体,下端以第1颈神经最上根丝(约平枕骨大孔处)与脊髓相续,上端借横行的延髓脑桥沟与脑桥为界。延髓下部的外形与脊髓相似,脊髓表面的各条纵行沟、裂向上延续到延髓。腹侧面的正中有前正中裂,其两侧的纵行隆起为锥体,由大脑皮质发出的下行锥体束(主要为皮质脊髓束)纤维构成。在锥体的下端,大部分皮质脊髓束纤维左右交叉,形成发辫状的锥体交叉,部分填堵了前正中裂。锥体上部背外侧的卵圆形隆起称橄榄,内含下橄榄核。锥体和橄榄之间的前外侧沟中有舌下神经根丝出脑。在橄榄背外侧的后外侧沟内,自上而下依次有舌咽神经、迷走神经和副神经的根丝附着。

(2)脑桥(图6-3-3):腹侧面宽阔隆起,称脑桥基底部,主要由大量的横行纤维和部

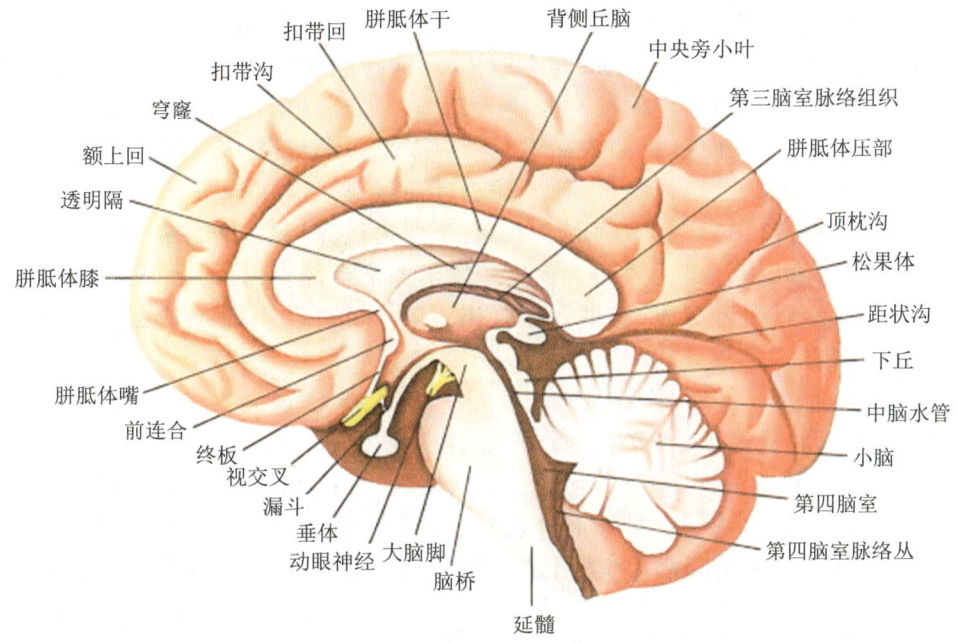

图 6-3-2　脑的正中矢状切面

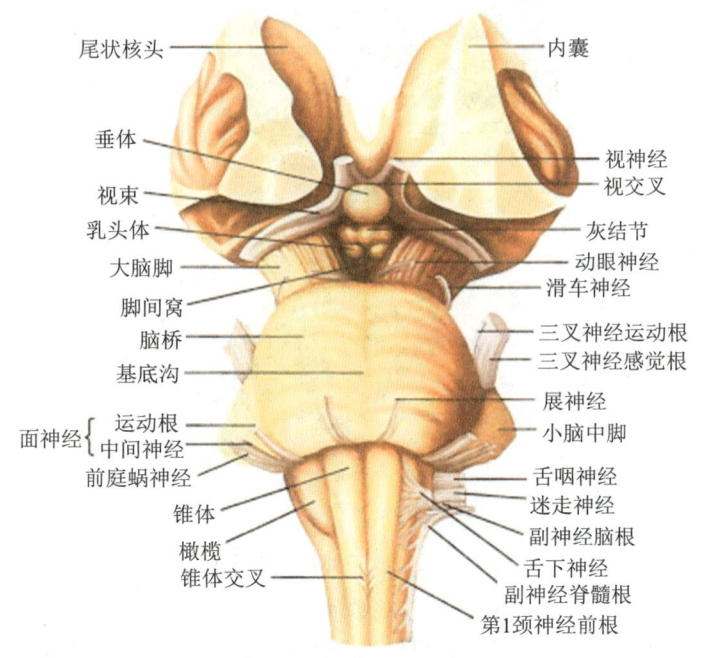

图 6-3-3　脑干外形（腹侧面）

分纵行纤维构成，其正中线上的纵行浅沟称基底沟，容纳基底动脉。基底部向外后逐渐变窄形成小脑中脚，又称脑桥臂，两者交界处连有三叉神经根（包括粗大的感觉根和位于其前内侧细小的运动根)。脑桥基底部的上缘与中脑的大脑脚相接,下缘以延髓脑桥沟与延髓为界,沟内自中线向外侧依次连有展神经、面神经和前庭蜗神经根。在延髓脑桥沟的外侧部,延髓、脑桥和小脑的结合处,临床上称为脑桥小脑三角,前庭蜗神经根恰位于此处。前庭蜗神经纤维瘤时,病人除了有听力障碍和小脑损伤的症状外,肿瘤还可压迫位于附近的面神经、三叉神经、舌咽神经和迷走神经,产生相应的临床症状。

(3)中脑(图6-3-3):上界为间脑的视束,下界为脑桥上缘。两侧各有一粗大的纵行柱状隆起,称大脑脚,其浅部主要由大脑皮质发出的下行纤维构成。两侧大脑脚之间的凹陷为脚间窝,窝底称后穿质,有许多血管出入的小孔。动眼神经根连于脚间窝的下部,大脑脚的内侧。

2.脑干的背侧面

(1)延髓:延髓背侧面可分为上、下两部,上部形成菱形窝的下半部(图6-3-4);下部形似脊髓,在后正中沟的两侧各有两个膨大,内侧者为薄束结节,外上者为楔束结节,二者与脊髓的薄束、楔束相延续,其深面分别含有薄束核和楔束核,它们是薄束、楔束的终止核。楔束结节外上方的隆起为小脑下脚,又称绳状体,其内的纤维向后连于小脑。

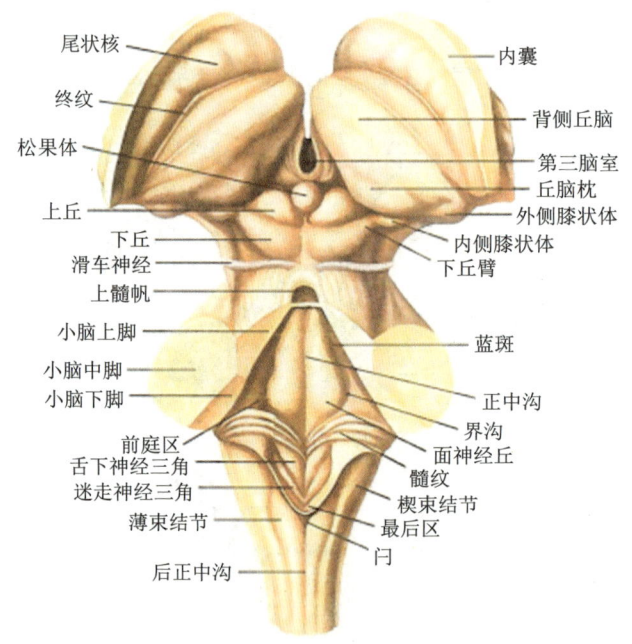

图6-3-4　脑干外形(背侧面)

(2)脑桥(图6-3-4):背侧面形成菱形窝的上半部,此处窝的外上界为左、右小脑上脚,又称结合臂。两脚间夹有薄层白质板,称上髓帆,参与构成第四脑室顶。

(3)中脑(图6-3-4):背侧面为四叠体,由上、下两对圆形的隆起构成,分别称上丘和下丘,其深面分别含有上丘灰质和下丘核,是视觉和听觉反射中枢。在上、下丘的外侧,各自向外上方伸出一条长的隆起,称上丘臂和下丘臂,分别连于间脑的外侧膝状体和内侧膝状体。在下丘的下方与上髓帆之间有滑车神经根出脑,它是唯一自脑干背侧面出脑的脑神经。

(4)菱形窝(图6-3-4):是延髓上部和脑桥的背侧面,呈菱形,由延髓上部和脑桥内的中央管于后壁中线处向后敞开而形成,因构成第四脑室的底部,又称第四脑室底。此窝的外上界为小脑上脚,外下界自内下向外上依次为薄束结节、楔束结节和小脑下脚。外上界与外下界的汇合处为菱形窝的外侧角,外侧角与其背侧的小脑之间为第四脑室外侧隐窝,此隐窝绕小脑下脚转向腹侧。此窝的正中线上有纵贯全长的正中沟,将此窝分为左右对称的两半。自正中沟中部向外至外侧角的数条浅表的横行纤维束,称髓纹,为脑桥和延髓在脑干背面的分界线,将菱形窝分为上、下两部分。

在正中沟的外侧,各有一大致与其平行的纵行界沟,将每一半的菱形窝分为内、外侧区。外侧区呈三角形,称前庭区,深面有前庭神经核。前庭区的外侧角有一小隆起称听结节,内藏蜗背侧核。正中沟和界沟之间的内侧区称为内侧隆起,其紧靠髓纹上方的部位,有一较明显的圆形隆凸为面神经丘,内隐面神经膝和展神经核;髓纹下方的延髓部可见两个小的三角形区域,内上者为舌下神经三角,内藏舌下神经核;外下者为迷走神经三角,内含迷走神经背核。在新鲜标本上,界沟上端的外侧可见一呈蓝灰色的小区域,称蓝斑,内含蓝斑核,为含黑色素的去甲肾上腺素能神经元聚集的部位。在菱形窝下角处,两侧外下界之间的圆弧形移行部称闩,与第四脑室脉络组织相连(图6-3-4、图6-3-5、图6-3-6)。

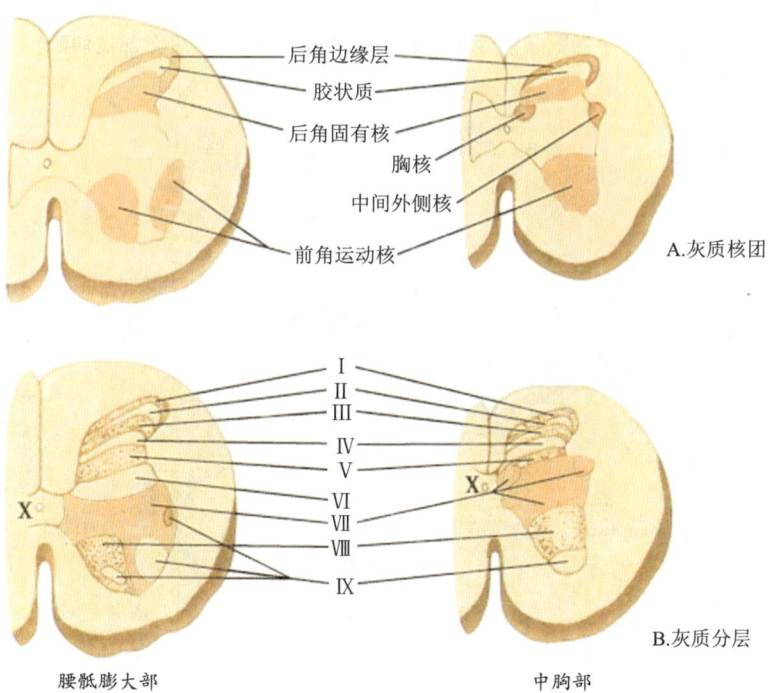

图6-3-5 脑干、小脑和第四脑室正中矢状切面示意图

3. 第四脑室

第四脑室（图6-3-2、图6-3-4、图6-3-6、图6-3-7）：位于延髓、脑桥和小脑之间，呈四棱锥形，内容脑脊液。其底为菱形窝，两侧角为外侧隐窝，顶向后上朝向小脑蚓。第四脑室向上经中脑导水管通第三脑室，向下续为延髓下部和脊髓的中央管，并借脉络组织上的3个孔与蛛网膜下隙相通。单一的第四脑室正中孔，位于菱形窝下角的正上方；成对的第四脑室外侧孔，位于第四脑室外侧隐窝的尖端。脑室系统内的脑脊液经上述3个孔注入蛛网膜下隙的小脑延髓池。

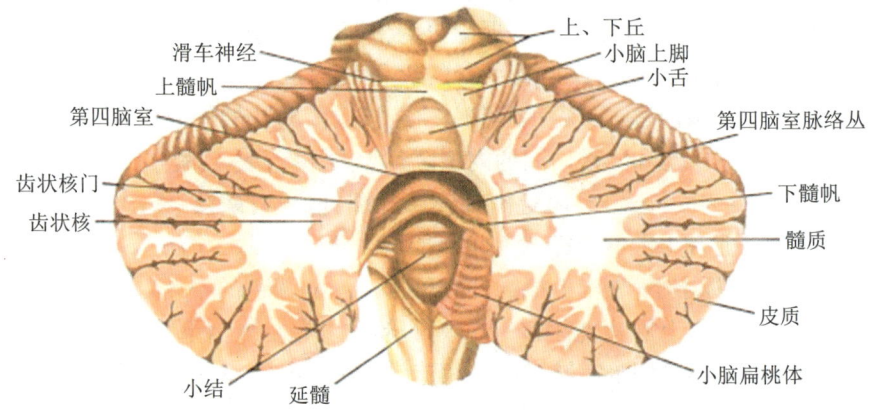

图6-3-6 小脑冠状切面示第四脑室顶（第四脑室顶最上部被切除）

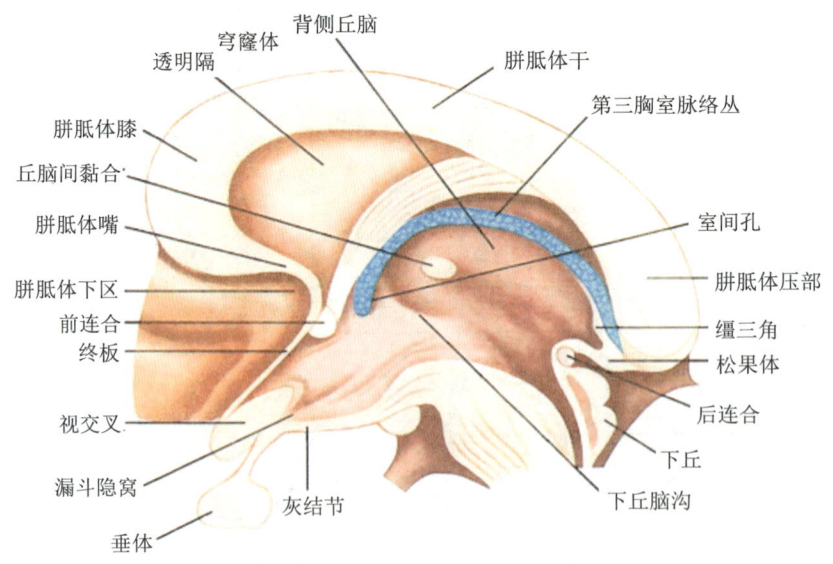

图6-3-7 第四脑室脉络组织

(二)脑干的内部结构

脑干的内部结构与脊髓相似,亦由灰质、白质和网状结构构成,但较脊髓更为复杂。

1.脑干的灰质

脑干灰质的核团,根据其纤维联系及功能的不同,分三类:脑神经核,直接与第Ⅲ~Ⅻ对脑神经相连(图6-3-8、图6-3-9、图6-3-10);中继核,经过脑干的上、下行纤维束在此进行中继换神经元;网状核,位于脑干网状结构中。后两类合称"非脑神经核"。

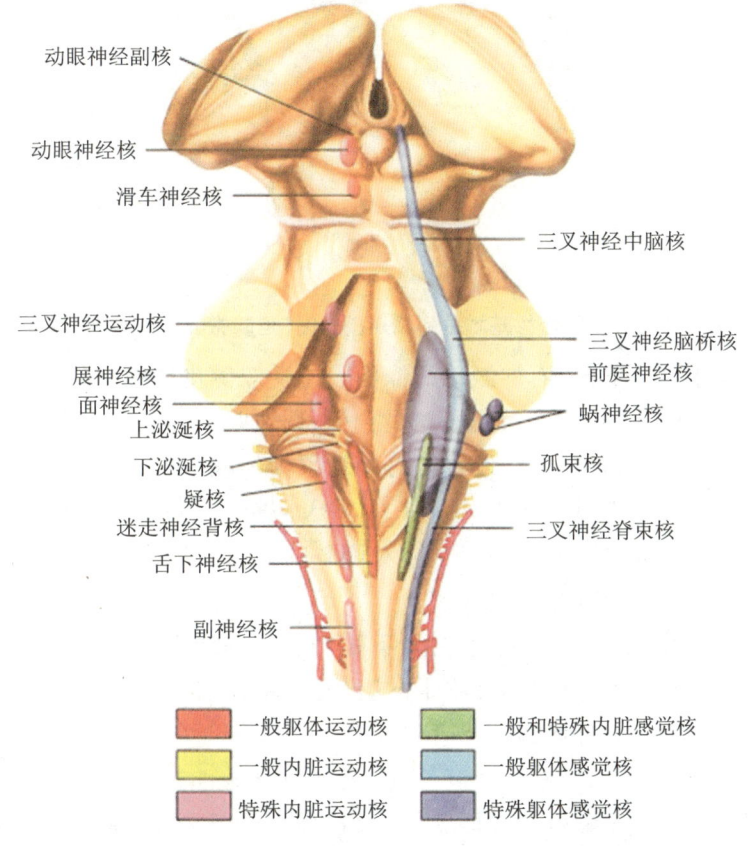

图6-3-8 脑神经核在脑干背面的投影示意图

(1)脑神经核

① 一般躯体运动核:

动眼神经核位于中脑上丘高度。此核接受双侧皮质核束纤维的传入,发出一般躯体运动纤维走向腹侧,经脚间窝外侧缘出脑加入动眼神经,支配眼的上直肌、下直肌、内直肌、下斜肌和上睑提肌的随意运动。

滑车神经核位于中脑下丘高度。此核接受双侧皮质核束纤维的传入,发出一般躯体运动纤维向后绕中脑导水管周围灰质行向背侧,在下丘的下方,左右两根完全交叉后出脑组成滑车神经,支配眼上斜肌的随意运动。

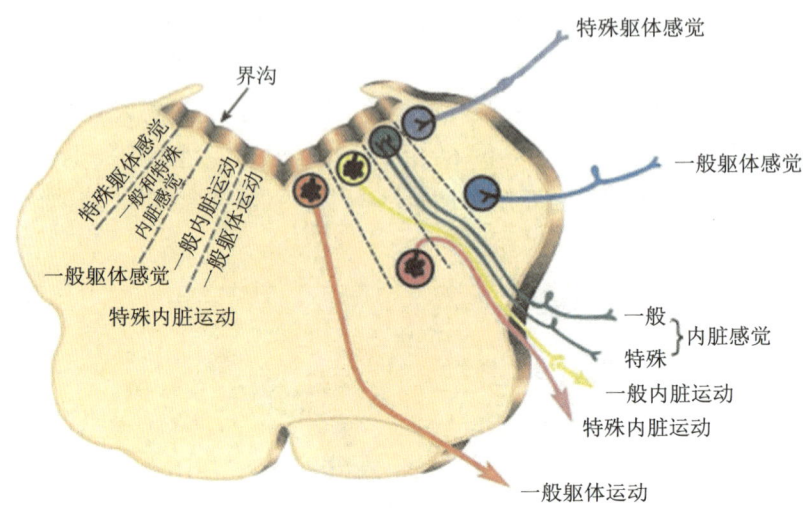

图 6-3-9 脑神经核基本排列规律模式图(延髓橄榄中部水平切面)

展神经核位于脑桥下部,面神经丘的深面。接受双侧皮质核束纤维的传入,发出一般躯体运动纤维行向腹侧,出延髓脑桥沟的内侧部构成展神经,支配眼外直肌的随意运动。该核还含有一种核间神经元,投射至对侧动眼神经核内的内直肌亚核,以便使同侧眼的外直肌和对侧眼的内直肌在眼球水平方向上能够做同向协调运动。当一侧展神经核损伤时,除出现患侧眼的外直肌麻痹外,对侧眼的内直肌在做双眼向患侧水平凝视时也不能收缩,致使双眼不能向患侧凝视。

舌下神经核呈柱状,位于延髓上部,舌下神经三角的深面。此核仅接受对侧皮质核束纤维的传入,发出一般躯体运动纤维走向腹侧,经锥体与橄榄之间的前外侧沟出延髓组成舌下神经,支配舌内、外肌的随意运动。

②特殊内脏运动核:

三叉神经运动核位于脑桥中部网状结构的背外侧,三叉神经脑桥核的腹内侧,两者之间以三叉神经纤维分隔。此核接受双侧皮质核束纤维的传入,发出特殊内脏运动纤维,组成三叉神经运动根,加入三叉神经的下颌神经,支配咀嚼肌、二腹肌前腹、下颌舌骨肌、腭帆张肌和鼓膜张肌。

面神经核位于脑桥下部,被盖腹外侧的网状结构内,展神经核的腹外侧。此核发出的特殊内脏运动纤维在脑内走行有其特点,先行向背内侧,经展神经核内侧绕其背侧形成面神经膝,继而转向腹外侧经面神经核外侧出脑加入面神经,支配全部表情肌、二腹肌后腹、茎突舌骨肌和镫骨肌。其中,接受双侧皮质核束纤维的面神经核神经元,发出的纤维支配同侧眼裂以上的表情肌;仅接受对侧皮质核束纤维的面神经核神经元,发出的纤

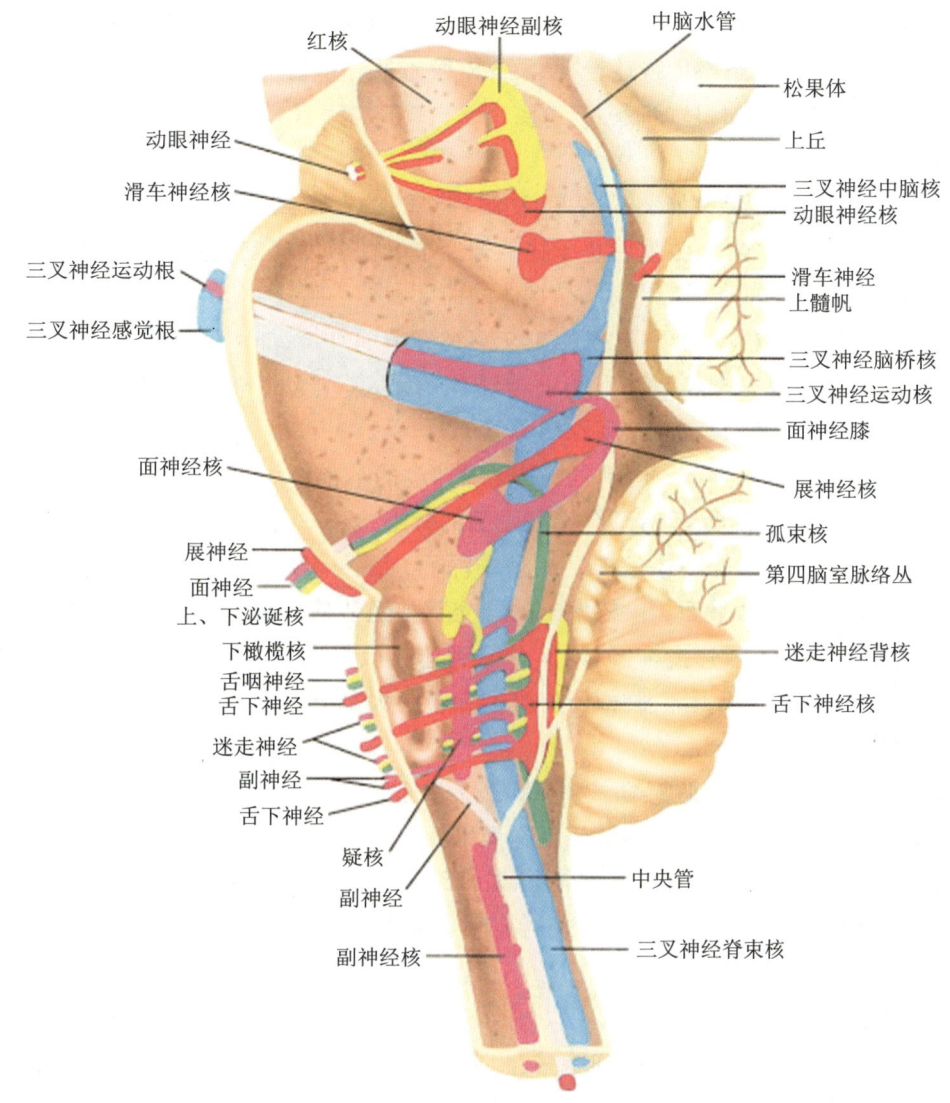

图 6-3-10 脑神经核与脑神经关系模式图

维支配同侧眼裂以下的表情肌。

疑核位于延髓内，下橄榄核背外侧的网状结构中，自髓纹延伸到内侧丘系交叉高度。此核接受双侧皮质核束纤维的传入。疑核上部发出的纤维进入舌咽神经，仅支配茎突咽肌；大的中部发出的纤维加入迷走神经，支配软腭和咽的骨骼肌，喉的环甲肌和食管上部的骨骼肌。下部发出的纤维构成副神经脑根，进入副神经，出颅后又离开副神经而加入迷走神经，最后经迷走神经的喉返神经，支配除环甲肌以外的喉肌。

副神经核包括两部分：延髓部较小，实为疑核的下端；脊髓部位于疑核的下方，延伸至上5~6节颈髓的前角背外侧。此核接受双侧皮质核束纤维的传入，其延髓部发出的纤维构成副神经的脑根，最终加入迷走神经，支配咽喉肌；脊髓部发出的纤维组成副神经脊髓根，支配胸锁乳突肌和斜方肌。

③一般内脏运动核：

动眼神经副核，位于中脑上丘高度，动眼神经核的背内侧。此核发出副交感神经的节前纤维加入动眼神经，入眼眶后止于睫状神经节。此节发出副交感神经节后纤维支配睫状肌和瞳孔括约肌的收缩，以调节晶状体的曲度和缩小瞳孔。

上泌涎核位于脑桥的最下端，发出副交感神经节前纤维，加入面神经，经其分支岩大神经和鼓索分别至翼腭神经节和下颌下神经节换元，其副交感神经节后纤维管理泪腺、下颌下腺、舌下腺以及口、鼻腔黏膜腺的分泌。

下泌涎核位于延髓上部，此核发出副交感神经的节前纤维进入舌咽神经，经其分支岩小神经至耳神经节换元，节后纤维管理腮腺的分泌。

迷走神经背核位于延髓迷走神经三角的深面，舌下神经核的背外侧，由橄榄中部向下延伸至内侧丘系交叉平面。由核发出的副交感神经节前纤维，走向腹外侧经下橄榄核的背外侧出脑，参与组成迷走神经，经其分支到达相应的副交感神经的器官旁节或器官内节换元，节后纤维支配颈部、胸部所有脏器和腹腔大部分脏器的平滑肌、心肌的活动和腺体的分泌。

④一般内脏和特殊内脏感觉核：孤束核位于延髓内界沟外侧，迷走神经背核的腹外侧，上端可达脑桥下端，下端至内侧丘系交叉平面。小的上部属特殊内脏感觉核，接受经面神经、舌咽神经和迷走神经传入的味觉初级纤维，故又称味觉核。大的下部称心—呼吸核，为一般内脏感觉核，主要接受经舌咽神经和迷走神经传入的一般内脏感觉初级纤维。

⑤一般躯体感觉核：

三叉神经中脑核是一细长的细胞柱，上起中脑上丘平面，下达脑桥中部三叉神经根水平，位于中脑导水管周围灰质的外侧边缘和菱形窝上部室底灰质的外侧缘。核内含有许多假单极神经元以及少量的双极和多极神经元。假单极神经元的周围突随三叉神经分布咀嚼肌、表情肌、牙齿、牙周组织、下颌关节囊和硬膜等处，传递本体感觉和触、压觉；中枢突终止于三叉神经运动核和三叉神经脊束核等。

三叉神经脑桥核是三叉神经感觉核的膨大部，下接三叉神经脊束核。位于脑桥中部网状结构内，三叉神经运动核的外侧，主要接受经三叉神经传入的头面部触、压觉初级感觉纤维。还接受来自三叉神经中脑核的纤维。

三叉神经脊束核为一细长的核团，其上端达脑桥中下部，与三叉神经脑桥核相续，下端可延伸至第1、2颈段脊髓，与脊髓灰质后角相续。此核主要接受三叉神经内传递头面部痛、温觉的初级感觉纤维，下部还接受来自面神经、舌咽神经和迷走神经的一般躯体感觉纤维。

⑥特殊躯体感觉核：

前庭神经核位于前庭区的深面，主要接受前庭神经传入的初级平衡觉纤维和来自小脑的传入纤维，发出纤维组成前庭脊髓束和内侧纵束，调节伸肌张力以及参与完成视、听觉反射。有部分纤维参与组成前庭小脑束，经小脑下脚进入小脑。

蜗神经核位于菱形窝听结节的深面，分为蜗腹侧核和蜗背侧核，分别位于小脑下脚的腹外侧和背外侧。蜗神经核接受蜗神经初级听觉纤维，发出的听觉二级纤维，大部分在脑桥基底部和被盖部之间组成一横穿内侧丘系的带状纤维束，称斜方体，越过中线交叉到对侧被盖部的前外侧，于上橄榄核的外侧转折上升；小部分纤维不交叉，在同侧上行。对侧交叉过的纤维和同侧未交叉的纤维共同构成外侧丘系，其中多数纤维终止于下丘核；余下的部分纤维直接进入间脑的内侧膝状体核，部分纤维在上橄榄核和外侧丘系核中继后再加入外侧丘系，因此，上橄榄核和外侧丘系核亦被认为是听觉传导路上的中继核。

（2）中继核

①延髓的中继核：

薄束核与楔束核（图6-3-11、图6-3-12）分别位于薄束结节和楔束结节的深面。此二核分别接受薄束和楔束纤维的终止，发出的纤维在延髓中下部向腹侧绕过中央灰质外侧形成内弓状纤维，在中央管腹侧越中线交叉至对侧，形成内侧丘系交叉，交叉后的纤维在中线两侧、锥体束的后方转折上行，形成内侧丘系。薄束核和楔束核是向脑的高级部位传递躯干四肢意识性本体感觉和精细触觉冲动的中继核团。

下橄榄核（图6-3-12、图6-3-13、图6-3-14）位于延髓橄榄的深面，在水平切面呈袋口向背内侧的囊形灰质团。此核在人类特别发达，由下橄榄主核、背侧副橄榄核和内侧副橄榄核组成。此核广泛接受脊髓全长的上行投射纤维和脑干感觉性中继核团的传入纤维；还接受大脑皮质、基底核、丘脑、红核和中脑导水管周围灰质的下行投射纤维。发出的纤维越过中线行向对侧，与脊髓小脑后束等共同组成小脑下脚，进入小脑。故下橄榄核可能是大脑皮质、红核等与小脑之间纤维联系的重要中继站，参与小脑对运动的调控。

②脑桥的中继核：

脑桥核（图6-3-15、图6-3-16、图6-3-17）为大量分散分布于脑桥基底部的神经元组成。接受来自同侧大脑皮质广泛区域的皮质脑桥纤维，发出脑桥小脑纤维横行越过中线至对侧，组成小脑中脚进入小脑。因此，脑桥核是传递大脑皮质信息至小脑的重要中继站。

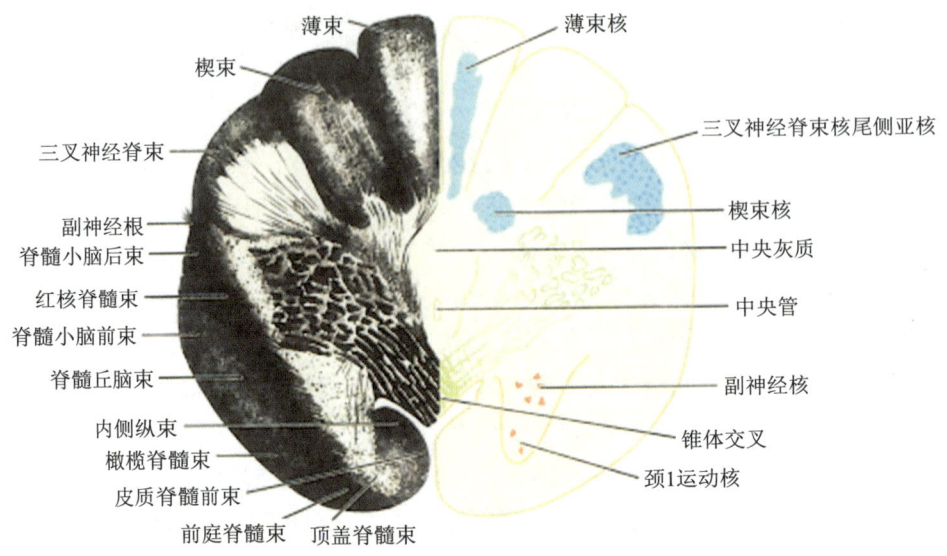

图 6-3-11 延髓水平切面（经锥体交叉高度）

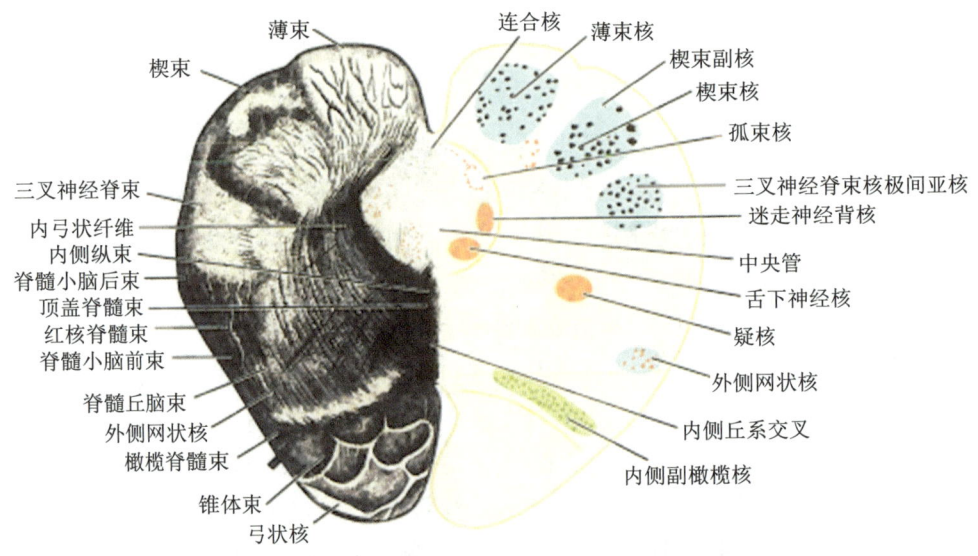

图 6-3-12 延髓水平切面（经内侧丘系交叉高度）

上橄榄核位于脑桥中下部的被盖腹侧部，内侧丘系的背外侧，脊髓丘脑束的背侧。此核接受双侧蜗腹侧前核的传出纤维，发出纤维加入双侧的外侧丘系。该核与蜗腹侧前核一起，根据双耳传到声音信息的时间和强度差，共同参与声音的空间定位。

外侧丘系核自脑桥中下部向上至中脑尾侧，伴随外侧丘系分布。在上橄榄核上方，散在于外侧丘系背内侧部；在脑桥上部，被外侧丘系环绕。该核接受蜗腹侧前核及外侧丘系的纤维，发出纤维越边，加入对侧的外侧丘系。

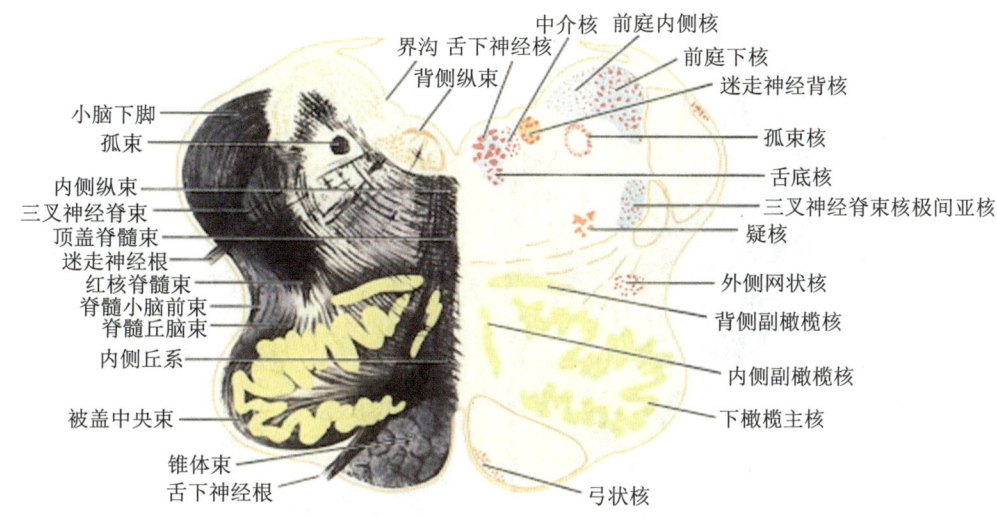

图 6-3-13　延髓水平切面（经橄榄中部高度）

蓝斑核位于菱形窝界沟上端的蓝斑深面，三叉神经中脑核的腹外侧，主要由去甲肾上腺素能神经元构成。蓝斑核发出的纤维几乎遍布中枢神经系统的各部，目前已知其功能与呼吸、睡眠和觉醒等有关。

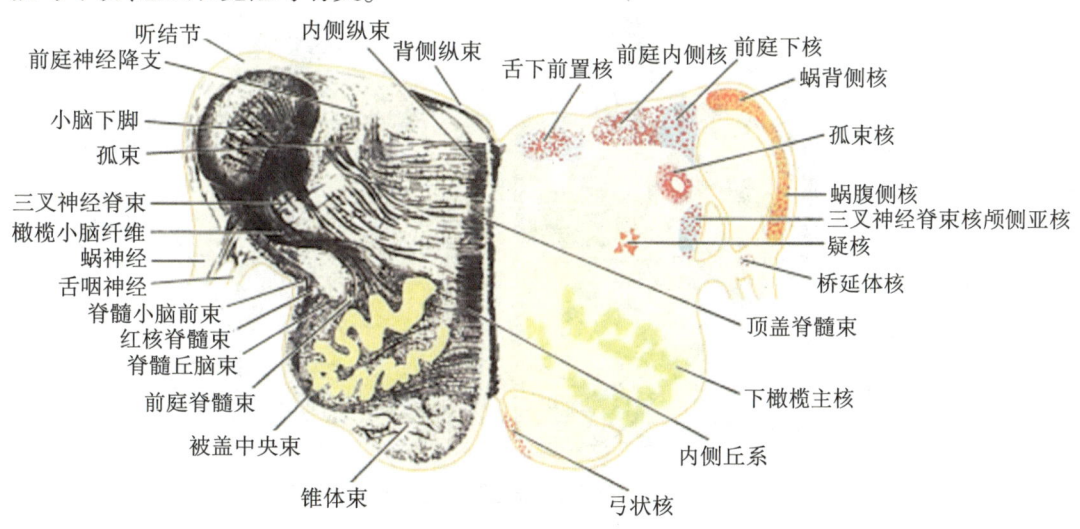

图 6-3-14　延髓水平切面（经橄榄上部高度）

③中脑的中继核：

下丘核（图 6-3-18）位于中脑下部背侧下丘深面的神经核，由明显的中央核及周围的薄层灰质下丘周灰质构成。中央核主要接受外侧丘系的纤维，传出纤维经下丘臂到达内侧膝状体，是听觉通路上的重要中继站，而且其内的分层结构对音频具有定位功能，其

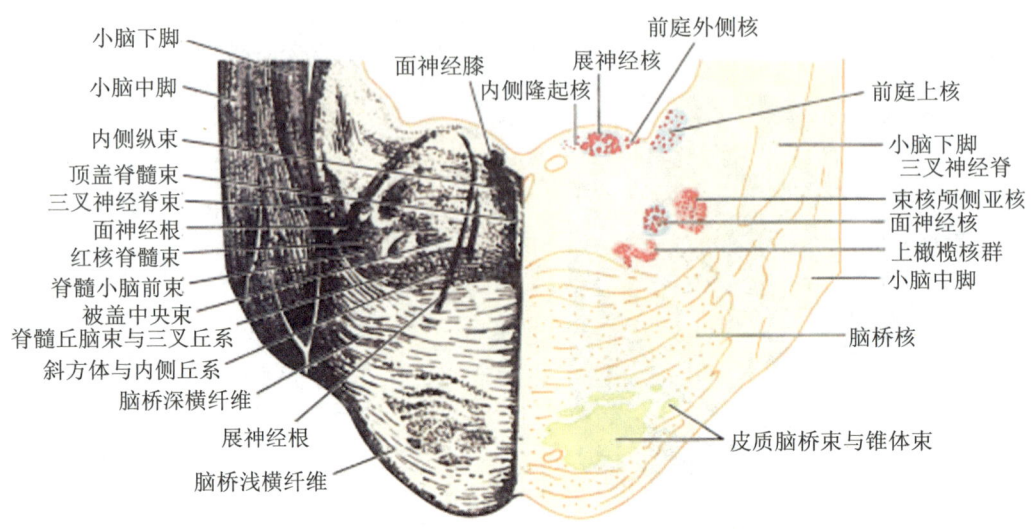

图 6-3-15 脑桥水平切面(经脑桥下部,面神经丘高度)

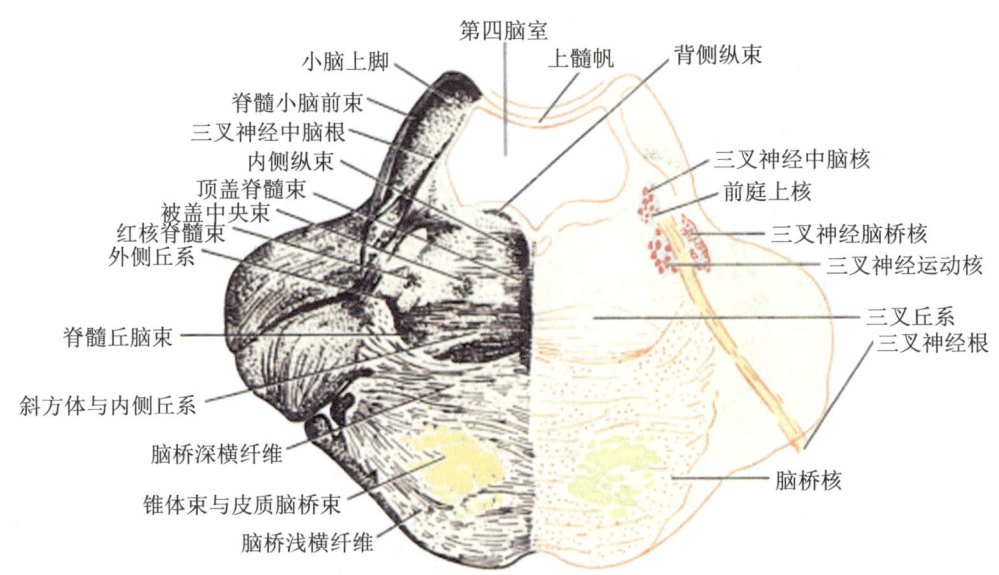

图 6-3-16 脑桥水平切面(经脑桥中部,三叉神经根高度)

腹侧部和背侧部分别与高频和低频声波信息有关;下丘周灰质接受下丘中央核、内侧膝状体、大脑皮质听觉区和小脑的传入纤维,参与听觉的负反馈调节和声源定位等。下丘核还是重要的听觉反射中枢,发出的纤维到达上丘深部,进而通过顶盖脊髓束,完成头和眼转向声源的反射活动(即听觉惊恐反应)。

上丘灰质层(图 6-3-19、图 6-3-20)位于中脑上部背侧上丘的深面,由浅入深呈灰、白质交替排列的分层结构,在人类构成重要的视觉反射中枢。上丘浅层经视束、上丘臂

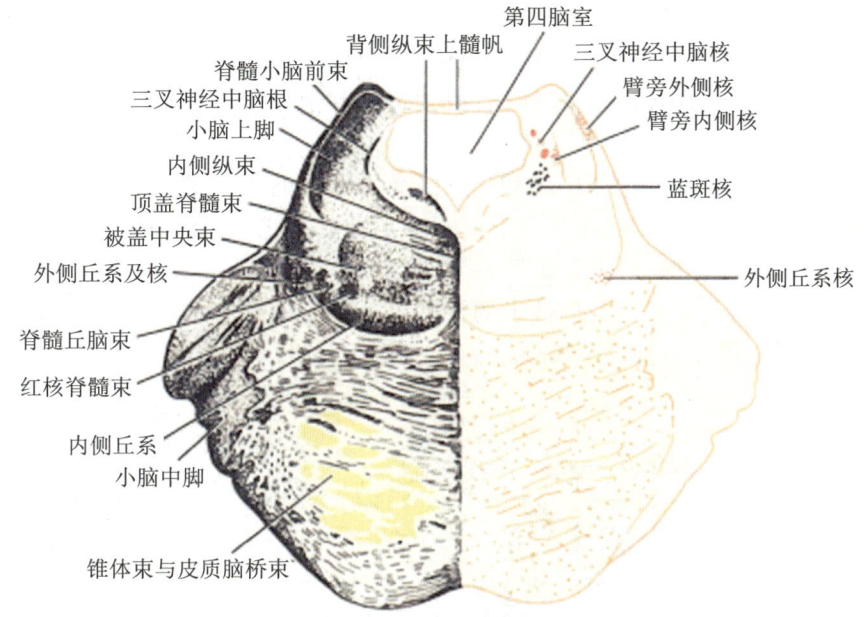

图 6-3-17　脑桥水平切面（经脑桥上部，滑车神经根交叉高度）

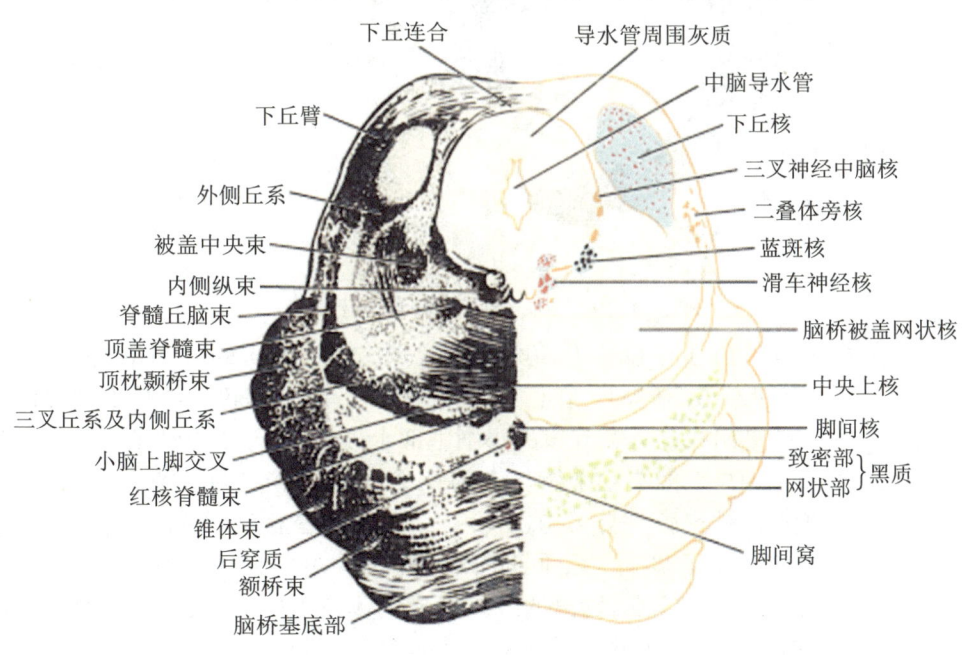

图 6-3-18　中脑水平切面（经下丘高度）

接受双侧视神经纤维，并经皮质顶盖纤维接受同侧大脑皮质视觉区和额叶眼球外肌运动中枢的投射，与追踪视野中物体的运动有关。深层主要接受大脑皮质听觉区、下丘以及其他听觉中继核和脊髓等处的传入纤维。上丘的传出纤维主要由其深层发出，绕过中脑导水管周围灰质,在中脑导水管腹侧越过中线交叉,称被盖背侧交叉,然后下行构成顶盖脊髓束至颈段脊髓的中间带和前角运动内侧核,完成头、颈部的视觉和听觉的躯体反射活动。部分传出纤维到达脑干网状结构,或顶盖的其他核团,以应答视觉和听觉刺激对眼球位置的反射。

顶盖前区(图6-3-20)位于中脑和间脑的交界部,介于后连合和上丘上端之间,中脑导水管周围灰质背外侧部。后连合位于松果体下前方,由顶盖前区核团等发出的交叉纤维组成。顶盖前区内有视束核、豆状下核、顶盖前区核、顶盖前区橄榄核和顶盖前区主核等若干小核团,接受经视束和上丘臂来的视网膜节细胞的轴突,发出纤维经后连合或中脑导水管腹侧至双侧动眼神经副核换元,完成瞳孔对光反射和晶状体调节反射。

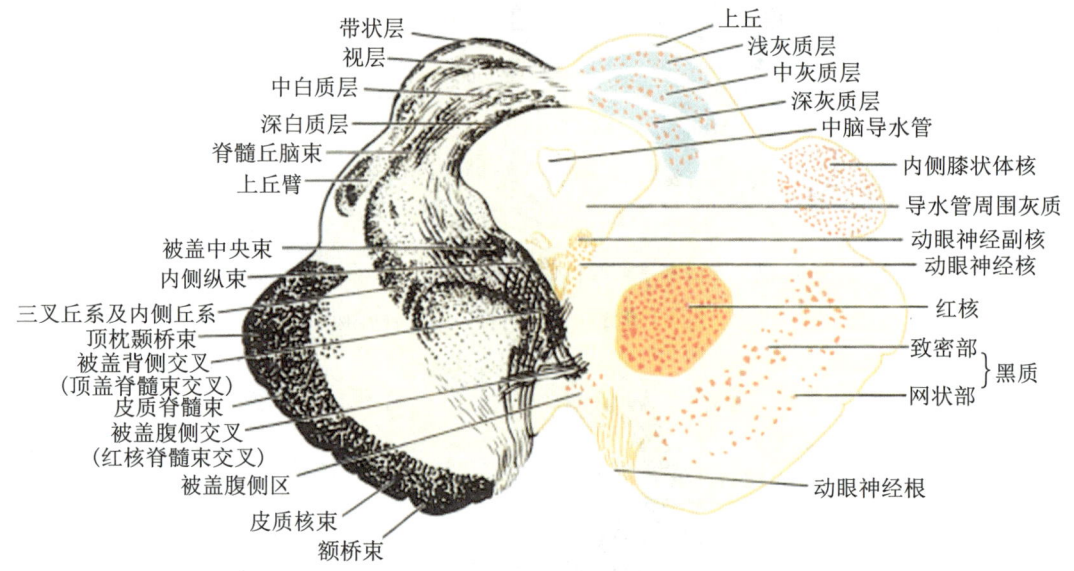

图6-3-19 中脑水平切面(经上丘高度)

红核(图6-3-18)位于中脑上丘高度的被盖中央部,黑质的背内侧,呈一卵圆柱状,从上丘下界向上伸入间脑尾部。在横切面上呈圆形,略带红色。红核由颅侧的小细胞部和尾侧的大细胞部组成。人类红核的小细胞部十分发达,几乎占红核全部。红核大细胞部接受对侧小脑中央核经小脑上脚传入的纤维,其传出纤维在上丘下部平面,被盖腹侧部交叉至对侧形成被盖腹侧交叉,然后下行组成红核脊髓束(终于脊髓颈段前角运动神经元),主要兴奋屈肌运动神经元,同时抑制伸肌运动神经元。小细胞部接受对侧小脑齿状核经小脑上脚传入的纤维,发出的纤维组成同侧被盖中央束,下行投射至下橄榄主核的背侧部,继而发出纤维至小脑。

黑质(图6-3-19、图6-3-20)位于中脑被盖和大脑脚底之间,呈半月形,占据中脑全长,并伸入间脑尾部。依据细胞构筑,黑质可分为腹侧的网状部和背侧的致密部。网状部细胞的形态、纤维联系和功能与端脑的苍白球内段相似;致密部细胞主要为多巴胺能

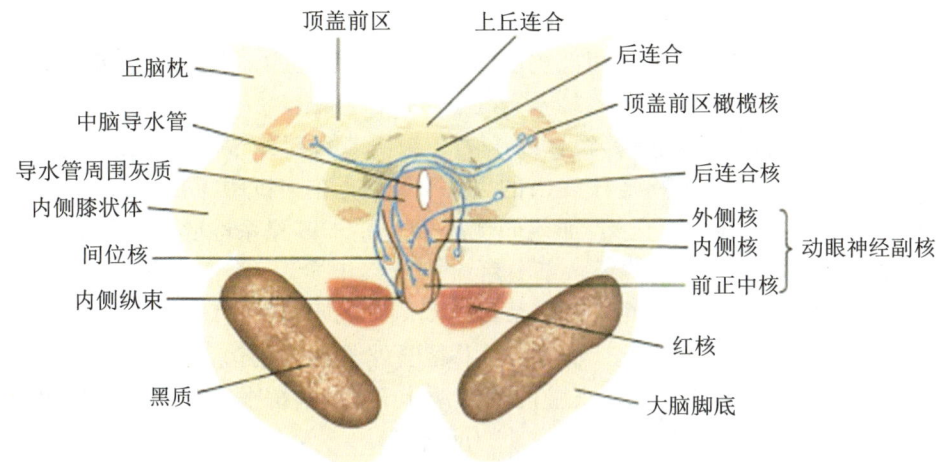

图 6-3-20 中脑顶盖前区的核团及其纤维联系

神经元,其合成的多巴胺经黑质纹状体纤维释放至新纹状体,以调节纹状体的功能活动。因各种原因造成黑质多巴胺能神经元变性,致新纹状体内多巴胺含量下降到一定程度(约减少 50%以上)时,导致背侧丘脑向大脑运动皮质发放的兴奋性冲动减少,发生的疾病称帕金森病。病人表现为肌肉强直、运动受限和减少并出现震颤。

2.脑干的白质

脑干的白质主要由长的上、下行纤维束和出入小脑的纤维组成,其中出入小脑的纤维在脑干的背面集合成上、中、下三对小脑脚。其次还有脑干内各核团间及各核团与脑干外结构间的联系纤维。因此,脑干内各纤维束的构成和位置均较脊髓的复杂(图 6-3-11 至图 6-3-20)。

(1)长的上行纤维束

①内侧丘系:由对侧薄束核和楔束核发出的二级感觉纤维,经内侧丘系交叉后形成,向上经脑干终于丘脑腹后外侧核。在延髓,内侧丘系位于中线的外侧,锥体的背侧;至脑桥后,略偏向腹外侧,位于基底部和被盖部之间,纵穿斜方体;在中脑则移向被盖腹外侧边缘,红核的外侧。内侧丘系传递对侧躯干和上下肢的意识性本体感觉和精细触觉。其中传递躯干下部和下肢感觉的纤维,由薄束核发出,在延髓行于该系的腹侧部,在脑桥和中脑则行于该系的内侧部;而传递躯干上部和上肢感觉的纤维,由楔束核发出,在延髓行于该系的背侧部,在脑桥以上则行于该系的外侧部。

②脊髓丘脑束:是脊髓丘脑侧束和脊髓丘脑前束的延续,两者在脑干内逐渐靠近,又称脊髓丘系。该纤维束与终于脑干网状结构的脊髓网状束、终于中脑顶盖和导水管周围灰质的脊髓中脑束相伴行。在延髓位于外侧区,下橄榄核的背外侧;在脑桥和中脑,位于内侧丘系的背外侧。脊髓丘脑束终于丘脑腹后外侧核,传递对侧躯干、四肢的痛、温觉和粗略触压觉。

③三叉丘脑束:又称三叉丘系,由对侧三叉神经脊束核和双侧三叉神经脑桥核(主要

为对侧)发出的二级感觉纤维组成。在脑干紧贴于内侧丘系的背外侧走行,终于背侧丘脑腹后内侧核。该束传导对侧头面部皮肤、牙及口、鼻黏膜的痛、温觉,也传递双侧同区域的触压觉。

④外侧丘系:主要由双侧蜗神经核发出的二级听觉纤维组成,还有双侧上橄榄核发出的三级听觉纤维加入。蜗神经核发出的大部分纤维,在脑桥中下部形成斜方体,参与组成外侧丘系;小部分纤维不交叉,加入同侧外侧丘系。该丘系在脑桥行于被盖的腹外侧边缘部;在中脑的下部进入下丘,大部分纤维在此终止换元,小部分纤维穿过下丘和下丘臂止于内侧膝状体换元。一侧外侧丘系传导双侧耳的听觉冲动。

⑤脊髓小脑前、后束:两束起于脊髓,行于延髓外侧索的周边部,脊髓小脑后束在延髓上部经小脑下脚进入小脑;脊髓小脑前束继续上行,在脑桥上部经小脑上脚及前髓帆进入小脑。此二束参与非意识性本体感觉的反射活动。

⑥内侧纵束:是一个兼有上、下行纤维组成的复合纤维束,贯穿脑干全长,位于中脑导水管周围灰质、第四脑室室底灰质和延髓中央灰质的腹侧,中缝背侧区的两侧,向下进入脊髓白质前索,移行为内侧纵束降部,又称前庭脊髓内侧束,终于颈段脊髓中间带和前角内侧核,支配颈肌的运动。内侧纵束纤维大部分来源于前庭神经核和支配眼外肌的神经核,小部分来源于中脑核团、上橄榄核和脑桥网状结构等。在内侧纵束内,有前庭神经核上行至两侧眼外肌的神经核的纤维,眼外肌各神经核相互联系的纤维,前庭神经核下行至颈肌运动神经元的纤维,前庭神经核至其他上述神经核团的纤维等。内侧纵束的主要功能为协调眼外肌之间的运动,调节眼球的慢速运动和头部的姿势。

(2)长的下行纤维束

①锥体束(图6-3-11至图6-3-20):主要由大脑皮质中央前回及旁中央小叶前部的巨型锥体细胞(Betz细胞)和其他类型锥体细胞发出的轴突构成,亦有部分纤维起自额、顶叶的其他皮质区。该束经过端脑的内囊进入脑干的腹侧部,依次穿过中脑的大脑脚底中3/5、脑桥基底部和延髓的锥体。

锥体束由皮质核束和皮质脊髓束两部分构成。皮质核束在脑干下降途中,分支终于脑干的一般躯体运动核和特殊内脏运动核。皮质脊髓束在延髓锥体的下端,经过锥体交叉,形成本侧半脊髓的皮质脊髓前束和对侧半脊髓的皮质脊髓侧束,分别终止于双侧和同侧脊髓前角运动神经元。

②其他起自脑干的下行纤维束:起自对侧红核的红核脊髓束,在中脑和脑桥分别行于被盖的腹侧和腹外侧,在延髓位于外侧区;起自上丘的顶盖脊髓束,居脑干中线的两侧,内侧纵束的腹侧;起自前庭核的前庭脊髓束和起于网状结构的网状脊髓束等。

3.脑干的网状结构

在中脑导水管周围灰质、第四脑室室底灰质和延髓中央灰质的腹外侧,脑干被盖的广大区域内,除了明显的脑神经核、中继核和长的纤维束外,尚有神经纤维纵横交织成网状,其间散在有大小不等的神经细胞核团的结构,称脑干网状结构(图6-3-21、图6-3-22)。

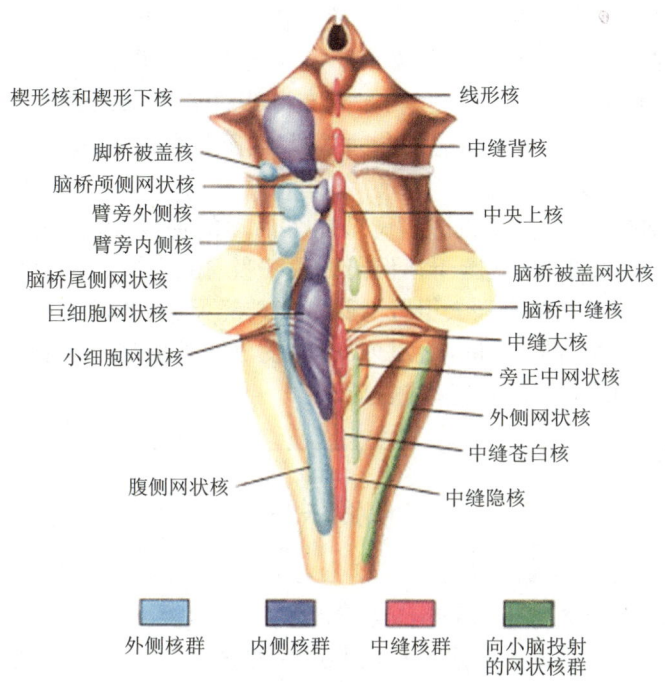

图 6-3-21 脑干网状结构核团在脑干背面投影示意图

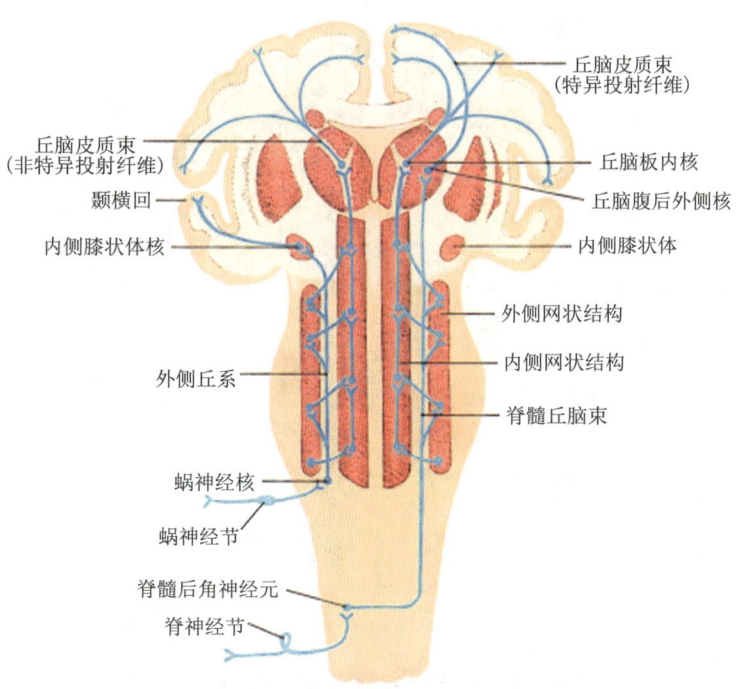

图 6-3-22 上行网状激动系统示意图

网状结构的神经元具有树突分支多而长的特点,可接受各种感觉信息,其传出纤维直接或间接联系着中枢神经系统的各级水平。网状结构在进化上比较古老,在高级脊椎动物中,不仅未消失反而高度发达,其功能除有一些古老的调控功能外,还参与觉醒、睡眠的周期节律,中枢内上下行信息的整合,躯体和内脏各种感觉和运动功能的调节,并与脑的学习、记忆等高级功能有关。

在脑干网状结构中,存在着由许多调节内脏活动的神经元,构成呼吸中枢和心血管运动中枢等重要的生命中枢,故脑干损伤会导致呼吸、循环障碍,甚至危及生命。脑干网状结构外侧核群中的肾上腺素和去甲肾上腺素能神经元,有的发出纤维投射至迷走神经背核、疑核和孤束核,参与胃肠和呼吸反射;有的发出纤维参与心血管、呼吸、血压和化学感受器的反射活动,并对痛觉的传递进行调节。

临床联系

脑干的损伤除少见的外伤和肿瘤占位性压迫外,多由椎—基底动脉系供血区的血管性病变(梗死或出血)所致,这些血管分支的病变常可累及供血区域若干神经核和纤维束,导致一定的临床表现(图 6-3-23 至图 6-3-26)。典型的脑干损伤及其临床表现如下:

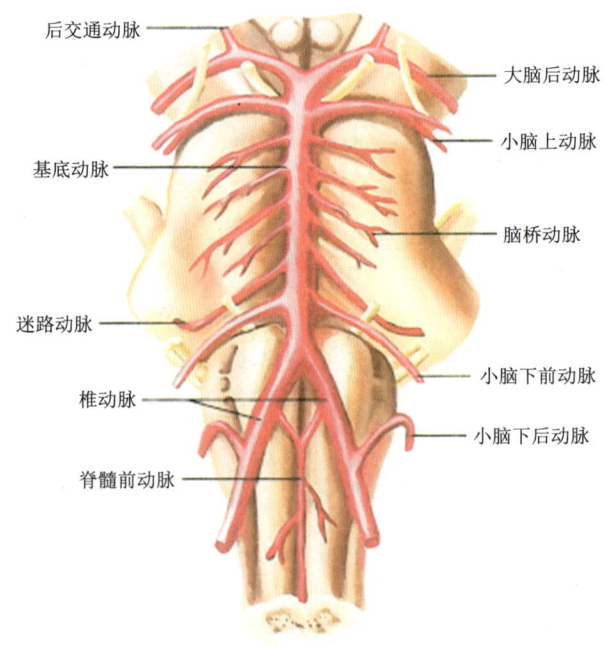

图 6-3-23 脑干动脉供应概况(腹侧面)

延髓内侧综合征如为单侧损伤,又称舌下神经交叉性偏瘫。通常由椎动脉的延髓支阻塞所致。主要受损结构及临床表现:①锥体束损伤,对侧上下肢瘫痪;②内侧丘系损伤,对侧上下肢及躯干意识性本体感觉和精细触觉障碍;③舌下神经根损伤,同侧半舌肌瘫痪,伸舌时舌尖偏向患侧。

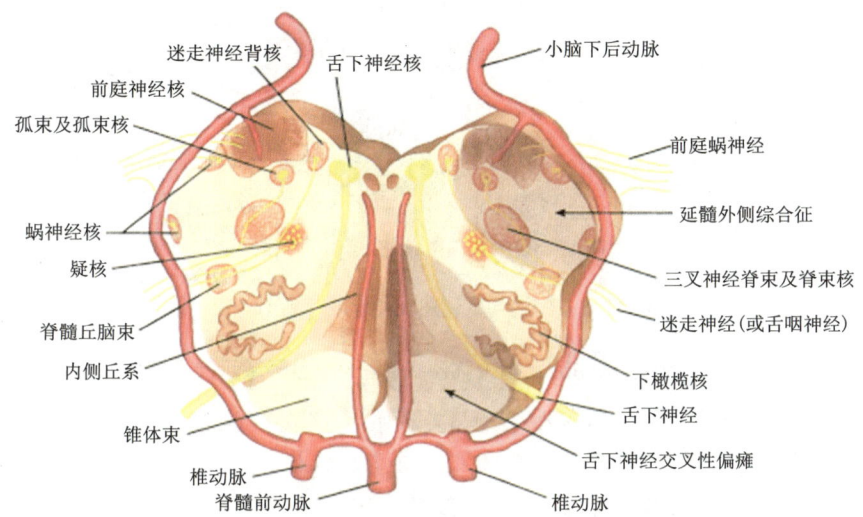

图 6-3-24　延髓损伤区及相关临床综合征(灰色区域示损伤部位)

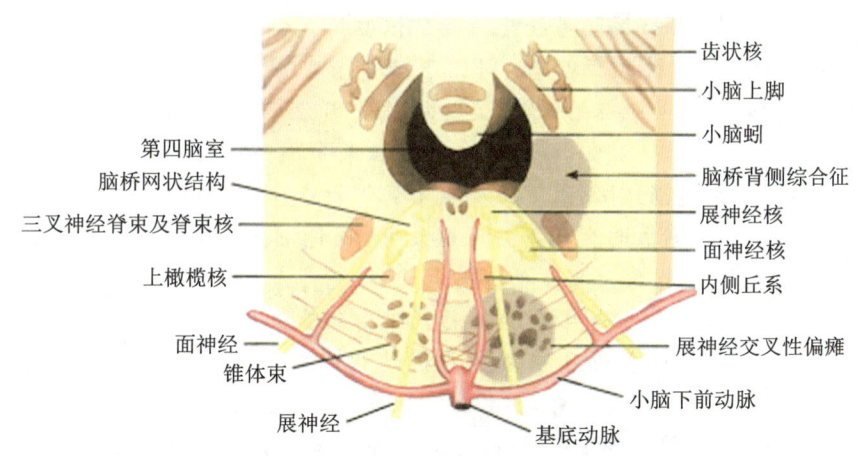

图 6-3-25　脑桥损伤区及相关临床综合征(灰色区域示损伤部位)

延髓外侧综合征又称 Wallenberg 综合征,由椎动脉的延髓支或小脑下后动脉阻塞所致。主要受损结构及临床表现:①三叉神经脊束受损,同侧头面部痛、温觉障碍;②脊髓丘脑束受损,对侧上下肢及躯干痛、温觉障碍;③疑核受损,同侧软腭及咽喉肌麻痹,吞咽困难,声音嘶哑;④下丘脑至脊髓中间外侧核的交感下行通路受损,同侧综合征又称 Horner 综合征,表现为瞳孔缩小、上睑轻度下垂、面部皮肤干燥、潮红及汗腺分泌障碍;⑤小脑下脚受损,同侧上下肢共济失调;⑥前庭神经核受损,眩晕,眼球震颤。

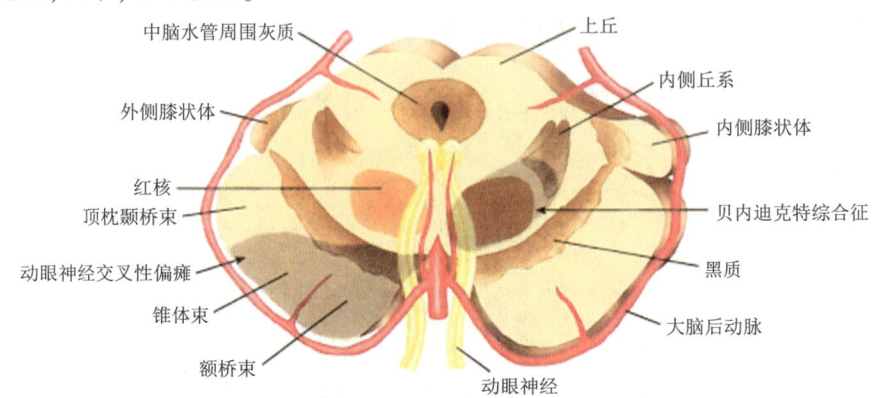

图 6-3-26 中脑损伤区及相关临床综合征(灰色区域示损伤部位)

脑桥基底部综合征:如为单侧损伤,又称展神经交叉性偏瘫。由基底动脉的脑桥支阻塞所致。主要受损结构及临床表现:①锥体束受损,对侧上下肢瘫痪;②展神经根受损,同侧眼球外直肌麻痹,眼球不能外展。

脑桥背侧部综合征:通常因小脑下前动脉或小脑上动脉的背外侧支阻塞,引起一侧脑桥尾侧或颅侧部的被盖梗死所致。依脑桥尾侧被盖损伤为例,主要受损结构及临床表现:①展神经核受损,同侧眼球外直肌麻痹,双眼患侧凝视麻痹;②面神经核受损,同侧面肌麻痹;③前庭神经核受损,眩晕,眼球震颤;④三叉神经脊束受损,同侧头面部痛、温觉障碍;⑤脊髓丘脑束受损,对侧上下肢及躯干痛、温觉障碍;⑥内侧丘系受损,对侧上下肢及躯干意识性本体觉和精细触觉障碍;⑦下丘脑至脊髓中间带外侧核的交感下行通路受损,同侧 Horner 综合征;⑧小脑下脚和脊髓小脑前束受损,同侧上下肢共济失调。

大脑脚底综合征:如为单侧损伤,又称动眼神经交叉性偏瘫(Weber 综合征)。由大脑后动脉的分支阻塞所致。主要受损结构及临床表现:①动眼神经根损伤,同侧除外直肌和上斜肌以外的眼球外肌麻痹,瞳孔散大;②皮质脊髓束受损,对侧上下肢瘫痪;③皮质核束损伤,对侧面神经和舌下神经的核上瘫。

(江 丽)

任务二　间脑

间脑位居中脑与端脑之间,连接大脑半球和中脑。大脑半球高度发展掩盖了间脑的两侧和背面,仅腹侧的视交叉、灰结节、漏斗、垂体和乳头体露于脑底。间脑包括背侧丘脑、后丘脑、上丘脑、底丘脑和下丘脑等5个部分。虽然间脑的体积不到中枢神经系统2%,但其结构和功能却十分复杂,是仅次于端脑的中枢高级部位。

两侧间脑之间有一矢状位的窄腔,为第三脑室,其顶部为脉络丛;底为视交叉、灰结节、漏斗和乳头体;前界为终板;后经中脑导水管通第四脑室;两侧为背侧丘脑和下丘脑;背侧丘脑与下丘脑以下丘脑沟为界,此沟的前端有室间孔,为侧脑室通第三脑室处(图6-3-27)。

(一) 背侧丘脑

背侧丘脑又称丘脑,为一对卵圆形的灰质团块,借丘脑间黏合(约20%缺如)相连,其前端窄而突,称丘脑前结节,后端膨大成丘脑枕,其外侧面的外侧缘与端脑尾状核之间隔有终纹(图6-3-27、图6-3-28)。

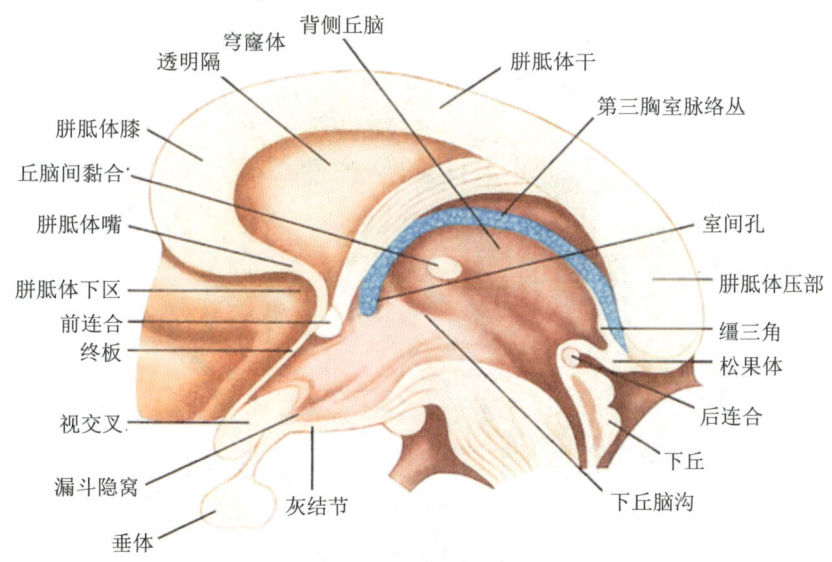

图6-3-27　间脑(正中矢状面)

在背侧丘脑灰质内部有一由白质构成的内髓板,在水平面上呈"Y"形,将背侧丘脑分为3个核群:前核群、内侧核群和外侧核群。外侧核群分为背、腹两层,背层从前向后分为背外侧核、后外侧核及枕;腹层由前及后分为腹前核、腹外侧核(又称腹中间核)和腹后核,腹后核又可分为腹后外侧核和腹后内侧核。此外,在丘脑内侧面,第三脑室侧壁上的薄层灰质及丘脑间黏合内的核团,合称中线核。内髓板内有若干板内核。在外侧核群与内囊之间的薄层灰质称丘脑网状核,网状核与外侧核群间为外髓板(图6-3-29)。

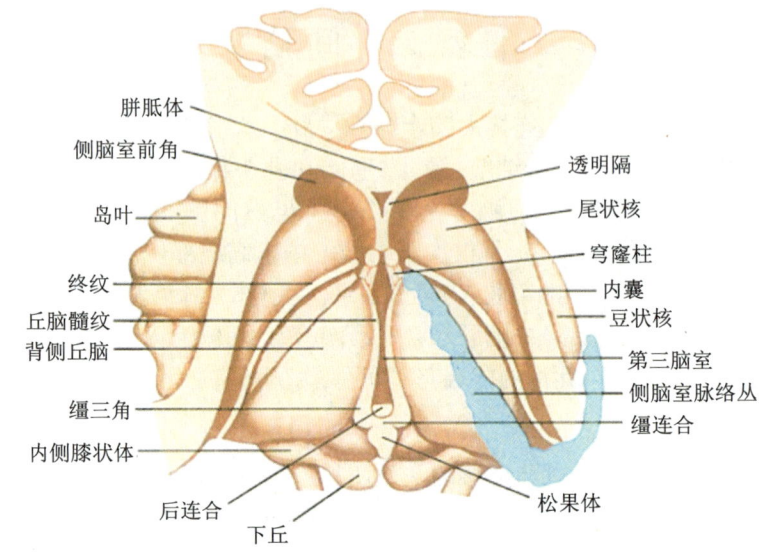

图6-3-28 间脑(背面)

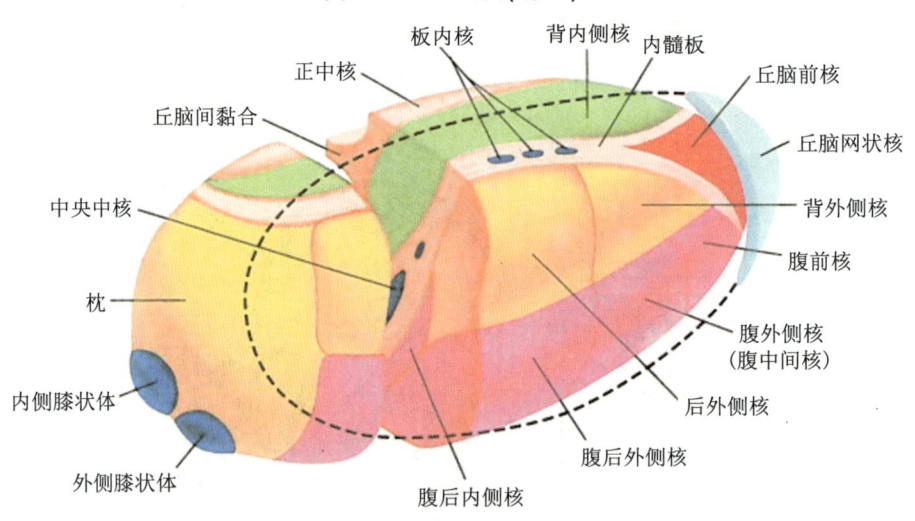

图6-3-29 背侧丘脑核团模式图

在飞禽类,背侧丘脑是其重要的高级感觉中枢,在人类其功能虽然降为以传导功能为主,但仍被认为对感觉有一定的整合功能。当背侧丘脑受损时,可引起痛觉过敏、自发性疼痛等表现,并伴有愉快和不愉快的情绪反应。

(二)后丘脑

后丘脑居于背侧丘脑的后下方,中脑顶盖的上方,包括内侧膝状体和外侧膝状体(图6-3-28),属特异性中继核。前者是听觉传导通路在丘脑的中继站,接受下丘来的听觉纤维,发出纤维组成听辐射投射至颞叶的听觉中枢。后者为视觉传导通路的中继站,接受视束的传入纤维,继而发出纤维组成视辐射,投射至枕叶的视觉中枢。

(三) 上丘脑

上丘脑居第三脑室顶后部的周围,为背侧丘脑与中脑顶盖前区相移行的部分,包括松果体、缰连合、缰三角、丘脑髓纹和后连合(图6-3-28)。松果体为内分泌腺,16岁以后,松果体会逐渐钙化,临床影像学上常把它作为颅内定位标志。

(四) 底丘脑

底丘脑是间脑和中脑之间的过渡区(图6-3-30),位于背侧丘脑与内囊下部之间。

(五) 下丘脑

下丘脑位于背侧丘脑的前下方,构成第三脑室侧壁的下份和底壁,后上方借下丘脑沟与背侧丘脑为界,其前端达室间孔与侧脑室相通,后端与中脑被盖相续。从脑底面观察,终板和视交叉居前部,向后依次为视束、灰结节和乳头体。灰结节向前下方形成中空的圆锥状部分称漏斗,灰结节与漏斗移行部的上端膨大成正中隆起;漏斗下端与垂体相连。

1. 下丘脑的分区及主要核团

下丘脑从前向后分为4区,分别为视前区(位于视交叉前缘)、视上区(位于视交叉上方)、结节区(位于灰结节内及其上方)和乳头体区(位于乳头体内及其上方)。

下丘脑主要核团有:位于视上区的有视交叉上核、室旁核和视上核等;位于结节区的有漏斗核(哺乳动物又称弓状核)、背内侧核和腹内侧核等;位于乳头体区的乳头体核和下丘脑后核(图6-3-31)。

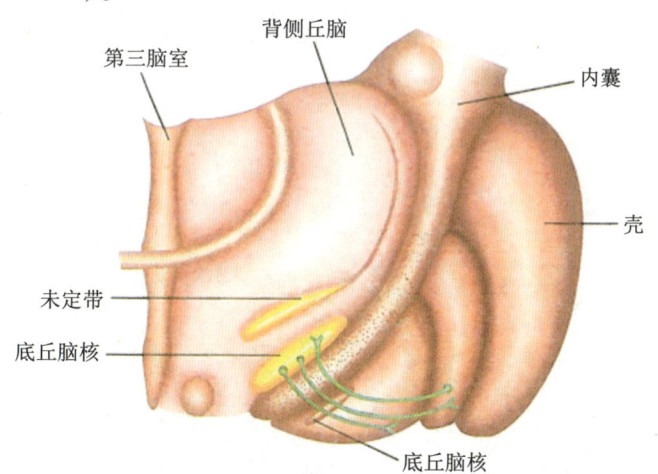

图6-3-30 底丘脑(冠状切面)的结构和纤维联系

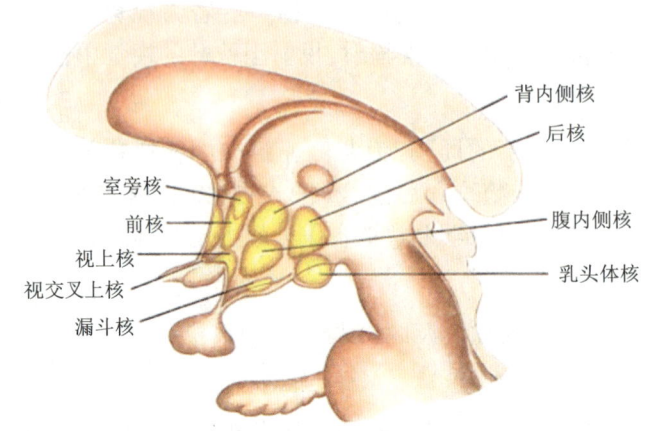

图 6-3-31　下丘脑（矢状切面）的主要核团

2. 下丘脑的纤维联系

作为内脏活动的高级调控中枢，下丘脑与中枢神经系统其他部位有着复杂的纤维联系，主要包括：①与垂体的联系，由视上核和室旁核合成分泌的抗利尿激素 ADH 和催产素经视上垂体束投射到神经垂体，在此贮存并在需要时释放入血液；由漏斗核及邻近室周区合成分泌的多种激素释放因子或抑制因子经结节漏斗束投射到垂体门脉系统，调控腺垂体的内分泌功能。②与边缘系统的联系，通过穹窿将海马结构和乳头体核相联系；经前脑内侧束将隔区、下丘脑（横贯下丘脑外侧区）和中脑被盖相联系；借终纹将隔区、下丘脑和杏仁体相联系。③与丘脑、脑干和脊髓的联系，分别通过乳头丘脑束、乳头被盖束、背侧纵束、下丘脑脊髓与丘脑前核、中脑被盖、脑干副交感核、脊髓的侧角（交感节前神经元和骶髓的副交感节前神经元）相联系（图 6-3-32、图 6-3-33）。

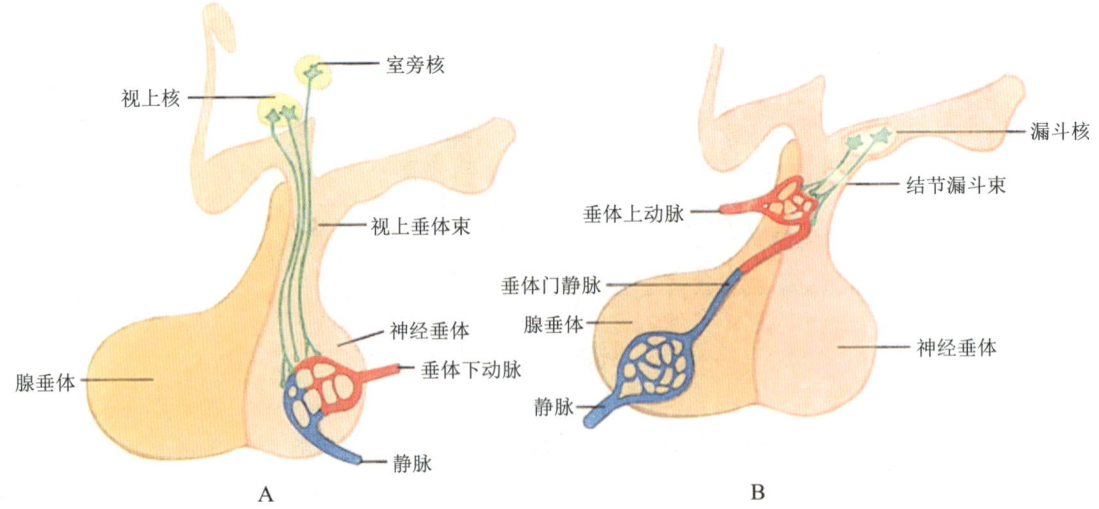

图 6-3-32　下丘脑与神经垂体（A）和腺垂体（B）（矢状切面）的纤维联系

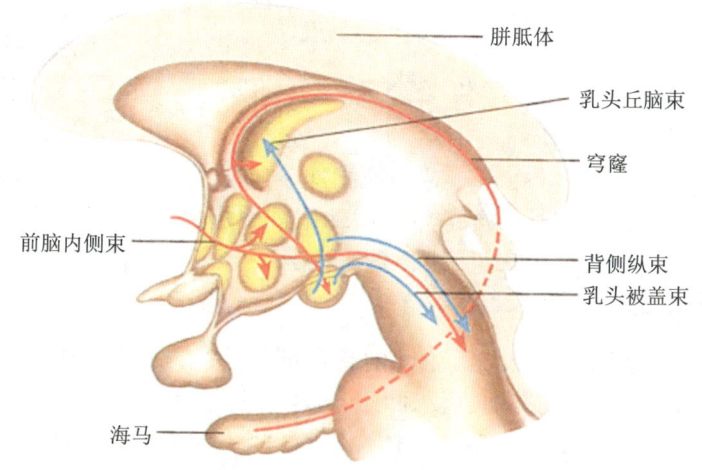

图 6-3-33　下丘脑（矢状切面）的纤维联系

（六）间脑的功能

下丘脑体积虽小，约占脑重的 0.3%，但功能却十分重要。它既是神经—内分泌的调控中心，又是内脏活动的高级调节中枢，其主要功能有：①神经—内分泌的调节。下丘脑是脑控制内分泌的重要结构，通过其功能性轴系将神经调节与激素调节融为一体。这些功能性轴系主要包括下丘脑—垂体—甲状腺轴系、下丘脑—垂体—性腺轴系和下丘脑—垂体—肾上腺轴系。依据这些轴系的概念有助于临床对某些疾病的诊断和鉴别诊断。例如突眼的病人可能为下丘脑—垂体—甲状腺轴系病变，作为医生应考虑到甲状腺、垂体、下丘脑的病变均可导致突眼。②自主神经的调节。下丘脑是调节交感与副交感活动的主要皮质下中枢。下丘脑前区内侧使副交感神经系统兴奋，下丘脑后区外侧使交感神经系统兴奋，通过背侧纵束和下丘脑脊髓束调控脑干和脊髓的自主神经活动。③体温的调节。下丘脑前区（含前核）有热敏神经元，对体温升高敏感，若体温升高，会启动机体的散热机制，包括排汗及扩张表皮血管。损毁此区，可导致高热。下丘脑后区（含后核）有冷敏神经元，对体温降低敏感，若体温下降，会启动产热机制，包括停止发汗和表皮血管收缩。损毁此区，可导致变温症（体温随环境改变）。④摄食行为的调节。下丘脑腹内侧核为机体的饱食中枢，下丘脑外侧部为机体的摄食中枢。下丘脑腹内侧核的损毁导致过度饮食而肥胖，下丘脑外侧区损毁导致厌食而消瘦。⑤昼夜节律的调节。下丘脑的视交叉上核接受来自视网膜的传入，通过下丘脑的下行通路达脊髓的交感神经低级中枢，再经交感神经颈上神经节的节后纤维随颈内动脉的分支达上丘脑的松果体，控制褪黑素的分泌，从而调节机体昼夜节律的变化。⑥情绪活动的调节。有研究表明，下丘脑参与情感、学习与记忆等脑的高级神经/精神活动。

（刘广红）

任务三 小脑

小脑位居颅后窝,借上、中、下三对小脑脚连于脑干的背面,其上方借大脑横裂和小脑幕与大脑分隔。小脑是机体重要的躯体运动调节中枢之一,其功能主要是维持身体平衡、调节肌张力以及协调随意运动。

(一)小脑的外形

小脑两侧的膨大部为小脑半球,中间的狭窄部为小脑蚓(图6-3-34、图6-3-35、图6-3-36)。小脑上面稍平坦,其前、后缘凹陷,称小脑前、后切迹;下面膨隆,在小脑半球下面的前内侧,各有一突出部,称小脑扁桃体。小脑扁桃体紧邻延髓和枕骨大孔的两侧(图6-3-37),当颅内压增高时,小脑扁桃体可被挤压入枕骨大孔,形成枕骨大孔疝或称小脑扁桃体疝,压迫延髓内的呼吸中枢和心血管运动中枢,危及生命。小脑蚓的上面略高出小脑半球之上;下面凹陷于两半球之间,从前向后依次为小结、蚓垂、蚓锥体和蚓结节,小结向两侧借绒球脚与位于小脑半球前缘的绒球相连。

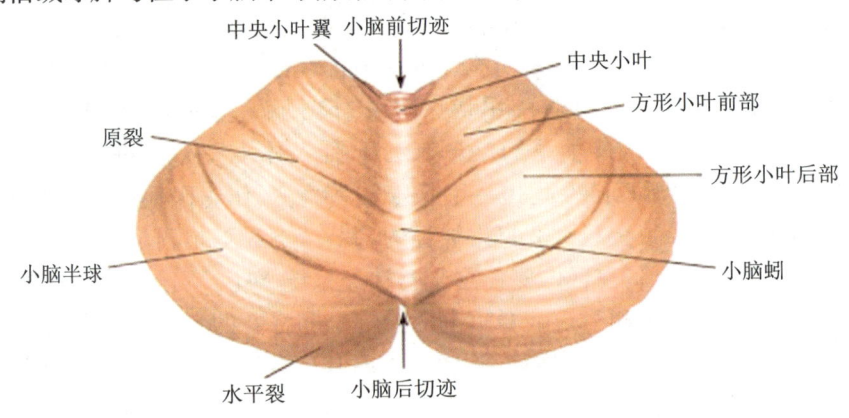

图6-3-34 小脑的外形(上面)

(二)小脑的分叶、分区

小脑表面有许多相互平行的浅沟,将其分为许多狭长的小脑叶片(图6-3-34、图6-3-35、图6-3-37)。其中小脑上面前中1/3交界处有一略呈"V"形的深沟,称为原裂;小脑下面绒球和小结的后方有一深沟,为后外侧裂;原裂和后外侧裂于小脑表面几乎形成一个环,此环的前上部分为小脑前叶,后下部分为小脑后叶,占据后外侧裂的绒球、绒球脚和小结为绒球小结叶。前叶和后叶构成小脑的主体,故又称小脑体。

小脑的分区(解剖分区和功能分区)与小脑的种系发生密切相关(图6-3-38)。绒球小结叶在进化上出现最早,构成原小脑,因其纤维联系及功能与前庭密切相关,故又称前庭小脑。小脑体内侧区和中间区在进化上出现较晚,共同组成旧小脑,因主要接受来自脊髓的信息,又称脊髓小脑。小脑体的外侧区在进化中出现最晚,构成新小脑,其与大脑皮质同步发展,而且与大脑皮质构成纤维联系环路,因此,又称大脑小脑。

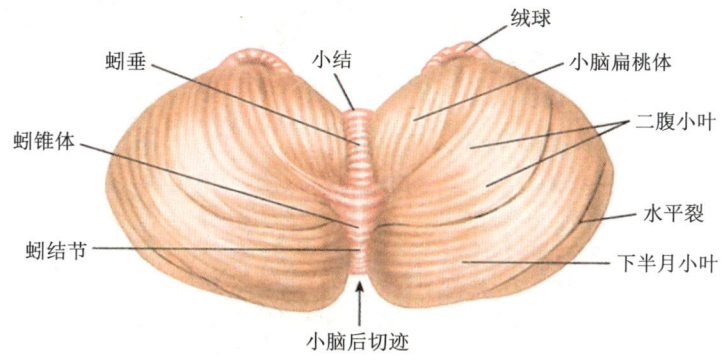

图 6-3-35　小脑的外形(下面)

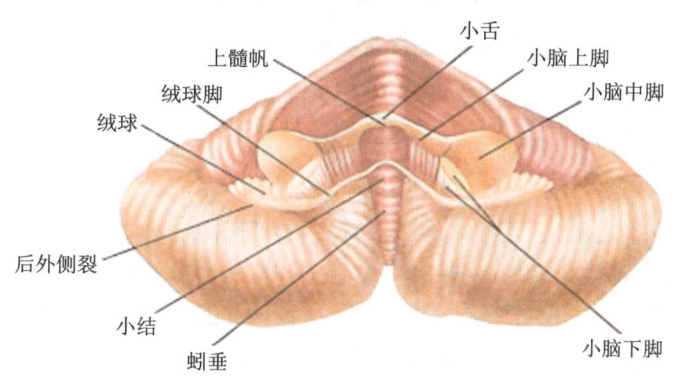

图 6-3-36　小脑的外形(前面)

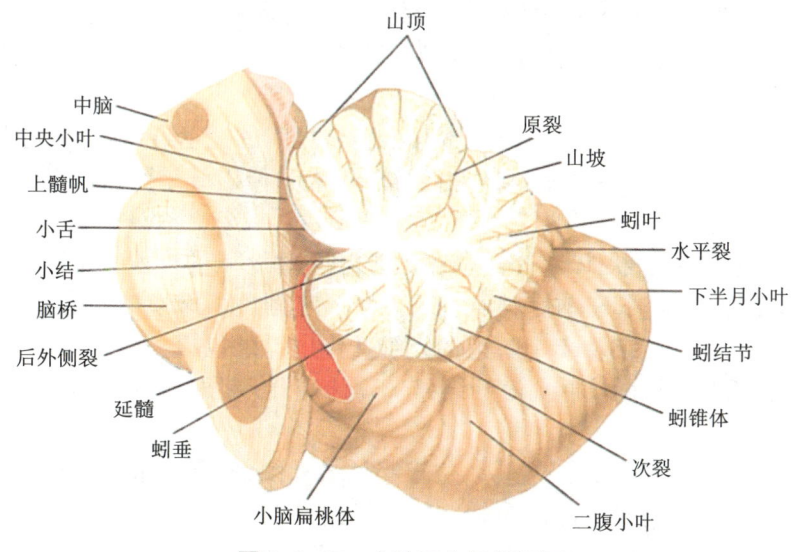

图 6-3-37　小脑正中矢状切面

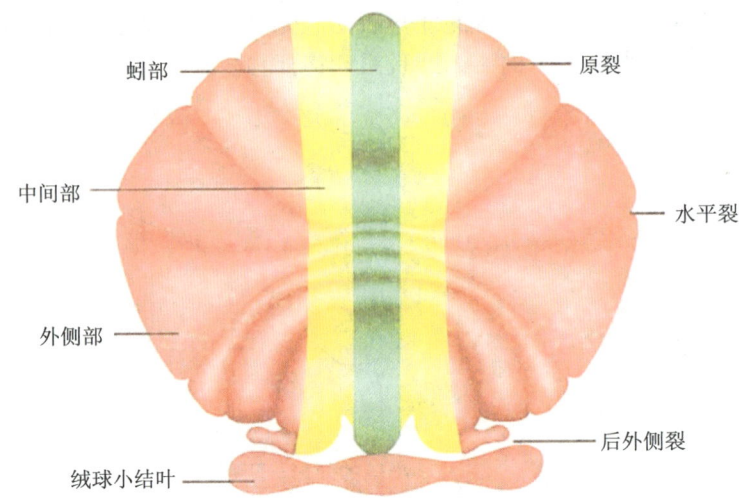

图 6-3-38　小脑皮质平面示意图（示小脑分区）

(三) 小脑的内部结构

小脑包括表面的皮质、深部的髓质和小脑核。

1. 小脑皮质

小脑皮质为位于小脑表面的灰质。小脑皮质细胞构筑分为 3 层：由浅至深依次为分子层、梨状细胞层和颗粒层（图 6-3-39、图 6-3-40）。小脑皮质内的神经元有 5 类：星状细胞和篮状细胞位于分子层；梨状细胞（也称浦肯野细胞）位于梨状细胞层；而颗粒层则含颗粒细胞和高尔基 Ⅱ 型细胞。颗粒细胞为谷氨酸能的兴奋性神经元，其他 4 类均为氨基丁酸能的抑制性神经元。梨状神经元的轴突是小脑皮质唯一的传出纤维，其余 4 类神经元则均为中间神经元。小脑外的传入纤维和小脑内的中间神经元以梨状神经元为核心，构成小脑感觉运动整合功能的神经调节环路。

2. 小脑髓质

小脑髓质由 3 类纤维构成：小脑皮质与小脑核之间的往返纤维；小脑叶片间或小脑各叶之间的联络纤维；小脑的传入和传出纤维，传入和传出纤维组成小脑上、中、下脚 3 对脚（图 6-3-42）。

（1）小脑下脚又称绳状体，连于小脑和延髓之间，由小脑的传入纤维和传出纤维两部分构成。传入纤维包括：起于前庭神经、前庭神经核、延髓下橄榄核、延髓网状结构进入小脑的纤维；脊髓小脑后束及楔小脑束的纤维。传出纤维包括：发自绒球和部分小脑蚓部皮质，止于前庭神经核的小脑前庭纤维；起于顶核，止于延髓的顶核延髓束纤维和顶核网状纤维。

（2）小脑中脚又称脑桥臂，最粗大，位于小脑最外侧，连于小脑和脑桥之间。其主要成分为小脑传入纤维，几乎全部由对侧脑桥核发出的脑桥小脑纤维构成，仅包括少许脑桥网状核到小脑皮质的纤维；小脑中脚含少量小脑至脑桥的传出纤维。

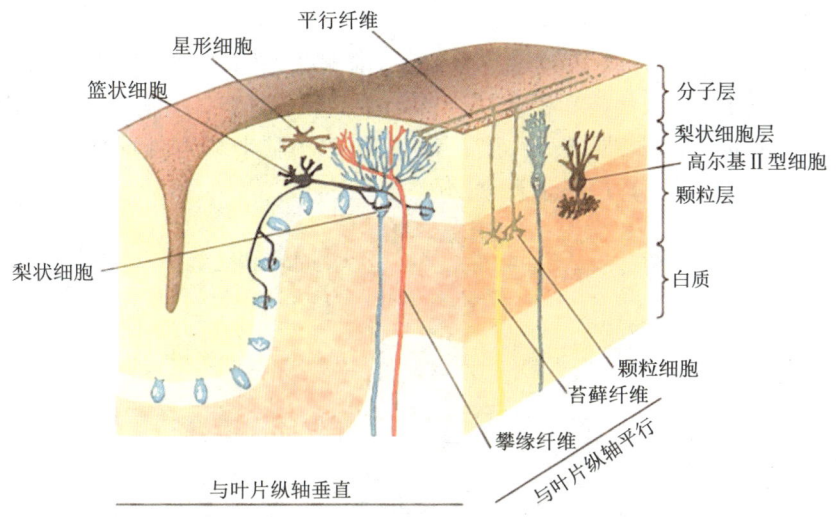

图 6-3-39 小脑皮质细胞构筑模式图(一)

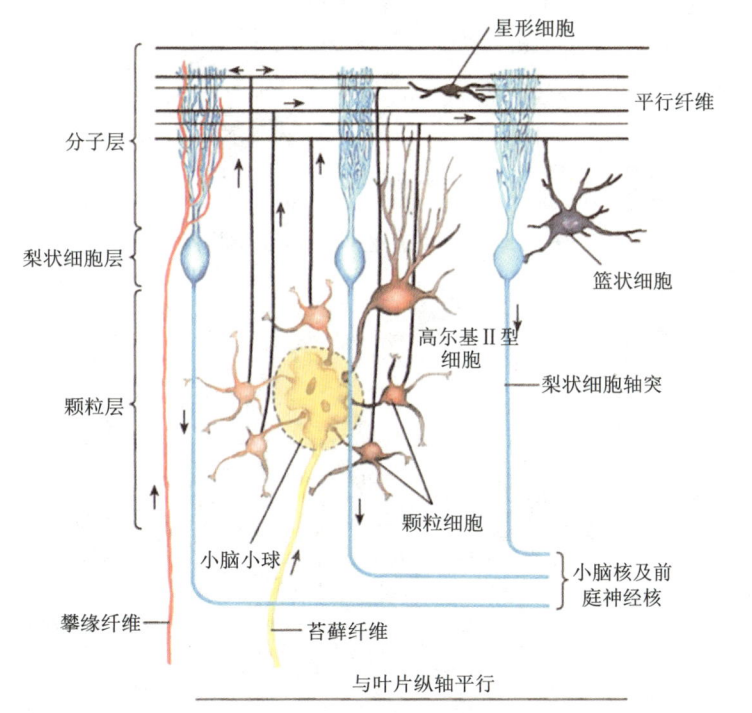

图 6-3-40 小脑皮质细胞构筑模式图(二)

(3) 小脑上脚又称结合臂,连于小脑和中脑之间。其主要成分为起自小脑核,止于对侧红核和背侧丘脑的小脑传出纤维;小脑传入纤维主要有脊髓小脑前束、三叉小脑束及起自顶盖和红核的顶盖小脑束、红核小脑束等。

3.小脑核

小脑核位于小脑内部,埋于小脑髓质内。由内侧向外侧依次为顶核、球状核、栓状核和齿状核,共4对,其中球状核和栓状核合称为中间核,属于旧小脑;顶核位于第四脑室顶的上方,小脑蚓的白质内,属于原小脑;齿状核位于小脑半球的白质内,体积最大,呈皱缩的口袋状,袋口朝向前内方,属于新小脑(图6-3-41)。

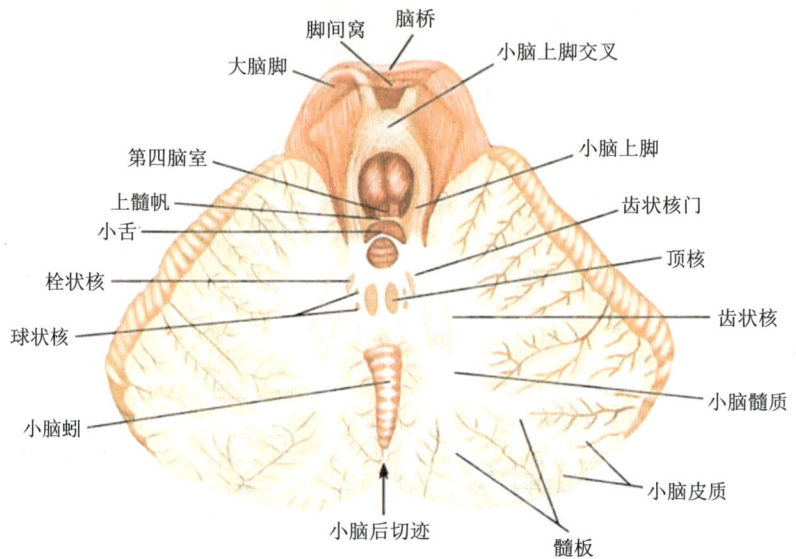

图6-3-41 小脑水平切面(示小脑核)

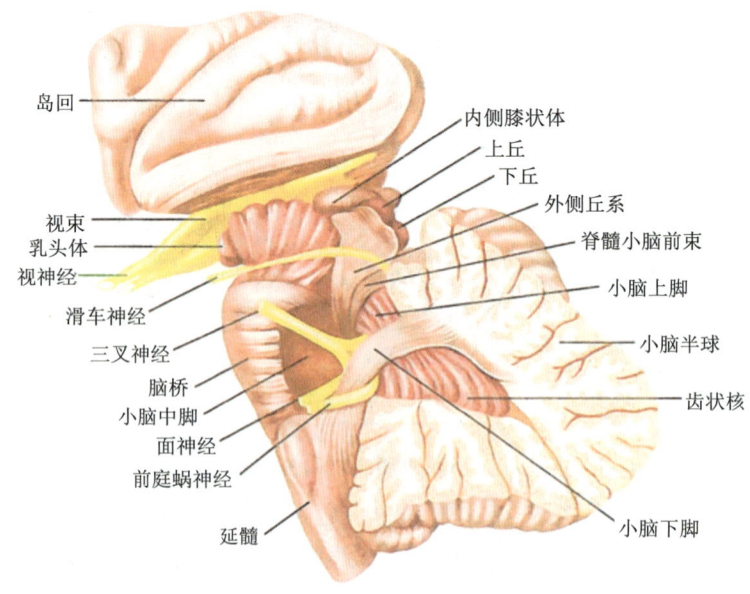

图6-3-42 小脑脚示意图

(四) 小脑的纤维联系和功能

1. 前庭小脑（原小脑）

前庭小脑主要接受同侧前庭神经初级平衡觉纤维和前庭神经核经小脑下脚的传入纤维。其传出纤维经顶核中继或直接经小脑下脚终止于同侧前庭神经核和网状结构，之后发出前庭脊髓束和内侧纵束至脊髓前角运动细胞和脑干的眼外肌运动核。前庭小脑的主要作用为调节躯干肌运动、协调眼球运动以及维持身体平衡（图6-3-43）。

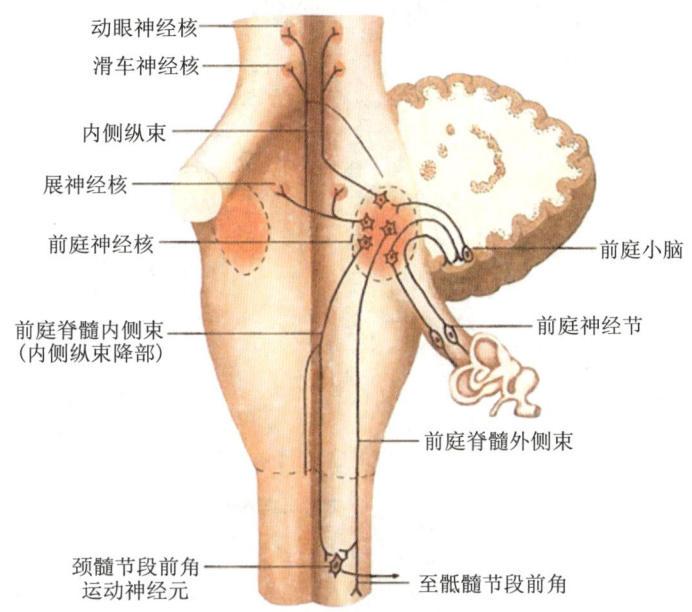

图 6-3-43　前庭小脑的主要传入、传出纤维联系

2. 脊髓小脑（旧小脑）

脊髓小脑主要接受脊髓小脑前、后束经小脑上、下脚传入的本体感觉冲动。其传出纤维主要投射至顶核和中间核，中继后发出纤维到前庭神经核、脑干网状结构和红核，再经前庭脊髓束、网状脊髓束以及红核脊髓束来影响脊髓前角运动细胞，以调节肌张力（图6-3-44）。

3. 大脑小脑（新小脑）

大脑小脑主要接受皮质脑桥束在脑桥核中继后经小脑中脚传入的纤维。发出纤维在齿状核中继后，经小脑上脚进入对侧的红核和对侧背侧丘脑腹前核及腹外侧核，后者再发出纤维投射到大脑皮质躯体运动区，最后经皮质脊髓束下行至脊髓，以调控骨骼肌的随意、精细运动（图6-3-45、图6-3-46）。

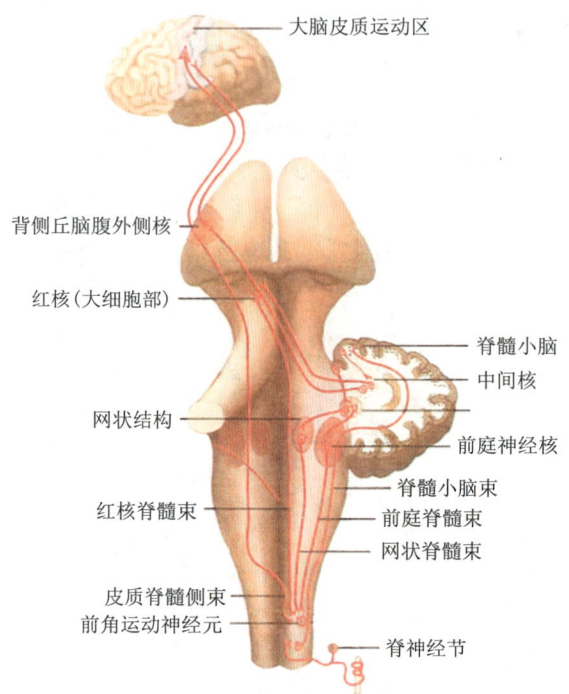

图 6-3-44　脊髓小脑的主要传入、传出纤维联系

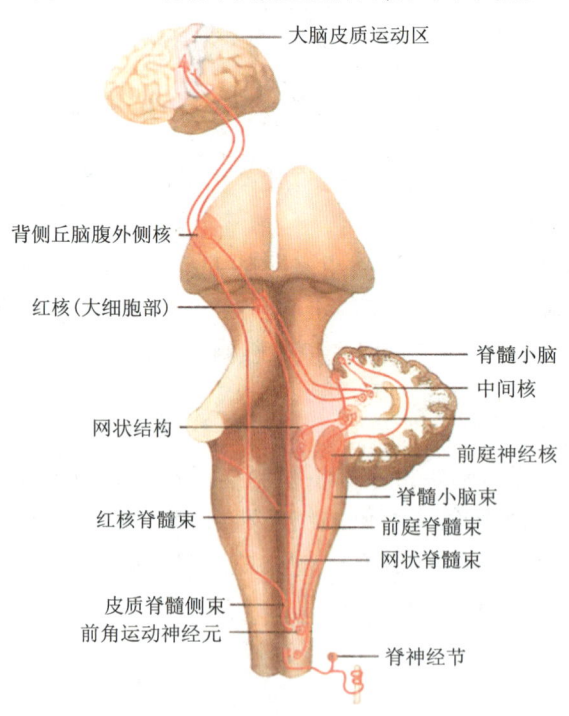

图 6-3-45　大脑小脑的主要传入、传出纤维联系

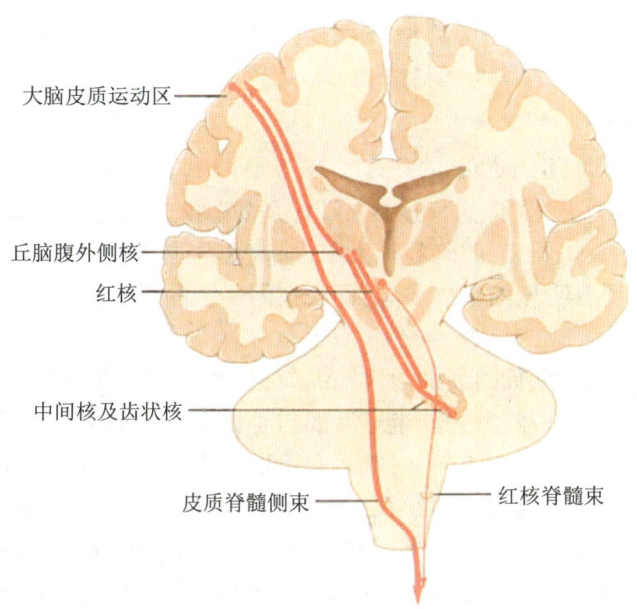

图 6-3-46 小脑传入、传出纤维二次交叉示意图

临床联系

小脑损伤后的临床表现：小脑作为皮质下感觉与运动的重要调节中枢，其功能主要是维持身体的平衡、调节肌张力以及调控骨骼肌的随意和精细运动。小脑损伤虽然不会引起机体随意运动的丧失（瘫痪），但依据小脑损伤部位的不同，或多或少都会对机体的运动质量产生影响。小脑损伤的典型体征表现为：①平衡失调，走路时两腿间距过宽，东摇西摆，状如醉汉；②共济失调，运动时有控制速度、力量和距离上的障碍，如不能闭眼指鼻、不能做快速的轮替动作等；③意向性震颤，肢体运动时，产生不随意的有节奏的摆动，越接近目标时越加剧；④眼球震颤，表现为眼球非自主地有节奏的摆动；⑤肌张力低下，主要为旧小脑损伤所致。

（刘广红）

任务四　端脑

端脑是脑的最高级部位，由左、右大脑半球和半球间连合及其内腔构成。大脑半球表面的灰质层,称大脑皮质,深部的白质称髓质,埋在大脑髓质内的灰质核团称为基底核,大脑半球内的腔隙称为侧脑室。

(一) 端脑的外形和分叶

端脑在颅内发育时,由于端脑的高度发育,大脑半球的表面积迅速增大,增大速度较颅骨快,而且大脑半球内各部发育速度不均,发育快的部分隆起,发育慢的部分则陷入,因而形成凹凸不平的外表,凹陷处称大脑沟,沟之间形成长短大小不一的隆起为大脑回。人脑的这些沟回有明显的个体差异,即使在同一脑的两个半球之间也存在不同。

1. 主要的沟和裂

左、右大脑半球之间纵行的裂隙为大脑纵裂,纵裂的底面有连接左、右大脑半球的宽厚的纤维束板,即胼胝体。两侧大脑半球后部与小脑上面之间近似水平位的裂隙为大脑横裂。每侧大脑半球分为上外侧面、内侧面和下面。上外侧面隆凸,内侧面平坦,两面以上缘为界。下面凹凸不平,和上外侧面之间以下缘为界,和内侧面之间无明显分界,半球内有 3 条恒定的沟,将每侧大脑半球分为 5 叶,分别为额叶、顶叶、枕叶、颞叶及岛叶。①外侧沟起于大脑半球下面,行向后上方,至上外侧面,再向后上方行进不远就分为短的前支、升支和长的后支。外侧沟为大脑最明显和最深的沟,近似水平位。②中央沟起于大脑半球上缘中点稍后方,与上缘约成72°角,斜向前下,下端与外侧沟隔一脑回,上端延伸至半球内侧面。③顶枕沟位于大脑半球内侧面的后部,起自距状沟,自下向上至半球上缘,并略转至上外侧面。

2. 大脑半球的分叶

在外侧沟上方和中央沟以前的部分为额叶;外侧沟以下的部分为颞叶;枕叶位于大脑半球后部,在内侧面为顶枕沟以后的部分;顶叶为外侧沟上方,中央沟后方,枕叶以前的部分;岛叶呈三角形岛状,位于外侧沟深面,被额叶、顶叶、颞叶所掩盖(图 6-3-47、图 6-3-48)。顶叶、枕叶、颞叶之间在上外侧面并没有明显的大脑沟或回作为分界,以顶枕沟至枕切迹(在枕极前方约 4 cm 处)连线的顶枕线为界,后面的为枕叶,自顶枕线的中点至外侧沟后端的连线为顶叶、颞叶的分界。

3. 大脑半球上外侧面的沟和回

在半球上外侧面,中央沟前方,有与之平行的中央前沟,自中央前沟有两条向前水平走行的沟,为额上沟和额下沟,由上述 3 沟将额叶分成 4 个脑回:中央前回居中央沟和中央前沟之间;额上回居额上沟之上方,沿半球上缘并转至半球内侧面;额中回居额上、下沟之间;额下回居额下沟和外侧沟之间,此回后部被外侧沟的前支和升支分为 3 部,由前向后分别为眶部、三角部和岛盖部。在中央沟后方,有与其平行的中央后沟,此沟与中央沟之间为中央后回。在中央后沟后方有一条与半球上缘平行的顶内沟,顶内沟的上方为顶上小叶,下方为顶下小叶,顶下小叶又分为包绕外侧沟后端的缘上回和围绕颞上沟末端的角回。在外侧沟的下方,有与之平行的颞上沟和颞下沟。颞上沟的上方为颞上回,其背侧面形成外侧沟的下壁,其后部有两条斜向前外的短回,即颞横回,这两条小回分别是前颞横回和后颞横回。颞上沟与颞下沟之间为颞中回。颞下沟的下方为颞下回（图6-3-47）。

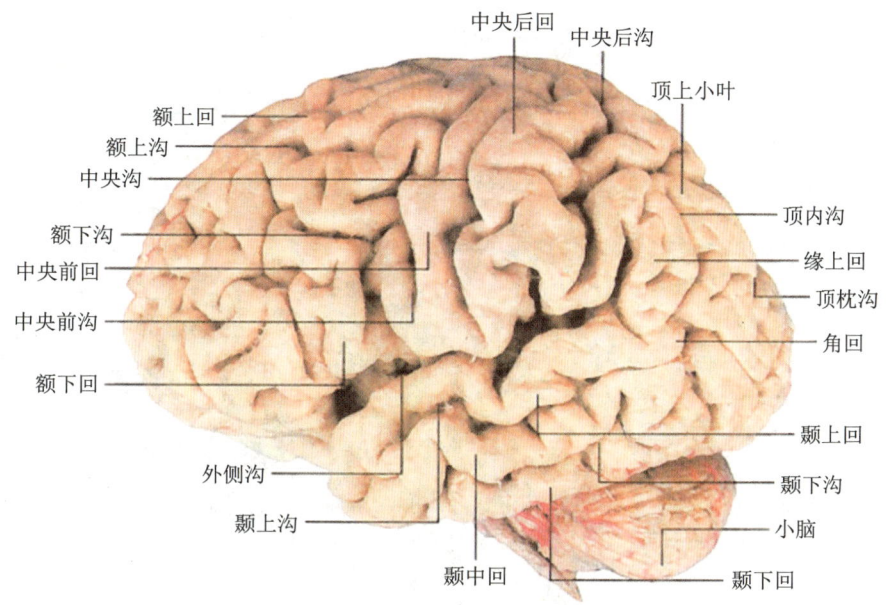

图6-3-47　大脑半球外侧面

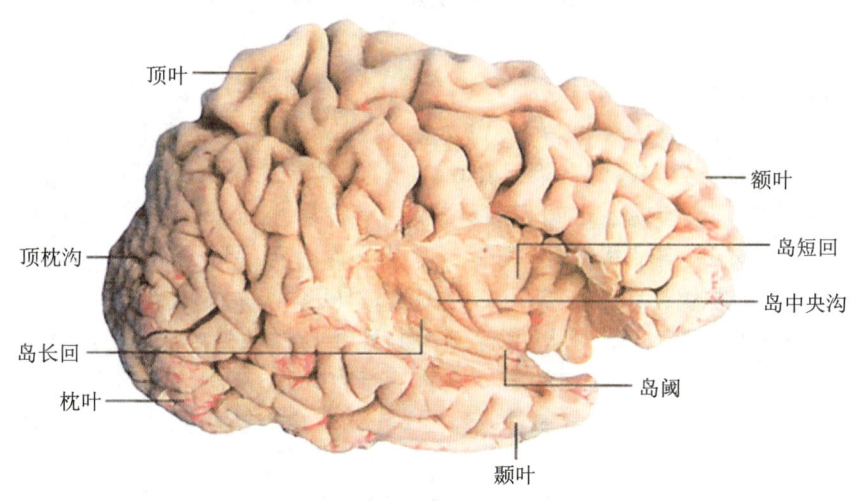

图6-3-48　岛叶

4.大脑半球内侧面的沟和回

在半球的内侧面，自中央前、后回背外侧面延伸到内侧面的部分为中央旁小叶。在中部有前后方向略呈弓形的胼胝体。胼胝体下方的弓形纤维束为穹窿，两者间为薄层的透明隔。胼胝体后下方，有呈弓形的距状沟向后至枕叶后端，此沟中部与顶枕沟相连。距状沟与顶枕沟之间称楔叶，距状沟下方为舌回。在胼胝体背面有胼胝体沟，此沟绕过胼胝体后方,向前移行于海马沟。在胼胝体沟上方,有与之平行的扣带沟,扣带沟末端行至中央沟上端后方,弯折向上后,称边缘支。扣带沟与胼胝体沟之间为扣带回(图6-3-49)。

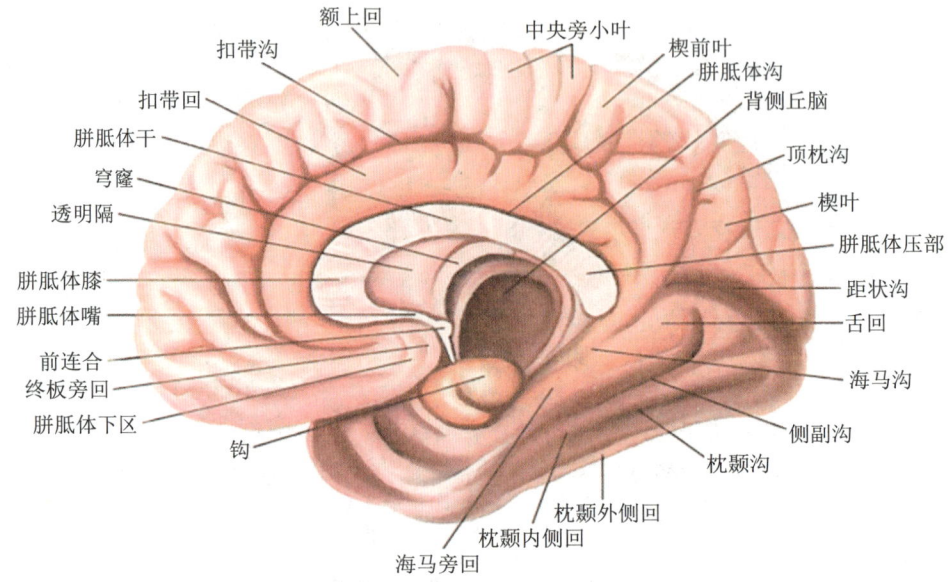

图6-3-49 大脑半球内侧面

5.大脑半球下面的沟和回

在半球下面,额叶内有纵行的沟,称嗅沟,此沟内侧部为直回,外侧部总称为眶回。眶回又被一"H"形的沟分为4部,外侧部为眶外侧回,内侧部为眶内侧回,前部为眶前回,后部为眶后回。嗅沟内容纳嗅束,其前端膨大为嗅球,后者与嗅神经相连。嗅束向后扩大为嗅三角。嗅三角与视束之间为前穿质,内有许多小血管穿入脑实质内,其后部邻近视束处,外观光滑,呈斜带状,称斜角带。颞叶下方有与半球下缘平行的枕颞沟,在此沟内侧并与之平行的为侧副沟,侧副沟的内侧为海马旁回(又称海马回),其前端弯曲,称钩。侧副沟与枕颞沟间为枕颞内侧回,枕颞沟的外侧为枕颞外侧回。在海马旁回的内侧为海马沟,在沟的上方有呈锯齿状的窄条皮质,称齿状回。从侧脑室内面看,在齿状回的外侧,侧脑室下角底壁上有一弓形隆起,称海马,海马和齿状回构成海马结构(图6-3-50、图6-3-51)。

在半球的内侧面可见环绕胼胝体周围和侧脑室下角底壁的结构,包括隔区(即胼胝体下区和终板旁回)、扣带回、海马旁回、海马和齿状回等,加上岛叶前部、颞极共同构成边缘叶。边缘叶是根据进化和功能区分的,构成边缘叶的结构有的属于上述5个脑叶的一部分,如海马旁回、海马和齿状回属于颞叶;有的则不属于上述5个脑叶,如扣带回。

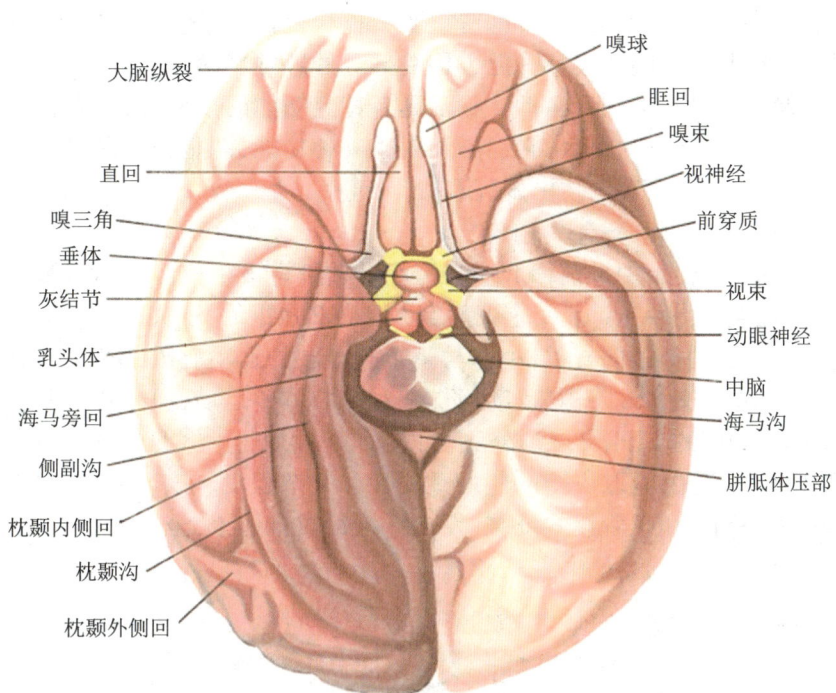

图 6-3-50 端脑底面

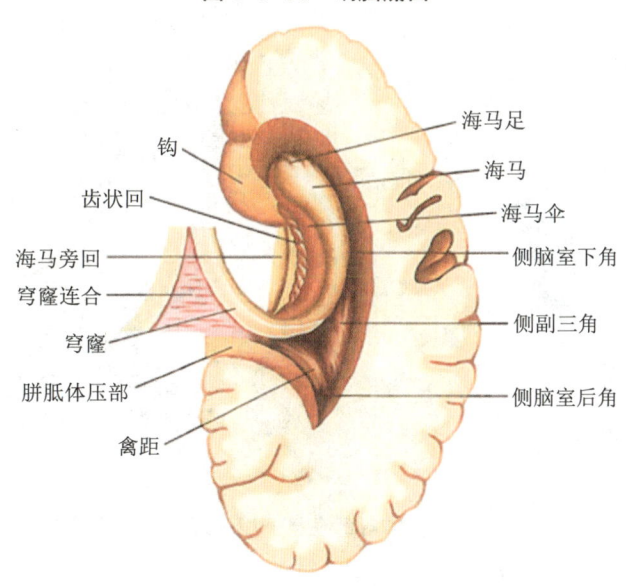

图 6-3-51 海马结构

(二)大脑皮质的功能定位

大脑皮质是脑的最重要部分,是高级神经活动的物质基础。机体各种功能活动的最高中枢在大脑皮质上都有定位关系,这些重要中枢只是执行某种功能的核心部分,例如中央前回主要管理全身骨骼肌运动,但也接受部分的感觉冲动;中央后回主要是管理全身感觉,但刺激它也可产生少量运动。除了具有特定功能的中枢外,还存在着广泛的对各种信息进行加工和整合的脑区,它们不局限于某种功能,而是完成高级的神经精神活动,称联络区,联络区在高等动物中显著增加。

1. 第一躯体运动区

第一躯体运动区位于中央前回和中央旁小叶前部。该中枢对骨骼肌运动的管理有一定的局部定位关系,其特点为:①上下颠倒,但头部是正的,中央前回最上部和中央旁小叶前部与下肢、会阴部运动有关,中部与躯干和上肢的运动有关,下部与面、舌、咽、喉的运动有关。②左右交叉,即一侧运动区支配对侧肢体的运动,但一些与联合运动有关的肌则受两侧运动区的支配,如眼球外肌、咽喉肌、咀嚼肌等。③身体各部分投影区的大小与各部形体大小无关,而取决于功能的重要性和复杂程度。该区接受中央后回、背侧丘脑腹前核、腹外侧核和腹后核的纤维,发出纤维组成锥体束,至脑干一般躯体运动核、特殊内脏运动核和脊髓前角(图6-3-52)。

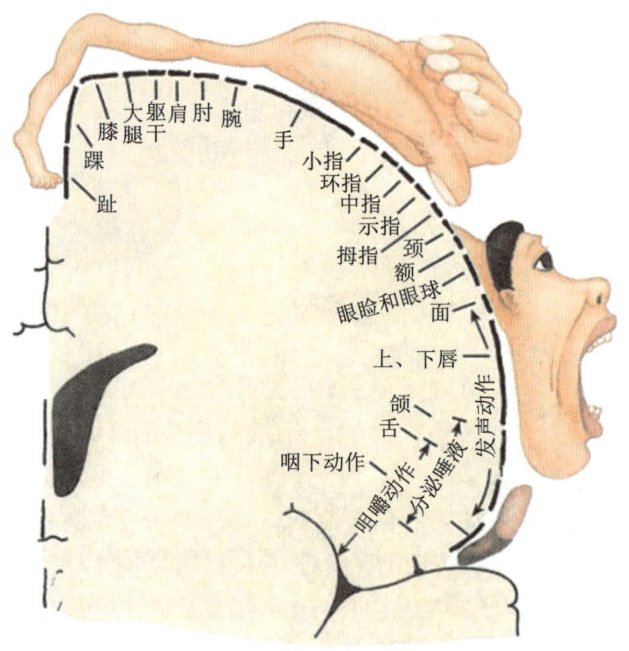

图6-3-52　人体各部在第一躯体运动区的定位

2. 第一躯体感觉区

第一躯体感觉区位于中央后回和中央旁小叶后部,接受背侧丘脑腹后核传来的对侧半身痛、温、触、压以及位置和运动觉。各部投影与第一躯体运动区相似,身体各部在此区的投射特点是:①上下颠倒,但头部是正的;②左右交叉;③身体各部在该区投射范围的大小也取决于该部感觉敏感程度,例如手指和唇的感受器最密,在感觉区的投射范围就最大(图6-3-53)。

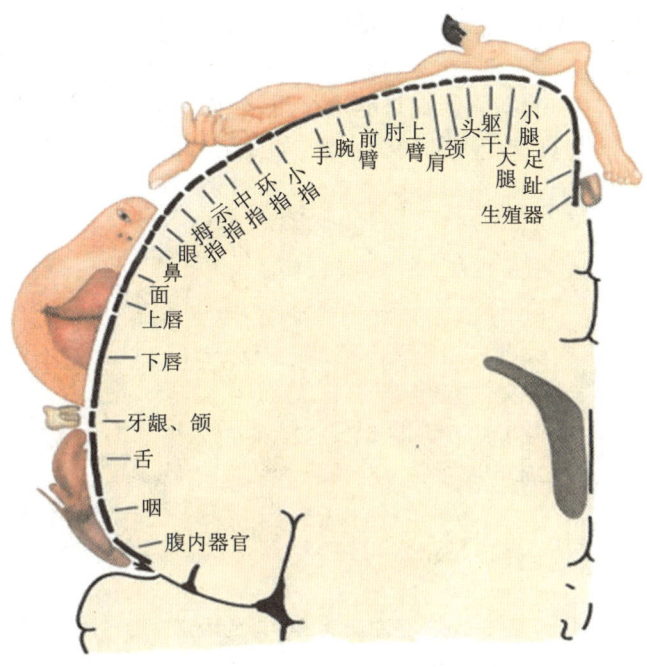

图6-3-53 人体各部在第一躯体感觉区的定位

3.第一视区

第一视区位于距状沟上、下方的枕叶皮质,即上方的楔叶和下方的舌回,接受来自外侧膝状体的纤维。局部定位关系特点是:距状沟上方的视皮质接受上部视网膜来的冲动,下方的视皮质接受下部视网膜来的冲动。距状沟后1/3上、下方接受黄斑区来的冲动。一侧视觉区接受双眼同侧半视网膜来的冲动,主司双眼对侧半视野的视觉,损伤一侧视觉区可引起双眼对侧视野偏盲,称同向性偏盲。

4.第一听区

第一听区位于颞横回,接受内侧膝状体来的纤维。每侧的第一听区都接受来自两耳的冲动,因此一侧第一听区受损,不致引起全聋。

5.平衡觉区

平衡觉区位于中央后回下端,头面部感觉区的附近。但关于此中枢的位置存有争议。

6.嗅觉区

嗅觉区在海马旁回沟的内侧部及附近。

7.味觉区

味觉区在中央后回下部,舌和咽的一般感觉区附近。

8. 内脏活动的皮质中枢

内脏活动的皮质中枢位于边缘叶,在该叶的皮质区可找到呼吸、血压、瞳孔、胃肠和膀胱等各种内脏活动的代表区。因此认定,边缘叶是内脏神经功能调节的高级中枢。

9. 语言中枢

人类大脑皮质与动物的本质区别是能进行思维和意识等高级活动,并进行语言的表达,故在人类大脑皮质上具有相应的语言中枢,如说话、阅读和书写等中枢(图6-3-54)。

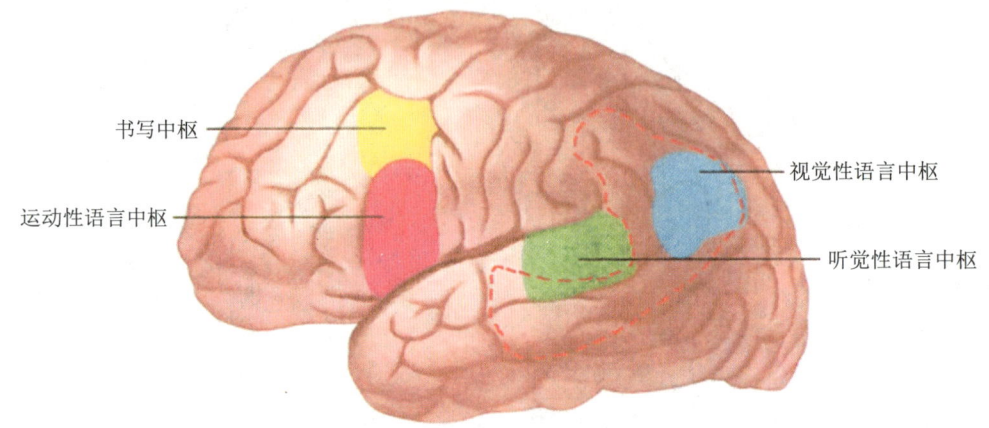

图6-3-54　左侧大脑半球的语言中枢

(1)运动性语言中枢:在额下回后1/3部,主司说话功能,又称Broca区。如果此中枢受损,病人虽能发音,却不能说出具有意义的语言,称运动性失语症。

(2)书写中枢:在额中回的后部,紧靠中央前回的管理上肢,特别是手肌的运动区。此中枢主管书写功能,若受伤,虽然手的运动功能仍然保存,但写字、绘图等精细动作发生障碍,称为失写症。

(3)听觉性语言中枢:在颞上回后部,它能调整自己的语言和听到、理解别人的语言。此中枢受损后,病者虽能听到别人讲话,但不理解讲话的意思,自己讲的话混乱而割裂,答非所问,不能正确回答问题和正常说话,称感觉性失语症。

(4)视觉性语言中枢:又称阅读中枢,在顶下小叶的角回。此中枢与文字的理解和认图密切相关,若受损时,尽管视觉无障碍,对原来认识的字不能阅读,也不理解文字符号的意义,称失读症。研究表明,听觉性语言中枢和视觉性语言中枢之间没有明显界限,将它们合称为韦尼克区(Wernicke区),该区包括颞上回、颞中回后部、缘上回以及角回。Wernicke区受损伤,将产生严重的感觉性失语症。此外,各语言中枢不是彼此孤立存在的,它们之间有着密切的联系,语言能力的完成需要大脑皮质有关区域的协调配合。例如,听到别人问话后用口语回答,其路径可能是:首先,听觉冲动传至听觉性语言中枢,产生听觉。再由听觉性语言中枢与Wernicke区联系,理解问话的意义。经过联络区的分析、综合,将信息传到运动性语言中枢,后者通过与头面部运动有关的皮质(中央前回下部)的联系,控制唇、舌、喉肌的运动而形成语言,回答问题。

(5)联络区的功能:除上述的功能区外,大脑皮质广泛的联络区中,额叶的功能与躯体运动、发音、语言及高级思维运动有关。顶叶的功能与躯体感觉、味觉、语言等有关。枕叶与视觉信息的整合有关。颞叶与听觉、语言和记忆功能有关。边缘叶与内脏活动有关。

(6)大脑半球的不对称性:在长期的进化和发育过程中,大脑皮质的结构和功能都得到了高度的分化。而且,左、右大脑半球的发育情况不完全相同,呈不对称性。左侧大脑半球与语言、意识、数学分析等密切相关,因此语言中枢主要在左侧大脑半球;右侧大脑半球则主要感知非语言信息、音乐、图形和时空概念。左、右大脑半球各有优势,它们互相协调和配合完成各种高级精神活动。

(三)端脑的内部结构

大脑半球表层的灰质称大脑皮质,表层下的大脑白质称髓质。埋在髓质深部的灰质核团称基底核(又称基底神经节)。端脑的内腔为侧脑室。

1.基底核

基底核位于白质内,位置靠近脑底,包括纹状体、屏状核和杏仁体。

(1)纹状体由尾状核和豆状核组成,其前端互相连接,尾状核是由前向后弯曲的圆柱体,分为头、体、尾3部,位于丘脑背外侧,延伸至侧脑室前角、中央部和下角。豆状核位于岛叶深部,借内囊与内侧的尾状核和丘脑分开,此核在水平切面上呈三角形,并被两个白质的板层分隔成3部,外侧部最大称壳,内侧两部分合称苍白球,在种系发生上,尾状核和壳是较新的结构,合称新纹状体。苍白球为较旧的结构,称旧纹状体。纹状体是锥体外系的重要组成部分,在调节躯体运动中起到重要作用,并发现苍白球作为基底前脑的一部分还参与机体的学习记忆功能(图6-3-55)。

(2)屏状核位于岛叶皮质与豆状核之间,屏状核与豆状核之间的白质称外囊,屏状核与岛叶皮质之间的白质称最外囊。研究表明屏状核与大脑皮质有广泛的联系,可能与视、听觉功能有关,也有人认为与动物性活动有关。在人类屏状核的功能并不清楚。

(3)杏仁体在侧脑室下角前端的上方,海马旁回沟的深面,与尾状核的末端相连,为边缘系统的皮质下中枢,与调节内脏活动和情绪的产生有关,其纤维联系见边缘系统。

形态学通常将尾状核、豆状核、屏状核和杏仁体归为基底核,但功能上又常将与运动功能联系较少的屏状核和杏仁体排除,而将与运动密切联系的黑质和底丘脑核归为基底核。

2.侧脑室

侧脑室左右各一,位于大脑半球内,延伸至半球的各脑叶内。其分为4部分:中央部位于顶叶内,室间孔和胼胝体压部之间;前角伸向额叶,室间孔以前的部分;后角伸入枕叶;下角最长伸到颞叶内(图6-3-56、图6-3-57)。侧脑室经左、右室间孔与第三脑室相通。侧脑室形状不规则,室腔大小因人而异,腔内有脉络丛和脑脊液。

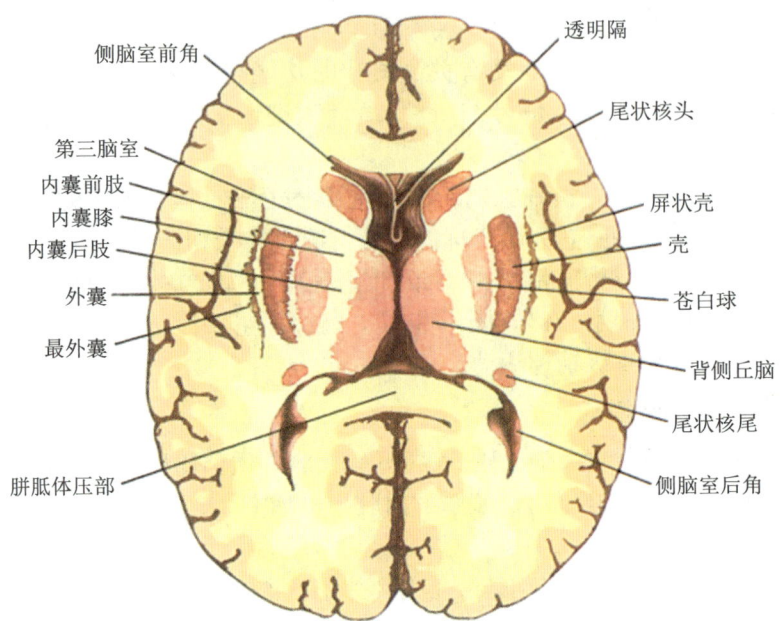

图 6-3-55 基底核、背侧丘脑和内囊

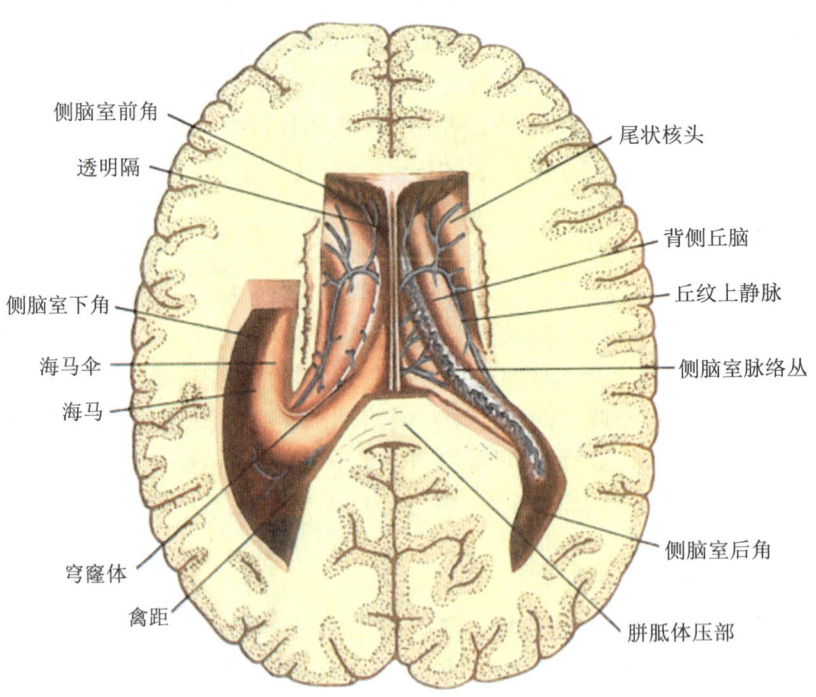

图 6-3-56 侧脑室

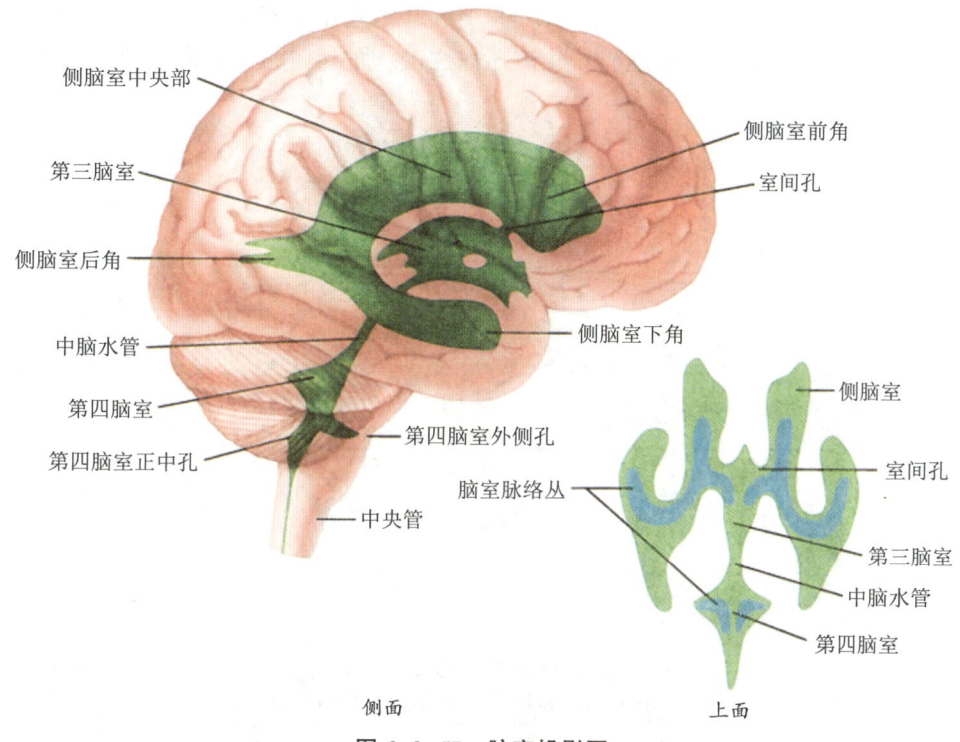

图 6-3-57　脑室投影图

3. 大脑皮质

大脑皮质是覆盖在大脑半球表面的灰质,人类大脑皮质重演了种系发生的次序,可分为原(古)皮质(海马、齿状回)、旧皮质(嗅脑)和新皮质(其余大部分)。原皮质、旧皮质与嗅觉和内脏活动有关,新皮质高度发展,占大脑半球皮质的96%以上,并将原皮质和旧皮质推向半球的内侧面下部和下面。

4. 大脑半球的髓质

大脑半球的髓质主要由联系皮质各部和皮质下结构的神经纤维组成,可分为3类。

(1)联络纤维是联系同侧半球内各部分皮质的纤维,其中短纤维联系相邻脑回称弓状纤维。长纤维联系本侧半球各叶(图6-3-58),其中主要的有:①钩束,呈钩状绕过外侧裂,连接额、颞两叶的前部;②上纵束,在豆状核与岛叶的上方,连接额、顶、枕、颞4个叶;③下纵束,沿侧脑室下角和后角的外侧壁行走,连接枕叶和颞叶;④扣带,位于扣带回和海马旁回的深部,连接边缘叶的各部。

(2)连合纤维是连合左、右半球皮质的纤维,包括胼胝体、前连合和穹窿连合(图6-3-59)。

①胼胝体位于大脑纵裂底,由连合左、右大脑半球新皮质的纤维构成,其纤维向两半球内部前、后、左、右辐射,广泛联系额、顶、枕、颞叶。在正中矢状切面上,胼胝体很厚。前端呈钩形的纤维板,由前向后分嘴、膝、干和压部4部分。胼胝体膝部的纤维弯向

前,连接两侧额叶的前部称为额钳;经胼胝体干的纤维连接两侧额叶的后部和顶叶;经胼胝体压部的纤维弯向后连接两侧颞叶和枕叶称枕钳。胼胝体的下面构成侧脑室顶。

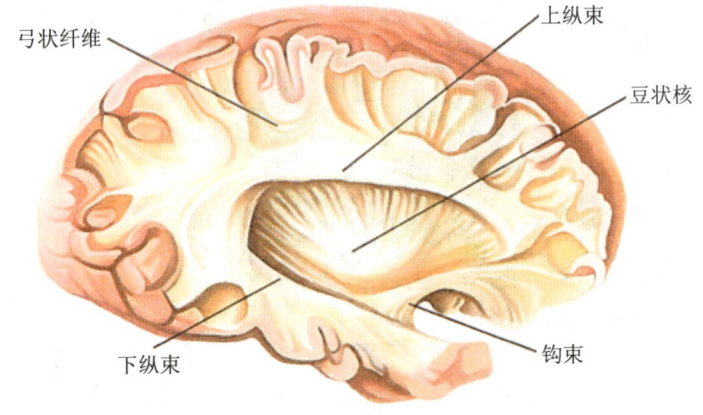

图 6-3-58　大脑半球联络纤维

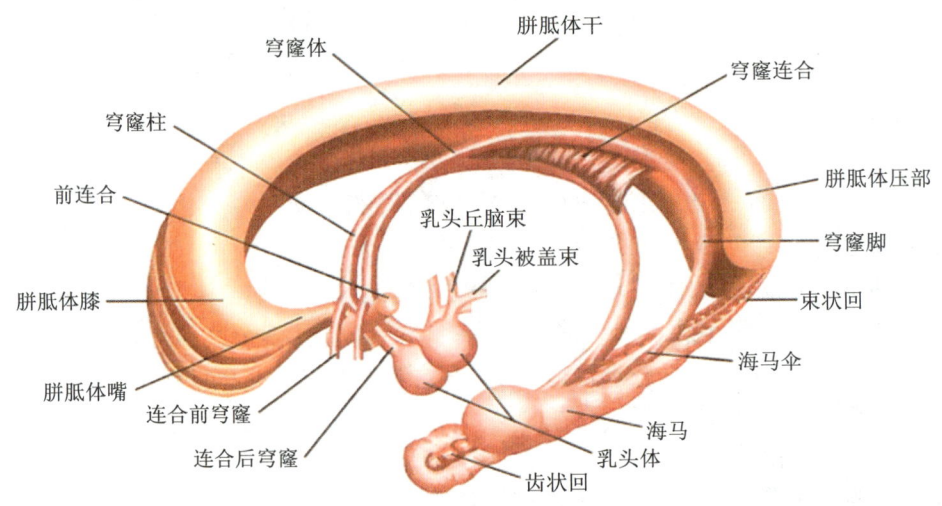

图 6-3-59　大脑半球连合纤维

②前连合是在终板上方横过中线的一束连合纤维,主要连接两侧颞叶,有小部分联系两侧嗅球。

③穹窿和穹窿连合:穹窿是由海马至下丘脑乳头体的弓形纤维束。两侧穹窿经胼胝体的下方前行并互相靠近,其中一部分纤维越至对边,连接对侧的海马,称穹窿连合。

(3)投射纤维:由大脑皮质与皮质下各中枢间的上、下行纤维组成。它们大部分经过内囊。内囊是位于丘脑、尾状核和豆状核之间的白质板。在水平切面上呈向外开放的"V"形,分前肢、膝和后肢3部。前肢伸向前外,位于豆状核与尾状核之间。后肢伸向后外,分为豆丘部(豆状核与丘脑之间)、豆状核后部和豆状核下部。膝介于前、后肢之间,即"V"形转角处(图 6-3-60)。

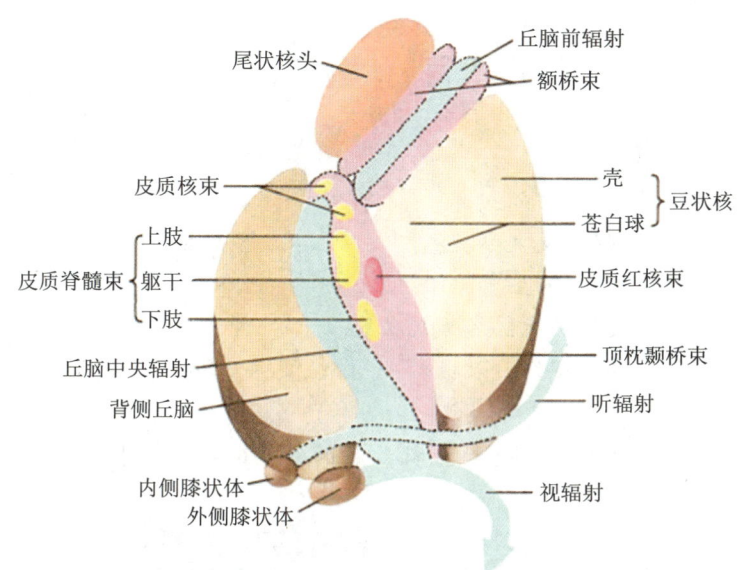

图 6-3-60　内囊模式图

内囊前肢的投射纤维主要包括额桥束和由丘脑背内侧核投射到前额叶的丘脑前辐射。

内囊膝部的投射纤维有皮质核束,该束纤维是从中央前回下 1/3(躯体运动区头面部代表区)发纤维下行到脑干的一般躯体运动核和特殊内脏运动核。

内囊后肢的投射纤维经豆丘部的下行纤维束为皮质脊髓束、皮质红核束和顶桥束等,上行纤维束是丘脑中央辐射和丘脑后辐射。其中皮质脊髓束是中央前回中上部和中央旁小叶前部发纤维至脊髓前角运动核的纤维束。而丘脑中央辐射是丘脑腹后核至中央后回的纤维束,传递皮肤、肌和关节的感觉,如损害此区,对侧躯体将产生感觉障碍。经豆状核后部向后行的纤维是视辐射及枕桥束,前者由外侧膝状体到视皮质,后者由枕叶至脑桥核。经豆状核下部向外侧行的纤维有听辐射及颞桥束,前者由内侧膝状体至听皮质,后者由颞叶至脑桥核。因此,当内囊损伤广泛时,病人会出现对侧偏身感觉丧失(丘脑中央辐射受损),对侧偏瘫(皮质脊髓束、皮质核束损伤)和对侧偏盲(视辐射受损)的"三偏"症状。

(四) 边缘系统

边缘系统由边缘叶及与其密切相联系的皮质下结构,如杏仁核、隔核、下丘脑、背侧丘脑的前核和中脑被盖的一些结构等共同组成。

边缘系统在进化上是脑的古老部分,它司内脏调节、情绪反应和性活动等。在维持个体生存和种族生存(延续后代)方面发挥重要作用。同时边缘系统特别是海马与机体的高级精神活动中的学习与记忆密切相关。

(刘沛涛)

【目标考核】

【知识目标考核】

1. 简述脑干内脑神经核有哪些。
2. 简述小脑的位置、形态及主要功能。
3. 试述端脑分几叶,各叶的主要沟回。
4. 试述大脑皮质主要的功能区名称及功能。
5. 试述内囊位置分部和损伤后表现。

【能力目标考核】

1. 在脑矢状面标本(图6-3-61)上标注脑的结构(延髓、脑桥、中脑、小脑、间脑、端脑)。

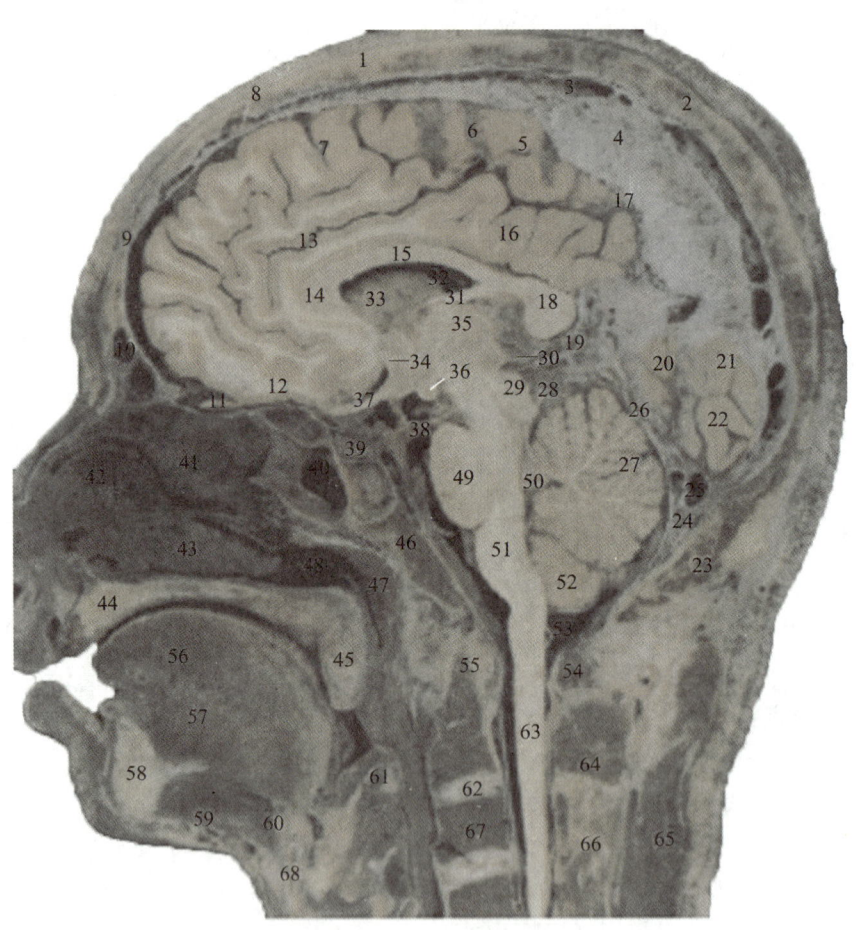

图6-3-61 脑正中矢状面

2. 在脑矢状面影像(图 6-3-62)上标注脑的结构(延髓、脑桥、中脑、小脑、间脑、端脑)。

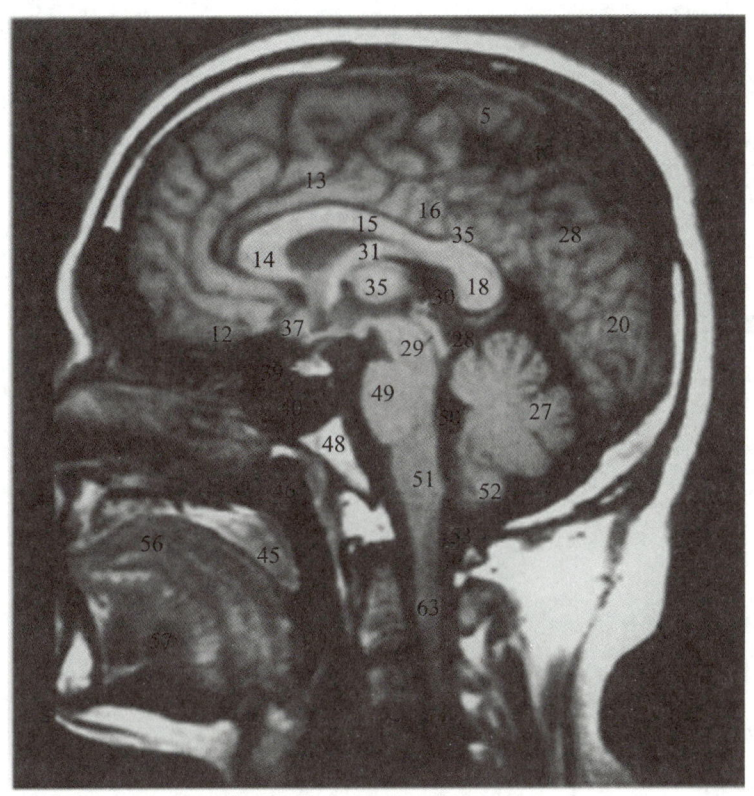

图 6-3-62 脑矢状面 MRI 图片

【素质目标考核】

临床案例：患者，女，38 岁。病初渐感头昏、无力、行走不稳、双手持物不准，之后出现饮水发呛，吞咽困难，一顿饭有时要吃 1 小时以上；不能拿筷进食而换汤匙吃饭，但仍不能准确入口，说话逐渐不清楚而带鼻音，并呈吟诗状，但经反复检查，无咽喉部疾病。伸舌居中，舌肌无萎缩；四肢肌力正常，肌张力略低，腱反射正常，无病理反射，行走蹒跚，双足间距加宽，指鼻试验和跟膝胫试验不准确，双上肢轮替动作笨拙；令患者捏一针，见其拇、示指伸指过宽，令其写字，字形大而不规则。

解剖学分析：本侧病变部位在小脑，系小脑性共济失调病例。小脑有调节肌张力、协调随意运动、维持姿势和平衡等功能，小脑病变时，可产生"三乏"病征，即乏平衡(如行走不稳、双足间距加宽等)、乏合作(如双手持物不准、饮水发呛、咽下困难、说话不清楚呈吟诗状、指鼻试验和跟膝胫试验不准确、双上肢轮替动作笨拙、写字大而不规则等)、乏力气(如无力、肌张力略低等)。

学习脑结构的同时应与其功能结合，与影像学检查结合，与临床案例结合，要做到各知识点融会贯通。

问题1：临床医生接诊该患者时如何沟通，才能建立良好的医患关系？

问题2：结合该案例，讨论总结临床医生接诊该患者诊疗过程中的临床思维。

（刘沛涛）

项目四

脊神经

【课前导读】

脊神经为连接于脊髓的周围神经部分,共31对。每对脊神经连于一个脊髓节段,由前根和后根组成,既含感觉纤维又含运动纤维的混合神经,损伤和病变可导致感觉和运动障碍。

临床上由于脊柱外伤、椎间盘突出、神经炎、四肢骨折后继发神经损伤等原因都会损伤脊神经,造成支配部位的感觉和运动障碍。诊疗过程中的检查有神经系统体格检查、影像学检查、肌电图检查等。治疗有药物治疗、手术治疗、康复治疗等。涉及的解剖学基础是脊神经的组成、走行、分支、分布、功能、毗邻、体表定位。通过本次课的学习,为后续脊神经相关疾病的诊疗做铺垫。

【学习目标】

1. 知识目标

(1) 掌握脊神经的构成,前后根和前后支的纤维成分及前支的分布情况。

(2) 掌握颈丛的组成、位置,皮支的名称及分布,膈神经的走行及分布。

(3) 掌握臂丛的组成、位置和分支,腋神经、肌皮神经、正中神经、尺神经、桡神经的走行及肌支的分布,正中神经、桡神经、尺神经对手部皮肤感觉的支配区域。

(4) 掌握胸神经前支的行程及皮支分布的节段性。

(5) 掌握腰丛的组成、位置,股神经、闭孔神经的组成、走行及其分布。

(6) 掌握骶丛的组成、位置,坐骨神经、胫神经、腓总神经、腓浅神经、腓深神经的走行及肌支支配范围,阴部神经的主要分支及分布范围。

(7) 熟悉腋神经、肌皮神经、正中神经、尺神经、桡神经损伤后运动及感觉障碍的主要表现。

(8) 熟悉坐骨神经、胫神经、腓总神经损伤后运动及感觉障碍的主要表现。

(9) 了解胸长神经、肩胛上神经、肩胛背神经、胸背神经、肩胛下神经的分布。

(10) 了解髂腹下神经、髂腹股沟神经、生殖股神经、股外侧神经的走行及分布。

(11) 了解臀上神经、臀下神经、股后皮神经的走行及分布。

2.能力目标

通过学习脊神经,具备理解脊神经损伤后临床表现的能力。

3.素质目标

明察秋毫,细致入微:脊神经相关手术是治疗神经病变的主要方法之一,手术过程必须掌握神经的位置、走行、毗邻、活体形态,不可损伤神经。通过案例,培养学生善于观察、明察秋毫、细致入微、勇于实践的职业素养。

任务一 脊神经概述

(一)脊神经的构成、分部

脊神经为连接于脊髓的周围神经部分,共31对。每对脊神经连于一个脊髓节段,由前根和后根组成。前根连于脊髓前外侧沟,由运动性神经根丝构成;后根连于脊髓后外侧沟,由感觉性神经根丝构成。前根和后根在椎间孔处合为一条脊神经,由此成为既含感觉纤维又含运动纤维的混合神经。脊神经后根在椎间孔处有椭圆形的膨大,称脊神经节,其中含有假单极感觉神经元。

根据脊神经与脊髓的连接关系,可将其分为5部分,分别为颈神经8对、胸神经12对、腰神经5对、骶神经5对、尾神经1对。所有脊神经都经同序数椎体上方或下方的椎间孔穿出椎管或骶管,形成特定的位置关系。第1颈神经在寰椎与枕骨之间的间隙离开椎管,第2~7颈神经经同序数颈椎上方的椎间孔穿出椎管,第8颈神经则在第7颈椎下方的椎间孔穿出椎管;所有胸神经和腰神经都经同序数椎骨下方的椎间孔穿出椎管;第1~4骶神经从同序数的骶前孔和骶后孔出骶管,第5骶神经和尾神经则经骶管裂孔穿出。

不同部位的脊神经前、后根在椎管内的走行方向和走行距离有明显差别。颈神经根最短,行程近于水平,胸神经根较长,斜向外下走行,腰神经根最长,几近垂直下行,在无脊髓的椎管内形成了马尾。由脊神经前、后根合成的脊神经均在椎间孔处穿出椎管,因此该部位的损伤和病变都可能累及脊神经,导致感觉和运动障碍。在椎间孔处,脊神经有如下重要毗邻:其前方为椎体及椎间盘,后方为关节突关节和黄韧带,上方是上位椎弓的椎下切迹,下方是下位椎弓的椎上切迹。另外,尚有伴随脊神经一起走行的脊髓动、静脉和脊神经的脊膜支进出椎间孔。

(二)脊神经的纤维分布

脊神经为混合性神经,由躯体神经纤维和内脏神经纤维合成,而躯体神经和内脏神经都含有运动纤维和感觉纤维,因此,脊神经实际含有4种纤维成分(图6-4-1)。

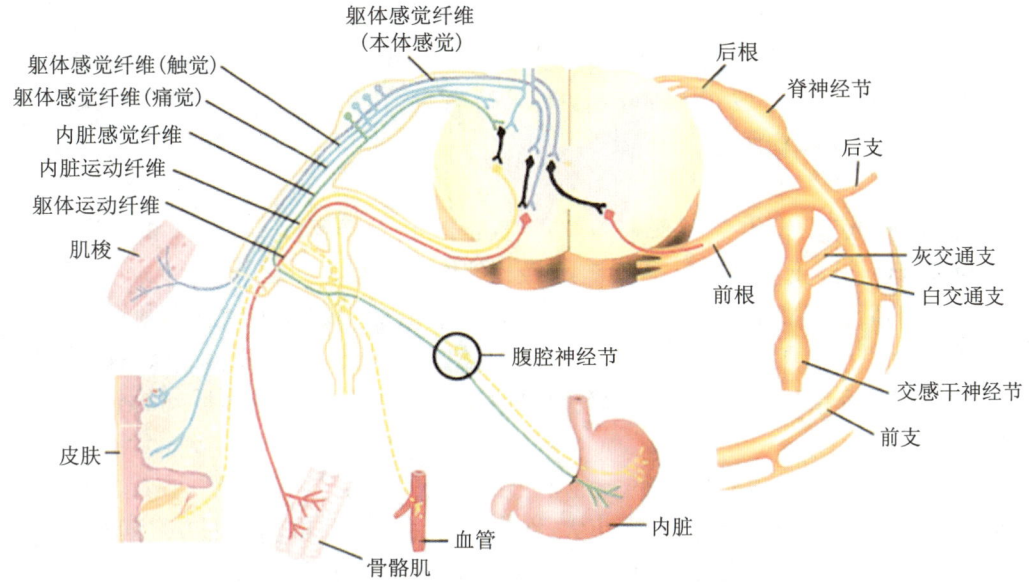

图 6-4-1 脊神经的组成、分支和分布示意图

1.躯体感觉纤维

来自脊神经节中的假单极神经元,其中枢突构成脊神经后根进入脊髓,周围突则组成脊神经分布于皮肤、骨骼肌、肌腱和关节等身体部位,将皮肤浅感觉(痛觉、温觉和触觉)以及肌、腱和关节的深感觉(运动觉和位置觉)信号传入中枢。

2.内脏感觉纤维

也来自脊神经节的假单极神经元,其中枢突组成后根进入脊髓,周围突则分布内脏、心血管和腺体的感受器,将这些结构的感觉冲动传入中枢。

3.躯体运动纤维

由位于脊髓灰质前角的运动神经元的轴突所构成,分布于躯干和肢体的骨骼肌,支配其随意运动。

4.内脏运动纤维

发自胸髓12个节段和腰髓1~3节段的中间外侧核(交感神经中枢)以及骶髓2~4节段的骶副交感核。该处神经元的轴突分布于内脏、心血管和腺体的效应器,支配心肌和平滑肌的运动,控制腺体的分泌活动。

(三)脊神经的分支

脊神经的前根和后根在椎间孔处合为脊神经后,立即分为4支。这些分支包括前支、后支、交通支和脊膜支。

1.前支

前支是脊神经发出的最粗大分支,为混合性神经支。前支与其他分支相比,神经纤维的含量最多,分布范围最广,主要涉及躯干前、外侧部和四肢的肌肉及皮肤。人类胸神经前支仍然保持进化早期原有的节段性走行和分布特点,其余各部脊神经前支在到达所支配的器官前,相邻神经干相互交织成神经丛,并重新编织成新的神经干。除12对胸神经外,其余脊神经前支形成4个神经丛,即颈丛、臂丛、腰丛和骶丛。由这些神经丛发出神经分支分布于身体的效应器和感受器。

2.后支

后支是脊神经干发出的一系列向躯干背面走行,分布于项部、背部和腰骶部的分支,亦为混合性神经支。后支较前支细小,经相邻椎骨横突之间或骶后孔向后走行,绕上关节突外侧向后行至相邻横突之间再分为内侧支和外侧支。骶神经后支则经由骶后孔行至臀区。大部分脊神经后支均可分为肌支和皮支两大类,前者分布于项、背、腰、骶和臀部的深层肌,后者则分布于枕、项、背、腰、骶和臀部的皮肤。脊神经后支的分布具有明显的节段性特点。

某些脊神经后支形成较粗大的神经干,分布范围较大,具有明显的临床意义。第1颈神经后支又称枕下神经,该支直径粗大,在寰椎后弓上方与椎动脉下方之间穿行,支配椎枕肌。第2颈神经后支的皮支称为枕大神经,该支穿斜方肌肌腱到达皮下,分布于枕、项部皮肤。第3颈神经后支的内侧支称为第3枕神经,该支也穿过斜方肌至皮下,分布于枕部下方皮肤。第1~3腰神经后支的外侧支粗大,分布于臀上部皮肤,称为臀上皮神经。第1~3骶神经后支的皮支分布于臀中区域,称为臀中皮神经。

3.交通支

交通支属于交感神经系统的结构,为连于脊神经与交感干之间的细支,可分为两类:白交通支由发自脊神经进入交感干的有髓神经纤维构成,其纤维成分属于内脏运动纤维,源于脊髓灰质侧角的多极神经元;灰交通支为发自交感干的无髓神经纤维,由起于交感干的节后神经纤维构成。

4.脊膜支

脊膜支为脊神经出椎间孔后发出的一条返回椎管内的细支。该支返回椎管后,迅速分为横支、升支和降支,分布于脊髓被膜、血管壁、骨膜、韧带和椎间盘等处。每条脊膜支均接受来自邻近灰交通支或胸交感神经节的分支。上三对颈神经脊膜支的升支较大,可至颅后窝,分布于硬脑膜。

任务二 颈 丛

(一)颈丛的组成、位置

颈丛由第1~4颈神经前支相互交织构成,位于胸锁乳突肌上部的深面,中斜角肌和肩胛提肌起始端的前方(图6-4-2)。

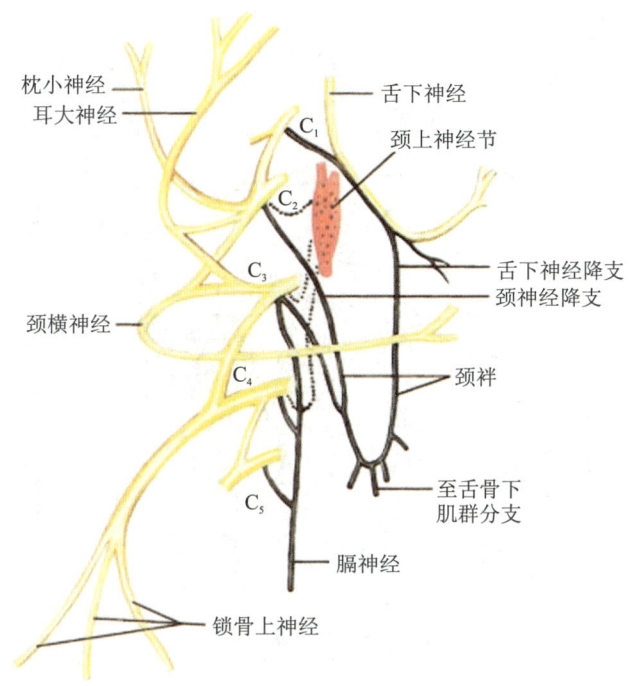

图 6-4-2 颈丛组成示意图

(二) 颈丛的分支

颈丛的分支可以分为 3 类，即分布于皮肤的皮支、至深层肌的肌支和与其他神经相互连接的交通支（图 6-4-3、图 6-4-4）。

颈丛的皮支在胸锁乳突肌深面集中后，从该肌后缘中点附近浅出，然后散开行向各方，分布于一侧颈部皮肤。颈丛皮支由深面浅出的部位，是颈部浅层结构浸润麻醉的重要阻滞点，故临床又将其称为神经点。颈丛的主要分支有以下几支：

1. 枕小神经

枕小神经（C_2），沿胸锁乳突肌后缘上行，分布于枕部及耳郭背面上部的皮肤。

2. 耳大神经

耳大神经（C_2、C_3）发出后沿胸锁乳突肌表面向耳垂方向上行，分布于耳郭及附近皮肤。耳大神经由于其位置表浅，附近没有重要结构，是临床神经干移植的理想替代物。

3. 颈横神经

颈横神经（C_2、C_3）发出后横行跨过胸锁乳突肌表面向前走行，分布于颈前部皮肤。该神经支常与面神经分支间有交通支存在。

4. 锁骨上神经

锁骨上神经（C_3、C_4）共有 2~4 条分支，呈辐射状行向下方和下外侧，越过锁骨达胸前壁上份及肩部。该神经主要分布于颈侧区下份、胸壁上部和肩部的皮肤。

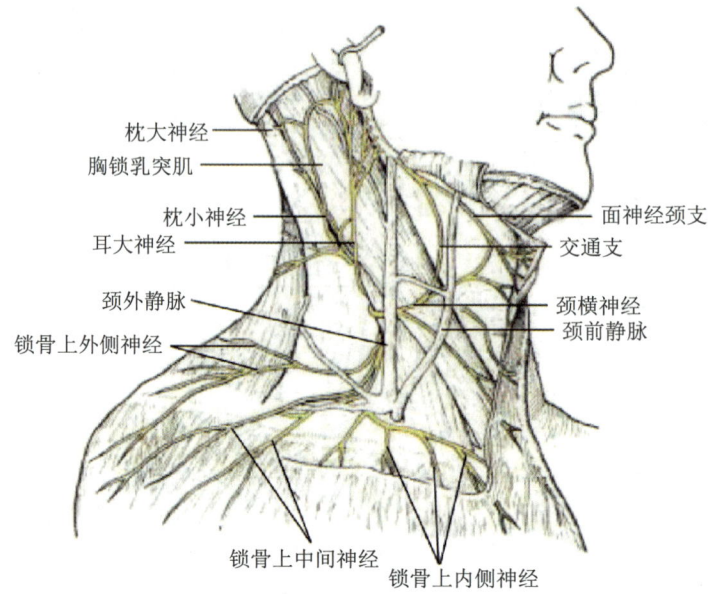

图 6-4-3　颈丛皮支的分布

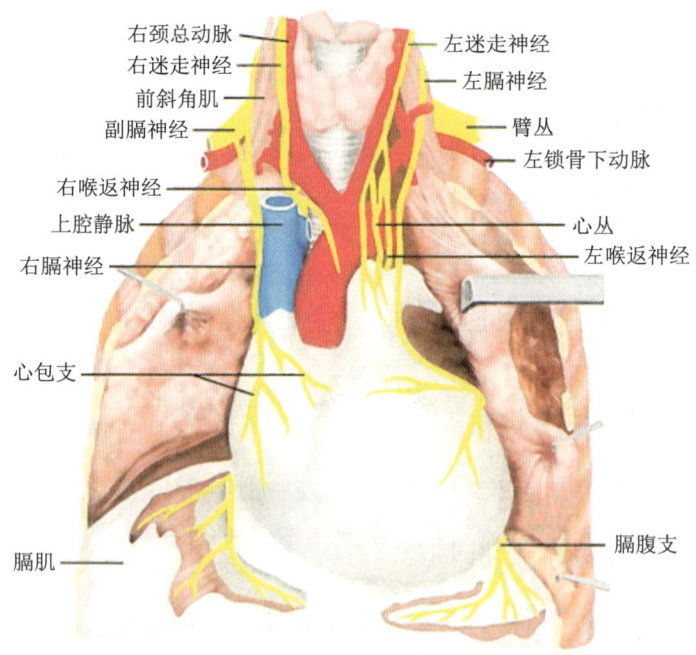

图 6-4-4　膈神经

以上 4 条神经均为皮神经,除此之外,颈丛尚发出一些肌支支配颈部深层肌、肩胛提肌、舌骨下肌群和膈肌。

5.膈神经

膈神经（$C_3 \sim C_5$）起初在前斜角肌上端的外侧下行，继而沿该肌前面下降至其内侧，在锁骨下动、静脉之间经胸廓上口进入胸腔。入胸腔后有心包膈血管与其伴行，经由肺根前方，在纵隔胸膜与心包之间下行到达膈肌，最后于中心腱附近穿入膈肌纤维中（图6-4-4）。膈神经的运动纤维支配膈肌的运动，感觉纤维分布于胸膜、心包以及膈肌下面的部分腹膜。一般认为，右膈神经的感觉纤维尚分布到肝、胆囊和肝外胆道的浆膜。膈神经受到损伤后，主要影响同侧半膈肌的功能，表现为腹式呼吸减弱或消失，严重者可有窒息感。膈神经受到刺激时可发生呃逆。

任务三　臂丛

（一）臂丛的组成和位置

臂丛由第5~8颈神经前支和第1胸神经前支的大部分纤维交织汇集而成。该神经丛的主要结构先经斜角肌间隙向外侧穿出，继而在锁骨后方行向外下进入腋窝。进入腋窝之前，神经丛与锁骨下动脉关系密切，恰位于该动脉的后上方。组成臂丛的5条脊神经前支经过反复分支、交织和组合后，最后形成3条神经束，在腋窝内分别走行于腋动脉的内侧、外侧和后方，将该动脉的中段夹持、包围在中间。这3条神经束也因此分别被称为臂丛内侧束、臂丛外侧束和臂丛后束。臂丛的主要分支多发源于这3条神经束（图6-4-5）。

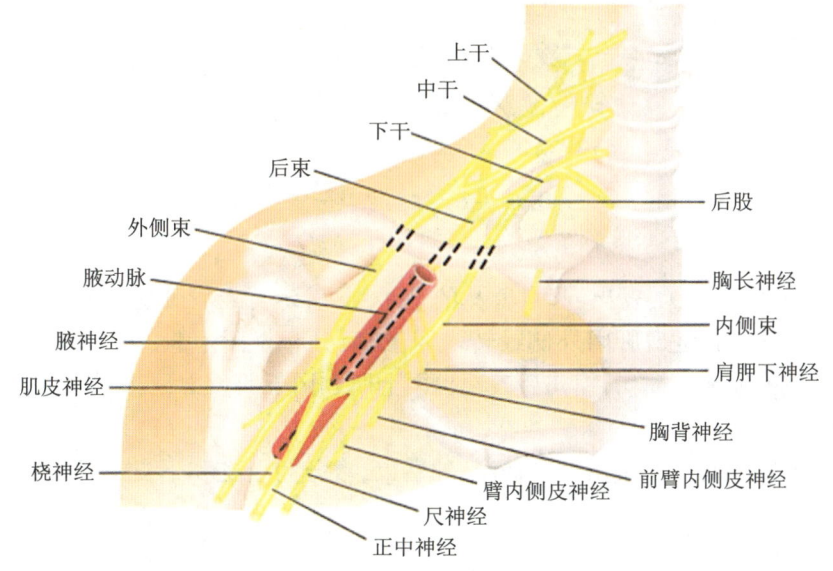

图6-4-5　臂丛组成模式图

(二)臂丛的分支

与其他脊神经丛相比,臂丛的分支最多,分支的分布范围也十分广泛。其主要分支有:

1. 胸长神经

胸长神经由 C_5~C_7 发出,起自相应神经根,形成后在臂丛主要结构的后方斜向外下进入腋窝,继沿胸侧壁前锯肌表面伴随胸外侧动脉下行,分布于前锯肌和乳房外侧份。此神经的损伤可导致前锯肌瘫痪,出现以肩胛骨内侧缘翘起为特征的"翼状肩"体征。

2. 肩胛背神经

肩胛背神经由 C_4、C_5 相应脊神经根发出后,穿中斜角肌向后越过肩胛提肌,在肩胛骨和脊柱之间伴肩胛背动脉下行,分布于菱形肌和肩胛提肌(图 6-4-6)。

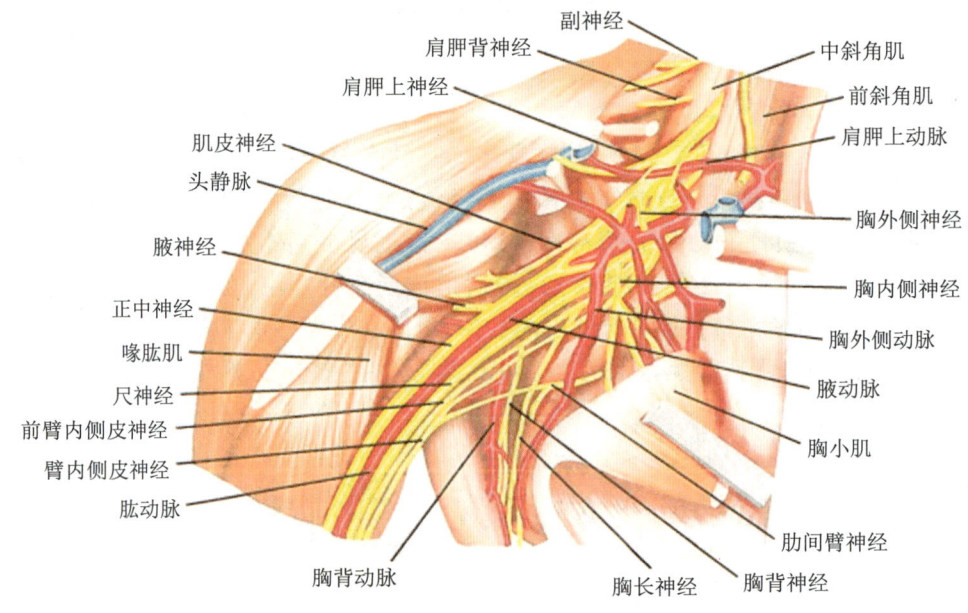

图 6-4-6 臂丛及其分支

3. 肩胛上神经

肩胛上神经由 C_5、C_6 发出,起自臂丛的上干,向后走行经肩胛上切迹进入冈上窝,继而伴肩胛上动脉一起绕肩胛冈外侧缘转入冈下窝,分布于冈上肌、冈下肌和肩关节。肩胛上切迹处该神经最易损伤,损伤后表现出冈上肌和冈下肌无力,肩关节疼痛等症状。

4. 肩胛下神经

肩胛下神经由 C_5~C_7 发出,发自臂丛的后束,常分为上支和下支,分别进入肩胛下肌和大圆肌,支配该二肌的运动。

5. 胸内侧神经

胸内侧神经由 C_8 发出,发自臂丛内侧束,穿过腋动脉和腋静脉之间弯曲前行,后与胸外侧神经的一分支汇合,从深面进入并支配胸小肌,尚有部分纤维穿出该肌或绕其下缘分布于胸大肌。

6.胸外侧神经

胸外侧神经由 $C_5 \sim C_7$ 发出,起自臂丛外侧束,跨过腋动、静脉的前方,穿过锁胸筋膜后行于胸大肌深面,并分布至该肌。此神经在走行过程中,尚发出一分支与胸内侧神经的分支汇合,分布于胸小肌。

7.胸背神经

胸背神经由 $C_6 \sim C_8$ 发出,发自臂丛后束,沿肩胛骨外侧缘伴肩胛下血管下行,分支分布于背阔肌。乳腺癌根治术过程中清除淋巴结时,应注意勿伤及此神经。

8.腋神经

腋神经由 C_5、C_6 发出,从臂丛后束发出,与旋肱后血管伴行向后外方向,穿经腋窝后壁的四边孔后,绕肱骨外科颈至三角肌深面,发出分支支配三角肌和小圆肌。余部纤维自三角肌后缘穿出后延为皮神经,分布于肩部和臂外侧区上部的皮肤,称为臂外侧上皮神经。肱骨外科颈骨折、肩关节脱位和使用腋杖不当所致的重压,都有可能造成腋神经的损伤,导致三角肌瘫痪。此时表现为臂不能外展,肩部和臂外上部皮肤感觉障碍。由于三角肌萎缩,病人肩部亦失去圆隆的外形。

9.肌皮神经

肌皮神经由 $C_5 \sim C_7$ 发出,自臂丛外侧束发出后,向外侧斜穿喙肱肌,在肱二头肌与肱肌之间下行,发出分支,分布于行进途中的三肌。此外另有纤维在肘关节稍下方,从肱二头肌下端外侧穿出深筋膜,分布于前臂外侧的皮肤,称为前臂外侧皮神经。肱骨骨折和肩关节损伤时可合并肌皮神经的损伤,此时表现为屈肘无力以及前臂外侧部皮肤感觉的减弱。

10.正中神经

正中神经由 $C_6 \sim T_1$ 发出,由分别发自臂丛内侧束和外侧束的内侧根和外侧根汇合而成。两根夹持腋动脉向外下方呈锐角合为正中神经主干后,先行于动脉的外侧,继而在臂部沿肱二头肌内侧沟下行。下行途中,逐渐从外侧跨过肱动脉至其内侧,伴随同名血管一起降至肘窝。从肘窝继续向下穿旋前圆肌和指浅屈肌腱弓后在前臂正中下行,于指浅、深屈肌之间到达腕部,然后行于桡侧腕屈肌腱与掌长肌腱之间,并进入屈肌支持带深面的腕管,最后在掌腱膜深面分布至手掌(图6-4-7、图6-4-8)。

正中神经在臂部一般没有分支,在肘部及前臂发出许多肌支,其中沿前臂骨间膜前面下行的骨间前神经较粗大,行程较长。正中神经在前臂的分布范围较广,支配除肱桡肌、尺侧腕屈肌和指深屈肌尺侧半以外的所有前臂屈肌和旋前肌。在手部屈肌支持带的下方正中神经发出一粗短的返支,行于桡动脉掌浅支外侧进入鱼际,支配除拇收肌以外的鱼际肌群。在手掌区,正中神经发出数条指掌侧总神经,每一条指掌侧总神经下行至掌骨头附近又分为两支指掌侧固有神经,后者沿手指的相对缘行至指尖。正中神经在手部的分布可概括为：运动纤维支配第1、2蚓状肌和鱼际肌（拇收肌除外）；感觉纤维则分布于桡侧半手掌、桡侧三个半手指掌面皮肤及其中节和远节指背皮肤（图6-4-9、图6-4-11）。

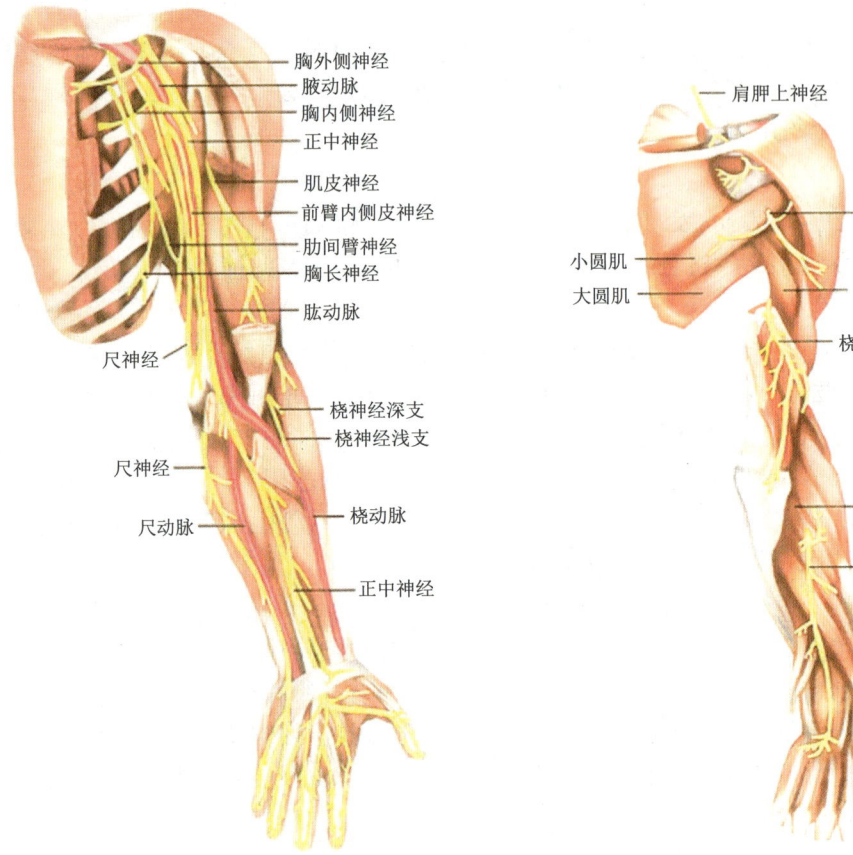

图6-4-7　上肢的神经（左上肢前面观）　　　图6-4-8　上肢的神经（右上肢后面观）

临床联系

正中神经极易在前臂和腕部外伤时而损伤，此时出现该神经分布区的功能障碍。旋前肌综合征为正中神经在穿过旋前圆肌和指浅屈肌起点腱弓处受压损伤后出现的症状，表现为该神经所支配的肌收缩无力和手掌感觉障碍。在腕管内，正中神经也易因周围结构的炎症、肿胀和关节的病变而受压损伤，出现腕管综合征，表现为鱼际肌萎缩，手掌变平呈"猿掌"，同时桡侧三个半手指掌面皮肤及桡侧半手掌出现感觉障碍。

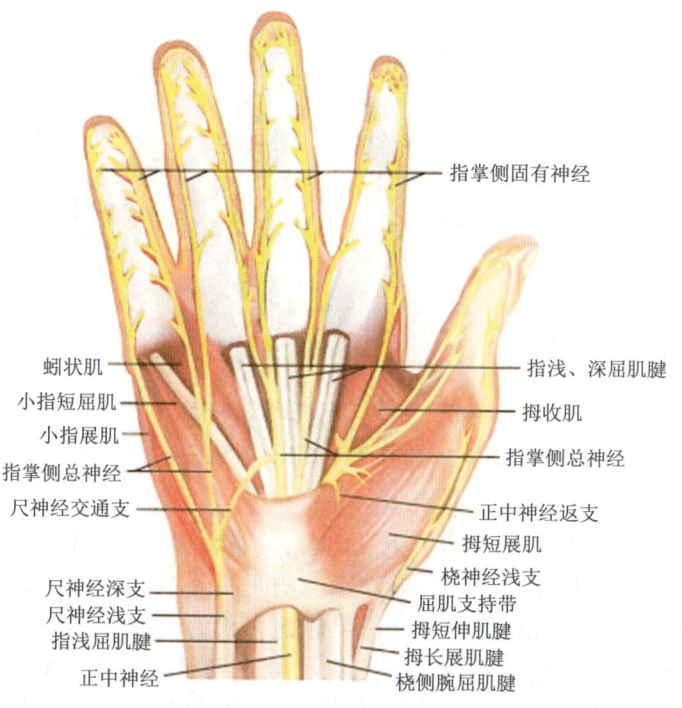

图 6-4-9　手的神经（掌侧面）

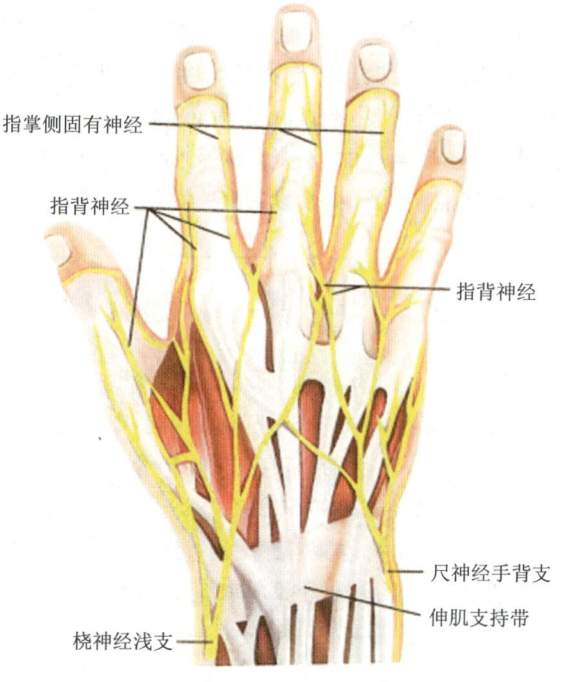

图 6-4-10　手的神经（背侧面）

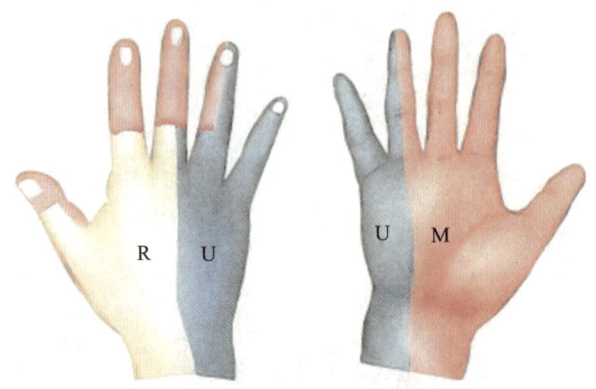

M.正中神经；U.尺神经；R.桡神经

图 6-4-11　手部皮肤的神经分布

11.尺神经

尺神经由 C_8、T_1 发出，自臂丛内侧束发出后，从腋动、静脉之间穿出腋窝，在肱二头肌内侧沟伴行于肱动脉内侧至臂中部。继而穿内侧肌间隔至臂后区内侧，下行进入肱骨内上髁后方的尺神经沟。在此由后向前穿过尺侧腕屈肌的起点，行至前臂前内侧部。到达前臂后，尺神经伴随尺动脉，在其内侧下行于尺侧腕屈肌与指深屈肌之间。在桡腕关节上方尺神经发出手背支后，主干在豌豆骨桡侧，屈肌支持带浅面分为浅支和深支，在掌腱膜深面、腕管浅面进入手掌(图 6-4-7、图 6-4-8)。尺神经在臂部不发任何分支，在前臂上部发肌支支配尺侧腕屈肌和指深屈肌尺侧半。从桡腕关节上方发出的手背支，在腕部伸肌支持带浅面转至手背部，发分支分布于手背尺侧半和小指、环指尺侧半指背皮肤，另有分支分布于环指桡侧半及中指尺侧半的近节指背面皮肤。浅支分布于小鱼际表面的皮肤、小指掌面皮肤和环指尺侧半掌面皮肤。深支分布于小鱼际肌、拇收肌、骨间掌侧肌、骨间背侧肌及第 3、4 蚓状肌(图 6-4-9 至图 6-4-11)。

> **临床联系**
>
> 尺神经容易受到损伤的部位包括肘部肱骨内上髁后方、尺侧腕屈肌起点处和豌豆骨外侧。尺神经在上两个部位受到损伤时，运动障碍主要表现为屈腕力减弱、环指和小指远节指关节不能屈曲、小鱼际肌和骨间肌萎缩、拇指不能内收、各指不能相互靠拢。同时，掌指关节过伸，出现"爪形手"。感觉障碍则表现为手掌和手背内侧缘皮肤感觉丧失。若在豌豆骨处受损，由于手的感觉支早已发出，所以手的皮肤感觉不受影响，主要表现为骨间肌的运动障碍。

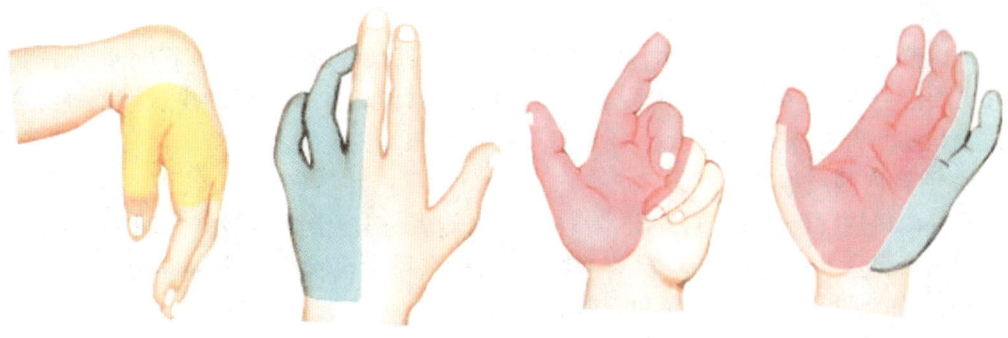

a.垂腕(桡神经损伤);b.爪形手(尺神经损伤);c.正中神经损伤手形;d.猿掌(正中神经与尺神经损伤)

图 6-4-12　桡、尺和正中神经损伤时的手形及皮肤感觉丧失区

12.桡神经

桡神经由 C_5~T_1 发出,为臂丛后束发出的神经分支。该神经发出后位于腋动脉的后方,与肱深动脉伴行,先经肱三头肌长头和内侧头之间,继而沿桡神经沟绕肱骨中段后面旋行向外下(图6-4-8),在肱骨外上髁上方穿过外侧肌间隔至肱桡肌与肱肌之间,继续下行于肱肌与桡侧腕长伸肌之间。桡神经在肱骨外上髁前方分为浅支和深支两终末支。桡神经浅支为皮支,自肱骨外上髁前外侧向下沿桡动脉外侧下行,在前臂中下 1/3 交界处转向背侧,继续下行至手背部,分为 4~5 支指背神经,分布于手背桡侧半皮肤和桡侧两个半手指近节背面的皮肤(图6-4-10、图6-4-11)。桡神经深支较浅支粗大,主要为肌支。该支在桡骨颈外侧穿过旋后肌至前臂后面,沿前臂骨间膜后面,在前臂浅、深伸肌群之间下行达腕关节背面,沿途发出分支分布于前臂伸肌群、桡尺远侧关节、腕关节和掌骨间关节。因其走行及分布的特点,深支又被称为骨间后神经。桡神经在臂部亦发出较多分支,其中肌支主要分布于肱三头肌、肘肌、肱桡肌和桡侧腕长伸肌;关节支分布于肘关节;皮支共有 3 支,臂后皮神经在腋窝发出后分布于臂后区的皮肤,臂外侧下皮神经在三角肌止点远侧浅出,分布于臂下外侧部的皮肤,前臂后皮神经自臂中外侧浅出下行至前臂后面,后达腕部,沿途分支分布于前臂后面皮肤。

临床联系

桡神经在肱骨中段和桡骨颈处骨折时最易发生损伤。在臂中段的后方,桡神经紧贴肱骨的桡神经沟走行,因此肱骨中段或中下 1/3 交界处骨折容易合并桡神经的损伤,导致前臂伸肌群的瘫痪,表现为抬前臂时呈"垂腕"状(图6-4-12),同时第1、2掌骨间背面皮肤感觉障碍明显。桡骨颈骨折时,可损伤桡神经深支,出现伸腕无力,不能伸指等症状。

13. 臂内侧皮神经

臂内侧皮神经由 C_8、T_1 发出，从臂丛内侧束发出后，在腋静脉内侧下行，继而沿肱动脉和贵要静脉内侧下行至臂中份附近浅出，分布于臂内侧和臂前面的皮肤。该神经在腋窝内常与肋间臂神经有交通。

14. 前臂内侧皮神经

前臂内侧皮神经由 C_8、T_1 发出，发自臂丛内侧束，初行于腋动静脉之间，继而沿肱动脉内侧下行，至臂中份浅出后与贵要静脉伴行，终末可远至腕部。该神经在前臂分为前、后两支，分布于前臂内侧部前面和后面的皮肤。

任务四　胸神经前支

胸神经前支共有 12 对，第 1~11 对均位于相应的肋间隙中，称为肋间神经，第 12 对胸神经前支位于第 12 肋的下方，故名肋下神经。肋间神经在肋间内、外肌之间，肋间血管的下方，在肋骨下缘的肋沟内前行至腋前线附近离开肋沟，续行于肋间隙的中间。第 1 胸神经前支除有分支行于第 1 肋间隙外，尚分出较大的分支加入臂丛。第 2~6 肋间神经除主干行于相应肋间隙外，在肋角前方尚分出一侧支向下，前行于下位肋骨的上缘。上 6 对肋间神经的肌支分布于肋间肌、上后锯肌和胸横肌。其皮支有两类：外侧皮支在肋角前方发出，斜穿前锯肌浅出后分为前、后两支，分别向前、向后走行分布于胸外侧壁和肩胛区的皮肤；前皮支在近胸骨侧缘处浅出，分布于胸前壁的皮肤及胸膜壁层的内侧（图 6-4-13）。第 4~6 肋间神经的外侧皮支和第 2~4 肋间神经的前皮支均向内、外方向发出分支分布于乳房。第 2 肋间神经的外侧皮支又称为肋间臂神经，该神经横行通过腋窝到达臂内侧部与臂内侧皮神经交通，分布于臂上部内侧皮肤。第 7~11 肋间神经及肋下神经在相应肋间隙内向前下方走行，出肋间隙进入腹壁后，续行于腹横肌和腹内斜肌之间，最后在腹直肌外侧缘穿腹直肌鞘，分布于腹直肌。下 5 对肋间神经发出的肌支分布于肋间肌和腹前外侧壁肌群；肋间神经发出的外侧皮支由上至下分别从深面穿肋间肌和腹外斜肌浅出，其浅出点连接起来呈一上下走行的斜线。肋间神经的前皮支则在白线附近浅出。外侧皮支和前皮支主要分布于胸部和腹部的皮肤，同时也有分支分布至胸膜和腹膜的壁层。

胸神经前支在胸、腹壁皮肤的分布具有非常明显的节段性特点，其分布依胸神经从小到大的序数，由上向下按顺序依次排列（图 6-4-14）。每一对胸神经前支的皮支在躯干的分布区也是相对恒定的，如 T_2 分布区相当于胸骨角平面，T_4 相当于乳头平面，T_6 相当于剑突平面，T_8 相当于两侧肋弓中点连线的平面，T_{10} 相当于脐平面，T_{12} 的分布区则相当于脐与耻骨联合连线中点的平面。

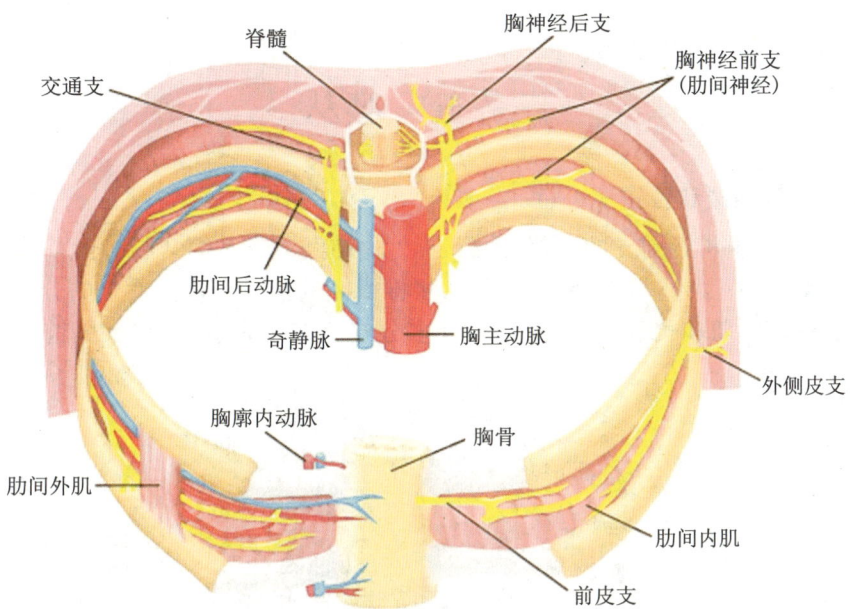

图 6-4-13　肋间神经走行及分支

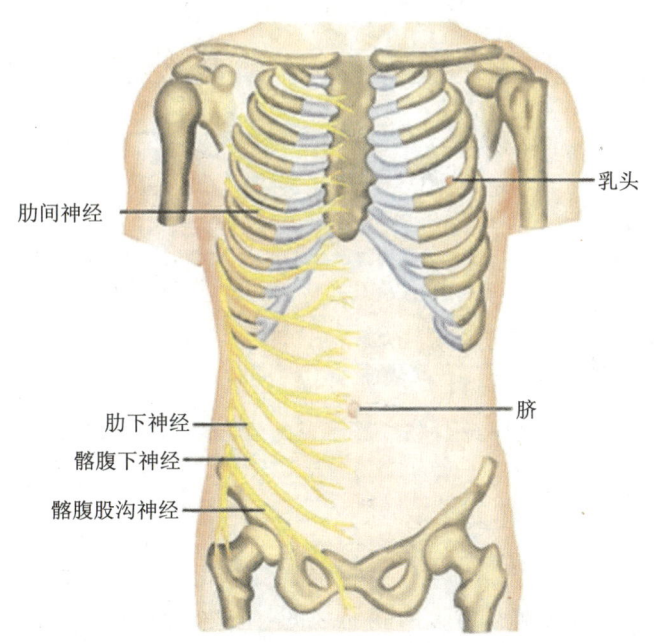

图 6-4-14　躯干皮神经的节段性分布

任务五 腰丛

(一) 腰丛的组成和位置

腰丛由第 12 胸神经前支的一部分、第 1~3 腰神经前支及第 4 腰神经前支的一部分组成(图 6-4-15)。腰丛位于腰大肌深面、腰椎横突的前方。该丛发出的分支除就近支配位于附近的髂腰肌和腰方肌外,尚发出许多分支分布于腹股沟区、大腿前部和大腿内侧部(图 6-4-16)。

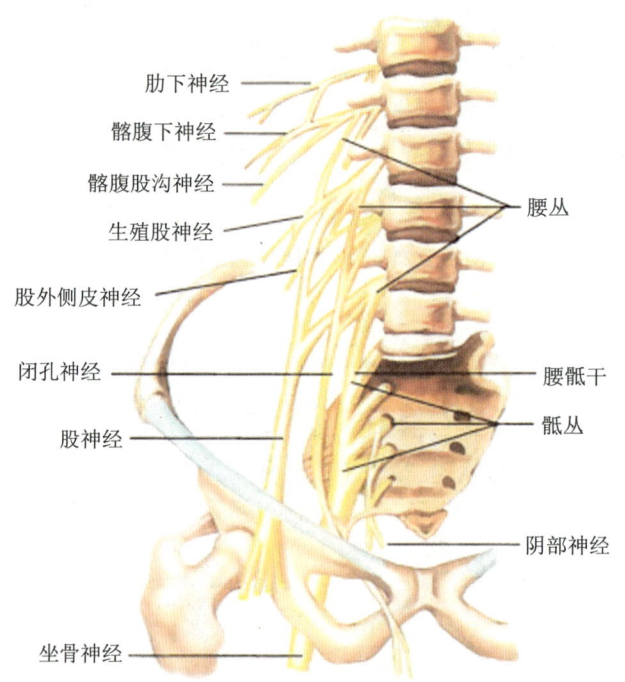

图 6-4-15 腰、骶丛的组成模式图

(二) 腰丛的分支

1.髂腹下神经

髂腹下神经由 T_{12}、L_1 发出,自腰大肌外侧缘穿出后,经肾的后面和腰方肌前面行向外下方,在髂嵴后上方进入腹横肌与腹内斜肌之间,继续向前由深面穿腹横肌渐行浅出至腹内斜肌与腹外斜肌之间,最后在腹股沟管浅环上方约 3 cm 处穿腹外斜肌腱膜达皮下。沿途发出分支分布于腹壁诸肌,同时亦有皮支分布于臀外侧区、腹股沟区及下腹部的皮肤。

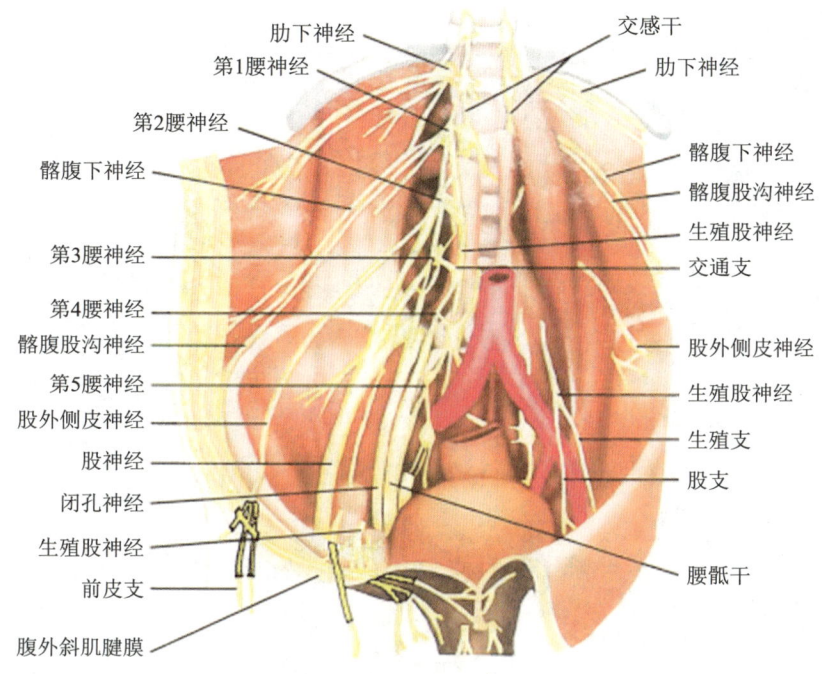

图 6-4-16 腰丛的分支

2.髂腹股沟神经

髂腹股沟神经由 L_1 发出,在髂腹下神经下方出腰大肌外侧缘,斜行跨过腰方肌和髂肌上部,在髂嵴前端附近穿腹横肌浅出,续行于腹横肌与腹内斜肌之间,前行入腹股沟管,与精索(子宫圆韧带)伴行,从腹股沟管浅环穿出。该支较髂腹下神经细小,其肌支沿途分布于附近的腹壁肌,皮支则分布于腹股沟部、阴囊或大阴唇的皮肤。

3.股外侧皮神经

股外侧皮神经由 L_2、L_3 发出,从腰大肌外侧缘穿出后,向前外侧走行,横过髂肌表面至髂前上棘内侧,继而在腹股沟韧带深面越过该韧带,离开髂窝进入股部。在髂前上棘下方约 5~6 cm 处,该神经支穿出深筋膜分布于大腿前外侧部的皮肤。

4.股神经

股神经由 L_2~L_4 发出,为腰丛发出的最大分支。自腰大肌外侧缘发出后,在腰大肌与髂肌之间下行到达腹股沟区,随后在腹股沟韧带中点稍外侧从深面穿经该韧带,于股动脉的外侧进入大腿的股三角区。股神经在股三角内发出数条分支,其中肌支主要分布于髂肌、耻骨肌、股四头肌和缝匠肌。皮支中有行程较短的股中间皮神经和股内侧皮神经,分布于大腿和膝关节前面的皮肤区;皮支中最长的是隐神经,该分支伴随股动脉进入收肌管下行,出此管后在膝关节内侧继续下行,于缝匠肌下端的后方浅出至皮下。随后与大隐静脉伴行沿小腿内侧面下行至足内侧缘,沿途发出分支分布于髌下、小腿内侧面及足内侧缘的皮肤(图6-4-17)。除以上分支外,股神经尚有分支至膝关节和股动脉。

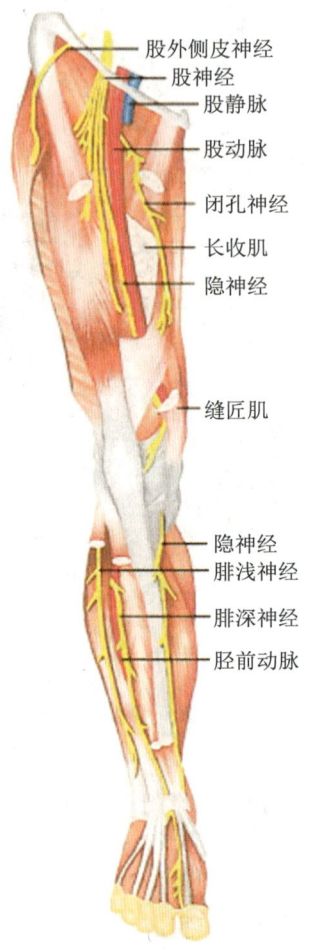

图 6-4-17 下肢的神经(前面)

> **临床联系**
>
> 股神经受损后主要表现有:屈髋无力、坐位时不能伸膝、行走困难、膝跳反射消失、大腿前面和小腿内侧面皮肤感觉障碍。

5.闭孔神经

闭孔神经由 $L_2 \sim L_4$ 发出,自腰丛发出后从腰大肌外侧缘穿出,紧贴盆壁内面前行,与闭孔血管伴行穿闭膜管出盆腔,随后分为前、后两支,分别在短收肌的前、后方浅出至大腿内侧区(见图6-4-15)。闭孔神经发出的肌支主要支配闭孔外肌、长收肌、短收肌、大收肌和股薄肌,偶见发出分支至耻骨肌;其皮支主要分布于大腿内侧部皮肤(图6-4-17)。

6.生殖股神经

生殖股神经由L_1、L_2发出,自腰大肌前面穿出后,在该肌的前面下行,不久斜越输尿管的后方行至腹股沟区,在腹股沟韧带上方分为生殖支和股支。生殖支于腹股沟管深环处进入该管,随管内结构分布于提睾肌和阴囊(随子宫圆韧带分布于大阴唇)。股支则穿过股鞘和阔筋膜分布于股三角区的皮肤。

任务六 骶丛

(一)骶丛的组成和位置

骶丛由来自腰丛的腰骶干和所有骶、尾神经前支组成。腰骶干由第4腰神经前支的部分纤维和第5腰神经前支的所有纤维在腰丛下方合成,随后下行越过盆腔上口进入小骨盆,加入骶丛。从参与组成的脊神经数目来看,骶丛是全身最大的脊神经丛。

骶丛位于盆腔内,恰在骶骨和梨状肌的前面,髂血管的后方,左侧骶丛前方有乙状结肠,右侧骶丛前方有回肠襻。由于骶丛与盆腔脏器,如直肠和子宫等位置十分邻近,这些器官的恶性肿瘤可浸润、扩散至该神经丛,导致疼痛以及多个神经根受累的体征。

(二)骶丛的分支

骶丛发出的分支可分为两大类,一类是短距离走行的分支,直接分布于邻近的盆壁肌,如梨状肌、闭孔内肌和股方肌等;另一类为走行距离较长的分支,分布于臀部、会阴、股后部、小腿和足部的肌群及皮肤。后一类分支包括:

1.臀上神经

臀上神经由L_4、L_5、S_1发出,由骶丛发出后,伴臀上血管经梨状肌上孔出盆腔至臀部,行于臀中肌、臀小肌之间。在两肌之间其主干分为上、下两支,分布于臀中肌、臀小肌和阔筋膜张肌。

2.臀下神经

臀下神经由L_5、S_1、S_2发出,离开骶丛后,伴随臀下血管经梨状肌下孔出盆腔至臀部,行于臀大肌深面,发出分支支配该肌。

3.股后皮神经

股后皮神经由$S_1 \sim S_3$发出,自骶丛发出后,与臀下神经相伴穿经梨状肌下孔出盆腔至臀部,在臀大肌深面下行,达其下缘后浅出至股后区皮肤。该神经沿途发分支分布于臀区、股后区和腘窝的皮肤。

4.阴部神经

阴部神经由$S_2 \sim S_4$发出,从骶丛发后伴随阴部血管穿出梨状肌下孔至臀部,随即绕坐骨棘经坐骨小孔进入会阴部的坐骨肛门窝。在阴部管内紧贴坐骨肛门窝外侧壁前行，由后向前经过肛三角和尿生殖三角，沿途发出分支分布于会阴部的肌群和皮肤以及外生殖器的皮肤。该神经干在会阴部的主要分支有：肛神经(直肠下神经)、会阴神经和阴茎(阴蒂)背神经。肛神经分布于肛门外括约肌和肛门部皮肤；会阴神经与阴部血管伴行分布于会阴诸肌以及阴囊或大阴唇的皮肤；阴茎背神经或阴蒂背神经行于阴茎或阴蒂的背侧，分布于阴茎或阴蒂的海绵体及皮肤(图6-4-19)。

5.坐骨神经

坐骨神经由 L_4、L_5、$S_1 \sim S_3$ 发出，为全身直径最粗大、行程最长的神经。坐骨神经从骶丛发出后，经梨状肌下孔出盆腔至臀大肌深面，在坐骨结节与大转子连线的中点深面下行到达股后区，继而行于股二头肌长头的深面，一般在腘窝上方分为胫神经和腓总神经两大终支(图6-4-18)。坐骨神经在股后区发出肌支支配股二头肌、半腱肌和半膜肌，同时也有分支至骶关节。在大多数情况下，坐骨神经在腘窝上方分为胫神经和腓总神经两大分支。

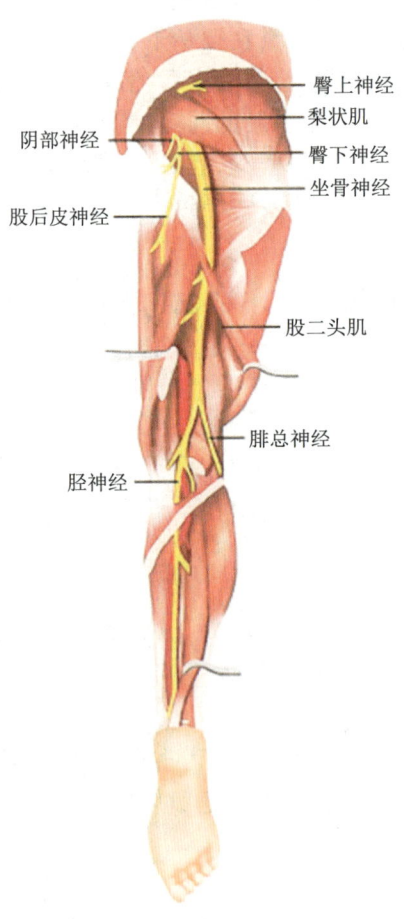

图 6-4-18 下肢的神经(后面)

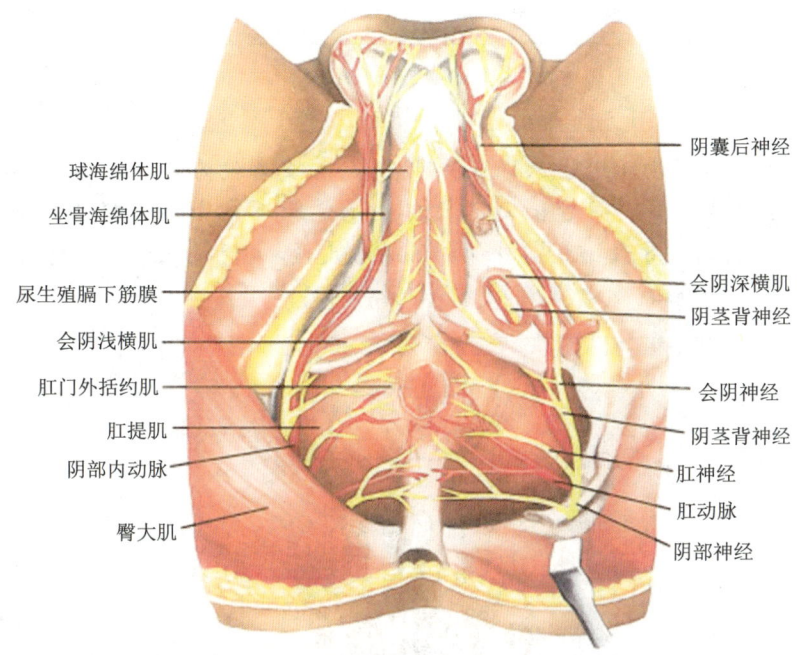

图 6-4-19 会阴部的神经（男性）

（1）胫神经由 L_4、L_5、S_1～S_3 发出，为坐骨神经本干的延续，在股后区下份沿中线下行进入腘窝，其后与位于深面的腘血管相伴下行至小腿后区、比目鱼肌深面，继而伴胫后血管行至内踝后方，最后在屈肌支持带深面的踝管内分为足底内侧神经和足底外侧神经两终支进入足底区（见图 6-4-18）。足底内侧神经在踇展肌深面、趾短屈肌内侧前行，分支分布于足底内侧肌群，足底内侧半皮肤及内侧三个半足趾跖面皮肤。足底外侧神经在踇展肌和趾短屈肌深面行至足底外侧，分支分布于足底中间群和外侧群肌，以及足底外侧半皮肤和外侧一个半趾跖面皮肤（图 6-4-20）。

胫神经在腘窝和小腿后区尚发出许多分支；其中肌支分布于小腿后群诸肌；皮支主要为腓肠内侧皮神经，该皮支伴小隐静脉下行，沿途分支分布于相应区域的皮肤，并在小腿下部与来自腓总神经的腓肠外侧皮神经吻合为腓肠神经。腓肠神经经外踝后方至足的外侧缘前行，分布于足背及小趾外侧缘皮肤；关节支则分布于膝关节和踝关节。

（2）腓总神经由 L_4、L_5、S_1、S_2 发出，在腘窝近侧端由坐骨神经发出后，沿构成腘窝上外侧界的股二头肌肌腱内侧向外下走行，至小腿上段外侧绕腓骨颈向前穿过腓骨长肌，分为腓浅神经和腓深神经两大终末支（图 6-4-17、图 6-4-18）。腓浅神经分出后初在腓骨长肌深面下行，继而续行于腓骨长短肌与趾长伸肌之间，沿途发出分支分布于腓骨长肌和腓骨短肌。终支在小腿中、下 1/3 交界处浅出为皮支，分布于小腿外侧、足背和第 2～5 趾背的皮肤。腓深神经分出后在腓骨与腓骨长肌之间斜向前行，伴随胫前血管于胫骨前肌和趾长伸肌之间，继而在胫骨前肌与长伸肌之间下行，最后经踝关节前方达足背。沿途发出分支分布于小腿前群肌、足背肌及第 1 和第 2 趾相对缘的皮肤。

临床联系

胫神经损伤后由于小腿后群肌收缩无力，主要表现为足不能跖屈，不能以足尖站立，内翻力减弱。同时出现足底皮肤感觉障碍。由于小腿后群肌功能障碍，收缩无力，结果导致小腿前外侧群肌的过度牵拉，使足呈背屈和外翻位，出现所谓"钩状足"畸形。

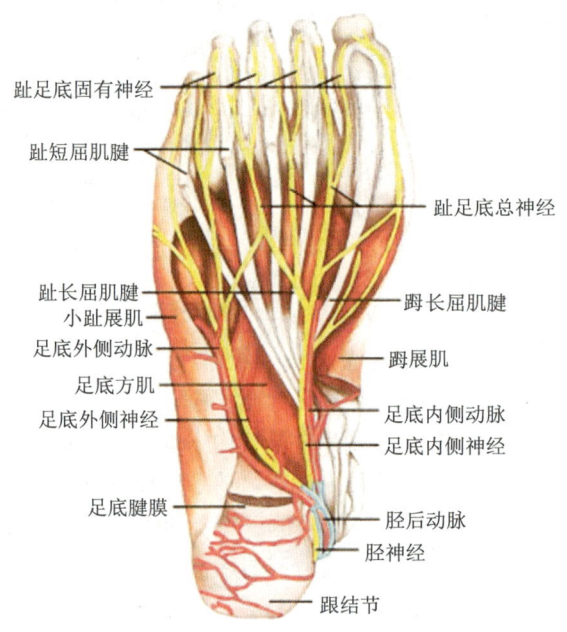

图 6-4-20　足底的神经

腓总神经的分布范围主要包括小腿前外侧肌群和足背肌以及小腿外侧、足背和趾背的皮肤。除此之外，腓总神经尚有分支至膝关节前外侧部和胫腓关节。腓总神经发出的腓肠外侧皮神经分布于小腿外侧面皮肤，并与来自胫神经的腓肠内侧皮神经吻合。

临床联系

腓总神经在腓骨颈处的位置最为表浅，易受损伤。受伤后由于小腿前外侧群肌功能丧失，表现为足不能背屈，趾不能伸，足下垂且内翻，呈"马蹄内翻足"畸形，行走时呈"跨阈步态"。同时，小腿前外侧面及足背区出现明显的感觉障碍。

任务七 尾 丛

尾丛是第4和第5骶神经前支以及尾神经分支组成的小神经丛，位于尾骨的盆面，其分支分布于尾骨肌、部分肛提肌以及骶尾关节。由此丛发出的肛尾神经穿过骶结节韧带后分布于尾骨背面的小片皮肤区。

> **临床联系**
>
> 坐骨神经痛是用来描述坐骨神经分布范围疼痛的临床词汇。疼痛经常发生在臀区，尤其是坐骨大孔下缘、大腿后面、小腿的后外侧面和足的外侧缘。尽管坐骨神经痛可以由坐骨神经炎症的刺激引起，但是由于组成坐骨神经的神经前根和后根受压而导致的疼痛更多见。坐骨神经由来自 L_4、L_5、S_1、S_2 和 S_3 的脊神经前支组成，因此患者感觉到疼痛部位多与受累的脊神经有关。比如 L_5 和 S_1 之间的椎间盘突出，压迫了 S_1 脊神经的神经根就会出现大腿后面及小腿后外侧面的疼痛。另外，盆腔、臀区和大腿后区的压迫也可能导致坐骨神经痛。

【目标考核】

【知识目标考核】
1. 简述颈丛的组成及主要分支。
2. 简述腋神经的起源、走行和分布。
3. 简述桡神经的起源、走行和分布。
4. 简述正中神经的起源、走行和分布。
5. 简述尺神经的起源、走行和分布。
6. 简述手掌、手背皮肤感觉神经的分布形式。
7. 简述胸神经前支在胸腹壁的分布特点。
8. 简述股神经的起源、走行和分布。
9. 简述坐骨神经的起源、走行、主要分支及分布。

【能力目标考核】
临床上各种原因损伤脊神经后，会造成损伤神经支配部位的感觉和运动障碍，通过学习脊神经走行、主要分支、分布、功能，医学生应具备推断出神经损伤的临床表现的能力。

问题1：简述肱骨中段骨折时可能损伤哪条神经，会出现何种临床症状。

问题2：简述肱骨外科颈骨折时可能损伤哪条神经，会出现何种临床症状。

问题3：简述腓骨头处骨折时可能损伤哪条神经，会出现何种临床症状。

问题4：简述股骨髁上骨折及膝关节脱位时可能损伤哪条神经，会出现何种临床症状。

【素质目标考核】

临床案例：患者，女，53岁。在乳腺癌根治术后，发现左上肢不能高举过头梳发，体格检查时，让她面对墙并以向前伸出的两上肢用力推墙，发现左肩胛骨下角和内侧缘显著向后突起。

问题1：请解释左手不能高举过头的原因。为什么左肩胛骨下角和内侧缘显著向后突起？

问题2：临床上手术治疗是肿瘤治疗中的重要方式，手术过程中，临床医生一定要识别出手术局部的解剖结构，正确切除肿瘤，不得损伤正常的神经等结构。作为未来的临床医生，请思考如何做才能避免该案例出现的问题。

（邓同兴）

项目五 脑神经

【课前导读】

脑神经是与脑相连的周围神经,共12对。根据脑神经所含的纤维成分,可将其分为运动性脑神经(Ⅲ、Ⅳ、Ⅵ、Ⅺ、Ⅻ),感觉性脑神经(Ⅰ、Ⅱ、Ⅷ)和含感觉、运动纤维的混合性脑神经(Ⅴ、Ⅶ、Ⅸ、Ⅹ)。

与脑神经相关的疾病有面瘫、斜颈、斜视、神经性耳聋等;诊疗过程中的检查有神经系统体格检查、影像学检查、肌电图检查等;治疗有药物治疗、手术治疗、康复治疗等;涉及的解剖学基础是脑神经的起始、走行、分支、分布、功能、毗邻、体表定位。通过本次课的学习,为后续脑神经相关疾病的诊疗做铺垫。

【学习目标】

1.知识目标

(1)掌握脑神经的名称、连接脑部和进出颅腔的部位。

(2)掌握动眼神经、三叉神经、面神经、舌咽神经、迷走神经、舌下神经的起始、纤维成分、主要分支和分布。

(3)熟悉嗅神经、视神经、滑车神经、展神经、前庭蜗神经、副神经的分布。

(4)了解睫状神经节、翼腭神经节、下颌下神经节、耳神经节的位置及性质。

2.能力目标

通过学习脑神经,具备准确理解脑神经损伤后临床表现的能力。

3.素质目标

善于思考,正确分析病情:在临床诊疗过程中,培养训练临床思维能力是至关重要的。只有建立在实践基础之上的"学会思考,善于思考",把各医学知识点融会贯通,根据不同病情,进行正确的分析,形成科学而缜密的诊疗思维才是成为优秀医生的根本。

任务一 脑神经概述

脑神经是与脑相连的周围神经,共12对。按脑神经与脑相连部位的先后顺序,用罗马数字作为其序号依次描述为：Ⅰ嗅神经、Ⅱ视神经、Ⅲ动眼神经、Ⅳ滑车神经、Ⅴ三叉神经、Ⅵ展神经、Ⅶ面神经、Ⅷ前庭蜗神经、Ⅸ舌咽神经、Ⅹ迷走神经、Ⅺ副神经和Ⅻ舌下神经。其中第Ⅰ对与端脑相连，第Ⅱ对与间脑相连，第Ⅲ～Ⅳ对与中脑相连，第Ⅴ～Ⅷ对与脑桥相连，第Ⅸ～Ⅻ对连于延髓（图6-5-1、表6-5-1）。

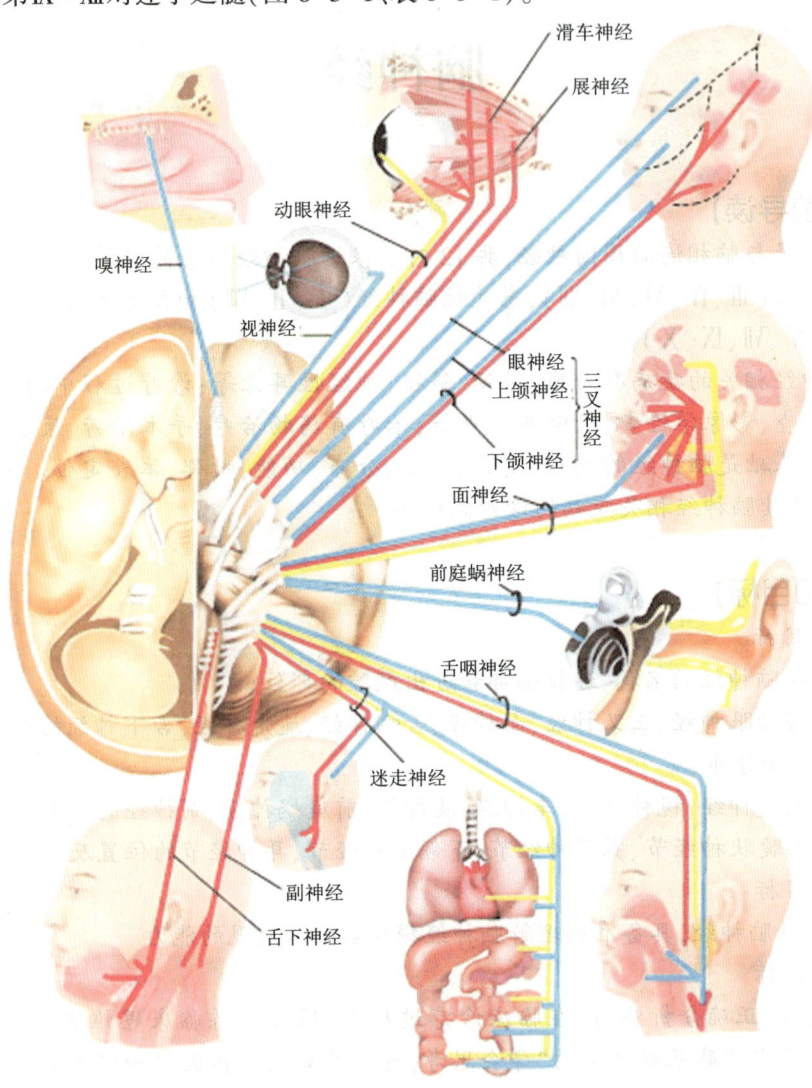

图6-5-1 脑神经概况

表 6-5-1 脑神经的名称、性质、连脑部位及进出颅腔的部位

顺序及名称	性质	连脑部位	进出颅腔的部位
Ⅰ 嗅神经	感觉性	端脑	筛孔
Ⅱ 视神经	感觉性	间脑	视神经管
Ⅲ 动眼神经	运动性	中脑	眶上裂
Ⅳ 滑车神经	运动性	中脑	眶上裂
Ⅴ 三叉神经 　眼神经 　上颌神经 　下颌神经	 感觉性 感觉性 混合性	脑桥	 第1支眼神经经眶上裂 第2支上颌神经经圆孔 第3支下颌神经经卵圆孔
Ⅵ 展神经	运动性	脑桥	眶上裂
Ⅶ 面神经	混合性	脑桥	内耳门—茎乳孔
Ⅷ 前庭蜗神经	感觉性	脑桥	内耳门
Ⅸ 舌咽神经	混合性	延髓	颈静脉孔
Ⅹ 迷走神经	混合性	延髓	颈静脉孔
Ⅺ 副神经	运动性	延髓	颈静脉孔
Ⅻ 舌下神经	运动性	延髓	舌下神经管

同躯干相比,头面部衍化出眼、耳、鼻、咽、喉、口等器官,故脑神经的纤维成分要比脊神经复杂,共含有7种纤维成分:

(1)一般躯体感觉纤维:分布于皮肤、肌、腱、口腔及鼻腔黏膜、眼结膜、角膜和脑膜。

(2)一般内脏感觉纤维:分布于头、颈、胸、腹部的内脏器官。

(3)一般躯体运动纤维:为脑干内一般躯体运动核发出的轴突,分布于眼外肌和舌肌等骨骼肌。

(4)一般内脏运动纤维:为脑干内一般内脏运动核(副交感核)发出的轴突(节前纤维),经位于器官旁或器官内的器官旁节或器官内节(节后纤维)换神经元后,支配心肌、平滑肌的运动以及控制腺体的分泌。

(5)特殊躯体感觉纤维:分布于视器和前庭蜗器等特殊感觉器官。

(6)特殊内脏感觉纤维:分布于味蕾和嗅器。

(7)特殊内脏运动纤维:为脑干内特殊内脏运动核发出的轴突,支配咀嚼肌、面肌、咽喉肌等由鳃弓衍化而来的骨骼肌,因此,称为特殊内脏运动纤维。

有些脑神经,可能只含有上述7种纤维中的一种,有些脑神经则含有两种或数种纤维。因此,根据脑神经所含的纤维成分,可将其分为运动性脑神经(Ⅲ、Ⅳ、Ⅵ、Ⅺ、Ⅻ)、感觉性脑神经(Ⅰ、Ⅱ、Ⅷ)和含感觉、运动纤维的混合性脑神经(Ⅴ、Ⅶ、Ⅸ、Ⅹ)。

任务二 脑神经

(一) 嗅神经

嗅神经为特殊内脏感觉纤维,由上鼻甲和鼻中隔上部黏膜内的嗅细胞中枢突聚集成多条嗅丝,穿鼻顶壁的筛板筛孔入颅前窝连于嗅球,传导嗅觉。颅前窝骨折累及筛板时,可撕脱嗅丝和脑膜,造成嗅觉障碍,甚至脑脊液鼻漏。

(二) 视神经

视神经为传导视觉信息的特殊躯体感觉纤维,由节细胞轴突于视网膜后部集中形成视神经盘,然后穿巩膜筛板后形成视神经(图6-5-2)。视神经向后内行经视神经管入颅中窝,移行于间脑的视交叉。由于眼是在胚胎发育过程中由脑向前突出而成,因此,脑的三层被膜也延续包裹视神经,脑的蛛网膜下隙也随之延伸至视神经周围,故而颅内压升高时,压力可经蛛网膜下隙传至视神经,引起视神经盘水肿。

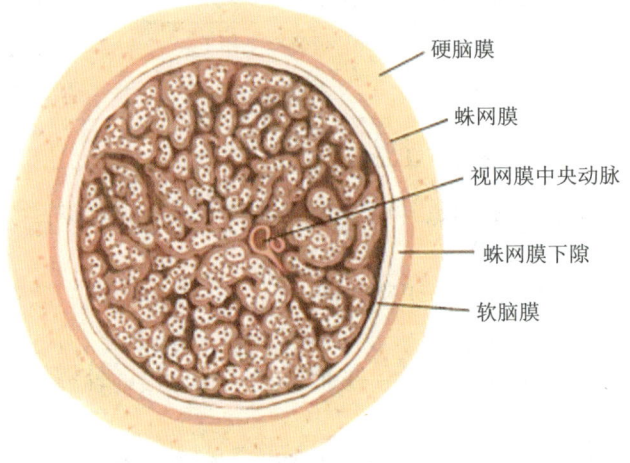

图 6-5-2 视神经横切面

(三) 动眼神经

动眼神经含一般躯体运动纤维及一般内脏运动(副交感)纤维,一般躯体运动纤维发自中脑动眼神经核,一般内脏运动纤维发自中脑的动眼神经副核。两种运动纤维合并组成动眼神经。动眼神经由中脑脚间窝出脑,紧贴小脑幕切迹缘和后床突侧面前行进于海绵窦外侧壁上部,穿眶上裂入眶,分成上、下两支。上支细小,分布于上直肌和上睑提肌;下支粗大,支配下直肌、内直肌和下斜肌。动眼神经中的副交感纤维由下斜肌支单独以小支分出,称睫状神经节短根,进入睫状神经节换神经元后,节后纤维进入眼球,支配瞳孔括约肌及睫状肌,参与瞳孔对光反射和眼的调节反射(图6-5-3、图6-5-4)。

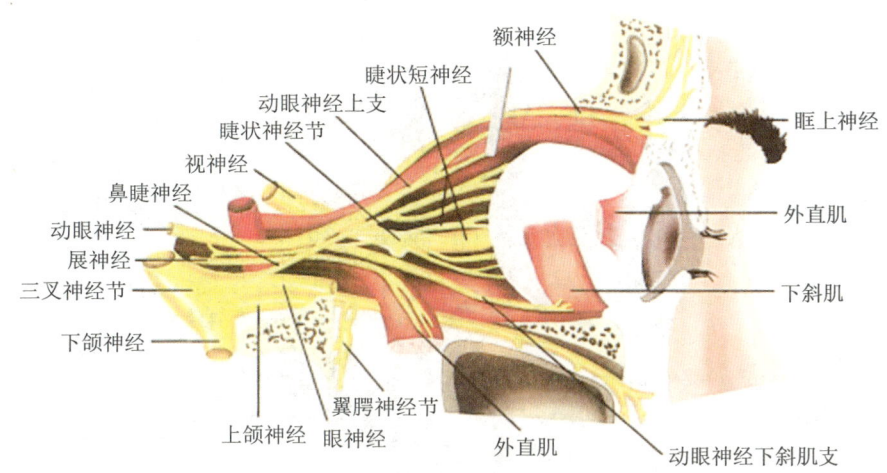

图 6-5-3 眶内的神经(右外侧面观)

一侧动眼神经损伤,可致同侧上睑提肌、上直肌、内直肌、下直肌、下斜肌瘫痪,并伴上睑下垂、瞳孔斜向外下方及瞳孔扩大、对光反射消失等症状。

(四)滑车神经

滑车神经为运动性脑神经,细小。起于中脑下丘平面对侧的滑车神经核,自中脑下丘下方出脑,绕过大脑脚外侧前行,穿经海绵窦外侧壁向前,经眶上裂入眶,越过上直肌和上睑提肌向前内侧走行,支配上斜肌(图 6-5-4)。

(五)三叉神经

三叉神经为混合性脑神经,含一般躯体感觉和特殊内脏运动两种纤维(图 6-5-4、图 6-5-5、图 6-5-6)。特殊内脏运动纤维起于脑桥三叉神经运动核,组成三叉神经运动根,自脑桥基底部与小脑中脚交界处出脑,位于感觉根下内侧,纤维并入下颌神经,经卵圆孔出颅,随下颌神经分支分布于咀嚼肌等。运动根内尚含有至三叉神经中脑核的纤维,主要传导咀嚼肌和眼外肌的本体感觉。三叉神经内躯体感觉神经纤维的胞体位于三叉神经节内,该节位于颅中窝颞骨岩部尖端前面的三叉神经压迹处,由硬脑膜形成的梅克尔憩室包裹。三叉神经节由假单极神经元胞体组成,其中枢突集中成粗大的三叉神经感觉根,自脑桥基底部与小脑中脚交界处入脑,传导头面部痛、温觉的纤维主要终止于三叉神经脊束核,传导触觉的纤维主要终止于三叉神经脑桥核;其周围突组成三叉神经 3 大分支,即眼神经、上颌神经、下颌神经,分布于面部皮肤、眼及眶内、口腔、鼻腔、鼻旁窦的黏膜、牙齿、脑膜等,传导痛、温、触等浅感觉。

1. 眼神经

眼神经仅含躯体感觉纤维,自三叉神经节发出后,穿经海绵窦外侧壁,伴行于动眼神经、滑车神经的下方,经眶上裂入眶,分布于眶内、眼球、泪器、结膜、硬脑膜、部分鼻和鼻旁窦黏膜、额顶部及上睑和鼻背部的皮肤。眼神经分支如下:

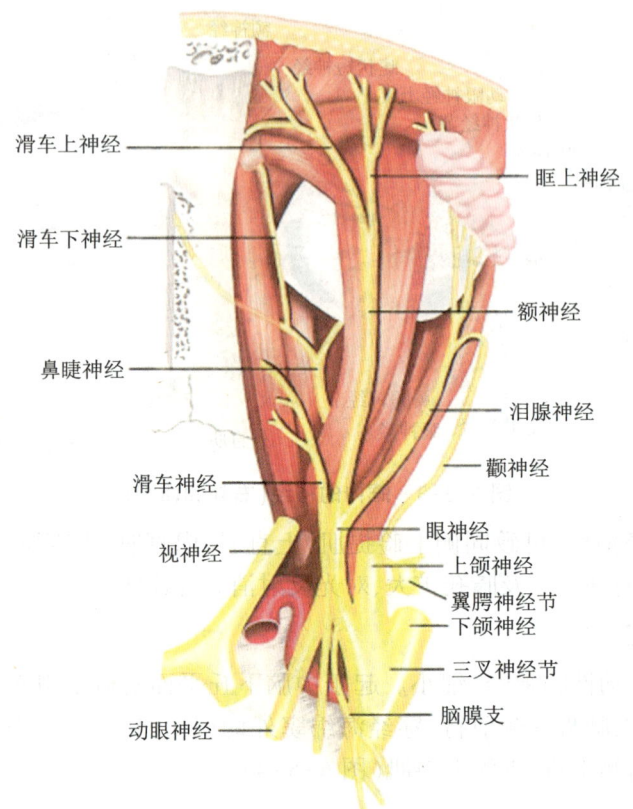

图 6-5-4　眶内的神经(右上面观)

(1)额神经粗大,在眶顶骨膜与上睑提肌之间前行,分 2~3 支,其中眶上神经较大,经眶上切迹伴眶上血管穿出,分布于额顶、上睑部皮肤;一支向内前经滑车上方出眶,称滑车上神经,分布于鼻背及内眦附近皮肤。

(2)泪腺神经细小,沿眶外侧壁、外直肌上方行向前外,分支分布于泪腺、上睑、外眦部皮肤,传导上述区域和泪腺的感觉。来自面神经的副交感纤维加入泪腺神经,控制泪腺分泌。

(3)鼻睫神经在上直肌和视神经之间向前内行达眶内侧壁,其分支有:滑车下神经行于上斜肌下方,在滑车下出眶,分布于鼻背、眼睑皮肤及泪囊;筛前、筛后神经分布于筛窦、鼻腔黏膜;睫状长神经在眼球后方穿入眼球,分布于角膜、睫状体、虹膜等,并有分支至睫状神经节,构成其感觉根。

2.上颌神经

上颌神经含一般躯体感觉纤维,经海绵窦外侧壁,穿圆孔出颅,进入翼腭窝上部,再向前经眶下裂入眶,改名为眶下神经。在眶内入眶下沟、眶下管,最后穿出眶下孔达面部。上颌神经在穿出眶下孔前,沿途发出分支分布于上颌牙、牙龈、鼻腔黏膜、软腭黏膜。

穿出眶下孔后分支分布于眼睑及睑裂与口裂之间的皮肤(图 6-5-5、图 6-5-6、图 6-5-7)。上颌神经的主要分支如下:

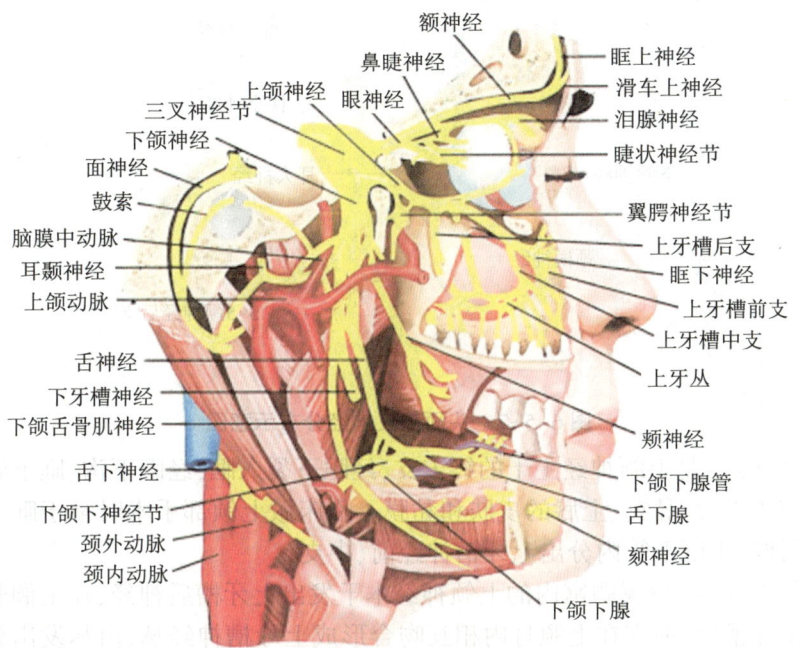

图 6-5-5　三叉神经

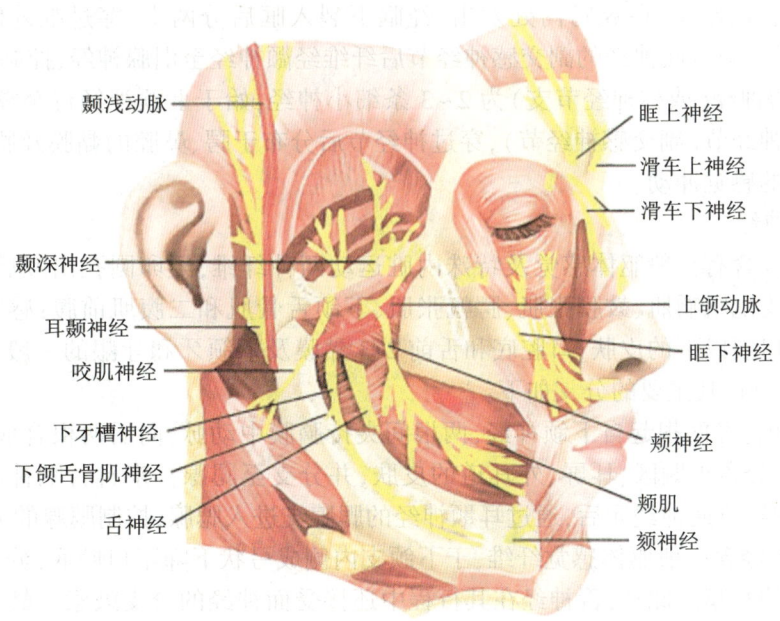

图 6-5-6　下颌神经

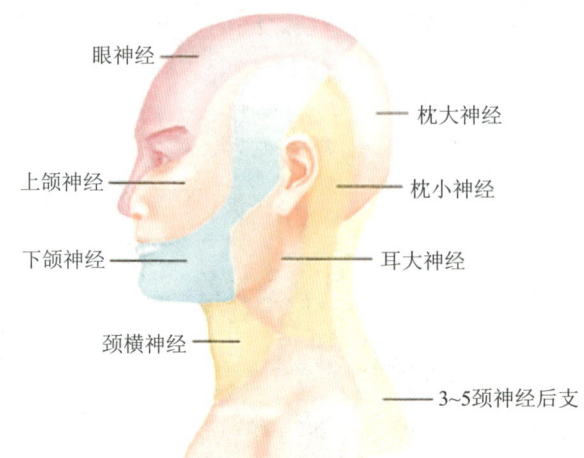

图 6-5-7　头面部皮神经分布示意图

(1) 眶下神经：是上颌神经主干的终末支，经眶下裂入眶，经眶下沟、眶下管出眶下孔分数支，分布于下睑、鼻翼、上唇的皮肤和黏膜。临床做上颌部手术时常于眶下孔处进行麻醉。眶下神经于眶下管内分出上牙槽神经前、中支。

(2) 上牙槽神经：自翼腭窝内的上颌神经本干发出上牙槽后神经，在上颌骨体后方穿入骨质，与上牙槽中、前支在上颌骨内相互吻合形成上牙槽神经丛，由丛发出分支分布于上颌牙、牙龈及上颌窦黏膜。

(3) 颧神经：细小，在翼腭窝处发出，经眶下裂入眶后分两支，穿过眶外侧壁分布于颞、颧部皮肤。来自面神经的副交感神经节后纤维经颧神经至泪腺神经，控制泪腺分泌。

(4) 翼腭神经（或称神经节支）为 2~3 条细小神经，始于上颌神经行至翼腭窝处，向下连于翼腭神经节（副交感神经节），穿过神经节后分布于腭、鼻腔的黏膜及腭扁桃体，传导这些区域的感觉冲动。

3. 下颌神经

下颌神经含有一般躯体感觉及特殊内脏运动两种纤维，经卵圆孔出颅后分为数支。其运动纤维支配咀嚼肌、鼓膜张肌、腭帆张肌、下颌舌骨肌和二腹肌前腹；感觉纤维管理颞部、耳前、口裂以下的皮肤，口腔底和舌前 2/3 黏膜及下颌牙和牙龈的一般感觉（图 6-5-6、图 6-5-7），其主要的分支如下：

(1) 耳颞神经两根起自下颌神经，两根间夹持脑膜中动脉，向后两根合成一干，与颞浅动脉伴行，分布于颞区、耳屏、外耳道的皮肤，并分支至腮腺。来自舌咽神经的副交感纤维，经耳神经节换神经元后，通过耳颞神经的腮腺支进入腮腺，控制腮腺的分泌。

(2) 舌神经含一般躯体感觉纤维，于下颌支内侧成弓状下降至口腔底，分布于口腔底和舌前 2/3 的黏膜。此外，舌神经在其行程中还接受面神经的分支鼓索。鼓索含特殊内脏感觉和一般内脏运动两种纤维，其中前者司舌前 2/3 的味蕾，后者即副交感纤维，经下颌下神经节换神经元后，节后纤维控制舌下腺和下颌下腺的分泌。

(3) 下牙槽神经于舌神经的后方走向前下,经下颌孔进入下颌管内,末支出颏孔,为颏神经,分布于下唇以下皮肤。下牙槽神经在下颌管内分支分布于下颌牙及牙龈。下牙槽神经中的运动纤维支配下颌舌骨肌及二腹肌前腹。

(4) 颊神经沿颊肌外面前行并贯穿此肌,分布于颊部皮肤及口腔侧壁黏膜。

(5) 咀嚼肌神经属特殊内脏运动纤维,分支有咬肌神经、颞深神经、翼内肌神经、翼外肌神经,支配咬肌、颞肌、翼内肌和翼外肌。一侧三叉神经损伤,表现为神经损伤侧面部皮肤以及口、鼻腔黏膜感觉障碍,角膜反射消失,咀嚼肌瘫痪。

(六) 展神经

展神经由一般躯体运动纤维组成,起于脑桥的展神经核,自脑桥延髓沟中线两侧出脑,前行至颞骨岩部尖端,穿入海绵窦,在窦内沿颈内动脉外下方前行,经眶上裂入眶,支配外直肌。展神经损伤可引起外直肌瘫痪,产生内斜视(图6-5-3、图6-5-8)。

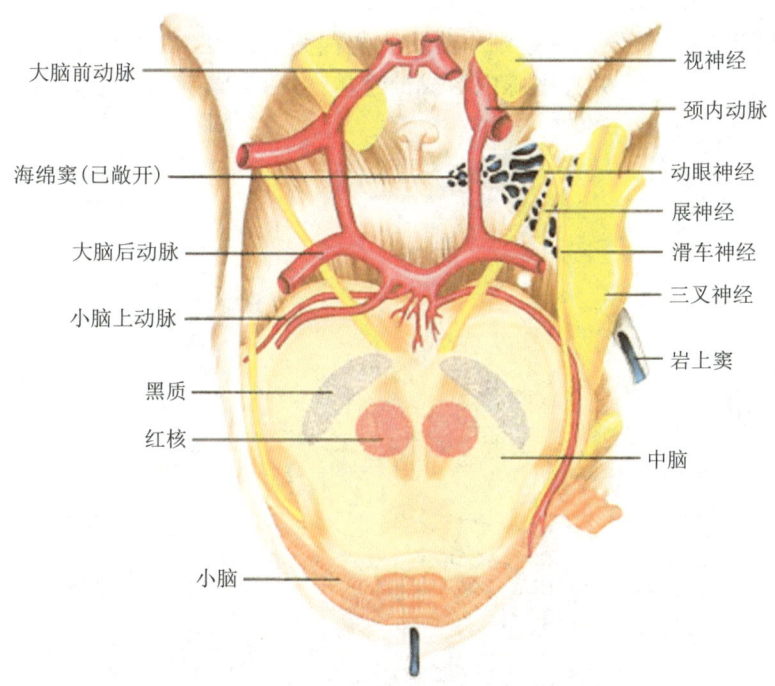

图 6-5-8 眼外肌的神经与海绵窦的关系

(七) 面神经

面神经为含有特殊内脏运动、一般内脏运动、特殊内脏感觉和一般躯体感觉等4种纤维成分的混合性脑神经。①特殊内脏运动纤维发自面神经核,主要支配面部表情肌;②一般内脏运动纤维起自上泌涎核,分别经翼腭神经节和下颌下神经节换神经元,节后纤维分布于泪腺、舌下腺、下颌下腺以及鼻腔、口腔黏膜的腺体;③特殊内脏感觉纤维的神经元胞体位于膝神经节,其周围突分布于舌前2/3的味蕾,中枢突入脑后止于孤束核;

④一般躯体感觉纤维主要传导耳部小块皮肤的浅感觉和面肌的本体感觉。

面神经连于脑桥延髓沟外侧部,经内耳门、内耳道达内耳道底,穿内耳道底入面神经管,最后从茎乳孔出颅。出茎乳孔后进入腮腺深面,分数支经腮腺前缘穿出(图6-5-9、图6-5-10)。

1.面神经管内的分支

(1)鼓索为面神经出茎乳孔前发出的分支,返回鼓室,穿岩鼓裂出鼓室,行向前下加入舌神经。鼓索含有味觉纤维和副交感纤维,前者随舌神经分布于舌前2/3的味蕾,后者进入下颌下神经节,更换神经元后控制舌下腺和下颌下腺的分泌。

(2)岩大神经为副交感神经纤维,由膝神经节处发出,于破裂孔附近与颈内动脉交感丛发出的岩深神经合并成翼管神经,穿翼管入翼腭窝内的翼腭神经节,更换神经元后,节后纤维分布至泪腺以及鼻腔、腭的黏膜腺。

(3)镫骨肌神经由鼓室处发出,支配镫骨肌。

2.面神经的颅外分支

面神经出茎乳孔后,发出一些细小分支支配枕额肌枕腹、二腹肌后腹、茎突舌骨肌和耳周围肌,其主干入腮腺,并在腮腺内形成神经丛,然后自腮腺前缘呈放射状分布于面部表情肌。

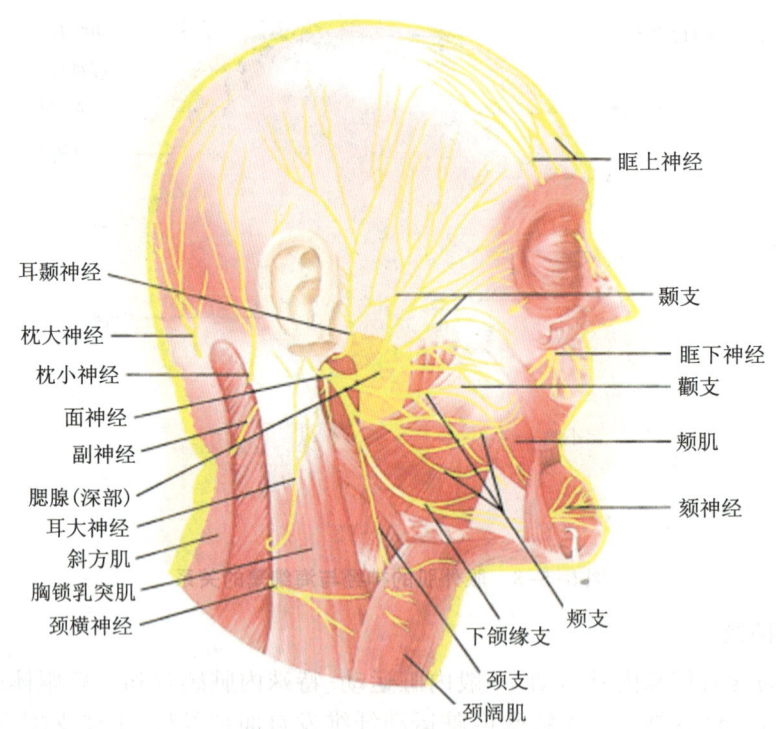

图6-5-9　面神经在面部的分支

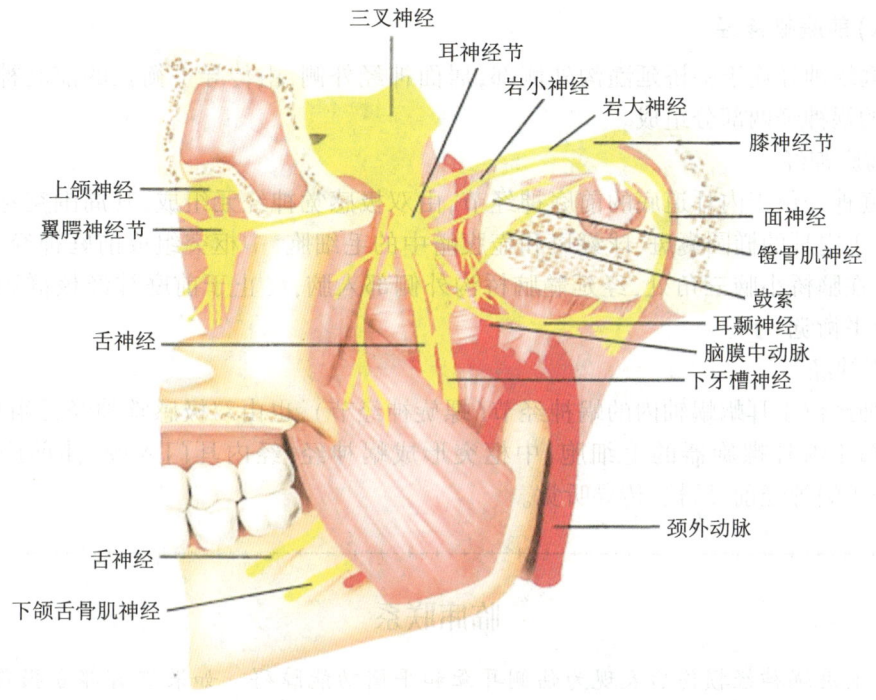

图 6-5-10 鼓索、翼腭神经节与耳神经节

(1) 颞支多为 3 支,支配额肌、眼轮匝肌等。
(2) 颧支 3~4 支,分布于眼轮匝肌和额肌。
(3) 颊支 2~3 支,沿腮腺管走行,支配颊肌、口轮匝肌及其他口周围肌。
(4) 下颌缘支支配下唇诸肌。
(5) 颈支支配颈阔肌。

临床联系

因面神经的分支有管内、管外之分,故面神经损伤部位不同,表现出不同的症状。面神经管外损伤主要表现为损伤侧表情肌瘫痪,如口角偏向健侧、不能鼓腮;说话时唾液从口角流出;伤侧额纹消失、鼻唇沟变平坦;眼轮匝肌瘫痪出现闭眼困难、角膜反射消失等症状。面神经管内损伤并伤及面神经管段的分支,除上述面肌瘫痪症状外,还可出现听觉过敏、舌前 2/3 味觉障碍、泪腺和唾液腺的分泌障碍等症状。

(八)前庭蜗神经

前庭蜗神经连于脑桥延髓沟外侧部,居面神经外侧,由传导平衡觉的前庭神经和传导听觉的蜗神经两部分组成。

1.前庭神经

前庭神经位于内耳道底的前庭神经节,由双极感觉神经元组成,其周围突穿内耳道底,分布于内耳的椭圆囊斑、球囊斑和壶腹嵴中的毛细胞,中枢突组成前庭神经,经内耳门入颅,在脑桥小脑三角处,经延髓脑桥沟外侧部入脑,终止于前庭神经核群和小脑等部,传导平衡觉。

2.蜗神经

蜗神经位于耳蜗蜗轴内的蜗神经节(螺旋神经节),也由双极感觉神经元组成,其周围突分布于内耳螺旋器的毛细胞,中枢突形成蜗神经,经内耳门入颅,伴前庭神经入脑,终止于蜗神经前、后核,传导听觉。

临床联系

前庭蜗神经损伤后表现为伤侧耳聋和平衡功能障碍。如果仅有部分损伤,由于前庭神经受到刺激,可出现眩晕和眼球震颤,并多伴有自主神经功能障碍的症状,如呕吐等。这与前庭网状结构——自主神经中枢的联系有关。

(九)舌咽神经

舌咽神经为含有5种纤维成分的混合性脑神经。①特殊内脏运动纤维,起于疑核,支配茎突咽肌。②一般内脏运动纤维,起于下泌涎核,在耳神经节内交换神经元后,节后纤维支配腮腺分泌。③一般内脏感觉纤维,其神经元胞体位于颈静脉孔处的下神经节,周围突分布于咽、舌后1/3、咽鼓管和鼓室等处黏膜,以及颈动脉窦和颈动脉小球。中枢突终于孤束核下部,传导一般内脏感觉。④特殊内脏感觉纤维,其神经元胞体位于颈静脉孔处的下神经节,周围突分布于舌后1/3的味蕾,中枢突终止于孤束核上部,传导味觉。⑤一般躯体感觉纤维,其神经元胞体位于颈静脉孔处的舌咽神经上神经节,周围突分布于耳后皮肤,中枢突入脑后止于三叉神经脊束核。

舌咽神经连于延髓橄榄后沟上部,与迷走神经、副神经同穿颈静脉孔前部出入颅腔,颈静脉孔内神经干上有膨大的上神经节,孔外有稍大的下神经节。经颈静脉孔出颅腔后,于颈内动静脉之间下行,然后呈弓形向前绕茎突咽肌外侧,至舌骨舌肌深面达舌根(图6-5-11)。舌咽神经主要分支有以下几支:

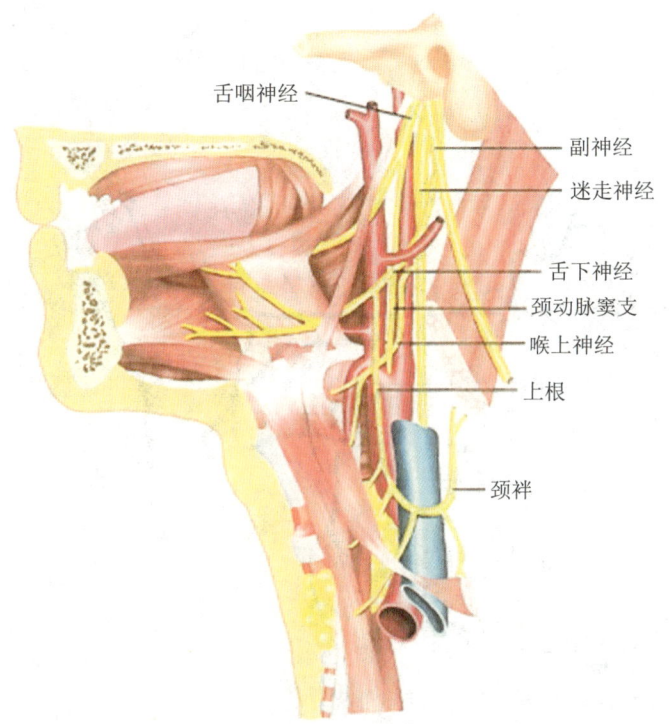

图 6-5-11 舌咽神经、迷走神经和舌下神经

(1) 鼓室神经来自下神经节,与交感神经组成鼓室丛,分布于鼓室、乳突小房和咽鼓管的黏膜。鼓室丛分出的岩小神经(含副交感纤维),出鼓室入耳神经节,更换神经元后经耳颞神经分布于腮腺,司其分泌。

(2) 颈动脉窦支为一般内脏感觉纤维,分布于颈动脉窦和颈动脉小球,能感受颈动脉窦壁的压力变化和血液内二氧化碳浓度的变化,可反射性地调节机体的血压和呼吸。

(3) 舌支为舌咽神经的终支,分布于舌后1/3的黏膜和味蕾。

(4) 咽支为3~4条细神经支,与迷走神经和交感神经的咽支在咽后侧壁交织成丛,由丛发出分支分布于咽壁各层,接受咽壁的感觉传入,与咽反射直接有关。

此外,舌咽神经还发出扁桃体支和茎突咽肌支等。

(5) 耳神经节为副交感神经节,位于卵圆孔下方,由副交感根、交感根、感觉根和运动根组成。①副交感根起自下泌涎核,经岩小神经到达此节,更换神经元后经耳颞神经分布于腮腺,控制腮腺的分泌。②交感根来自脑膜中动脉的交感丛。③感觉根来自耳颞神经,分布于腮腺,传导腮腺一般感觉。④运动根起自三叉神经运动核,经下颌神经达此节,分布于鼓膜张肌和腭帆张肌(图6-5-12)。

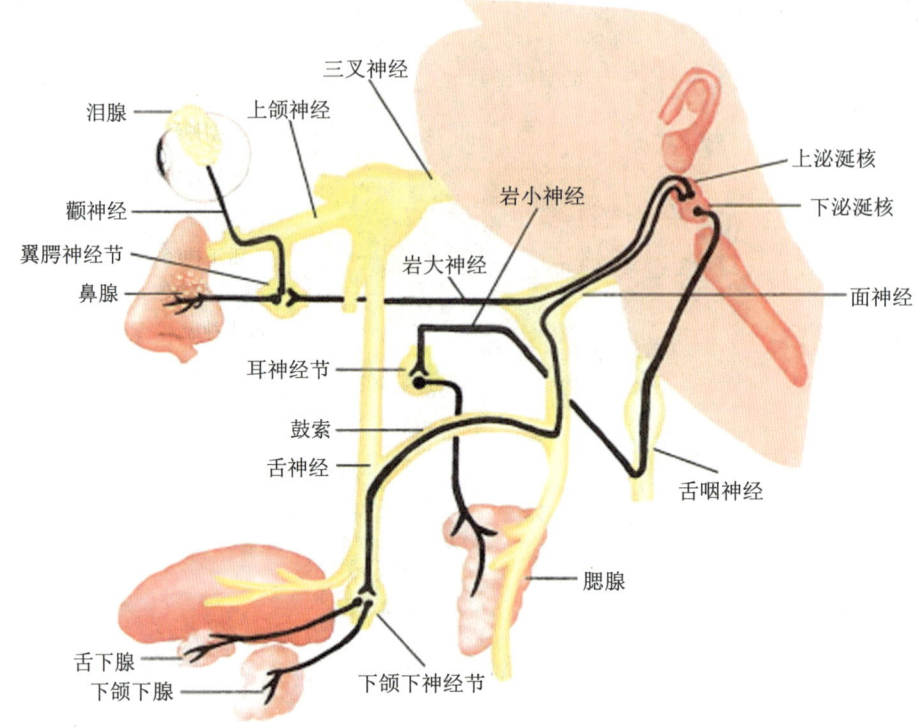

图 6-5-12 头部腺体的副交感纤维来源

(十)迷走神经

迷走神经是行程最长,分布范围最广的脑神经,含有 4 种纤维成分:①一般内脏运动纤维起自迷走神经背核,主要分布到颈部、胸腔脏器和腹腔大部分脏器,其节后神经元胞体位于所支配器官的器官内节,节后纤维支配这些器官的平滑肌、心肌和腺体的活动。②一般内脏感觉纤维的神经元胞体位于颈静脉孔下方的迷走神经下神经节,周围突随内脏运动纤维分布,中枢突终于孤束核。③特殊内脏运动纤维起自疑核,支配软腭和咽喉肌。④一般躯体感觉纤维的神经元胞体位于颈静脉孔的迷走神经上神经节,周围突分布于硬脑膜、耳郭和外耳道,中枢突终于三叉神经感觉核(图 6-5-13、图 6-5-14)。

迷走神经连于橄榄后沟,舌咽神经下方,与舌咽神经和副神经一起穿颈静脉孔出颅。在颈部迷走神经行于颈内静脉与颈内动脉或颈总动脉之间的后方,下行经胸廓上口进入胸腔。在胸腔中,左、右迷走神经行程略有不同。左迷走神经在左颈总动脉与左锁骨下动脉之间下行,越过主动脉弓前方,经左肺根后方至食管前面下行并分成许多细支,构成左肺丛和食管前丛,于食管下段延续为迷走神经前干。右迷走神经经右锁骨下动静脉之间下行,沿气管右侧,经右肺根后方达食管后面,分支构成右肺丛和食管后丛,继续下行又集中构成迷走神经后干。迷走神经前后干与食管一同穿膈肌的食管裂孔进入腹腔,在腹腔中分成许多小支分布于自胃至横结肠的消化管及肝、胰、脾、肾等实质性脏器。

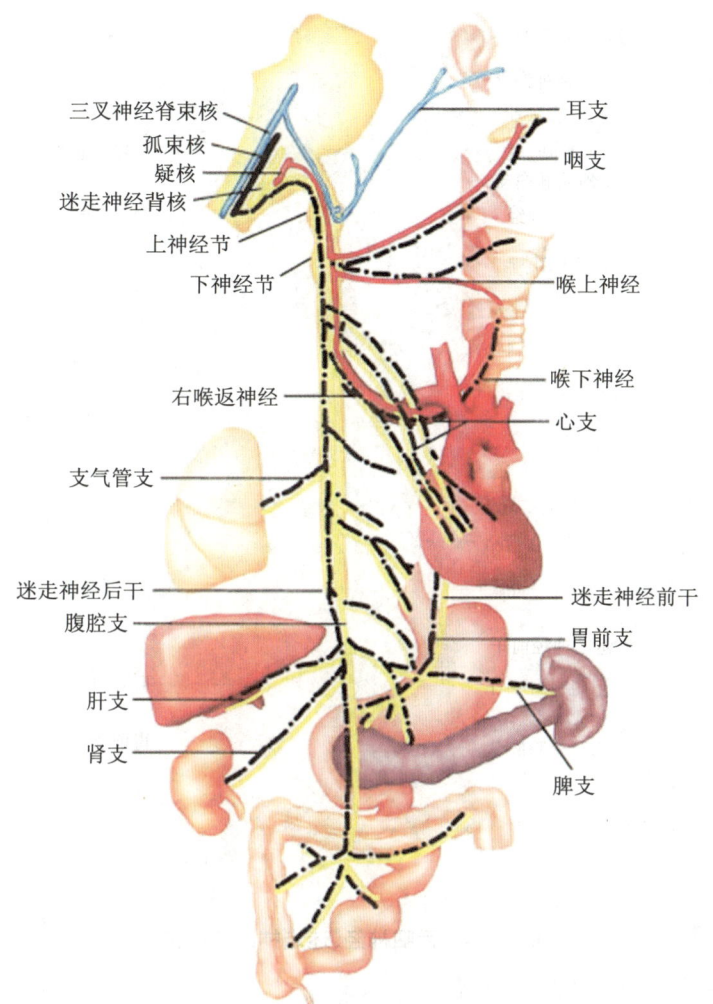

图 6-5-13 迷走神经的纤维成分及分布示意图

迷走神经的主要分支有以下几支：

1. 颈部的分支

迷走神经于颈静脉孔下方附近发出一些细小分支包括脑膜支、耳支等，分布于硬脑膜、外耳道及耳郭后面的皮肤。在颈部较大的分支有：

（1）喉上神经是迷走神经在颈部最大的分支，于颈内动脉内侧下行，在舌骨大角处分为内、外两支。内支与喉上动脉伴行，穿甲状舌骨膜入喉，分布于声门裂以上的喉黏膜及会厌、舌根等处，传导一般内脏感觉；外支细小，为特殊内脏运动纤维，伴甲状腺上动脉下行，支配环甲肌。

（2）颈心支分上、下两支，沿气管两侧下行，入胸腔后于心底部与交感神经的节后纤维一起形成心丛，调控心脏活动。其中上支还有分支至主动脉壁内，能感受血压变化和

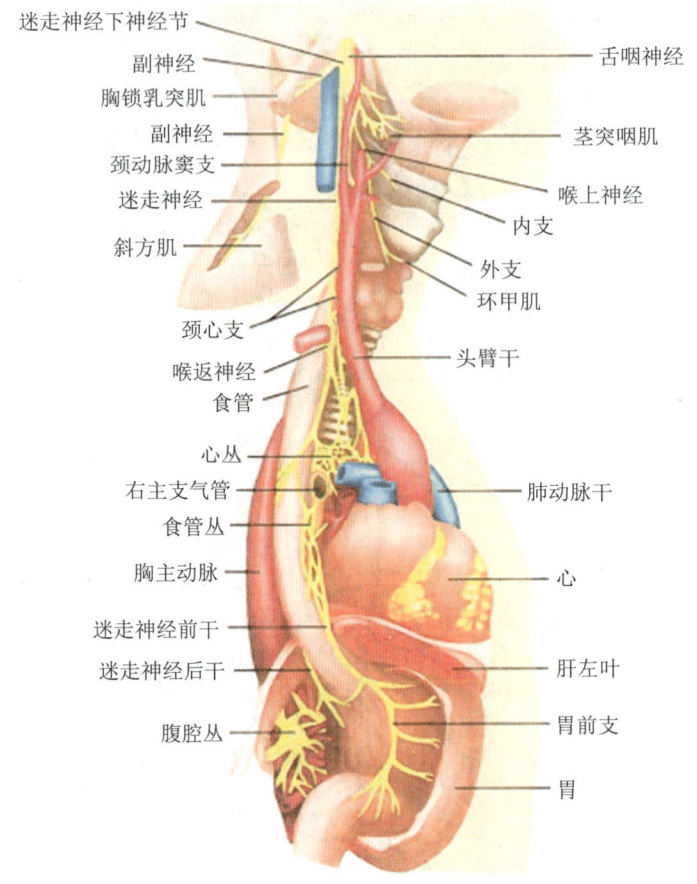

图 6-5-14 舌咽神经、迷走神经和副神经

化学刺激,称主动脉神经或减压神经。

(3)耳支发自上神经节,含躯体感觉纤维,分布于耳郭后面及外耳道的皮肤,传导一般躯体感觉。

(4)咽支发自下神经节,含一般内脏感觉和特殊内脏运动纤维,与舌咽神经和交感神经咽支于咽后壁共同构成咽丛,分布于咽缩肌、软腭肌及咽部黏膜。

(5)脑膜支发自迷走神经上神经节,分布于颅后窝硬脑膜,传导一般躯体感觉冲动。

2.胸部的分支

喉返神经为迷走神经入胸腔后的分支。右喉返神经在右迷走神经经过右锁骨下动脉前方处发出,由前向后绕过右锁骨下动脉返回向上;左喉返神经在左迷走神经经过主动脉弓前方处发出,并由前向后勾绕主动脉弓返回至颈部。左、右喉返神经分别行于两侧气管与食管之间的沟内或附近,有甲状腺下动脉与其伴行,其终末支也称喉下神经。在甲状腺两侧叶深面入喉,分布于声门裂以下喉黏膜及除环甲肌外的所有喉肌,为喉肌的主要运动神经。

气管支、食管支为一些细小分支,分别加入肺丛和食管丛,然后再发出分支至气管、食管和胸膜,传导这些器官的内脏感觉和控制这些器官平滑肌的运动及腺体的分泌。

临床联系

喉返神经是大多数喉肌的运动神经,在其入喉前与甲状腺下动脉的终支相互交叉。在甲状腺手术结扎或钳夹动脉时,应注意避免损伤此神经而导致声音嘶哑。若两侧神经同时受损,可引起失声、呼吸困难,甚至窒息。

3.腹部的分支

(1)胃前支和肝支:迷走神经前干入腹腔后分胃前支和肝支。胃前支沿胃小弯分布于胃前壁,称胃壁支。胃前支末梢形似"鸦爪",称鸦爪支,分布于幽门部前壁。肝支行于小网膜内,与交感神经节后纤维一起形成肝丛,随肝固有动脉分布于肝、胆囊和胆管(图6-5-15)。

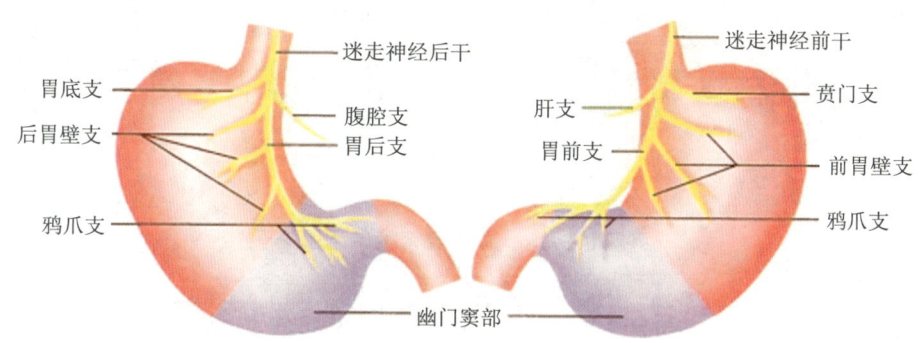

图6-5-15 迷走神经的胃分布

(2)胃后支和腹腔支:迷走神经后干入腹腔后分胃后支和腹腔支。胃后支于胃后面与胃前支同样分布。腹腔支与交感神经一起分别于腹腔干、肠系膜上动脉和肾动脉根部形成神经丛,并随这些动脉及其分支分布于胰、脾、肾以及结肠左曲以上的消化管。

临床联系

迷走神经主干损伤后,表现为脉速、心悸、恶心、呕吐、呼吸深慢和窒息等症状。由于咽喉感觉障碍和肌肉瘫痪,可出现声音嘶哑、语言和吞咽困难,腭垂偏向一侧等症状。

(十一) 副神经

副神经为运动性神经,含特殊内脏运动纤维,起自疑核(延髓根)和副神经核(脊髓根),连于延髓橄榄后沟下部。

其延髓根加入迷走神经,支配咽喉肌;脊髓根自脊髓前、后根之间出脊髓,在椎管内上行,经枕骨大孔入颅腔,与延髓根合成副神经一起经颈静脉孔出颅。然后绕颈内静脉行向外下,经胸锁乳突肌深面分出一支入该肌后,终支在胸锁乳突肌后缘上、中1/3交点处浅出,继续向外下后斜行,于斜方肌前缘中、下1/3交点处进入该肌深面,分支支配此两肌(图6-5-14、图6-5-16)。

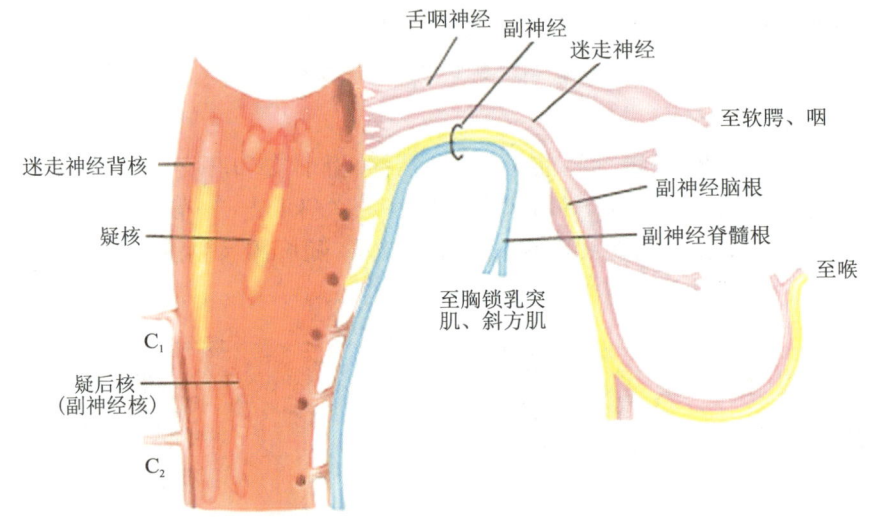

图6-5-16 副神经两根示意图

临床联系

副神经脊髓根损伤时,由于胸锁乳突肌和斜方肌的瘫痪,病人头部会出现该二肌损伤的典型症状:头不能向患侧侧屈,也不能使面部转向对侧以及患侧肩胛骨下垂。

(十二) 舌下神经

舌下神经为运动性神经,含一般躯体运动纤维,起自延髓舌下神经核,在延髓锥体与橄榄体之间出脑,经舌下神经管出颅。出颅后向下行于颈内动静脉之间至舌骨上方,呈弓形行向前内,沿舌骨舌肌浅面分支进入舌内,支配舌内肌和大部分舌外肌(图6-5-11)。

临床联系

一侧舌下神经完全损伤时，患侧半舌肌瘫痪，伸舌时由于患侧颏舌肌瘫痪，健侧颏舌肌收缩，使健侧半舌伸出，舌尖偏向患侧。舌肌瘫痪时间过长时，则造成舌肌萎缩。

【目标考核】

【知识目标考核】

1. 简述三叉神经的主要分支及分布范围。
2. 简述面神经的主要分支及分布范围。
3. 简述与视器有关的神经分布。
4. 简述与舌有关的神经分布。

【能力目标考核】

临床上各种原因损伤脑神经后，会造成损伤神经支配部位的感觉和运动障碍，通过学习脑神经，医学生应具备推断出神经损伤的临床表现的能力。

问题：简述头部外伤、颅底骨折、眶上裂狭窄。根据脑神经的起始、走行、分支、分布，推断可能损伤哪些脑神经，会出现何种临床症状？

【素质目标考核】

临床案例：患者，男，23岁。因交通事故致使右耳乳突区受重伤，知觉恢复后，查体发现右耳鼓膜破裂、右外耳道流出清凉液体，右侧不能皱眉，右眼不能闭合但能睁眼，右下睑外翻，右鼻唇沟变浅、口角偏向左侧，右侧角膜反射(眨眼反射)消失，右眼干燥，右侧舌前部味觉丧失，头颅X射线片显示有一线状骨折从颞骨岩部伸延到乳突部。

问题1：从右耳流出的是什么液体？从骨折处流到外耳道的具体路径？

问题2：可能损伤了哪一神经的哪一段？为什么能提右上睑但不能眨眼？为什么右眼干燥？为什么会发生味觉障碍？

（赵克芳）

项目六

内脏神经

【课前导读】

内脏神经系统按照分布部位的不同,可分为中枢部和周围部。按照纤维的性质,可分为感觉性和运动性两种。

内脏运动神经调节内脏、心血管等器官的运动及腺体的分泌,通常不受人的意志控制,是不随意的,故又称自主神经系统;又因它主要是控制和调节动植物共有的物质代谢活动,并不支配动物所特有的骨骼肌的运动,所以也称植物神经系统。

内脏感觉神经如同躯体感觉神经,其初级感觉神经元胞体也位于感觉性脑神经节和脊神经节内,周围突则分布于内脏和心血管等器官的内感受器,把感受到的刺激传递到各级中枢,也可到达大脑皮质。内脏感觉神经传递的信息经中枢整合后,通过内脏运动神经调节相应器官的活动,从而在维持机体内外环境的动态平衡和机体正常生命活动中发挥重要作用。

【学习目标】

1.知识目标

(1)掌握内脏神经的概念、区分及分布,节前纤维、节后纤维的概念。

(2)掌握交感神经的低级中枢、节前纤维走行、交感神经节、节后纤维的分布。

(3)掌握副交感神经的低级中枢、节前纤维走行、副交感神经节、副交感神经的分布。

(4)熟悉交感神经与副交感神经的区别。

(5)了解内脏运动神经与躯体运动神经的区别。

(6)了解内脏感觉神经和牵涉痛的概念。

2.能力目标

(1)通过学习内脏神经,具备理解交感神经、副交感神经区别的能力。

(2)通过学习牵涉痛,具备理解常见脏器疾病牵涉痛部位的能力。

3.素质目标

星光闪耀,我辈楷模:通过学习生理学和神经科学领域的一代宗师张香桐的生平事迹,培养学生热爱自己的祖国,在学习和工作中勤奋、刻苦的精神,为祖国医疗卫生事业奉献自己的一份力量。

任务一　内脏运动神经

内脏运动神经与躯体运动神经在形态结构和功能上有较大差别,简述如下:

(1)支配的器官不同:躯体运动神经支配骨骼肌,一般都受意志的控制;内脏运动神经则支配平滑肌、心肌和腺体,一般不受意志的控制。

(2)神经元数目不同:躯体运动神经自低级中枢至骨骼肌只有一个神经元。而内脏运动神经自低级中枢发出后必须在周围部的内脏运动神经节(植物性神经节)交换神经元,由节内神经元再发出纤维到达效应器。因此,内脏运动神经从低级中枢到达所支配的器官需经过两个神经元(肾上腺髓质例外,只需一个神经元)。第一个神经元称节前神经元,胞体位于脑干或脊髓内,其轴突称节前纤维。第二个神经元称节后神经元,胞体位于周围部的植物性神经节内,其轴突称节后纤维。节后神经元的数目较多,一个节前神经元可以和多个节后神经元构成突触(图6-6-1、图6-6-2)。

(3)纤维成分不同:躯体运动神经只有一种纤维成分,而内脏运动神经则有交感和副交感两种纤维成分,多数内脏器官同时接受交感和副交感神经的双重支配。

(4)纤维粗细不同:躯体运动神经纤维一般是比较粗的有髓纤维,而内脏运动神经纤维则是薄髓(节前纤维)和无髓(节后纤维)的细纤维。

(5)节后纤维分布形式不同:内脏运动神经节后纤维的分布形式和躯体运动神经亦有不同,躯体运动神经以神经干的形式分布,而内脏运动神经节后纤维常攀附脏器或血管形成神经丛,由丛再分支至效应器(图6-6-2)。

内脏运动神经的效应器,一般是指平滑肌、心肌和外分泌腺。内分泌腺如肾上腺髓质和甲状腺等,也受内脏运动神经支配。内脏运动神经节后纤维的终末与效应器的连接,缺少像躯体运动神经那样单独的末梢装置,而是常以纤细神经丛的形式分布于平滑肌细胞和腺细胞的周围,所以从末梢释放出来的递质可能是以扩散方式作用于邻近的多个平滑肌细胞和腺细胞。

根据形态、功能和药理学的特点,内脏运动神经分为交感神经和副交感神经两部分。

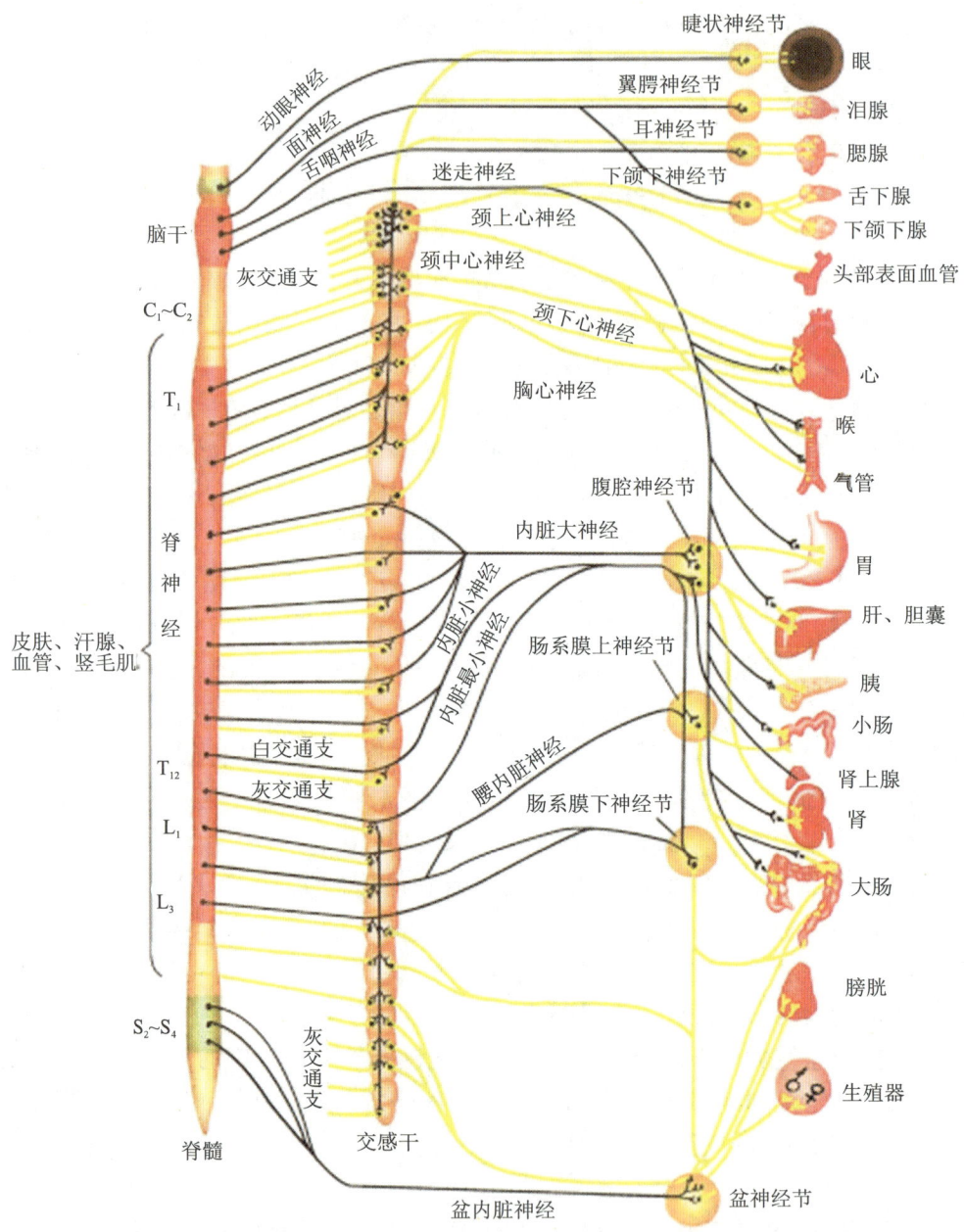

图 6-6-1 内脏运动神经概况示意图

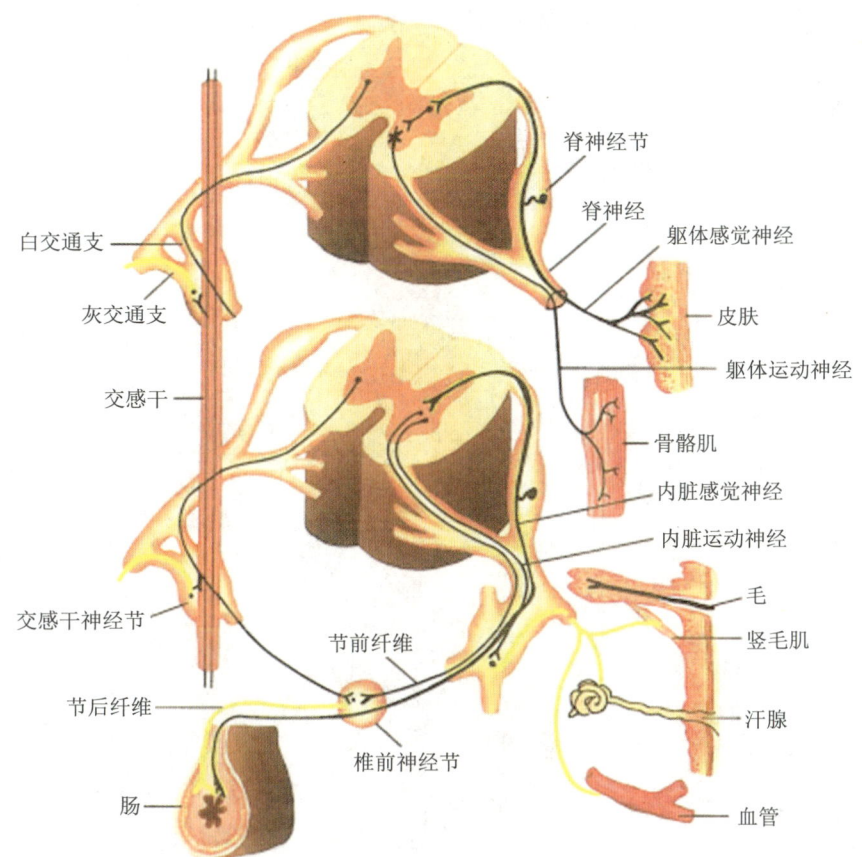

图 6-6-2 交感神经纤维走行模式图

(一)交感神经

1.交感神经概观

交感神经(图 6-6-2)的低级中枢(节前神经元的胞体)位于脊髓 $T_1 \sim L_3$ 节段的灰质侧柱的中间外侧核。由此核发出的节前纤维经脊神经前根和前支到达交感神经节。交感神经的周围部包括交感干、交感神经节,以及由节发出的分支和交感神经丛等。交感神经节依其所在的位置可分为椎旁神经节和椎前神经节。

(1)椎旁神经节:由交感神经低级中枢发出的一部分节前纤维经脊神经前根和前支止于脊柱两旁的交感神经节即椎旁神经节。椎旁神经节借节间支连成左、右两条交感干。交感干沿脊柱两侧走行,上至颅底,下至尾骨,于尾骨的前面两干合并,因此椎旁神经节又称交感干神经节,交感干全长可分颈、胸、腰、骶、尾 5 部。每侧有 19~24 个交感干的神经节,其中颈部有 3~4 个,胸部 10~12 个,腰部 4 个,骶部 2~3 个,尾部两侧合成 1 个奇神经节。交感干神经节由多极神经元组成,大小不等,部分交感神经节后纤维即起自这些细胞(图6-6-3),余部则起自椎前神经节。

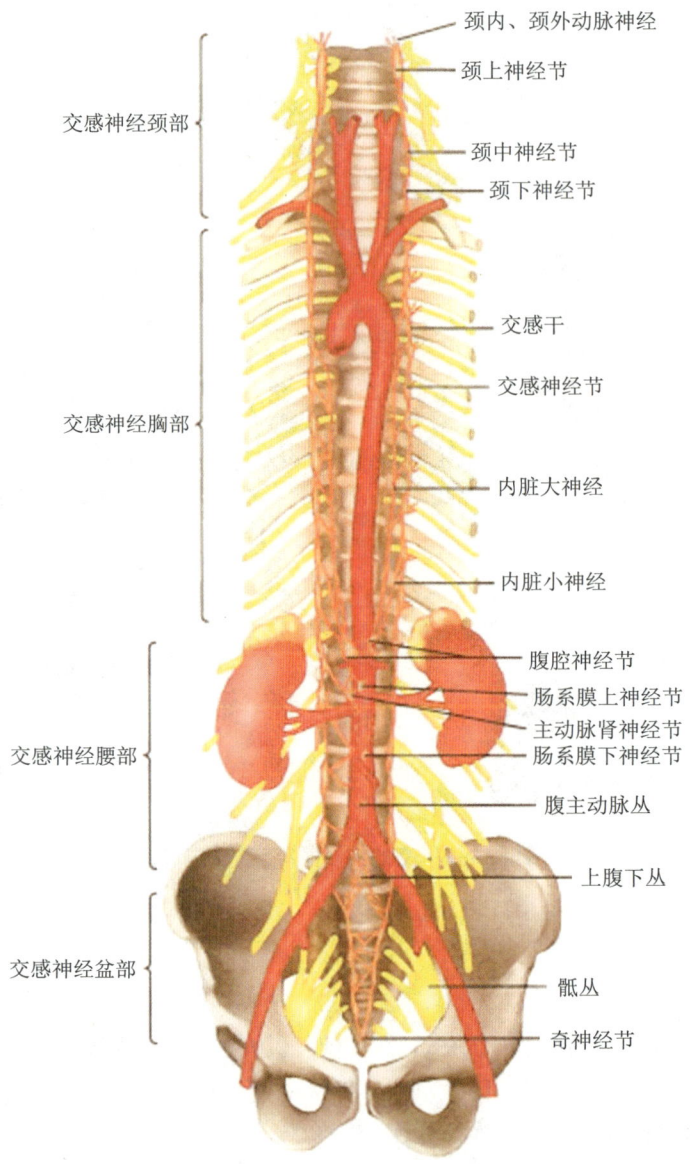

图6-6-3 交感干和交感神经节

(2)椎前神经节:由交感神经低级中枢发出的另一部分节前纤维经脊神经前根和前支穿过椎旁神经节止于脊柱前方的交感神经节,因位于脊柱前方故称椎前神经节。椎前神经节包括腹腔神经节、肠系膜上神经节、肠系膜下神经节及主动脉肾神经节等,分别位于同名动脉的根部。

(3)交感神经的交通支:每个交感干神经节与相应的脊神经之间都有交通支相连,分白交通支和灰交通支两种。白交通支主要由有髓鞘的节前纤维组成,呈白色,故称白交通支。节前神经元的细胞体仅存在于脊髓 T_1~L_3 节段的脊髓侧角,因此,白交通支也只存在于 T_1~L_3 各脊神经的前支与相应的交感干神经节之间。灰交通支连于交感干与31对脊神经前支之间,由交感干神经节细胞发出的节后纤维组成,多无髓鞘,色灰暗,故称灰交通支(图6-6-1、图6-6-3)。

2.交感神经纤维的行程

(1)交感神经节前纤维的行程。节前纤维由脊髓中间外侧核发出,经脊神经前根、脊神经、白交通支进入交感干内,有3种去向:①终止于相应的椎旁神经节,并交换神经元。②在交感干内上行或下降后,终于上方或下方的椎旁神经节。一般认为来自脊髓上胸段(T_1~T_6)中间外侧核的节前纤维,在交感干内上升至颈部,在颈部椎旁神经节换元;中胸段者(T_7~T_{10})在交感干内上升或下降,至其他胸部交感神经节换元;下胸段和腰段者(T_{11}~L_3)在交感干内下降,在腰骶部交感神经节换元。③穿过椎旁节后,至椎前节交换神经元。

(2)交感神经节后纤维的行程。节后纤维也有3种去向:①发自交感干神经节的节后纤维经灰交通支返回脊神经,随脊神经分布至头颈部、躯干和四肢的血管、汗腺和竖毛肌等。31对脊神经与交感干之间都有灰交通支联系,脊神经的分支一般都含有交感神经节后纤维。②攀附动脉走行,在动脉外膜形成相应的神经丛(如颈内外动脉丛、腹腔丛、肠系膜上丛等),并随动脉分布到所支配的器官。③由交感神经节直接分布到所支配的脏器。

3.交感神经的分布

(1)颈部:颈交感干位于颈血管鞘后方,颈椎横突的前方。一般每侧有3~4个交感神经节,多者可达6个,分别称颈上、中、下神经节(图6-6-3)。

颈上神经节最大,呈梭形,位于第1~3颈椎横突前方,颈内动脉后方。颈中神经节最小,有时缺如,多者达3个,位于第6颈椎横突处。颈下神经节位于第7颈椎横突根部的前方,在椎动脉的起始部后方,常与第1胸神经节合并成颈胸神经节(亦称星状神经节)。

颈部交感干神经节发出的节后神经纤维的分布,可概括如下:①经灰交通支连于8对颈神经,并随颈神经分支分布至头颈和上肢的血管、汗腺、竖毛肌等。②直接至邻近的动脉,形成颈内动脉丛、颈外动脉丛、锁骨下动脉丛和椎动脉丛等,伴随动脉的分支至头颈部的腺体(泪腺、唾液腺、口腔和鼻腔黏膜内腺体、甲状腺等)、竖毛肌、血管、瞳孔开大肌。③发出的咽支,直接进入咽壁,与迷走神经、舌咽神经的咽支共同组成咽丛。④3对颈交感干神经节分别发出颈上、中、下心神经,下行进入胸腔,加入心丛(图6-6-3)。

(2)胸部:胸交感干位于肋骨小头的前方,每侧有10~12个(以11个最为多见)胸神经节(图6-6-3)。胸交感干发出下列分支:①经灰交通支连接12对胸神经,并随其分布于胸腹壁的血管、汗腺、竖毛肌等。②从上5对胸神经节发出许多分支,参加胸主动脉丛、食管丛、肺丛及心丛等。③内脏大神经由穿过第5或第6~9胸交感干神经节的节前纤维组成,向前下方行走中合成一干,并沿椎体前面倾斜下降,穿过膈脚,主要终于腹腔神经节。④内脏小神经,由穿过第10~12胸交感干神经节的节前纤维组成,下行穿过膈脚,主要终于主动脉肾神经节等,由这些神经节发出的节后纤维,分布至肝、脾、肾等实质性脏器和结肠左曲以上的消化管(图6-6-3、图6-6-4)。⑤内脏最小神经常常缺如,自最末胸神经节发出,与交感干伴行,穿过膈入腹腔,加入肾神经丛。

(3)腰部:约有4对腰神经节,位于腰椎体前外侧与腰大肌内侧缘之间。腰交感干发出分支有:①灰交通支连接5对腰神经,并随腰神经分布。②腰内脏神经由穿过腰神经节的节前纤维组成,终于腹主动脉丛和肠系膜下丛内的椎前神经节,交换神经元后节后纤维分布至结肠左曲以下的消化道及盆腔脏器,并有纤维伴随血管分布至下肢。当下肢血管痉挛时,可手术切除腰交感干以获得缓解(图6-6-3、图6-6-4)。

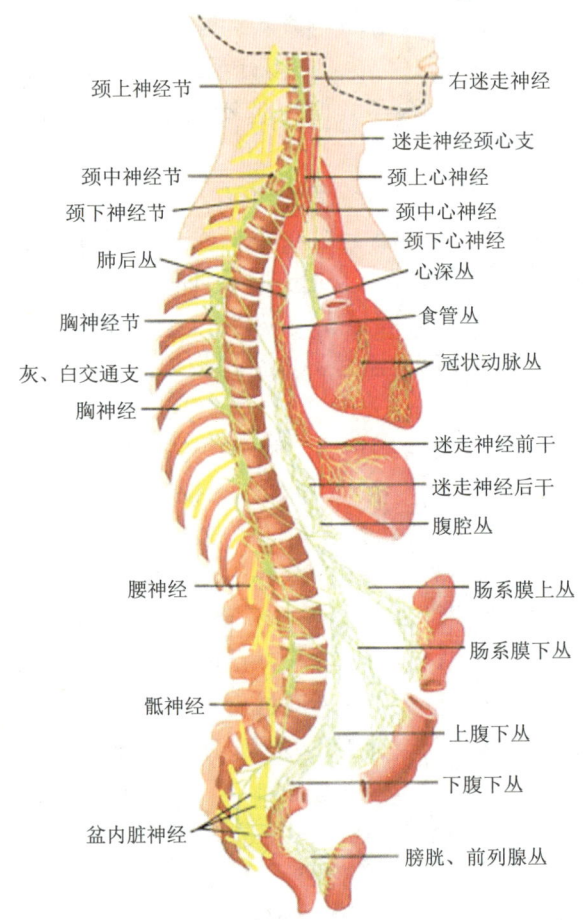

图6-6-4 右交感干与内脏神经丛的联系

(4)盆部:盆交感干位于骨前面,骶前孔内侧,有2~3对骶神经节和一个奇神经节。节后纤维的分支有:①灰交通支,连接骶尾神经,分布于下肢及会阴部的血管、汗腺和竖毛肌。②一些小支加入盆丛,分布于盆腔器官。

综上所述,交感神经节前、节后纤维分布均有一定规律,如来自脊髓胸1~5节段中间外侧核的节前纤维,更换神经元后,其节后纤维支配头、颈、胸腔脏器及上肢的血管、汗腺和竖毛肌;来自脊髓T_5~T_{12}节段中间外侧核的节前纤维,更换神经元后,其节后纤维支配肝、脾、肾等腹腔实质性器官和结肠左曲以上的消化管;来自脊髓上腰段中间外侧核的节前纤维,更换神经元后,其节后纤维支配结肠左曲以下的消化管、盆腔脏器及下肢的血管、汗腺和竖毛肌。关于交感神经节段支配的情况,详见内脏器官的神经支配表。

(二) 副交感神经

副交感神经的低级中枢位于脑干的一般内脏运动核和脊髓骶部第 2~4 节段灰质的骶副交感核,由这些核的神经元发出的纤维即节前纤维。周围部的副交感神经节,位于器官的周围或器官的壁内,称器官旁节和器官内节,节内的细胞即为节后神经元,位于颅部的副交感神经节较大,肉眼可见,有睫状神经节、下颌下神经节、翼腭神经节和耳神经节等。颅部副交感神经节前纤维即在这些神经节内交换神经元,然后发出节后纤维随相应脑神经到达所支配的器官。节内并有交感神经及感觉神经纤维通过(不交换神经元),分别称为交感根及感觉根。此外,还有位于身体其他部位很小的副交感神经节,只有在显微镜下才能看到。例如:位于心丛、肺丛、膀胱丛和子宫阴道丛内的神经节,以及位于支气管和消化管壁内的神经节等。

副交感神经元属于胆碱能神经元,其中多数尚含有血管活性肠肽(VIP)和降钙素基因相关肽(CGRP)等神经肽类物质。

1.颅部的副交感神经

其节前纤维行于第Ⅲ、Ⅶ、Ⅸ、Ⅹ对脑神经内,已于脑神经中详述,现概括介绍如下(图 6-6-5)。

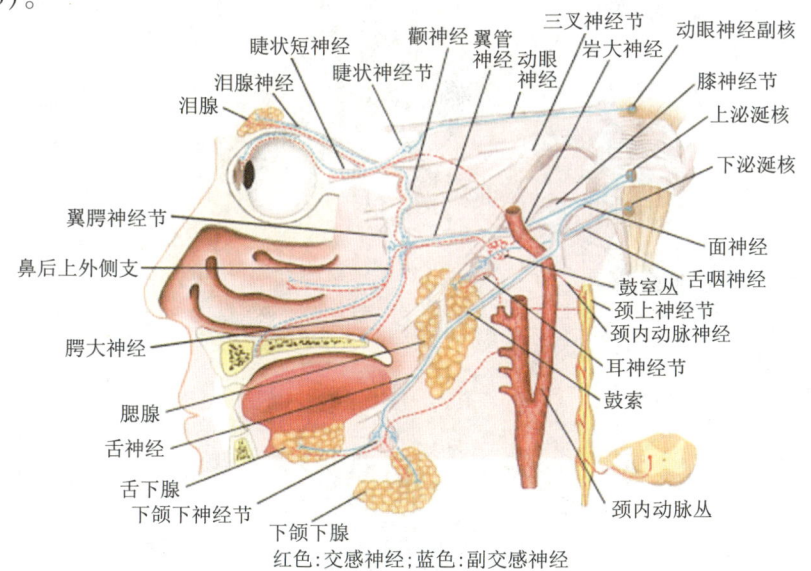

红色:交感神经;蓝色:副交感神经

图 6-6-5 头部的内脏神经分布模式图

(1)随动眼神经走行的副交感神经节前纤维,由中脑的动眼神经副核发出,进入眼眶腔到达睫状神经节内交换神经元,其节后纤维进入眼球壁,分布于瞳孔括约肌和睫状肌。

(2)随面神经走行的副交感神经节前纤维,由脑桥的上泌涎核发出,一部分节前纤维经岩大神经至翼腭窝内的翼腭神经节交换神经元,节后纤维分布于泪腺、鼻腔、口腔以及腭黏膜的腺体。另一部分节前纤维经鼓索,加入舌神经,至下颌下神经节交换神经元,节后纤维分布于下颌下腺和舌下腺。

(3)随舌咽神经走行的副交感节前纤维,由延髓的下泌涎核发出,经鼓室神经至鼓室丛,由丛发出岩小神经至卵圆孔下方的耳神经节交换神经元,节后纤维经耳颞神经分布于腮腺。

(4)随迷走神经走行的副交感节前纤维,由延髓的迷走神经背核发出,随迷走神经的分支到达胸、腹腔脏器附近或壁内的副交感神经节交换神经元,节后纤维分布于胸、腹腔脏器(结肠左曲以下及盆腔脏器等除外)。

2.骶部的副交感神经

节前纤维由脊髓骶部第2~4节段的骶副交感核发出,随骶神经出骶前孔,而后从骶神经分出组成盆内脏神经加入盆丛,随盆丛分支分布到盆腔脏器,在脏器附近或脏器壁内的副交感神经节交换神经元,节后纤维支配结肠左曲以下的消化管和盆腔脏器(图6-6-6)。

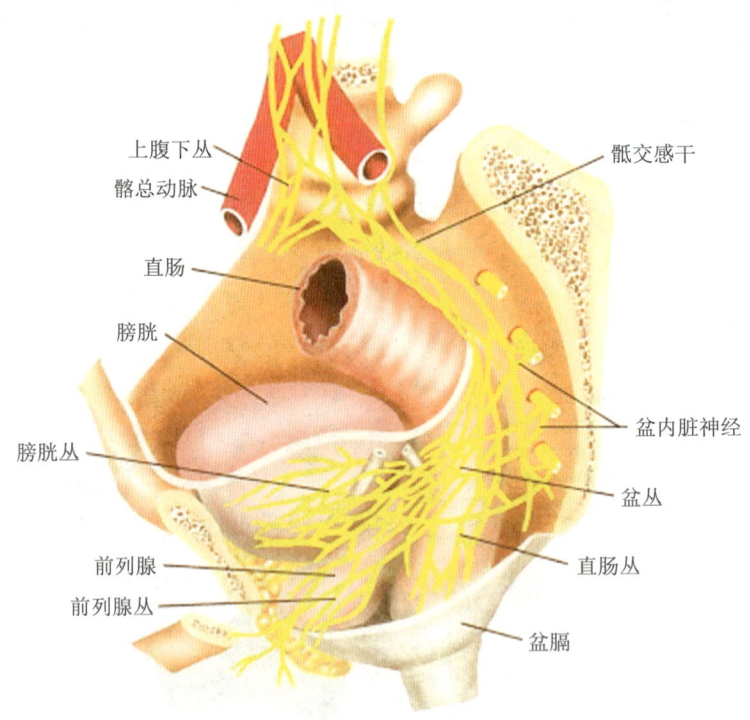

图6-6-6 盆部内脏神经丛

(三) 交感神经与副交感神经的主要区别

交感神经和副交感神经都是内脏运动神经，常共同支配一个器官，形成对内脏器官功能的双重神经支配。但在神经来源、形态结构、分布范围和功能上，交感神经与副交感神经又有明显的区别：

(1) 低级中枢的部位不同：交感神经低级中枢位于脊髓胸腰部灰质的中间外侧核，副交感神经的低级中枢则位于脑干一般内脏运动核和脊髓骶部的骶副交感核。

(2) 周围部神经节的位置不同：交感神经节位于脊柱两旁（椎旁神经节）和脊柱前方（椎前神经节），副交感神经节位于所支配的器官附近称为器官旁节，或位于器官壁内称为器官内节。因此，副交感神经节前纤维比交感神经长，而其节后纤维则较短。

(3) 节前神经元与节后神经元的比例不同：一个交感节前神经元的轴突可与多个节后神经元形成突触，而一个副交感节前神经元的轴突则与较少的节后神经元形成突触。所以交感神经的作用范围较广泛，而副交感神经的作用则较局限。

(4) 分布范围不同：交感神经分布范围较广，除至头颈部、胸、腹腔脏器外，尚遍及全身血管、腺体、竖毛肌等。副交感神经的分布则不如交感神经广泛，一般认为大部分血管、汗腺、竖毛肌、肾上腺髓质只接受交感神经支配。

(5) 对同一器官所起的作用不同：交感与副交感神经对同一器官的作用既是互相拮抗又是互相统一的。例如：当机体运动时，交感神经兴奋性增强，副交感神经兴奋减弱、相对抑制，于是出现心跳加快、血压升高、支气管扩张、瞳孔开大、消化活动受抑制等现象。这表明，此时机体的代谢加强，能量消耗加快，以适应环境的剧烈变化。而当机体处于安静或睡眠状态时，副交感神经兴奋加强，交感神经相对抑制，因而出现心跳减慢、血压下降、支气管收缩、瞳孔缩小、消化活动增强等现象，这有利于体力的恢复和能量的储存。可见在交感和副交感神经互相拮抗、相互统一的协调作用下，机体才得以更好地适应环境的变化，才能在复杂多变的环境中生存。交感和副交感神经的活动，是接受脑的较高级中枢，特别是在下丘脑和边缘叶的调控下进行的。

(四) 内脏神经丛

交感神经、副交感神经和内脏感觉神经在到达所支配的脏器的行程中，常互相交织共同构成内脏神经丛（自主神经丛或植物神经丛，图6-6-3、图6-6-4）。这些神经丛主要攀附于头、颈部和胸、腹腔内动脉的周围，或分布于脏器附近和器官之内。除颈内动脉丛、颈外动脉丛、锁骨下动脉丛和椎动脉丛等没有副交感神经参加外，其余的内脏神经丛内均有交感和副交感神经。另外，在这些丛内也有内脏感觉纤维。由这些神经丛发出分支，分布于胸、腹及盆腔的内脏器官。

1. 心丛

心丛由两侧交感干的颈上、中、下神经节和第1~4或第5胸神经节发出的心支以及迷走神经的心支共同组成。心丛又可分为心浅丛和心深丛，浅丛位于主动脉弓下方右肺动脉前方，深丛位于主动脉弓和气管杈之间。心丛内有心神经节（副交感节），来自迷走神经的副交感节前纤维在此交换神经元。心丛的分支组成心房丛和左、右冠状动脉丛,随动脉分支分布于心肌(图6-6-7)。

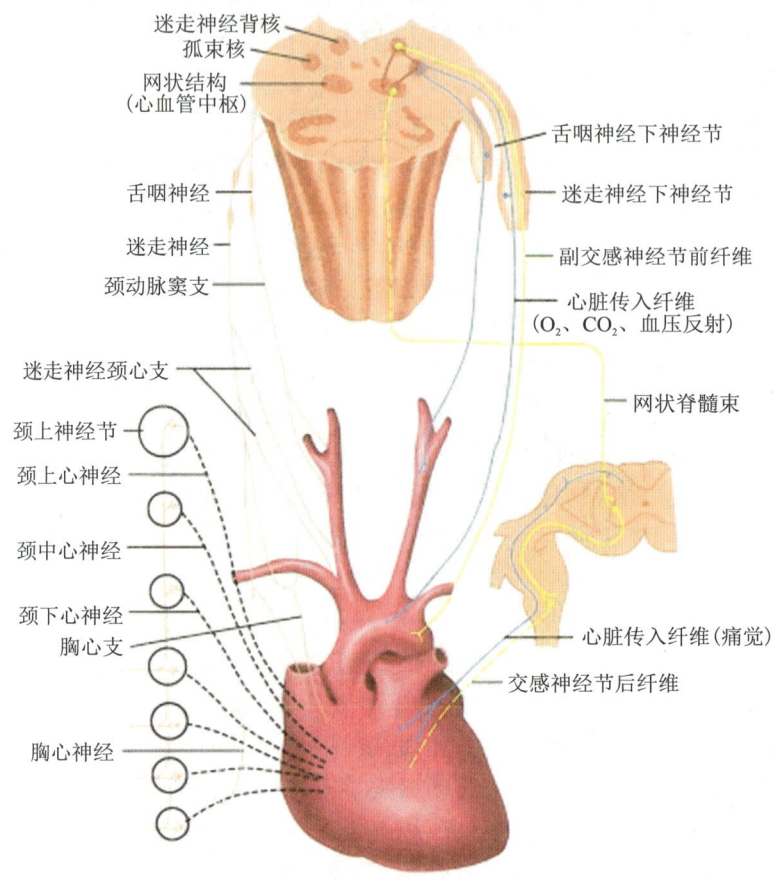

图6-6-7　心的神经支配和血压调节

2.肺丛

肺丛位于肺根的前、后方,与心丛互相连续,丛内亦有小的神经节为迷走神经节后神经元。肺丛由迷走神经的支气管支和交感干的第2~5胸神经节的分支组成,也有心丛的分支加入,其分支随支气管和肺血管的分支入肺。

3.腹腔丛

腹腔丛是最大的内脏神经丛,位于腹腔干和肠系膜上动脉根部周围。丛内主要含有腹腔神经节、肠系膜上神经节、主动脉肾神经节等。此丛由来自两侧的胸交感干的内脏大、小神经和迷走神经后干的腹腔支以及腰上部交感神经节的分支共同构成。来自内脏大、小神经的交感节前纤维在丛内神经节交换神经元,来自迷走神经的副交感节前纤维则到所分布的器官附近或肠管壁内交换神经元。腹腔丛及丛内神经节发出的分支伴动脉的分支分布,可分为许多副丛,如肝丛、胃丛、脾丛、肾丛以及肠系膜上丛等,各副丛则

第六模块　神经系统

分别沿同名血管分支到达各脏器(图6-6-3、图6-6-4)。

4.腹主动脉丛

腹主动脉丛位于腹主动脉前面及两侧,是腹腔丛在腹主动脉表面向下延续部分,接受第1~2腰交感神经节的分支。此丛分出肠系膜下丛,沿同名动脉分支分布于结肠左曲至直肠上段的肠管。腹主动脉丛的一部分纤维下行入盆腔,参加腹下丛的组成;另一部分纤维沿髂总动脉和髂外动脉组成与动脉同名的神经丛,随动脉分布于下肢血管、汗腺、竖毛肌(图6-6-3)。

5.腹下丛

腹下丛可分为上腹下丛和下腹下丛。

上腹下丛位于第5腰椎体前面,腹主动脉末端及两髂总动脉之间,是腹主动脉丛向下的延续部分,两侧接受第3、4腰下位2腰神经节发出的腰内脏神经,在肠系膜下神经节交换神经元。

下腹下丛即盆丛,由上腹下丛延续到直肠两侧,并接受骶部交感干的节后纤维和第2~4骶神经的副交感节前纤维。此丛伴随髂内动脉的分支组成直肠丛、精索丛、输尿管丛、膀胱丛、前列腺丛、子宫阴道丛等,并随动脉分支分布于盆腔各脏器(图6-6-4、图6-6-7)。

任务二　内脏感觉神经

人体各内脏器官除有运动性神经(交感和副交感神经)支配外,也有感觉神经分布。内脏感受器接受来自内脏的刺激,内脏感觉神经将其变成神经冲动,并将内脏感觉性冲动传到中枢,中枢可直接通过内脏运动神经或间接通过体液调节各内脏器官的活动。

如同躯体感觉神经一样,内脏感觉神经元的细胞体亦位于脑神经节和脊神经节内,也是假单极神经元,其周围突是粗细不等的有髓或无髓纤维。传导内脏感觉的脑神经节包括膝神经节、舌咽神经下节和迷走神经下节。脑神经节细胞的周围突随同面、舌咽、迷走神经分布于内脏器官,中枢突随同面、舌咽、迷走神经进入脑干,终止于孤束核。传导内脏感觉的脊神经节细胞的周围突随同交感神经和髓部副交感神经分布于内脏器官,中枢突随同脊神经后根进入脊髓,终于灰质后角。在中枢内,内脏感觉纤维一方面直接或间接经中间神经元与内脏运动神经元相联系,以完成内脏—内脏反射,或与躯体运动神经元联系,形成内脏—躯体反射;另一方面则可经过较复杂的传导途径,将冲动传导到大脑皮层,形成内脏感觉。

内脏感觉神经除传导内脏感觉和痛觉外,尚具有传出功能。现已证明,初级内脏感觉神经节细胞体合成像P物质(SP)、神经激肽A(NKA)和降钙素基因相关肽等神经肽类物质,这些物质由节细胞周围突末梢释放至周围组织,参与某些炎性疾病的病理生理过程,同时刺激周围组织产生神经生长因子(NGF),NGF与感觉神经末梢的特异性受体结合,逆行至胞体促进 SP 等神经肽合成,通过中枢突进入脊髓参与痛觉传递(图 6-6-8)。

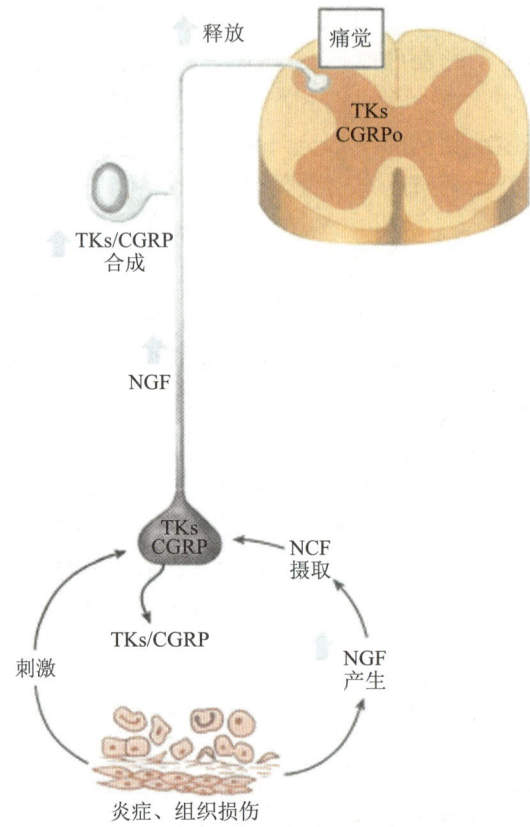

图 6-6-8　内脏感觉神经神经肽作用示意图

内脏感觉神经在形态结构上虽与躯体感觉神经大致相同,但仍有某些不同之处。

(一)痛阈较高

内脏感觉纤维的数目较少,且多为细纤维,故痛阈较高,一般强度的刺激不引起主观感觉。例如,在外科手术切割或烧灼内脏时,病人并不感觉疼痛。但脏器活动较强烈时,则会产生内脏感觉,如外科手术时牵拉脏器、胃的饥饿收缩、直肠和膀胱的充盈等均可引起感觉。这些感觉的传入纤维,一般认为多与副交感神经伴行进入脊髓或脑干。此外,在病理条件下或极强烈刺激下,则可产生痛觉。例如,内脏器官过度膨胀受到牵张、平滑肌痉挛以及缺血和代谢产物积聚等,皆可刺激神经末梢产生内脏痛。一般认为,传导内脏痛觉的纤维多与交感神经伴行进入脊髓。

(二)弥散的内脏痛

内脏感觉的传入途径比较分散,即一个脏器的感觉纤维经过多个节段的脊神经进入中枢,而一条脊神经又包含来自几个脏器的感觉纤维。因此,内脏痛往往是弥散的,定位亦不准确。例如,心脏的痛觉纤维伴随交感神经,主要是颈中心神经和颈下心神经,经第

1~5胸神经进入脊髓。内脏痛觉纤维除和交感神经伴行外,尚有盆腔部分脏器的痛觉冲动通过盆内脏神经(副交感神经)到达脊髓。气管和食管的痛觉纤维可能经迷走神经传入脑干,也可能伴交感神经走行,最后经脊神经进入脊髓。内脏感觉神经的中枢传入路径见内脏感觉神经通路。

(三) 牵涉性痛

当某些内脏器官发生病变时,常在体表一定区域产生过敏感觉或痛觉,这种现象称为牵涉性痛。临床上将内脏患病时体表发生过敏感觉以及骨骼肌反射性僵硬和血管运动、汗腺分泌等障碍的部位称为海德带,该带有助于内脏疾病的定位诊断。牵涉性痛有时发生在患病内脏邻近的皮肤区,有时发生在距患病内脏较远的皮肤区。例如,心绞痛时,常在胸前区及左臂内侧皮肤感到疼痛(图6-6-9)。肝胆疾患时,常在右肩部感到疼痛等。

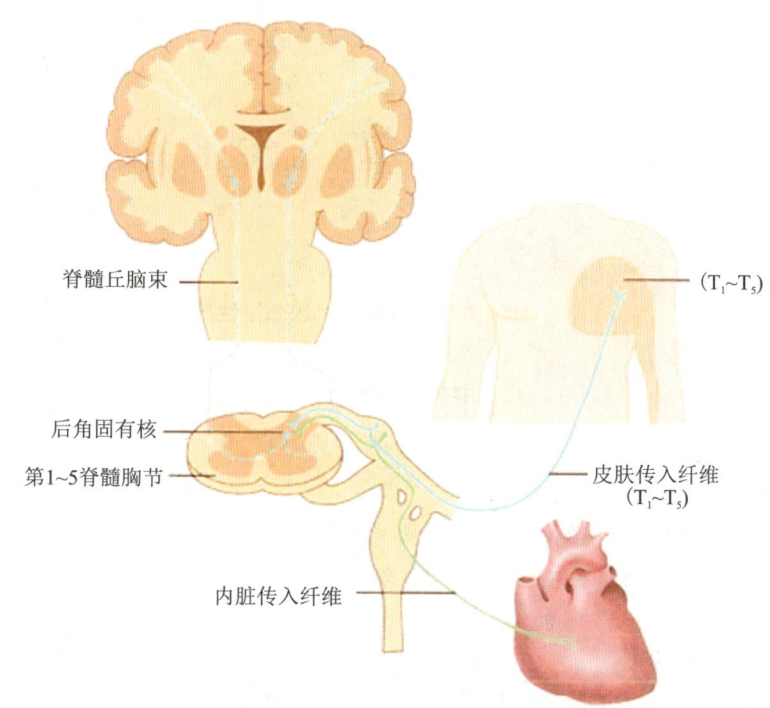

图6-6-9 心传入神经与皮肤传入神经中枢投射联系

关于牵涉性痛的发生机制,现在认为,发生牵涉性痛的体表部位与病变器官的感觉神经进入同一脊髓节段,并在后角内密切联系。因此,从患病内脏传来的冲动可以扩散或影响到邻近的躯体感觉神经元,从而产生牵涉性痛。研究表明,一个脊神经节神经元的周围突分叉至躯体部和内脏器官,并认为这是牵涉痛机理的形态学基础(图6-6-10)。

人体解剖学

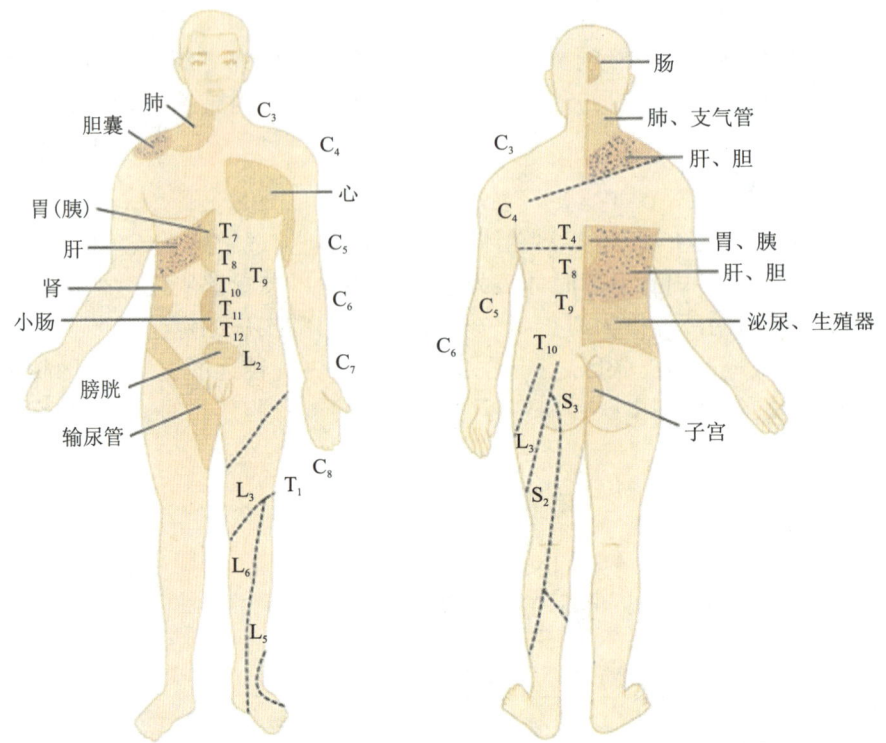

图 6-6-10 内脏器官疾病时的牵涉性痛区

【目标考核】

【知识目标考核】
1. 简述内脏运动神经和躯体运动神经的主要区别。
2. 简述交感神经与副交感神经的主要区别。
3. 简述内脏感觉神经的特点。

【能力目标考核】
简述牵涉痛的概念,列举出脏器患病时常见的牵涉痛部位。

【素质目标考核】

星光闪耀　我辈楷模
"张香桐星"闪耀苍穹

张香桐(1907.11.27~2007.11.4),河北正定人,神经生理学家,新中国神经科学的奠基人之一,中国科学院院士,中国科学院上海脑研究所首届所长。他是国际公认的树突生理功能研究的先驱者之一,我国针刺麻醉机制研究的主要学术带头人。他治学严

498

谨,淡泊名利,学识渊博。

1942年,张香桐前往美国深造,师从著名神经生理学家、耶鲁大学医学院生理系主任富尔顿教授。1946年,他以"绘制猴运动皮层内肌肉部位的表征图谱"获得耶鲁大学哲学博士学位,该工作被认为是这一领域的经典工作,张香桐也成为最早一批涉猎神经连接图谱的科学家。

回国之后,张香桐为中国神经科学奠定了基础,培养了大批骨干人才。他在与学生和同事的交谈中反复提到:一个科学家,应该热爱自己的祖国。中国的脑科学研究,一定要有自己的特色。我们应当不失时机地抓住机遇,结合我国的特点与需要,去解决那些迫切需要解决,而我们也有能力甚至是优势去解决的问题。通过这些问题的研究解决,可以进一步培养出更多的专业人才,提高我们的水平与能力。

《文汇报》原高级记者郑重曾以《仙人掌精神》为题,发表张香桐先生的人物通讯,文中写道:他很赞赏仙人掌科植物的旺盛生命力,他自己也就像仙人掌类植物一样,从不娇嫩,而且有着顽强的生命力,无论到哪里都能生活,无论在怎样艰难的条件下,都能开展工作。

张香桐一生收获荣誉无数,比利时皇家医学科学院"外国名誉院士"、美国茨列休尔德奖、国际神经网络学会"终身成就奖"、陈嘉庚科学奖、何梁何利基金"科学与技术进步奖"……

2007年,张香桐先生与世长辞。2020年2月,中国科学院紫金山天文台将316450号小行星命名为"张香桐星"。

让苍穹铭记这位大师!

问题:通过学习张香桐院士的事迹,有何感想?我们该继承他的什么精神?

(赵克芳)

人体解剖学

项目七
神经系统的传导通路

【课前导读】

神经系统在信息的传递、调节和整合过程中,一方面,感受器接受机体内外环境的各种刺激并将其转变成神经冲动,沿传入神经元传递至中枢神经系统相应部位,最后至大脑皮质高级中枢产生感觉;另一方面,大脑皮质将这些感觉信息分析整合后发出指令,沿传出纤维到达躯体和内脏效应器,引起反应。因此,在神经系统内存在两大类传导通路:感觉(上行)传导通路和运动(下行)传导通路。从总体上说,它们分别是反射弧组成中的传入和传出部。

传导通路中任何一个部位损伤,都可能导致感觉(或运动)功能异常,这是神经病学中损伤部位定位诊断的基础,建议医学生在学习传导通路之前,复习脊髓、脑的内部结构及功能,便于神经系统传导通路的学习。

【学习目标】

1. 知识目标

(1)掌握躯干、四肢本体感觉传导通路的组成,各级神经元胞体所在的位置,纤维交叉的部位,纤维束在中枢各部的位置及投射到大脑皮质的部位。

(2)掌握躯干、四肢及头面部痛、温、粗触觉和压觉传导通路的组成,各级神经元胞体所在的位置,纤维交叉的部位,纤维束在中枢各部的位置及投射大脑皮质的部位。

(3)掌握视觉传导通路的组成,各级神经元胞体所在的位置,纤维交叉的部位,在内囊的位置和投射到大脑皮质的部位。

(4)掌握瞳孔对光反射通路。

(5)掌握皮质脊髓束起止部位、行径,纤维交叉的部位及下运动神经元的联系。

(6)掌握皮质核束的起止部位及对脑神经运动核的支配情况。

(7)了解锥体外系的概念和功能。

(8)了解躯干、四肢非意识性本体感觉传导通路。

(9)了解视觉传导通路不同部位损伤后的视野变化。

(10)了解听觉传导通路的组成。

(11)了解锥体系上、下运动神经元损伤后的表现。

2.能力目标

通过学习神经传导通路,具备理解神经传导通路不同部位损伤后临床表现的能力。

3.素质目标

关注高血压患者,预防脑出血:高血压患者(特别是老年患者)生活中,由于情绪激动、激烈活动、便秘等因素会导致血压骤然升高,可能会出现脑出血、出血压迫神经、偏瘫等症状。因此需要医生多关注高血压患者,做好科普和诊疗工作,预防脑出血。

任务一 感觉传导通路

感觉传导通路包括:本体感觉传导通路,痛温觉、粗略触觉和压觉传导通路,视觉传导通路和瞳孔对光反射通路,听觉传导通路,平衡觉传导通路和内脏感觉传导通路。

(一)本体感觉传导通路

所谓本体感觉是指肌、腱、关节等在不同状态(运动或静止)时产生的感觉(例如,人在闭眼时能感知身体各部的位置),又称深感觉,包括位置觉、运动觉和震动觉。

躯干和四肢的本体感觉有两条传导通路,一条是传至大脑皮质,产生意识性感觉;另一条是传至小脑,产生非意识性感觉。

1.躯干和四肢意识性本体感觉和精细触觉传导通路

该传导路由三级神经元组成。第一级神经元为脊神经节内假单极神经元,胞体多为大、中型,纤维较粗有髓鞘,其周围突分布于肌、腱、关节等处的本体感觉感受器和皮肤的精细触觉感受器,中枢突经脊神经后根的内侧部进入脊髓后索,分为长的升支和短的降支。其中,来自第5胸节以下的升支行于后索的内侧部,形成薄束;来自第4胸节以上的升支行于后索的外侧部,形成楔束。两束上行,分别止于延髓的薄束核和楔束核。短的降支至后角或前角,完成脊髓牵张反射。第二级神经元的胞体在薄、楔束核内,由此二核发出的纤维向前绕过中央灰质的腹侧,在中线上与对侧的交叉,称内侧丘系交叉,交叉后的纤维转折向上,在锥体束的背侧呈前后方向排列,行于延髓中线两侧,称内侧丘系。内侧丘系在脑桥呈横位居被盖的前缘,在中脑被盖则居红核的后外侧,最后止于背侧丘脑的腹后外侧核。第三级神经元的胞体在丘脑腹后外侧核,发出纤维称丘脑中央辐射,经内囊后肢主要投射至中央后回的中上部和中央旁小叶后部,部分纤维投射至中央前回(图6-7-1)。

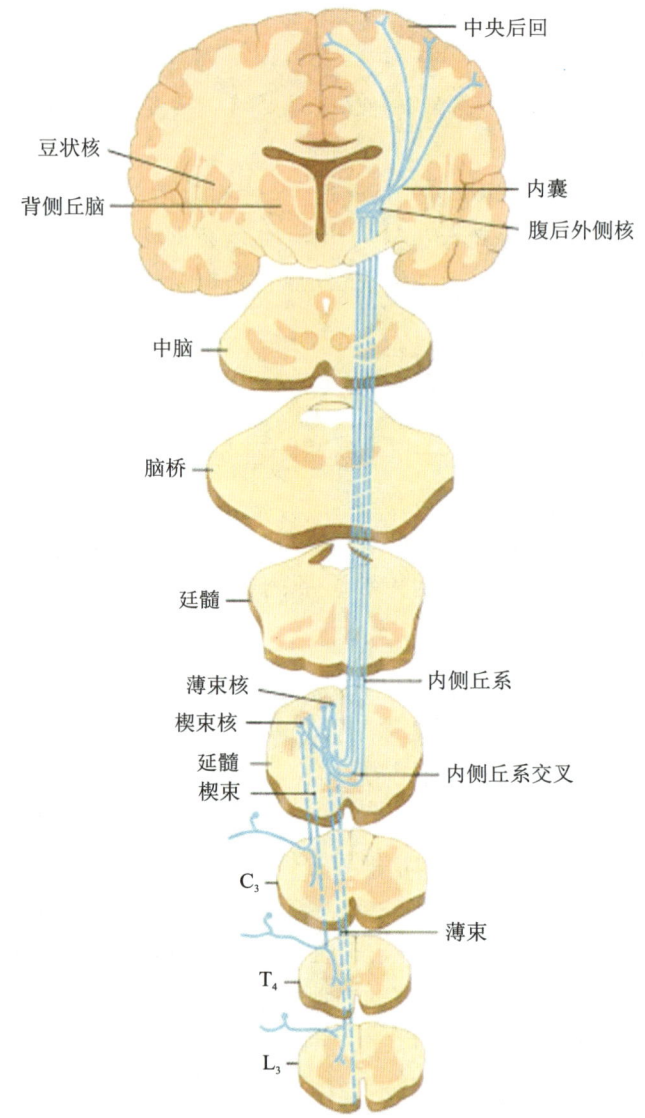

图 6-7-1　躯干和四肢意识性本体感觉传导通路

临床联系

此通路若在内侧丘系交叉的下方或上方的不同部位损伤时，病人在闭眼时不能确定损伤同侧（交叉下方损伤）和损伤对侧（交叉上方损伤）关节的位置和运动方向以及两点间距离。

2.躯干和四肢非意识性本体感觉传导通路

非意识性本体感觉传导通路实际上是反射通路的上行部分,为传入至小脑的本体感觉,由二级神经元组成。第一级神经元为脊神经节内假单极神经元,其周围突分布于肌、腱、关节的本体感觉感受器,中枢突经脊神经后根的内侧部进入脊髓,终止于 $C_8 \sim L_2$ 节段胸核和腰骶膨大第Ⅴ~Ⅶ层外侧部。由胸核发出的第二级纤维在同侧脊髓侧索组成脊髓小脑后束,向上经小脑下脚进入旧小脑皮质;由腰骶膨大第Ⅴ~Ⅶ层外侧部发出的第二级纤维组成对侧和同侧的脊髓小脑前束,经小脑上脚止于旧小脑皮质。以上第二级神经元传导躯干(除颈部外)和下肢的本体感觉。传导上肢和颈部本体感觉的二级神经元胞体位于颈膨大部第Ⅵ、Ⅶ层和延髓的楔束副核,这两处神经元发出的第二级纤维也经小脑下脚进入小脑皮质(图6-7-2)。

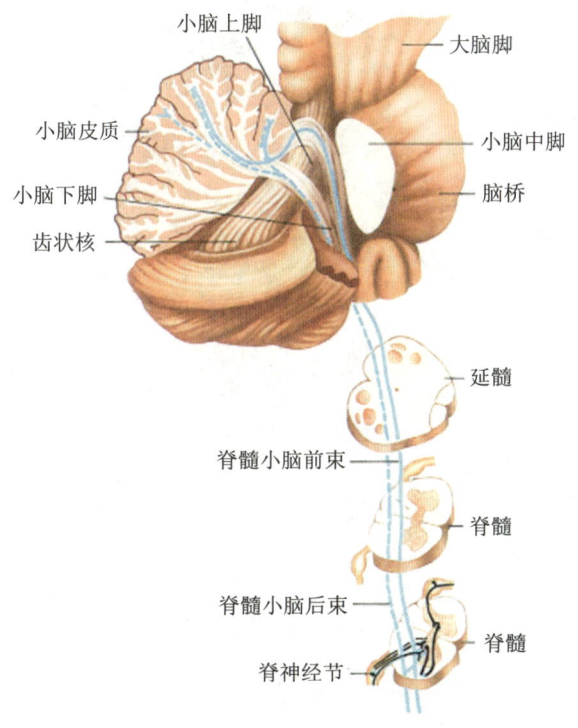

图 6-7-2 躯干和四肢非意识性本体感觉传导通路

(二) 痛温觉、粗略触觉和压觉传导通路

该通路又称浅感觉传导通路,由三级神经元组成(图6-7-3)。

1.躯干和四肢痛温觉、粗略触觉和压觉传导通路

第一级神经元为脊神经节内假单极神经元,其周围突分布于躯干和四肢皮肤内的感受器,中枢突经后根进入脊髓。其中,传导痛温觉的纤维(细纤维)在后根的外侧部入脊

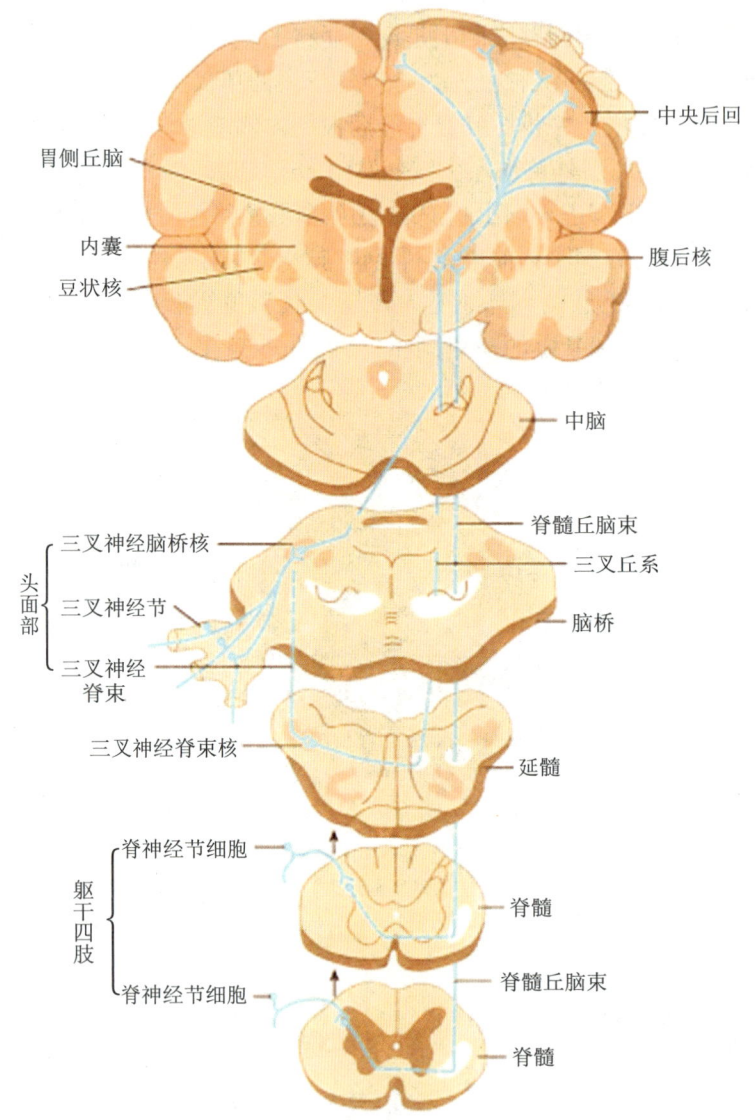

图 6-7-3 痛温觉、粗略触觉和压觉传导通路

髓经背外侧束再终止于第二级神经元;传导粗略触觉和压觉的纤维(粗纤维)经后根内侧部进入脊髓后索,再终止于第二级神经元。第二级神经元胞体位于脊髓后角,它们发出纤维上升1~2个节段经白质前连合交叉到对侧的外侧索和前索内上行,组成脊髓丘脑侧束和脊髓丘脑前束(侧束传导痛温觉,前束传导粗略触觉和压觉)。脊髓丘脑束上行,经延髓下橄榄核的背外侧,脑桥和中脑内侧丘系的外侧,终止于背侧丘脑的腹后外侧核。

第三级神经元的胞体在背侧丘脑的腹后外侧核,它们发出纤维称丘脑中央辐射,经内囊后肢投射到中央后回中上部和中央旁小叶后部。

> **临床联系**
>
> 在脊髓内,脊髓丘脑束纤维的排列有一定的顺序:由外侧向内侧、由浅入深,依次排列着来自骶、腰、胸、颈部的纤维。因此,当脊髓内肿瘤压迫一侧脊髓丘脑束时,痛温觉障碍首先出现在身体对侧上半部(压迫来自颈、胸部的纤维),然后逐渐波及下半部(压迫来自腰、骶部的纤维)。若受到脊髓外肿瘤压迫,则感觉障碍的发生顺序相反。

2.头面部的痛温觉和触压觉传导通路

第一级神经元为三叉神经节(除外耳道和耳郭的皮肤感觉传导外)内假单极神经元,其周围突经相应的三叉神经分支分布于头面部皮肤及口鼻黏膜的相关感受器,中枢突经三叉神经根入脑桥。三叉神经中传导痛温觉的纤维入脑后下降为三叉神经脊束,止于三叉神经脊束核;传导触压觉的纤维终止于三叉神经脑桥核。第二级神经元的胞体在三叉神经脊束核和三叉神经脑桥核内,它们发出纤维交叉到对侧,组成三叉丘系,止于背侧丘脑的腹后内侧核。第三级神经元的胞体在背侧丘脑的腹后内侧核,发出纤维经内囊后肢,投射到中央后回下部(图6-7-3)。

> **临床联系**
>
> 在此通路中,若三叉丘脑束以上受损,则导致对侧头面部痛温觉和触压觉障碍;若三叉丘脑束以下受损,则同侧头面部痛温觉和触压觉发生障碍。

(三)视觉传导通路和瞳孔对光反射通路

1.视觉传导通路

视觉传导通路由三级神经元组成。眼球视网膜神经部外层的视锥细胞和视杆细胞为光感受器细胞,中层的双极细胞为第一级神经元,内层的节细胞为第二级神经元,节细胞的轴突在视神经盘处汇集成视神经。视神经由视神经管入颅腔,形成视交叉后,延为视束。在视交叉中,来自两眼视网膜鼻侧半的纤维交叉,加入对侧视束;来自视网膜颞侧半的纤维不交叉,进入同侧视束。因此,左侧视束内含有来自两眼视网膜左侧半的纤维，右侧视束内含有来自两眼视网膜右侧半的纤维。视束绕过大脑脚向后，主要终止于外侧膝状体。第三级神经元胞体在外侧膝状体内，由外侧膝状体核发出纤维组成视辐射，经内囊后肢投射到端脑距状沟上、下的视皮质，产生视觉（图6-7-4）。

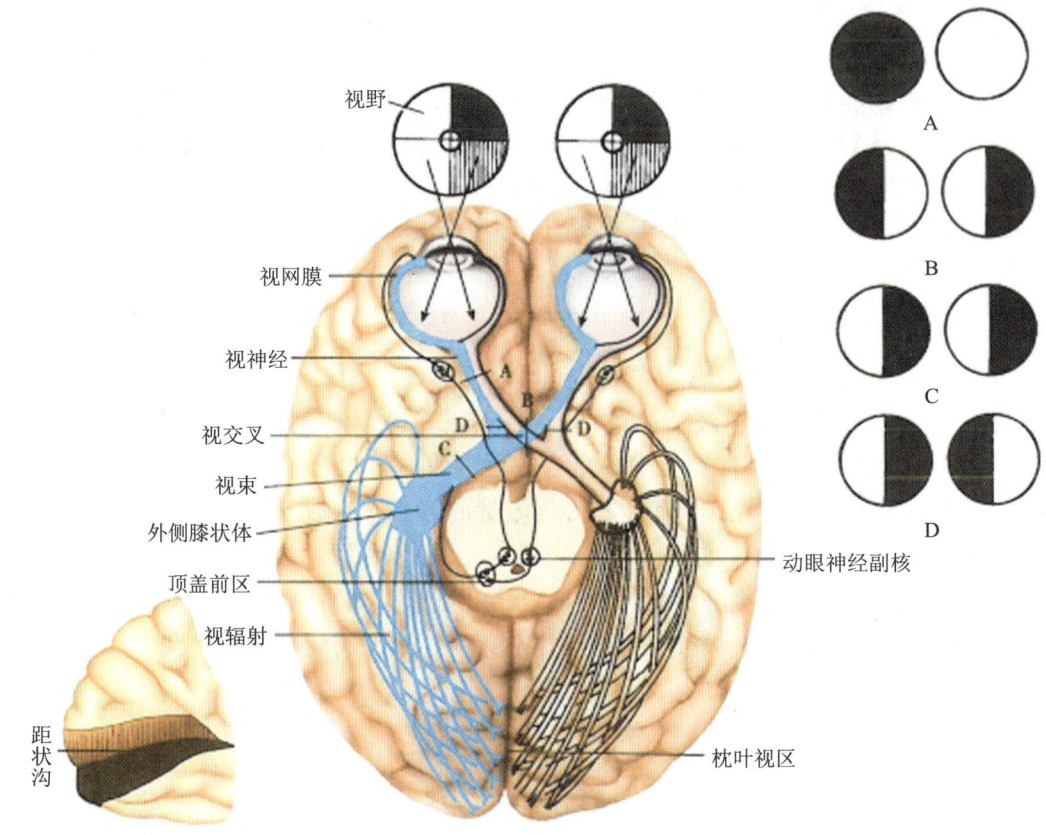

图6-7-4　视觉传导通路和瞳孔对光反射通路

视束中尚有少数纤维经上丘臂终止于上丘和顶盖前区。上丘发出的纤维组成顶盖脊髓束，下行至脊髓，完成视觉反射。顶盖前区发出纤维到中脑动眼神经副核，构成瞳孔对光反射通路的一部分。

视野是指眼球固定向前平视时所能看到的空间范围。由于眼球屈光装置对光线的折射作用，鼻侧半视野的物像投射到颞侧半视网膜，颞侧半视野的物像投射到鼻侧半视网膜，上半视野的物像投射到下半视网膜，下半视野的物像投射到上半视网膜。

> **临床联系**
>
> 当视觉传导通路的不同部位受损时,可引起不同的视野缺损:
> (1)视网膜损伤引起的视野缺损与损伤的位置和范围有关,若损伤在视神经盘则视野中出现较大暗点,若黄斑部受损则中央视野有暗点,其他部位损伤则对应部位有暗点;
> (2)一侧视神经损伤可致该侧眼视野全盲;
> (3)视交叉中交叉纤维损伤可致双眼视野颞侧半偏盲;
> (4)一侧视交叉外侧部的不交叉纤维损伤,则患侧眼视野的鼻侧半偏盲;
> (5)一侧视束及以后的视觉传导路(视辐射、视区皮质)受损,可致双眼病灶对侧半视野同向性偏盲(如右侧受损,则右眼视野鼻侧半和左眼视野颞侧半偏盲)。

2.瞳孔对光反射通路

光照一侧瞳孔,引起双眼瞳孔缩小的反应称为瞳孔对光反射。光照侧的反应称直接对光反射,光未照射侧的反应称间接对光反射。瞳孔对光反射的通路如下:视网膜→视神经→视交叉→视束→上丘臂→顶盖前区→两侧动眼神经副核→动眼神经→睫状神经节→节后纤维→瞳孔括约肌收缩→两侧瞳孔缩小(图6-7-4)。

> **临床联系**
>
> 瞳孔对光反射在临床上有重要意义,反射消失,可能预示病危。但视神经或动眼神经受损,也能引起瞳孔对光反射的变化。例如,一侧视神经受损时,信息传入中断,光照患侧眼的瞳孔,两侧瞳孔均不反应;但光照健侧眼的瞳孔,则两眼对光反射均存在(此即患侧眼的瞳孔直接对光反射消失,间接对光反射存在)。又如,一侧动眼神经受损时,由于信息传出中断,无论光照哪一侧眼,患侧眼的瞳孔对光反射都消失(患侧眼的瞳孔直接及间接对光反射消失),但健侧眼的瞳孔直接和间接对光反射存在。

(四)听觉传导通路

听觉传导通路的第一级神经元为蜗神经节内的双极神经细胞,其周围突分布于内耳的螺旋器,中枢突组成蜗神经,与前庭神经伴行,在延髓和脑桥交界处入脑,止于蜗腹侧核和蜗背侧核(图6-7-5)。第二级神经元胞体在蜗腹侧核和蜗背侧核内,发出纤维大部分在脑桥内形成斜方体并交叉至对侧,至上橄榄核外侧折向上行,形成外侧丘系。外侧丘系的纤维经中脑被盖的背外侧部大多数止于下丘核。第三级神经元胞体在下丘核,其纤维经下丘臂止于内侧膝状体。第四级神经元胞体在内侧膝状体,发出纤维组成听辐射,经内囊后肢,止于大脑皮质颞横回的听觉区。

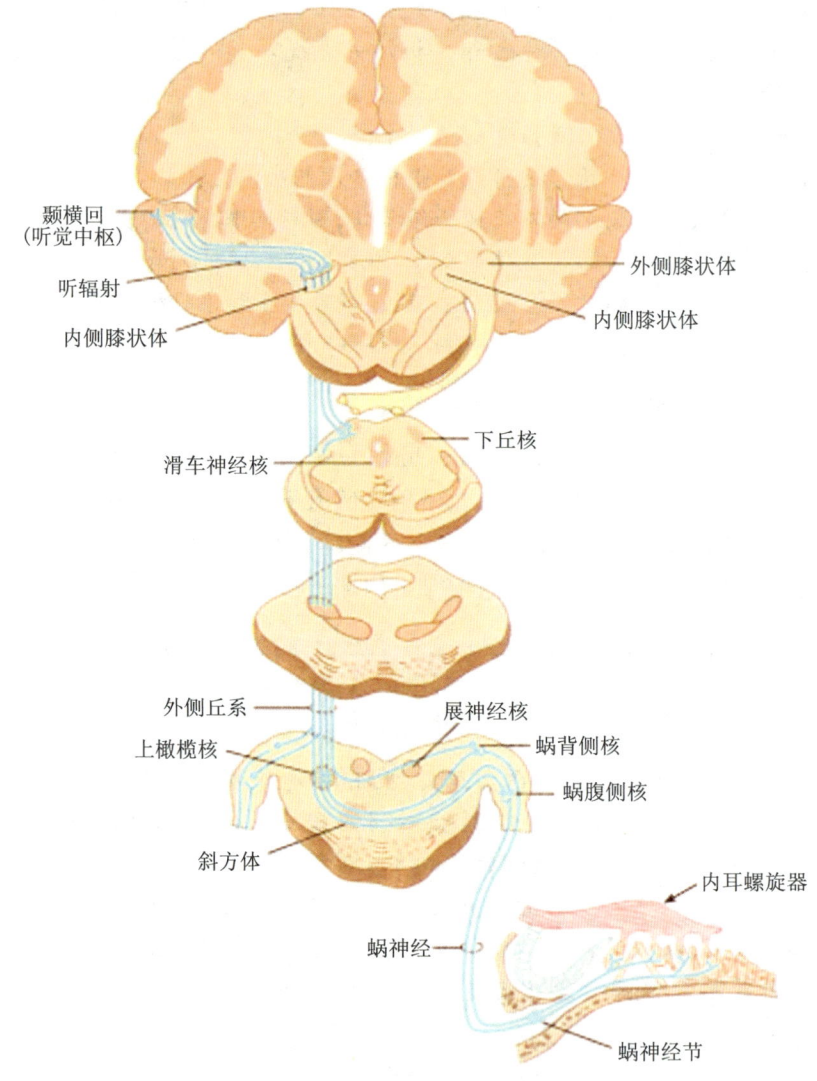

图 6-7-5 听觉传导通路

少数蜗腹侧核和蜗背侧核的纤维不交叉,进入同侧外侧丘系;还有一些蜗神经核发出的纤维在上橄榄核换神经元,然后加入同侧的外侧丘系。也有少数外侧丘系的纤维直接止于内侧膝状体。因此,听觉冲动是双侧传导的。若一侧通路在外侧丘系以上受损,不会产生明显症状,但若损伤了蜗神经、内耳或中耳,则将导致听觉障碍。

听觉的反射中枢在下丘。下丘内神经元发出纤维到上丘,再由上丘神经元发出纤维,经顶盖脊髓束下行至脊髓的前角细胞,完成听觉反射。

此外,大脑皮质听觉区还可发出下行纤维,经听觉传导通路上的各级神经元中继,影响内耳螺旋器的感受功能,形成听觉传导通路上的负反馈调节。

(五) 平衡觉传导通路

平衡觉传导通路的第一级神经元是前庭神经节内的双极神经元,其周围突分布于内耳半规管的壶腹嵴及前庭内的球囊斑和椭圆囊斑;中枢突组成前庭神经,与蜗神经一起经延髓和脑桥交界处入脑,止于前庭神经核群(图6-7-6)。第二级神经元为前庭神经核群,由此核群发出的纤维向大脑皮质的投射径路尚不清,可能是在背侧丘脑的腹后核换神经元,再投射到颞上回前方的大脑皮质。由前庭神经核群发出纤维至中线两侧组成内侧纵束,其中,上升的纤维止于动眼、滑车和展神经核,完成眼肌前庭反射(如眼球震颤);

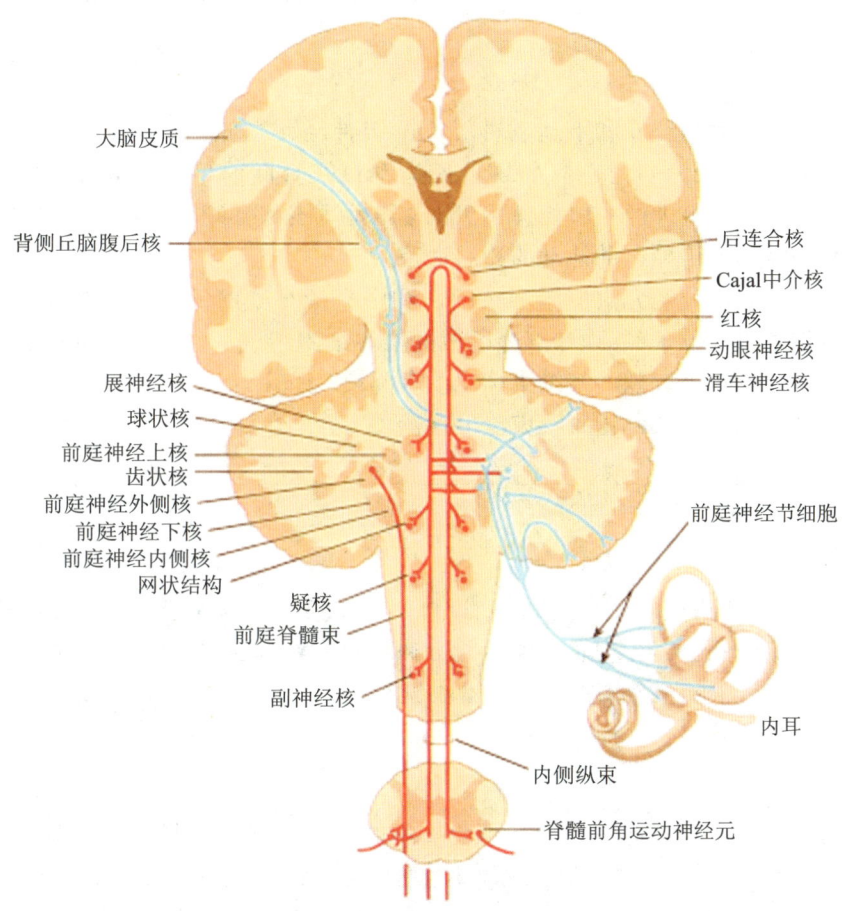

图 6-7-6 平衡觉传导通路

下降的纤维至副神经脊髓核和上段颈髓前角细胞,完成转眼、转头的协调运动。此外,由前庭神经外侧核发出纤维组成前庭脊髓束,完成躯干、四肢的姿势反射(伸肌兴奋、屈肌抑制)。前庭神经核群还发出纤维与部分由前庭神经束的纤维共同经小脑下脚进入小脑,参与平衡调节。前庭神经核群还发出纤维与脑干网状结构、迷走神经背核及疑核联系,故当平衡觉传导通路或前庭器受刺激时,可能会引起眩晕、恶心、呕吐等症状。

任务二 运动传导通路

运动传导通路是指从大脑皮质至躯体运动和内脏活动效应器的神经联系。从大脑皮质至躯体运动效应器(骨骼肌)的神经通路,称为躯体运动传导通路,包括锥体系和锥体外系。从大脑皮质至内脏活动效应器(心肌、平滑肌、腺体等)的神经通路,称为内脏运动传导通路。

(一)锥体系

锥体系由上运动神经元和下运动神经元两级神经元组成。上运动神经元为位于大脑皮质的投射至脑神经一般躯体、特殊内脏运动核及脊髓前角运动神经元的传出神经元。下运动神经元为脑神经一般躯体、特殊内脏运动核和脊髓前角的运动神经细胞,它们的胞体和轴突构成传导运动冲动的最后通路。

锥体系的上运动神经元由位于中央前回和中央旁小叶前部的巨型锥体细胞和其他类型的锥体细胞以及位于额、顶叶部分区域的锥体细胞组成。上述神经元的轴突共同组成锥体束,其中,下行至脊髓的纤维束称皮质脊髓束(图6-7-7);止于脑干内一般躯体和特殊内脏运动核的纤维束称皮质核束(图6-7-8)。

> **临床联系**
>
> 躯干肌受两侧大脑皮质支配,而上、下肢肌只受对侧大脑皮质支配,故一侧皮质脊髓束在锥体交叉前受损,主要引起对侧肢体瘫痪,躯干肌运动不受明显影响;在锥体交叉后受损,主要引起同侧肢体瘫痪。

1.皮质脊髓束

皮质脊髓束由中央前回上中部和中央旁小叶前半部等处皮质的锥体细胞轴突集中而成,下行经内囊后肢的前部、大脑脚底中3/5的外侧部和脑桥基底部至延髓锥体。在锥体下端,75%~90%的纤维交叉至对侧,形成锥体交叉。交叉后的纤维继续在对侧脊髓侧索内下行,称皮质脊髓侧束,此束沿途发出侧支,逐节终止于前角细胞,主要支配四肢

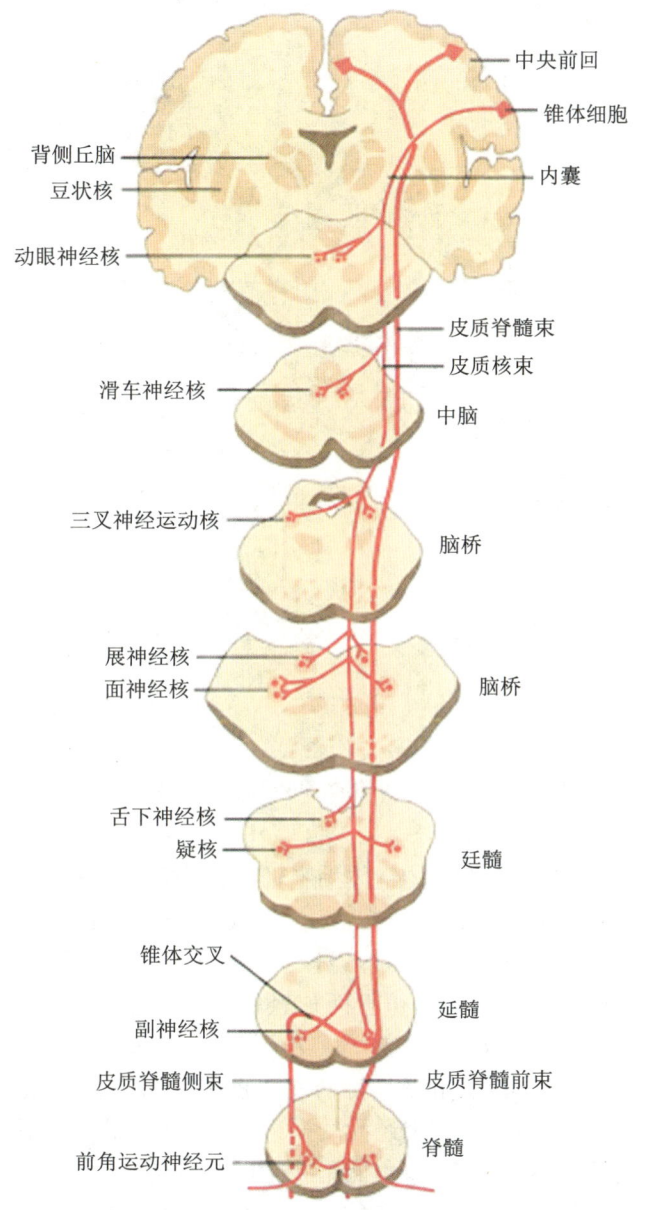

图6-7-7 锥体系中的皮质脊髓束与皮质核束

肌。在延髓锥体,皮质脊髓束中小部分未交叉的纤维在同侧脊髓前索内下行,称皮质脊髓前束,该束终止于颈髓和上胸髓,在终止前经白质前连合逐节交叉至对侧,止于前角运动神经元,支配躯干肌和上肢近端肌的运动。皮质脊髓前束中有一部分纤维始终不交叉而止于同侧脊髓前角运动神经元,主要支配躯干肌(图6-7-7)。实际上,皮质脊髓束只有10%~20%的纤维直接终止于前角运动神经元,主要是支配肢体远端肌,大部分的纤维须经中间神经元与前角细胞联系。

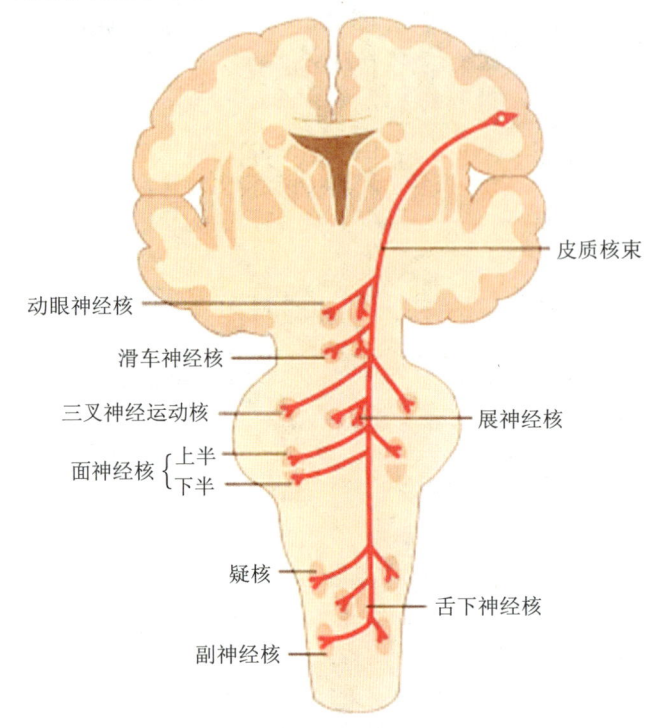

图 6-7-8 锥体系中的皮质核束

2.皮质核束

皮质核束主要由中央前回下部的锥体细胞轴突集合而成,下行经内囊膝至大脑脚底中 3/5 的内侧部,由此向下陆续分出纤维,终止于双侧脑神经运动核(动眼神经核、滑车神经核、展神经核、三叉神经运动核、面神经核、疑核和副神经脊髓核),支配面上部肌的细胞群。小部分纤维交叉到对侧,终止于面神经核,支配面下部肌的神经元细胞群和舌下神经核(图 6-7-8),二者发出的纤维分别支配同侧面下部的面肌和舌肌。因此,除面神经核下部和舌下神经核只接受单侧(对侧)皮质核束支配外,其他脑神经运动核均接受双侧皮质核束的纤维。一侧上运动神经元受损,可产生对侧眼裂以下的面肌和对侧舌肌瘫痪,表现为病灶对侧鼻唇沟消失,口角低垂并歪向病灶侧,流涎,不能做鼓腮、露齿等动作,伸舌时舌尖偏向病灶对侧,为核上瘫(图 6-7-9、图 6-7-10)。一侧面神经核的神经元受损,可致病灶侧所有的面肌瘫痪,表现为额横纹消失、眼不能闭、口角下垂并歪向健侧、鼻唇沟消失等。一侧舌下神经核的神经元受损,可致病灶侧全部舌肌瘫痪,表现为伸舌时舌尖偏向病灶侧,两者均为下运动神经元损伤,故统称为核下瘫(图 6-7-9、图 6-7-10)。

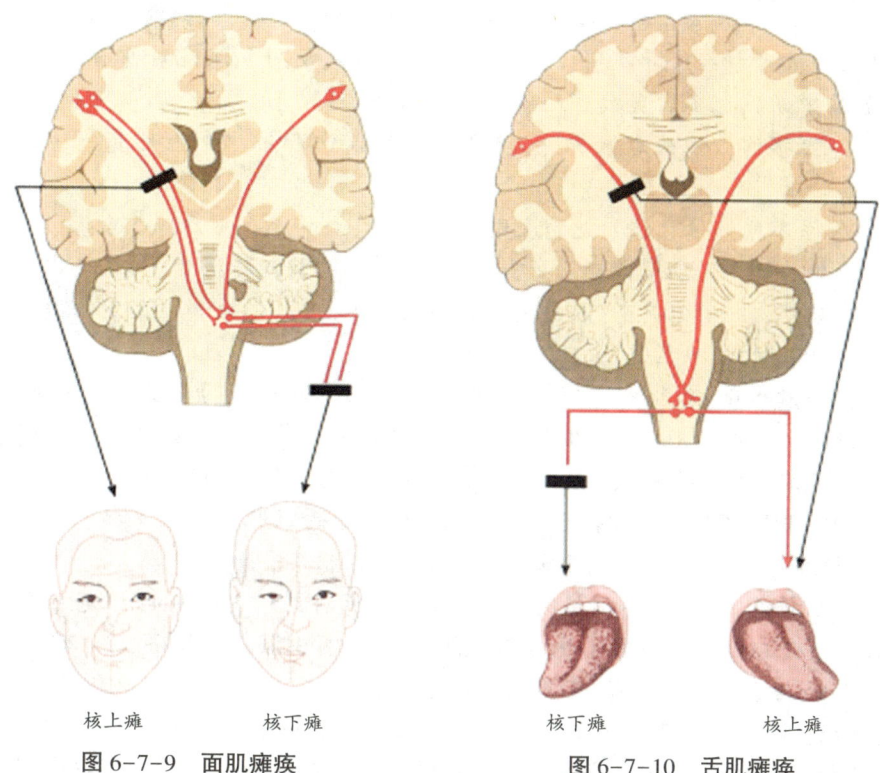

图 6-7-9　面肌瘫痪　　　　　图 6-7-10　舌肌瘫痪

临床联系

锥体系的任何部位损伤都可引起其支配区的随意运动障碍——瘫痪。

锥体系的损伤表现可分为两类：

（1）上运动神经元损伤：指脊髓前角细胞和脑神经运动核以上的锥体系损伤，即锥体细胞或其轴突组成的锥体束的损伤。表现为：①随意运动障碍；②肌张力增高，故称痉挛性瘫痪（硬瘫），这是由于上运动神经元对下运动神经元的抑制作用丧失的缘故（脑神经核上瘫时肌张力增高不明显），但早期肌萎缩不明显（因未失去其直接神经支配）；③深反射亢进（因失去高级控制），浅反射（如腹壁反射、提睾反射等）减弱或消失（因锥体束的完整性被破坏）；④出现病理反射（如巴宾斯基—纳若特综合征，为锥体束损伤确凿症状之一）等，因锥体束的功能受到破坏所致。

（2）下运动神经元损伤：指脑神经运动核和脊髓前角细胞以下的锥体系损伤，即脑神经运动核和脊髓前角细胞以及它们轴突（脑神经和脊神经）的损伤。表现为因失去神经直接支配所致：①随意运动障碍；②肌张力降低，故又称弛缓性瘫瘫(软瘫)，由于神经营养障碍，还导致肌萎缩；③浅反射和深反射都消失(因所有反射弧均中断)，也不出现病理反射。

临床上损伤锥体系者很少见，特别是中央前回和锥体束上部受损害的更为少见。

锥体系不同部位损伤常见的表现有：

(1) 中央前回的血管病变：多出现单瘫，如大脑前动脉病变，则患者出现对侧下肢瘫；若大脑中动脉病变，则出现臂部和面部瘫，但肌张力和腱反射的增强不如内囊损伤出现的偏瘫显著。

(2) 内囊出血：患者对侧上、下肢出现痉挛性瘫痪，肌张力和腱反射增强；伸舌尖偏向对侧，下部面肌瘫，对侧感觉障碍，本体感觉消失，触觉比温度觉受损害重，痛觉正常；由于视辐射损伤，因此，出现双眼视野对侧同向性偏盲。

(3) 大脑脚底损伤：损伤侧出现动眼神经支配的眼肌迟缓性瘫痪，对侧上、下肢痉挛性瘫痪，另外还可能有面肌、舌肌的痉挛性瘫痪。

(4) 脑桥基底部损伤：损伤侧出现展神经及面神经所支配肌的迟缓性瘫痪，对侧上、下肢痉挛性瘫痪。若损伤内侧丘系，则出现对侧深感觉障碍。

(5) 延髓损伤：由于小脑下后动脉栓塞所致损伤时，可能出现病侧舌咽神经、迷走神经、副神经、舌下神经支配肌的弛缓性瘫痪，病侧面部浅感觉消失(损伤三叉神经脊束)，对侧半身浅感觉消失(损伤脊髓丘脑束)，对侧上、下肢运动失调(损伤脊髓小脑前、后束)。若脊髓前动脉栓塞，对侧可出现痉挛性瘫痪和本体感觉消失，同侧舌肌出现弛缓性瘫痪。

(二) 锥体外系

锥体外系是指锥体系以外影响和控制躯体运动的所有传导路径，其结构十分复杂，包括大脑皮质(主要是躯体运动区和躯体感觉区)、纹状体、背侧丘脑、底丘脑、中脑顶盖、红核、黑质、脑桥核、前庭核、小脑和脑干网状结构等以及其纤维联系(图6-7-11)。锥体外系的纤维最后经红核脊髓束、网状脊髓束等下行终止于脑神经运动核和脊髓前角细胞。在种系发生上，锥体外系是较古老的结构，从鱼类开始出现，在鸟类成为控制全身运动的主要系统。但到了哺乳类，尤其是人类，由于大脑皮质和锥体系的高度发达，锥体外系的功能变为主要是协调锥体系的活动，二者协同完成运动功能。人类锥体外系的主要功能是调节肌张力、协调肌肉活动、维持体态姿势和习惯性动作(例如走路时双臂自然协调地摆动)等。锥体系和锥体外系在运动功能上是互相依赖不可分割的一个整体，只有在锥体外系保持肌张力稳定协调的前提下，锥体系才能完成一切精确的随意运动，如写字、刺绣等；而锥体外系对锥体系也有一定的依赖性，锥体系是运动的发起者，有些习惯性动作开始是由锥体系发起的，然后才处于锥体外系的管理之下，如骑车、游泳等。

内脏运动的传导通路见内脏神经系统。

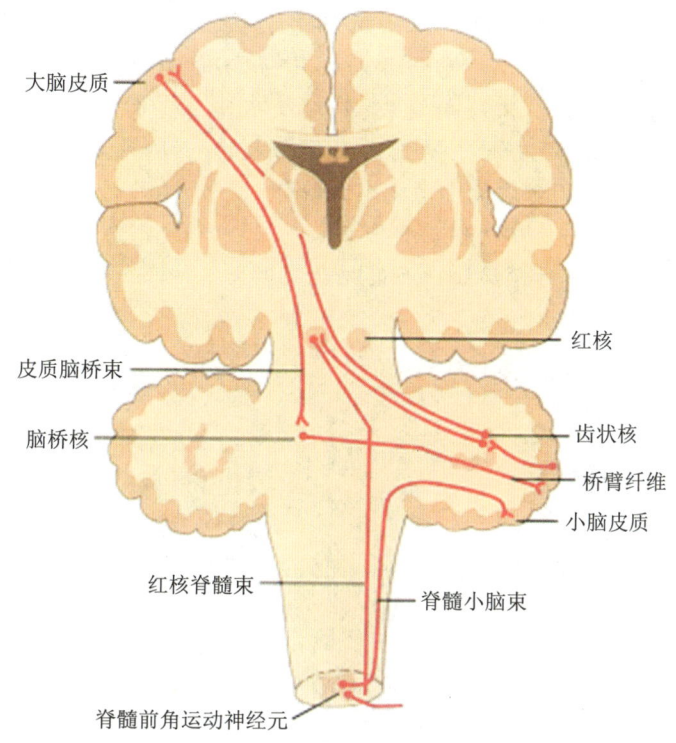

图 6-7-11　锥体外系的皮质—脑桥—小脑—皮质环路

【目标考核】

【知识目标考核】

1.简述躯干、四肢深感觉传导通路三级神经元胞体的位置及三级神经元在中枢内形成的纤维束名称。

2.简述躯干、四肢浅感觉传导通路三级神经元胞体的位置及三级神经元在中枢内形成的纤维束名称。

3.简述视觉传导通路。

4.简述瞳孔对光反射传导通路。

5.简述皮质脊髓束的传导通路。

【能力目标考核】

1.简述视觉传导通路(视神经、视交叉中央部、视束、视辐射)损伤后的临床表现。

2.简述核上瘫与核下瘫的区别。

【素质目标考核】

临床案例：患者，男，67岁。有高血压病25年，现因大便时突然晕倒，不省人事，被家人发现后即送医院。入院2天后，意识开始恢复，但不能说话，右侧上下肢的肌力仍很小，而肌张力高，腱反射亢进，浅反射消失，病理反射阳性。两侧额纹对称，两眼闭合如常，右鼻唇沟变浅，口角歪向左侧，伸舌时舌尖偏向右侧，舌肌无萎缩。右侧半身（包括面部）浅深感觉丧失。两眼视野右侧半均看不到物体。

问题1：病变部位在何处？损伤哪些传导束？

问题2：请查阅资料总结预防脑出血的措施有哪些。

（蔡杰超）

项目八
脑和脊髓的被膜、血管及脑脊液循环

【课前导读】

脑和脊髓的被膜、血管、脑脊液相关的疾病有脑膜炎、脑梗塞、脑积水等。常用检查有体格检查、脑脊液穿刺检查、影像学检查等。治疗方式有药物治疗、手术治疗等。

其诊疗过程中涉及的解剖学基础是脑和脊髓被膜的位置、形态结构,脑和脊髓的血管走行、分支、结构特点,脑室的位置及形态结构,脑脊液的产生和循环途径等。

【学习目标】

1. 知识目标
(1) 掌握脑和脊髓被膜的层次和名称。
(2) 掌握硬膜外隙的位置、内容及临床意义。
(3) 掌握硬脑膜的特点与形成的特殊结构。
(4) 掌握蛛网膜下隙和终池的位置、内容及临床意义。
(5) 掌握脑的动脉来源,颈内动脉、椎动脉—基底动脉的行径及主要分支的行径和分布,大脑动脉环的位置和构成。
(6) 掌握脑脊液的产生与循环途径。
(7) 了解脊髓(脑)蛛网膜和软脊(脑)膜的位置、结构特点。
(8) 了解蛛网膜粒的位置、作用,脉络丛的形成及作用。
(9) 了解脑的静脉回流。
(10) 了解脊髓的动脉和静脉。

2. 能力目标
(1) 通过学习脑的动脉,具备在脑血管成像图片上识别脑主要动脉的能力。
(2) 通过学习侧脑室,具备在头部影像成像图片上识别侧脑室的能力。

3. 素质目标
认真细致,科学诊断:通过脑血管成像技术的学习,培养医学生认真细致的态度,科学诊断的意识和能力。

任务一　脑和脊髓的被膜

脑和脊髓的表面包有3层被膜，由外向内依次为硬膜、蛛网膜和软膜，有支持、保护脑和脊髓的作用。

(一) 脑的被膜

脑的被膜由外向内依次为硬脑膜、脑蛛网膜和软脑膜（图6-8-1）。

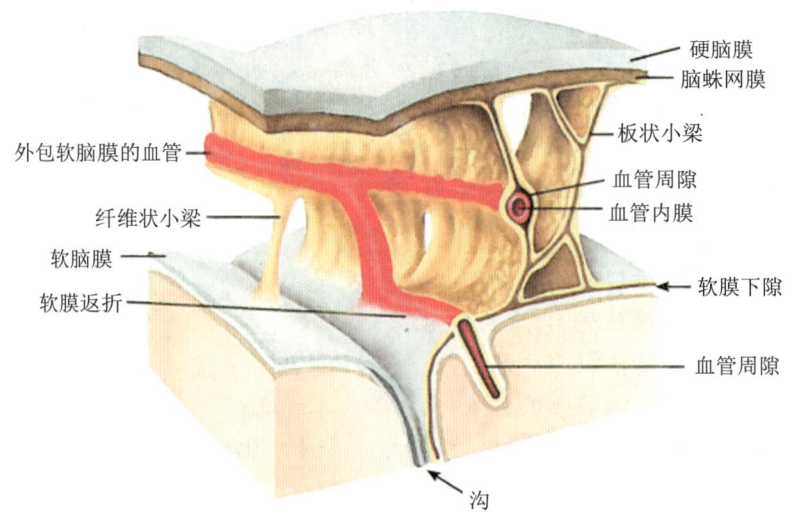

图6-8-1　脑的被膜模式图

1.硬脑膜

硬脑膜为厚而坚韧的双层膜，有丰富的神经和血管行经其间（图6-8-2）。外层为颅骨内面的骨膜，其与颅盖骨连接疏松，易于分离，当硬脑膜血管损伤时，可在硬脑膜与颅骨之间形成硬膜外血肿。在颅底处，硬脑膜则与颅骨结合紧密，故颅底骨折时，易将硬脑膜与脑蛛网膜同时撕裂，使脑脊液外漏。如颅前窝骨折时，脑脊液可流入鼻腔，形成鼻漏。硬脑膜在脑神经出颅处移行为神经外膜。硬脑膜内层可折叠形成若干板状突起伸入各脑部之间，更好地保护脑，在枕骨大孔的边缘与硬脊膜相延续。由硬脑膜形成的结构有：

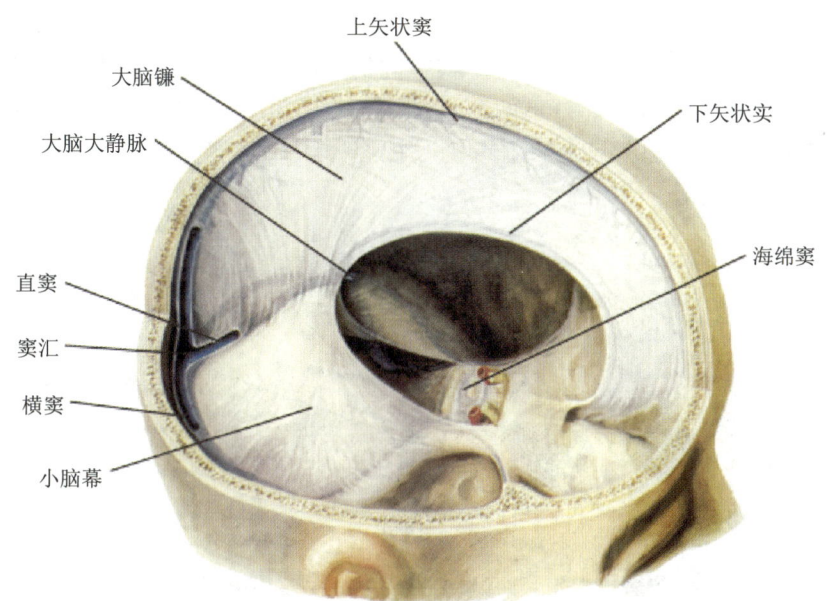

图 6-8-2 硬脑膜及硬脑膜窦

(1) 大脑镰呈镰刀形伸入大脑纵裂,分隔两大脑半球。前端连于鸡冠,后端连于小脑幕的顶,下缘游离于胼胝体的上方。

(2) 小脑幕呈半月形伸入大脑横裂,分隔大脑和小脑。其后外侧缘附于枕骨横窦沟和颞骨岩部上缘,前内侧缘游离形成小脑幕切迹。切迹与鞍背之间形成一环形孔,称小脑幕裂孔,内有中脑通过。小脑幕将颅腔不完全地分隔成上、下两部。当上部颅脑病变引起颅内压增高时,小脑幕切迹上方的海马旁回和钩可受挤压而移位至小脑幕切迹,形成小脑幕切迹疝压迫大脑脚和动眼神经,出现相应的临床症状和体征。

(3) 小脑镰自小脑幕下面正中伸入两小脑半球之间。

(4) 鞍膈位于蝶鞍上方,前床突、鞍结节和鞍背上缘之间,封闭垂体窝,中央有一小孔容垂体柄通过。

硬脑膜在某些部位两层分开,内面衬以内皮细胞,构成硬脑膜窦,窦内含静脉血,窦壁无平滑肌,不能收缩,故损伤出血时难以止血,容易形成颅内血肿。主要的硬脑膜窦包括以下几个:

(1) 上矢状窦位于大脑镰上缘内,前端起自盲孔,向后流入窦汇。

(2) 下矢状窦位于大脑镰下缘内,其走向与上矢状窦一致,向后汇入直窦。

(3) 直窦位于大脑镰与小脑幕连接处,由大脑大静脉和下矢状窦汇合而成,向后通窦汇。

(4) 窦汇由上矢状窦与直窦在枕内隆凸处汇合扩大而成,向两侧移行为左、右横窦。

(5) 横窦成对,位于小脑幕后外侧缘附着处的枕骨横窦沟处,连接窦汇与乙状窦。

(6) 乙状窦成对，位于乙状窦沟内，是横窦的延续，向前下在颈静脉孔处出颅续为颈内静脉。

(7) 海绵窦位于蝶鞍两侧，为两层硬脑膜间的不规则腔隙。腔隙内有许多结缔组织小梁，形似海绵而得名（图6-8-3），两侧海绵窦借横支相连。窦腔内侧壁有颈内动脉和展神经通过，在窦的外侧壁，自上而下有动眼神经、滑车神经、三叉神经的分支眼神经和上颌神经通过。

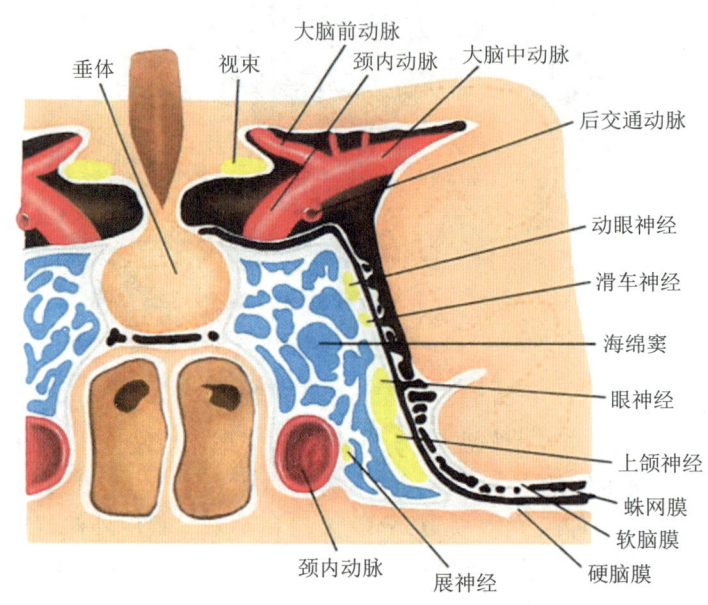

图6-8-3 海绵窦

海绵窦与周围的静脉有广泛的交通和联系。其前方接受眼静脉，两侧接受大脑中浅静脉，向后外经岩上窦和岩下窦连通横窦、乙状窦或颈内静脉。海绵窦向前借眼静脉与面静脉交通，向下经卵圆孔的小静脉与翼静脉丛相通，故面部感染可经上述交通蔓延至海绵窦，引起海绵窦炎和血栓形成，继而累及经过海绵窦的神经，出现相应的临床症状和体征。

硬脑膜窦还借导静脉与颅外静脉相交通，故头皮感染也可蔓延至颅内。

2.脑蛛网膜

脑蛛网膜薄而透明，缺乏血管和神经，与硬脑膜之间有硬膜下隙，与软脑膜之间有蛛网膜下隙。脑蛛网膜下隙内充满脑脊液，此隙向下与脊髓蛛网膜下隙相通。颅内血管或动脉瘤破裂出血，血液流入蛛网膜下隙，称为蛛网膜下隙（腔）出血。脑蛛网膜除在大脑纵裂和大脑横裂处以外，均跨越脑的沟裂而不深入沟内，故蛛网膜下隙的大小不一，此隙在某些部位扩大称蛛网膜下池。在小脑与延髓之间有小脑延髓池，临床上可在此穿刺，抽取脑脊液检查。此外，在视交叉前方有交叉池，两侧大脑脚之间有脚间池，脑桥腹侧有桥池,胼胝体压部下方与小脑上面前上方和中脑背面之间有四叠体上池,内有松果体和大脑大静脉。

脑蛛网膜紧贴硬脑膜,在上矢状窦处形成许多绒毛状突起,突入上矢状窦内,称蛛网膜粒(图6-8-4)。脑脊液经这些蛛网膜粒渗入硬脑膜窦内,回流入静脉。

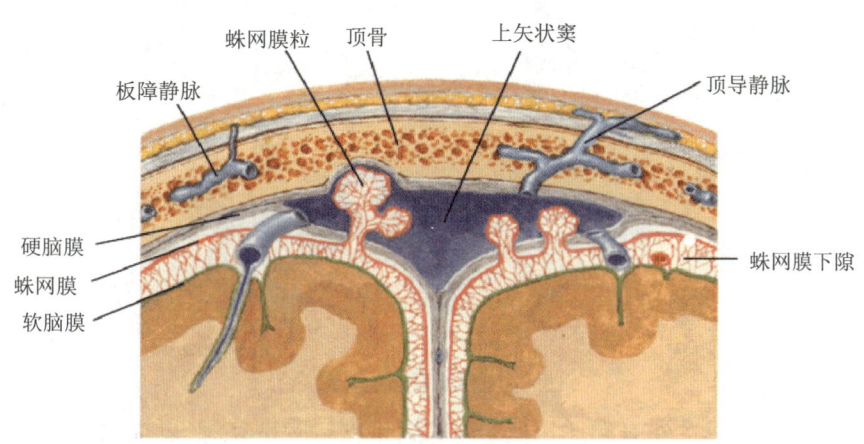

图6-8-4 蛛网膜粒和硬脑膜窦

3.软脑膜

软脑膜薄而富有血管和神经,覆盖于脑的表面并伸入沟裂内。在脑室的一定部位,软脑膜及其血管与该部的室管膜上皮共同构成脉络组织。在某些部位,脉络组织的血管反复分支成丛,连同其表面的软脑膜和室管膜上皮一起突入脑室,形成脉络丛。脉络丛是产生脑脊液的主要结构。

(二) 脊髓的被膜

脊髓的被膜由外向内为硬脊膜、脊髓蛛网膜和软脊膜。

1.硬脊膜

硬脊膜由致密结缔组织构成,厚而坚韧(图6-8-5)。上端附于枕骨大孔边缘,与硬脑膜相延续,在第2骶椎水平逐渐变细,包裹终丝,下端附于尾骨。硬脊膜与椎管内面的骨膜之间的间隙称硬膜外隙,内含疏松结缔组织、脂肪、淋巴管、静脉丛和脊神经根等。此间隙略呈负压,不与颅腔内相通。临床上进行硬膜外麻醉,将药物注入此间隙,以阻滞脊神经根内的神经传导。在硬脊膜与脊髓蛛网膜之间有潜在的硬膜下隙。硬脊膜在椎间孔处与脊神经的被膜相延续。

2.脊髓蛛网膜

脊髓蛛网膜为半透明而无血管的薄膜,向上与脑蛛网膜相延续。脊髓蛛网膜与软脊膜之间有较宽阔的间隙,称蛛网膜下隙,两层膜之间有许多结缔组织小梁相连,间隙内充满脑脊液。脊髓蛛网膜下隙的下部,自脊髓下端至第2骶椎之间扩大的蛛网膜下隙,称

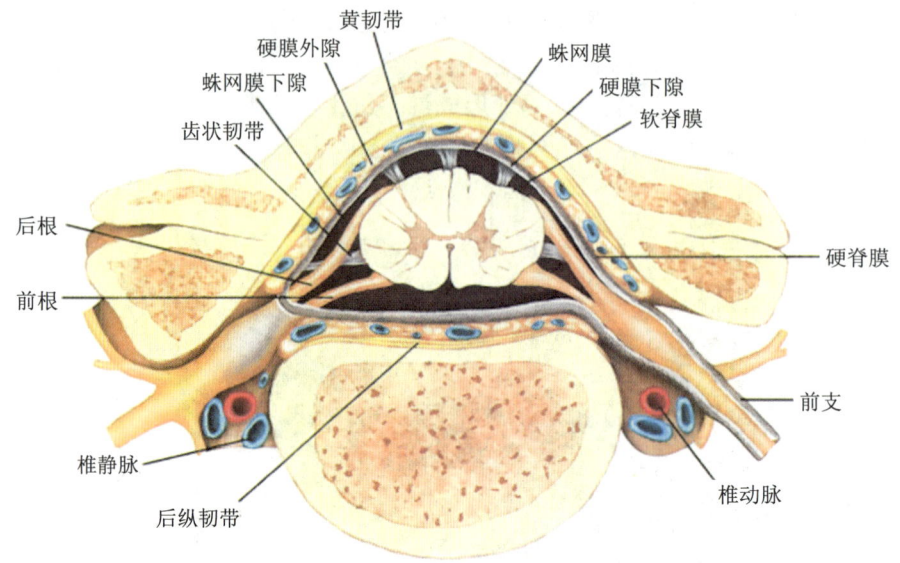

图 6-8-5 脊髓的被膜

终池,内含马尾。临床上常在第 3、4 或第 4、5 腰椎间行腰椎穿刺,以抽取脑脊液或注入药物(临床上的腰麻)而不伤及脊髓。脊髓蛛网膜下隙向上与脑蛛网膜下隙相通。

3.软脊膜

软脊膜薄而富含血管,紧贴脊髓表面,并延伸至脊髓沟裂中,在脊髓下端移行为终丝。软脊膜在脊髓两侧脊神经前、后根之间形成齿状韧带。该韧带呈齿状,其尖端附于硬脊膜。脊髓借齿状韧带和脊神经根固定于椎管内,并浸泡于脑脊液中,连同硬膜外隙内的脂肪组织和椎内静脉丛的弹性垫作用,使脊髓不易遭受因外界震荡而造成的损伤。齿状韧带还可作为椎管内手术的标志。

临床联系

脊髓的 3 层被膜与邻近的结构形成了几个具有临床意义的间隙。硬脊膜与椎管内的骨膜之间为硬膜外隙,硬膜外麻醉即是将药物注入此间隙,以阻滞脊神经根的传导。硬脊膜与蛛网膜间为硬膜下隙,而蛛网膜与软膜间为蛛网膜下隙,该间隙向上与脑蛛网膜下隙相通。临床上常在第 3、4 或第 4、5 腰椎间进行穿刺(腰椎穿刺),以抽取蛛网膜下隙中脑脊液或注入药物而不伤及脊髓。

任务二　脑和脊髓的血管

(一)脑的血管

1.脑的动脉

脑的动脉来源于颈内动脉和椎动脉(图6-8-6)。由于左、右椎动脉入颅后很快合并成一条基底动脉,故可将脑的动脉分为颈内动脉系和椎—基底动脉系。以顶枕沟为界,大脑半球的前2/3和部分间脑由颈内动脉供应,大脑半球后1/3及部分间脑、脑干和小脑由椎动脉供应。这两系动脉在大脑的分支可分为皮质支和中央支。皮质支营养大脑皮质及其深面的髓质,中央支供应基底核、内囊及间脑等。

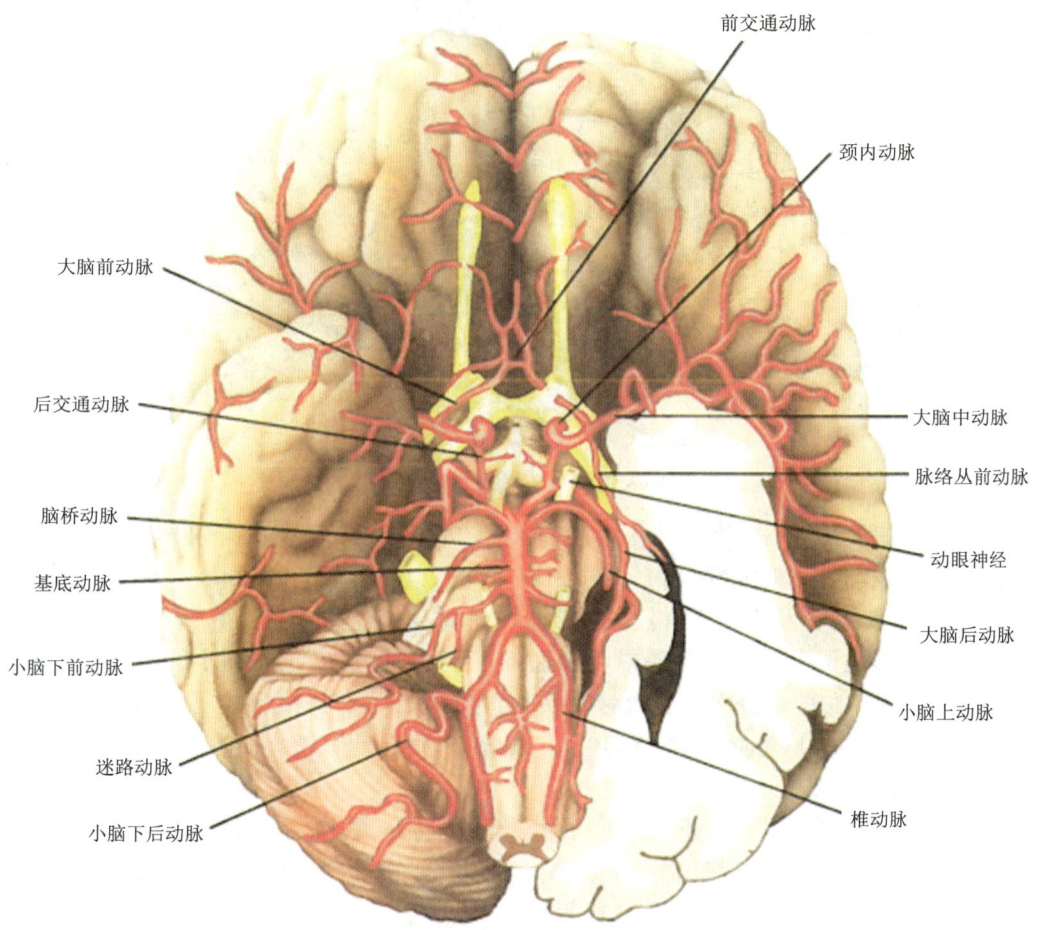

图6-8-6　脑底的动脉

(1)颈内动脉起自颈总动脉,自颈部向上至颅底,经颈动脉管进入颅腔,紧贴海绵窦的内侧壁穿海绵窦腔行向前上,至前床突的内侧弯行向上并穿出海绵窦而分支。颈内动脉按其行程可分为4部:颈部、岩部、海绵窦部和前床突上部。其中海绵窦部和前床突上部合称为虹吸部,常呈"U"形或"V"形,是动脉硬化的好发部位。临床上的颈内动脉海绵窦瘘是指海绵窦部的颈内动脉破裂出血至窦内,导致颈内动脉与海绵窦之间形成异常的动—静脉直接交通,从而出现搏动性突眼、眼球运动障碍等症状。颈内动脉在穿出海绵窦处发出眼动脉(见"视器")。颈内动脉供应脑的主要分支有以下几支:

①大脑前动脉(图6-8-7):在视神经上方行向前内,进入大脑纵裂,与对侧同名动脉借前交通动脉相连,后沿胼胝体沟向后行。皮质支分布于顶枕沟以前的半球内侧面、额叶底面的一部分和额、顶两叶上外侧面的上部;中央支自大脑前动脉的近侧段发出,经前穿质入脑实质,供应尾状核、豆状核前部和内囊前肢。

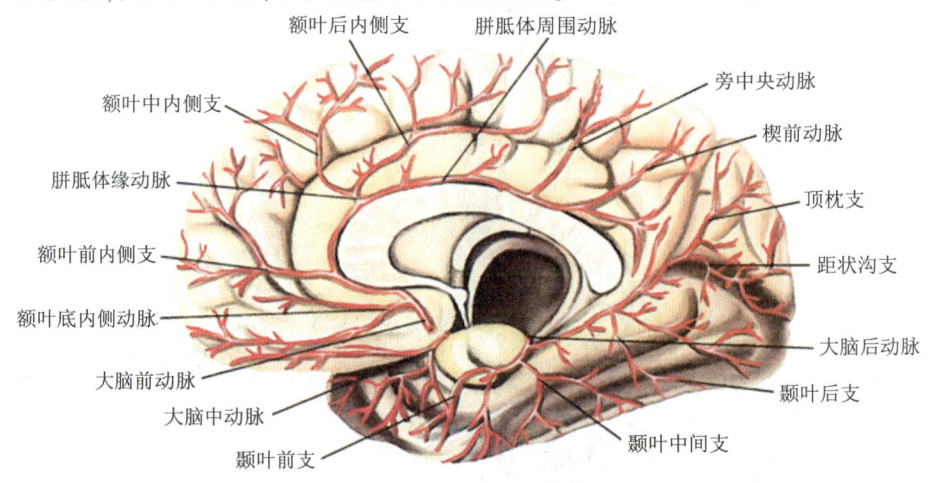

图6-8-7 大脑半球的动脉

②大脑中动脉:可视为颈内动脉的直接延续,向外行入外侧沟内,分为数条皮质支,营养大脑半球外侧面大部分和岛叶(图6-8-8),其中包括躯体运动区、躯体感觉区和语言中枢。若该动脉发生阻塞,将对机体运动、感觉功能产生严重影响,若左侧大脑中动脉阻塞,还会影响语言功能。大脑中动脉途经前穿质时,发出一些细小的中央支(图6-8-9),又称豆纹动脉,垂直向上进入脑实质,营养尾状核、豆状核、内囊膝和后肢的前部。豆纹动脉行程呈"S"形弯曲,因血流动力关系,在高血压动脉硬化时容易破裂,导致脑出血,出现严重的功能障碍。

③脉络丛前动脉:沿视束下面行向后外,经大脑脚与海马旁回的钩之间进入侧脑室下角,终止于脉络丛。沿途发出分支供应外侧膝状体、内囊后肢的后下部、大脑脚底的中1/3及苍白球等结构。此动脉细小且行程较长,易被血栓阻塞。

④后交通动脉:在视束下面向后行,与大脑后动脉吻合,是颈内动脉系与椎—基底动脉系的吻合支。

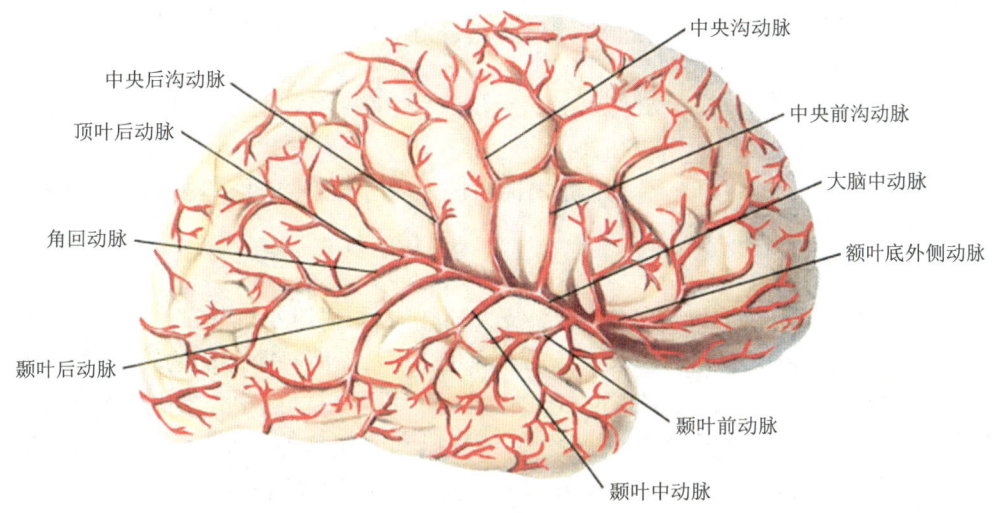

图 6-8-8　大脑半球的动脉（外侧面）

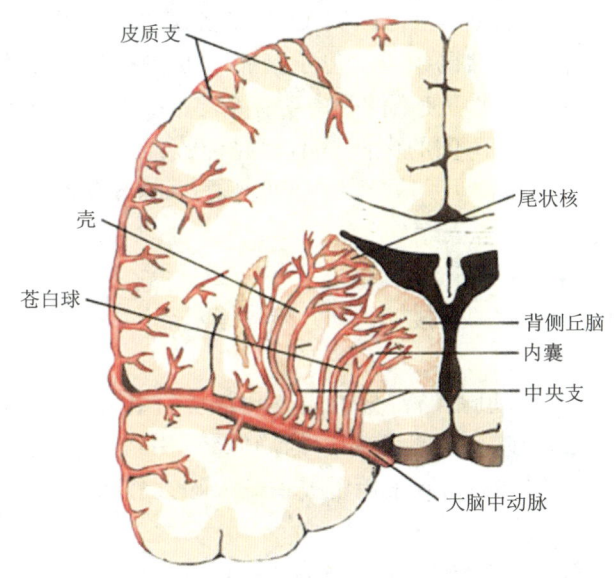

图 6-8-9　大脑中动脉的皮质支和中央支（外侧面）

（2）椎动脉起自锁骨下动脉，向上穿第 6 至第 1 颈椎横突孔，经枕骨大孔进入颅腔，在脑桥与延髓交界处的腹侧面，左、右椎动脉汇合成一条基底动脉。基底动脉沿脑桥腹侧的基底沟上行，至脑桥上缘分为左、右大脑后动脉两大终支。

①椎动脉的主要分支包括小脑下后动脉和脊髓前、后动脉（见"脊髓的血管"）。

小脑下后动脉是椎动脉的最大分支，在平橄榄下端附近发出，向后外行经延髓与小脑扁桃体之间，分支分布于小脑下面的后部和延髓后外侧部（图 6-8-6）。该动脉行程弯曲，易发生栓塞，临床上称为瓦伦贝格综合征（又叫延髓脊外侧综合征），表现为同侧面部浅感觉障碍、对侧上下肢及躯干的浅感觉障碍(交叉性感觉麻痹)和小脑共济失调等。

②基底动脉的主要分支包括：

小脑下前动脉：发自基底动脉起始段，经展神经、面神经和前庭蜗神经的腹侧达小脑下面(图6-8-6)，供应小脑下部的前份。

迷路动脉：细长，伴随面神经和前庭蜗神经进入内耳道，供应内耳迷路。约80%以上的迷路动脉发自小脑下前动脉。

脑桥动脉：一些细小的动脉分支，供应脑桥基底部。

小脑上动脉：发自基底动脉的末端处，绕大脑脚向后，供应小脑上部。

大脑后动脉：是基底动脉的终末分支，绕大脑脚向后，沿海马旁回的钩转至颞叶和枕叶的内侧面(图6-8-7)。皮质支分布于颞叶的内侧面、底面及枕叶；中央支由起始部发出，经后穿质入脑实质，供应背侧丘脑、内侧膝状体、下丘脑和底丘脑等。大脑后动脉起始部与小脑上动脉根部之间有动眼神经穿行(图6-8-6)，当颅内压增高时，海马旁回的钩可移至小脑幕切迹下方，使大脑后动脉向下移位，牵拉并压迫动眼神经，从而导致动眼神经麻痹。

(3)大脑动脉环，又称Willis环，由两侧大脑前动脉起始段、两侧颈内动脉末段、两侧大脑后动脉借前、后交通动脉共同组成。位于脑底下方，蝶鞍上方，环绕视交叉、灰结节及乳头体周围(图6-8-6)。此环使两侧颈内动脉系与椎—基底动脉系相交通。

正常情况下，大脑动脉环两侧的血液是不相混合的，而是一种代偿的潜在结构。当此环的某一处发育不良或阻塞时，可在一定程度上通过此环使血液重新分配和代偿，以维持脑的血液供应。

据统计，国人约有48%的大脑动脉环发育不全或异常，不正常的动脉环易出现动脉瘤，大脑前动脉与前交通动脉的连接处是动脉瘤的好发部位。

2.脑的静脉

脑的静脉无瓣膜，不与动脉伴行，分为浅、深两组，两组之间相互吻合。浅组收集脑皮质及皮质下髓质的静脉血，直接注入邻近的静脉窦；深组收集大脑深部的髓质、基底核、间脑、脑室脉络丛等处的静脉血，最后汇成一条大脑大静脉注入直窦。两组静脉最终经硬脑膜窦回流至颈内静脉。

浅组(图6-8-10)以大脑外侧沟为界分为3组：

(1)大脑上静脉(外侧沟以上)，收集大脑半球上外侧面和内侧面上部的血液，注入上矢状窦。

(2)大脑下静脉(外侧沟以下)收集大脑半球上外侧面下部和半球下面的血液，主要注入横窦和海绵窦。

(3)大脑中静脉又分为浅、深两组：大脑中浅静脉收集半球上外侧面近外侧沟附近的静脉，本干沿外侧沟向前下，注入海绵窦大脑中深静脉收集岛叶的血液，与大脑前静脉和纹状体静脉汇合成基底静脉。基底静脉注入大脑大静脉。

深组(图6-8-11)包括大脑内静脉和大脑大静脉。大脑内静脉由脉络膜静脉和丘脑纹静脉在室间孔后上缘合成,向后至松果体后方,与对侧的大脑内静脉汇合成一条大脑大静脉。大脑大静脉很短,收纳大脑半球深部髓质、基底核、间脑和脉络丛等处的静脉血,在胼胝体压部的后下方注入直窦。

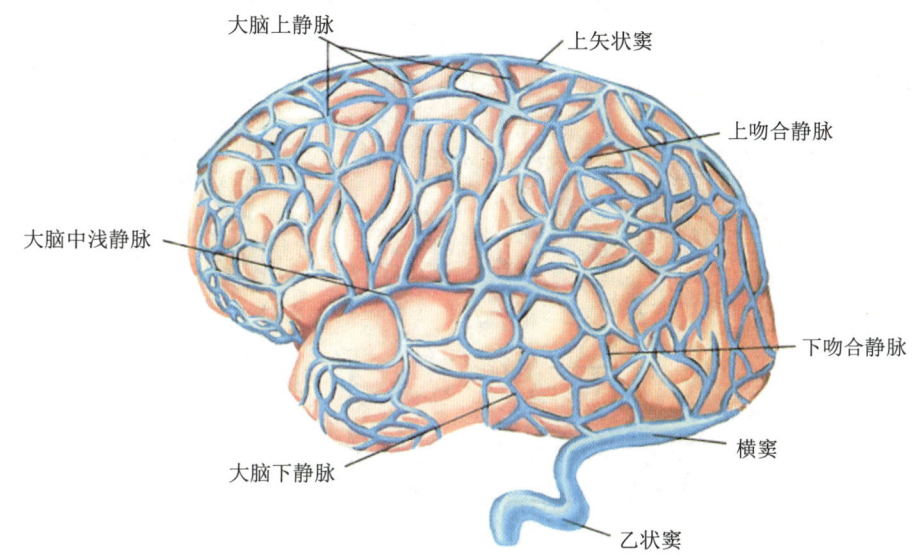

图 6-8-10 脑的静脉

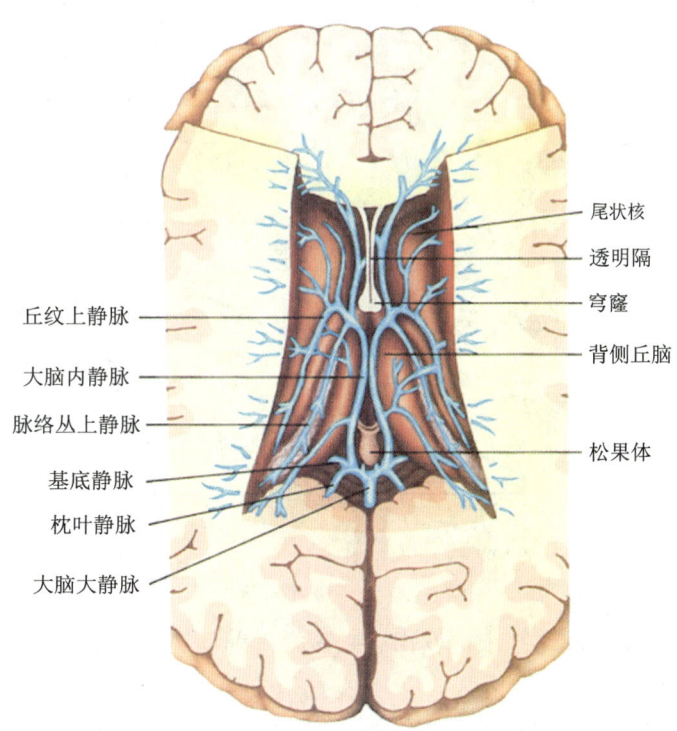

图 6-8-11 大脑内静脉和大脑大静脉

(二)脊髓的血管

1.脊髓的动脉

脊髓的动脉有两个来源,即椎动脉和节段性动脉(图 6-8-12)。椎动脉发出脊髓前动脉和脊髓后动脉。它们在下行过程中,不断得到节段性动脉(由颈升动脉、肋间后动脉、腰动脉和骶外侧动脉等发出)分支的补充,以保障足够的血液供应脊髓。

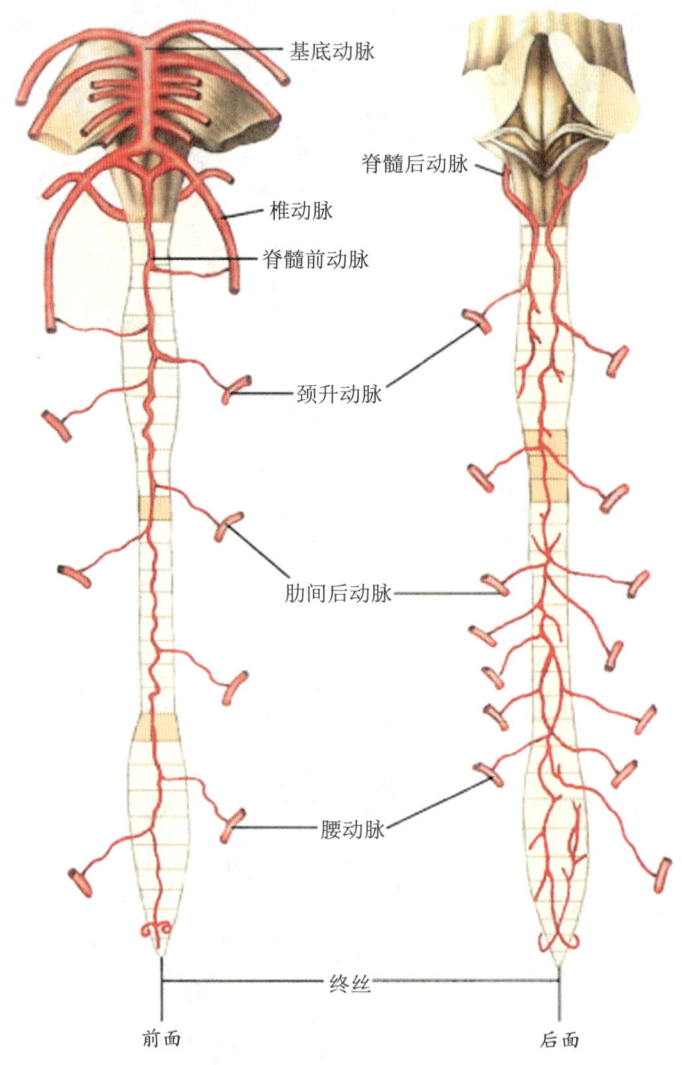

图 6-8-12　脊髓的动脉

(1)脊髓前动脉:由椎动脉末端发出,左、右脊髓前动脉在延髓腹侧合成一干,沿前正中裂下行至脊髓末端。

(2)脊髓后动脉:自椎动脉发出向后行,经枕骨大孔出颅后沿脊髓后外侧沟下行,直至脊髓末端。

脊髓前、后动脉之间借环绕脊髓表面的吻合支互相交通,形成动脉冠(图 6-8-13),由动脉冠再发分支进入脊髓内部。脊髓前动脉的分支主要分布于脊髓前角、侧角、灰质连合、后角基部、前索和外侧索。脊髓后动脉的分支则分布于脊髓后角的其余部分和后索。

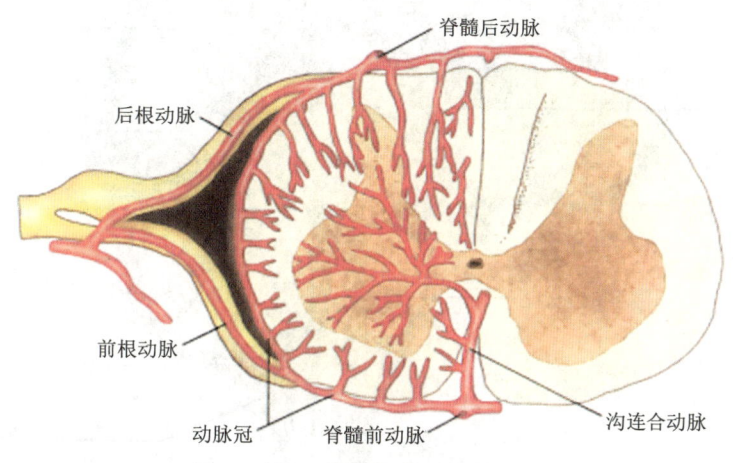

图 6-8-13 脊髓内部的动脉分部

由于脊髓动脉的来源不同,有些节段因两个来源的动脉吻合薄弱,血液供应不够充分,容易使脊髓因缺血而损害,称为危险区,如第 1~4 胸节(特别是第 4 胸节)和第 1 腰节的腹侧面。

2.脊髓的静脉

脊髓的静脉较动脉多而粗。脊髓前、后静脉由脊髓内的小静脉汇集而成,通过前、后根静脉注入硬膜外隙的椎内静脉丛。

任务三　脑脊液及其循环

脑脊液(CSF)是充满脑室系统、蛛网膜下隙和脊髓中央管内的无色透明液体。其内含多种浓度不等的无机离子、葡萄糖、微量蛋白和少量淋巴细胞,pH 值为 7.4,对中枢神经系统起缓冲、保护、运输代谢产物和调节颅内压等作用。脑脊液总量在成人平均约 150 mL。它处于不断产生、循环和回流的平衡状态中,其循环途径如下(图 6-8-14):

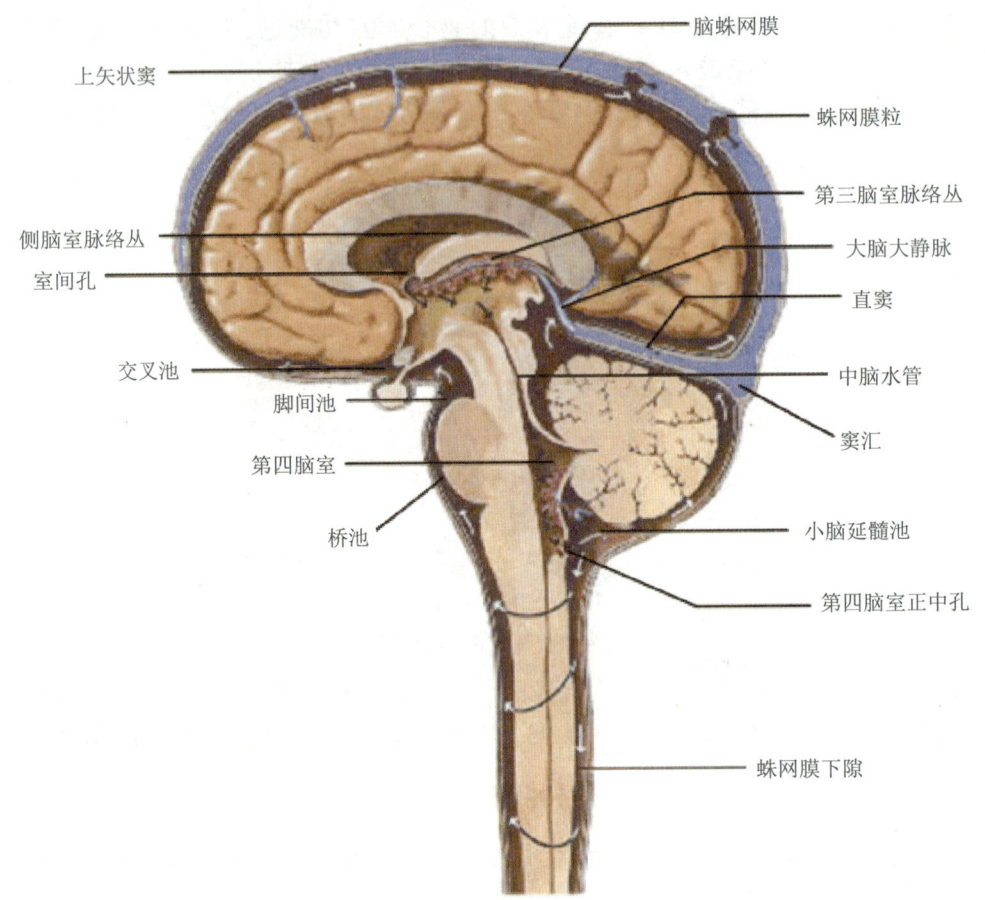

图 6-8-14 脑脊液循环模式图

脑脊液主要由脑室脉络丛产生,少量由室管膜上皮和毛细血管产生。侧脑室脉络丛产生的脑脊液经室间孔流至第三脑室,与第三脑室脉络丛产生的脑脊液一起,经中脑水管流入第四脑室,再汇合第四脑室脉络丛产生的脑脊液一起经第四脑室正中孔和两个外侧孔流入脑和脊髓周围的蛛网膜下隙,然后脑脊液再沿此隙流向大脑背面的蛛网膜下隙,经蛛网膜粒渗透到硬脑膜窦内(主要是上矢状窦),回流入血液中。若脑脊液在循环途中发生阻塞,会导致脑积水和颅内压升高,使脑组织受压移位,甚至出现脑疝而危及生命。

【目标考核】

【知识目标考核】

1. 简述硬膜外隙的概念、特点及临床意义。

2.简述脑的动脉名称及营养范围。
3.简述脑积液的产生、循环途径及功能。

【能力目标考核】

1.根据脑血管的学习,请在下面脑血管造影检查(图6-8-15)上标注出大脑动脉环、大脑中动脉、大脑前动脉、基底动脉。

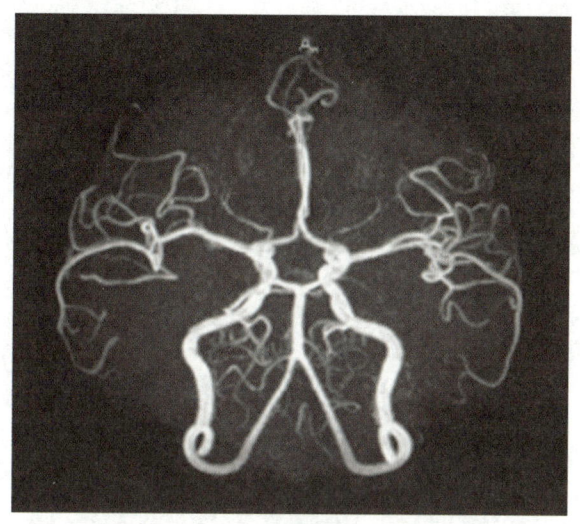

图 6-8-15　脑血管造影标注

2.根据脑血管的学习,请在下面头颈部血管造影检查(图6-8-16)中找出颈总动脉、颈内动脉、椎动脉。

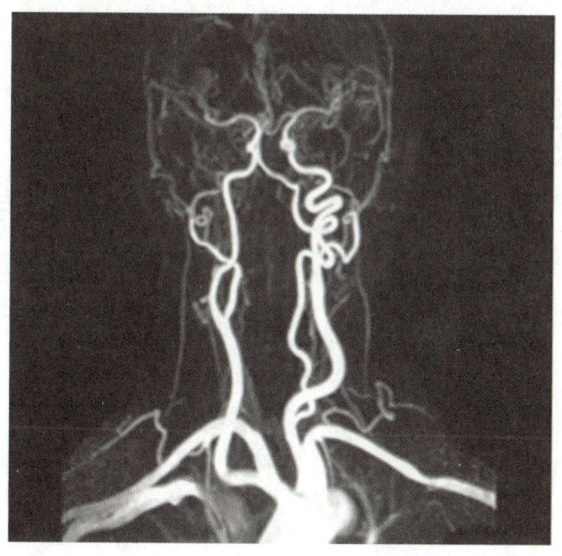

图 6-8-16　头颈部血管造影图片标注

【素质目标考核】

　　脑血管成像是能够显示脑部血管的影像学检查,它包括4大类:(1)彩色多普勒超声,这种检查是作为普查或脑血管病治疗后的复查应用的。(2)头颅核磁血管扫描,这是无需注入造影剂通过核磁共振的检查动脉或静脉的方法。(3)计算机体层血管成像(CTA),这需要静脉注入造影剂以后在CT下血管成像,显示动脉。(4)脑血管造影,这是脑血管病诊断的金标准,可以显示动、静脉以及血流动力学,并可三维成像。

　　问题1:请查阅资料,简述脑血管成像的解剖学基础。
　　问题2:请查阅资料,简述脑血管检查的适应证和禁忌证。

(王丰刚)

第七模块　内分泌系统

内分泌概述

【课前导读】

内分泌系统是机体的调节系统,与神经系统相辅相成,共同维持机体内环境的平衡与稳定,调节机体的生长发育和各种代谢活动,并调控生殖,影响各种行为。

内分泌系统相关疾病有甲状腺炎、甲状腺癌、甲状腺功能亢进、甲状腺功能降低、糖尿病、垂体瘤等;其诊断涉及体格检查、影像学检查、内分泌激素检查等;治疗有药物治疗、手术治疗等;涉及的解剖学知识是各内分泌器官(组织)的位置、名称、形态、结构、功能等。通过本次课的学习,可以为学生在后续内分泌系统相关知识点的学习进行铺垫。

【学习目标】

1. 知识目标

(1)掌握内分泌系统的组成,垂体、甲状腺、甲状旁腺、肾上腺、松果体、胰岛和性腺的形态、结构和位置。

(2)了解内分泌腺的功能。

2. 能力目标

通过学习甲状腺,具备准确定位甲状腺的能力,为后续甲状腺的视诊、触诊、听诊的学习做铺垫。

3. 素质目标

科学普及预防糖尿病:糖尿病是一种常见病、多发病,世界卫生组织已将糖尿病列为三大疑难病之一,并把每年的11月14日定为"世界防治糖尿病日"。通过糖尿病的科普宣传,预防糖尿病,提高人民生活质量。

任务一 内分泌系统概述

内分泌系统由内分泌腺和内分泌组织组成(图7-1)。内分泌腺的毛细血管丰富,无导管,分泌的物质称为激素。激素直接进入血液循环,作用于特定的靶器官。内分泌腺包括垂体、甲状腺、甲状旁腺、肾上腺、松果体、胸腺和生殖腺等。内分泌腺的血液供应非常丰富,这与其旺盛的新陈代谢和激素的运送有关。内分泌腺的结构和功能活动有明显的年龄变化。内分泌组织以细胞团分散于机体的器官或组织内,如胰内的胰岛,睾丸内的间质细胞,卵巢内的卵泡和黄体等,内脏和脉管等系统的许多器官也兼具有内分泌功能。

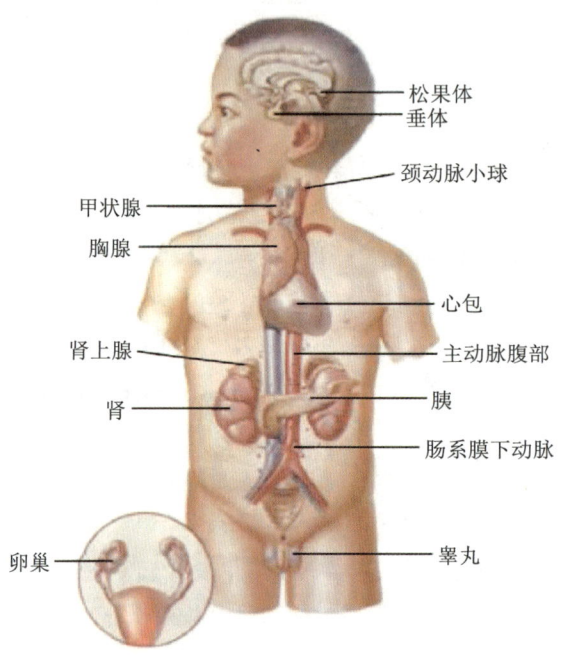

图 7-1　内分泌系统概观

任务二　内分泌器官

(一) 垂体

垂体为一灰红色的椭圆形小体,位于颅底蝶鞍的垂体窝内(图 7-2),成年人垂体重 0.5~0.6g,女性略大于男性,妊娠期显著增大。垂体表面包裹结缔组织被膜,分为腺垂体和神经垂体两部分。腺垂体又分为远侧部、结节部和中间部三部分,远侧部最大,中间部位于远侧部与神经部之间,结节部围绕在漏斗周围。神经垂体分为神经部和漏斗两部分,漏斗与下丘脑相连,包括漏斗柄和正中隆起。垂体在神经系统和内分泌腺的相互作用中处于重要的地位。

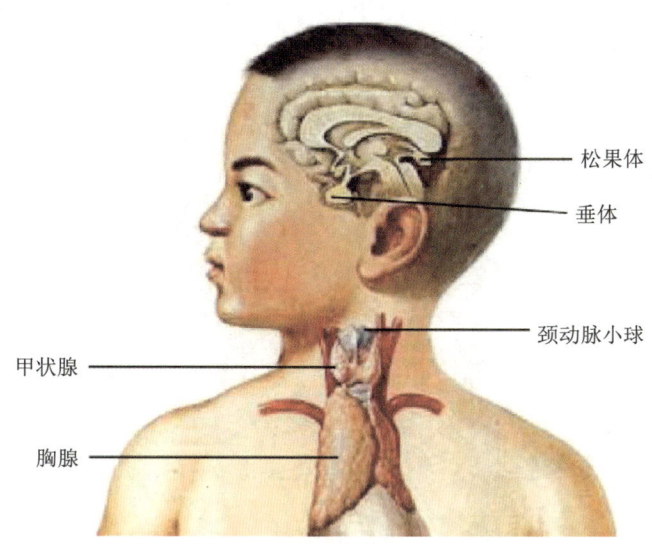

图 7-2　垂体和松果体

(二) 甲状腺

甲状腺是人体最大的内分泌腺,为红褐色腺体,呈"H"形,由左、右侧叶和中间的甲状腺峡组成(图 7-3、图 7-4)。成年男性甲状腺平均重 26.71 g,成年女性甲状腺平均重 25.34 g。甲状腺侧叶位于喉下部和气管颈部的前外侧。左、右侧叶分为前后缘、上下端和前外侧面、内侧面;上端到达甲状软骨中部,下端至第 6 气管软骨环,后方平对第 5~7 颈椎高度。甲状腺峡位于第 2~4 气管软骨环的前方,连接甲状腺左、右侧叶。约 50% 人的甲状腺峡部向上伸出一锥状叶,长者可到达舌骨平面。

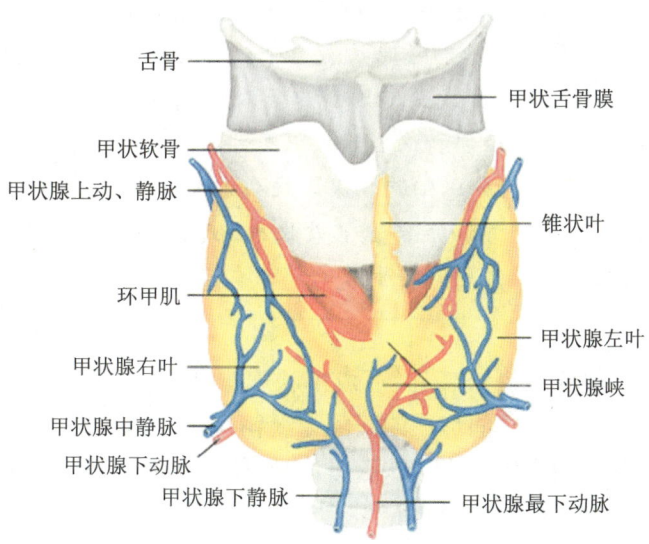

图 7-3　甲状腺(前面观)

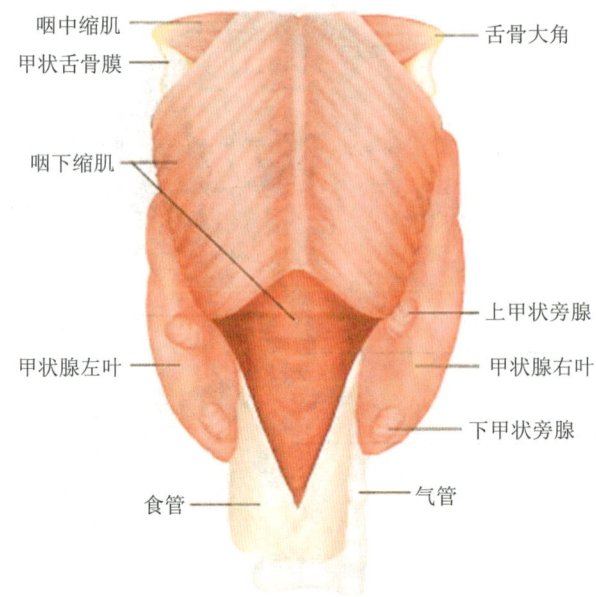

图7-4 甲状腺和甲状旁腺(后面观)

临床联系

腺垂体的远侧部和结节部又合称为垂体前叶,能分泌生长激素、促甲状腺激素、促肾上腺皮质激素、促性腺激素,后三种激素分别促进甲状腺、肾上腺皮质和生殖腺的分泌活动。生长激素可促进肌肉、内脏的生长和多种代谢过程,尤其是刺激骺软骨生长,使骨增长。幼年时该激素分泌不足可导致垂体性侏儒症;如果该激素分泌过多,在骨骼发育成熟前则引起巨人症,在骨骼发育成熟后可引起肢端肥大症。神经垂体的神经部和腺垂体的中间部又合称为垂体后叶,能贮存和释放视上核、室旁核的神经内分泌细胞合成的抗利尿激素(加压素)和催产素。抗利尿激素主要促进肾远曲小管和集合管重吸收水,使尿液浓缩,若抗利尿激素分泌减少可导致尿崩症。催产素可促进子宫平滑肌收缩,还可促进乳腺分泌。

甲状腺被气管前筋膜包裹,该筋膜形成甲状腺假被膜,即甲状腺鞘。甲状腺的外膜称为真被膜,即纤维囊,二者之间形成的间隙为囊鞘间隙,内有疏松结缔组织、血管、神经和甲状旁腺。假被膜内侧增厚形成甲状腺悬韧带,使甲状腺两侧叶内侧和峡部连于甲状软骨、环状软骨和气管软骨环,将甲状腺固定于喉和气管壁上。当吞咽时,甲状腺可随喉的活动而上下移动。

> **临床联系**
>
> 甲状腺分泌甲状腺素，可提高神经兴奋性，促进生长发育。甲状腺素对婴幼儿的骨骼发育和中枢神经系统发育影响显著，小儿甲状腺功能减退，不仅身体矮小，而且脑发育障碍，导致呆小症。

(三) 甲状旁腺

甲状旁腺为棕黄色、黄豆大小的扁椭圆形腺体(图7-4)，位于甲状腺左、右侧叶的后面，甲状旁腺亦可埋入甲状腺实质内或位于甲状腺鞘外。一般分为上、下两对，每个重35~50 mg。甲状旁腺表面覆有薄层的结缔组织被膜，被膜携带血管、淋巴管和神经伸入腺内，成为小梁，将腺分为不完全的小叶。小叶内腺实质细胞排列成索或团状，其间有少量结缔组织和丰富的毛细血管。上甲状旁腺的位置恒定，位于甲状腺侧叶后缘的上中1/3交界处；下甲状旁腺的位置变异较大，多位于甲状腺侧叶后缘靠近下端的甲状腺下动脉处。

> **临床联系**
>
> 甲状旁腺分泌甲状旁腺素，主要作用是调节体内钙和磷的代谢。在甲状旁腺素和降钙素的共同调节下，维持机体血钙的稳定。当甲状旁腺激素分泌不足时，可引起血钙降低，机体发生酸中毒，从而导致中枢神经和肌肉的功能紊乱。

(四) 肾上腺

肾上腺位于肾的上方，质软，呈淡黄色，与肾共同包裹于肾筋膜内(图7-5)。左侧肾上腺呈半月形，右侧肾上腺呈三角形，重6.8~7.2 g。肾上腺前面有不太明显的肾上腺门，是血管、神经和淋巴管出入之处。肾上腺表面包裹有结缔组织被膜，少量结缔组织伴随血管和神经伸入肾实质内。肾上腺实质由周边的皮质和中央的髓质两部分构成。

> **临床联系**
>
> 肾上腺皮质分泌盐皮质激素、糖皮质激素和性激素，分别调节体内水盐代谢、调节碳水化合物代谢、影响第二性征等。肾上腺髓质可分泌肾上腺素和去甲肾上腺素，前者的主要功能是作用于心肌，使心跳加快，心肌收缩力加强；后者的主要作用是使小动脉平滑肌收缩，以维持血压稳定等。

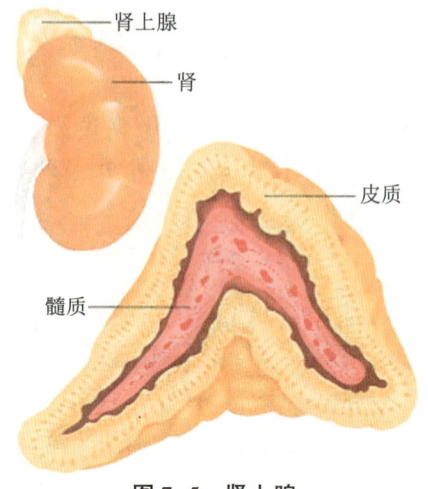

图 7-5　肾上腺

(五) 松果体

松果体为一灰红色的椭圆形腺体,重 120~200 mg,位于上丘脑的后上方,以柄附着于第三脑室顶的后部(图 7-2)。松果体表面包以软脑膜,结缔组织伴随血管伸入腺实质内,将实质分为许多小叶。松果体在儿童期比较发达,一般在 7 岁左右开始退化,青春期后松果体可有钙盐沉积,出现大小不一的脑砂,脑砂随年龄增长而增多,可作为影像诊断颅内占位性病变的定位标志。

> **临床联系**
>
> 松果体合成和分泌褪黑素,其可抑制垂体促性腺激素的释放,间接影响性腺的发育。褪黑素参与调节生殖系统的发育、月经周期的节律和许多神经功能活动。在儿童期,松果体病变引起其功能不全时,可出现性早熟或生殖器官过度发育。

(六) 胸腺

胸腺位于胸骨柄的后方,上纵隔的前部,贴近心包上方和大血管前面,向上到达胸廓上口,向下至前纵隔(图 7-6)。胸腺由左、右叶构成,呈不对称的扁条状,质软,两叶之间借结缔组织相连。新生儿和幼儿的胸腺相对较大,重 10~15 g。性成熟后胸腺发育至最高峰,重达 25~40 g,随后逐渐萎缩,多被结缔组织替代。胸腺也可伸至颈部,尤其是小儿,胸腺肿大时会压迫头臂静脉、主动脉弓和气管,出现发绀和呼吸困难。

胸腺属于淋巴器官,兼有内分泌功能,可分泌胸腺素和促胸腺生成素,参与机体的免疫反应。

(七)生殖腺

睾丸是男性生殖腺,位于阴囊内,产生精子和雄激素。雄激素由生精小管之间的间质细胞产生,经毛细血管进入血液循环至全身靶器官,其作用是激发男性第二性征的出现,并维持正常的性功能,同时有促使生精细胞发育成精子及促进人体的合成代谢活动的作用。

卵巢是女性生殖腺,位于盆腔侧壁的卵巢窝内,可产生卵泡。卵泡壁的细胞主要产生雌激素和孕激素。卵泡排卵后转变成黄体,黄体可分泌孕激素和雌激素。雌激素可刺激子宫、阴道和乳腺的生长发育,出现并

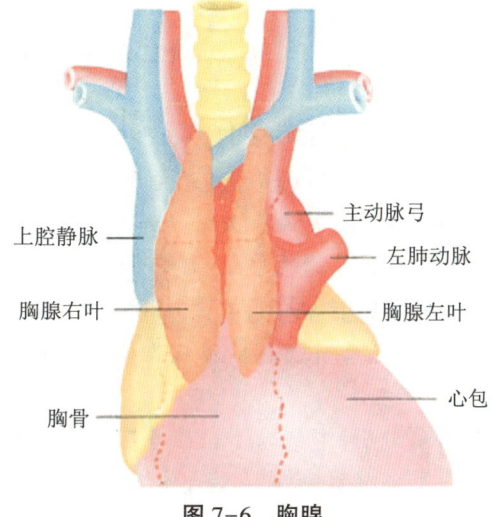

图 7-6　胸腺

维持女性第二性征。孕激素的主要作用是促进子宫内膜在雌性激素作用的基础上继续生长发育,为受精卵着床在子宫内做准备,亦促进乳腺的发育,为哺乳做准备。

(八)胰岛

胰岛是胰的内分泌部,为许多大小不等、形状不一的球形细胞团(图 7-7),散在于胰实质内,以胰尾居多。成人胰腺约有 100 万个胰岛,约占胰腺体积的 1.5%。胰岛 A 细胞分泌高血糖素,胰岛 B 细胞分泌胰岛素。高血糖素和胰岛素的协同作用能调节血糖浓度,维持血糖稳态。

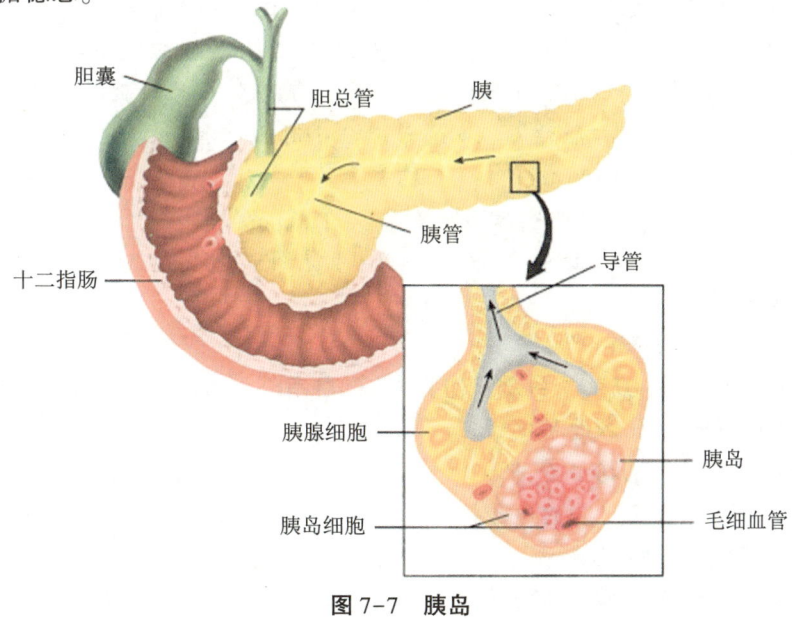

图 7-7　胰岛

【目标考核】

【知识目标考核】

1. 简述甲状腺的形态、结构和位置。
2. 维持血钙平衡有关的是哪个内分泌腺？简述其形态、位置。
3. 简述肾上腺的位置、形态和功能。

【能力目标考核】

体格检查考试题目：甲状腺检查(须口述视诊内容和报告检查结果,前面和后面触诊可任选一)。

考题分析：甲状腺体格检查有视诊、触诊、听诊；检查前需要与患者沟通取得配合,检查中要定位准确,动作轻柔,体现爱伤爱患意识,检查后要报告结果；体检要认真细致,有良好的职业素养。就目前医学生的学习情况,学生需要掌握甲状腺的形态结构和位置,能在体表准确定位甲状腺。

考核：请在同学身上准确定位甲状腺。

【素质目标考核】

世界防治糖尿病日

糖尿病是一种常见病、多发病,它对人体的危害仅次于癌症。世界卫生组织已将糖尿病列为三大疑难病之一,并把每年的11月14日定为"世界防治糖尿病日"。

糖尿病是由于胰岛素分泌及(或)作用缺陷引起的以血糖升高为特征的代谢病。

糖尿病的典型症状是"三多一少"(多饮、多食、多尿、体重减轻),出现糖尿病典型症状并符合以下任何一个条件的人,可以诊断为糖尿病：一天中任一时间血糖≥11.1 mmol/L,空腹血糖水平≥7.0 mmol/L,口服葡萄糖耐量试验2小时血糖水平≥11.1 mmol/L。

糖尿病高危人群有哪些？

具备以下因素之一,即为糖尿病高危人群：6.1 mmol/L≤空腹血糖<7.0 mmol/L；或7.8 mmol/L≤糖负荷2小时血糖<11.1 mmol/L,为糖调节受损,也称糖尿病前期,属于糖尿病的极高危人群。

糖尿病控制不良将产生哪些危害？

糖尿病患者常伴有脂肪、蛋白质代谢异常,长期高血糖可引起多种器官损害、功能不全、衰竭,甚至导致残废或者过早死亡。

糖尿病常见并发症包括脑卒中、心肌梗死、视网膜病变、糖尿病肾病、糖尿病足等。糖尿病患者发生心脑血管疾病的危险性较同年龄、性别的非糖尿病人群高出2~4倍,并使心脑血管疾病发病年龄提前,病情更严重；糖尿病患者常伴有高血压和血脂异常；糖尿病视网膜病变是导致成年人群失明的主要原因；糖尿病肾病是造成肾功能衰竭的常见原因之一;糖尿病足严重者可导致截肢。

问题:请查询糖尿病的相关资料,把预防措施写下来。

(苗国印)

参考文献

[1] 柏树令,丁文龙.系统解剖学[M].9版.北京:人民卫生出版社,2018.
[2] 徐达传.系统解剖学[M].3版.北京:高等教育出版社,2016.
[3] 谯兴,李晨阳,任占川.人体解剖学[M].北京:中国科学技术出版社,2019.
[4] 黄文华,张雁儒,赵志军.系统解剖学[M].2版.北京:科学出版社,2017.
[5] 丁自海,范真.人体解剖学[M].2版.北京:人民卫生出版社,2012.
[6] 刘荣志,曾永鸿.人体解剖学与组织胚胎学[M].郑州:郑州大学出版社,2014.
[7] 李鸣,曹靖,陈雪梅.系统解剖学思政课程[M].郑州:郑州大学出版社,2021.